왕씨의안

길 영 철
서울대학교 졸업
세명대학교 한의과대학 졸업
Dominion Herbal College·Canada 수료
한국과학기술정보연구원 환경 전문위원(전)
Crystal Eastern Clinic원장·Toronto Canada(전)
경기도 부천시 중현한의원(032-666-7588) 원장
저서: 건강을 지키는 약선요리 55선(2006)
자격: 대한민국 한의사
Chartered Herbalist of Canada

왕씨의안

초판 인쇄 / 2017년 8월 25일
초판 발행 / 2017년 9월 7일
저　　자 / 淸·王孟英
역　　자 / 길영철
펴 낸 이 / 김 근 중
펴 낸 곳 / 법인문화사
110-100 서울특별시 종로구 경교장1길 15 3층
전　　화 : 720-8004
팩시 밀리 : 736-2325
등록 번호 : 제2-459호(1988. 1. 22.)

ISBN 978-89-7896-193-6-93510
책값은 뒷표지에 표시되어 있습니다.
※ 낙장이나 파본은 교환해 드립니다.
http://www.bubinbooks.co.kr　E-mail:bubinbooks@bubinbooks.co.kr
이 도서의 국립중앙도서관 출판예정도서목록(CIP)은 서지정보유통지원시스템 홈페이지(http://seoji.nl.go.kr)와 국가자료공동목록시스템(http://www.nl.go.kr/kolisnet)에서 이용하실 수 있습니다.(CIP제어번호: CIP2017020995)

王氏醫案

清·王孟英 지음
길 영 철 옮김

법인문화사

역자 서문

한의대 재학시절 중국의 의서를 읽어 가던 중에 우연히 왕맹영(王孟英)의 의안(醫案)을 보게 되었고 그의 용약(用藥)하는 법을 읽고는 이에 매료되어 이를 한국어로 번역해 보고자 하는 욕심을 갖게 되었다.

맹영의 전기에서는 『맹영의안』의 경위를 다음과 같이 기술하고 있다.

『왕씨의안(王氏醫案)』은 정편(正編)과 속편(續編)이 있다. 정편 2권의 원명은 『회춘록(回春錄)』으로 맹영의 친우가 되는 주횡(朱鑅)이 모은 것으로 도광(道光) 4년부터 23년(1824~1843)까지 20년간의 기록이며, 잡병(雜病) 치료에 매우 유효하다. 속편 8권의 원명은 『인술지(仁術志)』로서 맹영의 친우인 장유음(張柳吟)·조몽령(趙夢齡)이 모은 것인데 도광(道光) 24년부터 30년(1844~1850)의 기록이며, 온열서습(溫熱暑濕) 및 외감증치(外感證治)에 매우 유효하다. 정편과 속편 모두 양조려(楊照藜)가 참정(參訂)하여 평(評)하고 1책으로 만들어 도광(道光) 30년(1850)에 출간하였다. 본 의안(醫案)은 병증(病證)별로 구분한 것이 아니고, 시간의 선후(先後)로 편찬한 것으로, 맹영 일생의 풍부한 경험의 기록이 실려 있다.

맹영의 용약법의 특성을 정리해보면 다음과 같다.

첫째, 온보약(溫補藥)보다는 한량약(寒涼藥)을 많이 사용하였다. 이에 대한 해설은 다음 쪽에 붙인 『회춘록』의 발문에서 맹영의 족형(族兄)인 섭수석(燮瘦石)의 글에 자세히 나와 있다.

둘째, 인삼의 용약에서 고려인삼과 서양인삼을 구분하여 사용하였다. 고려인삼은 온보약을 쓸 경우, 서양인삼은 열성병(熱性病)으로 한량약을 필요로 하는 경우에 쓰는 것으로 엄격하게 구분하여 쓰고 있다. 서양인삼이 본초에 기재되기 시작하는 것은 중국이 서양과 문물을 본격 교류하고 나서 쓰여 진 『본초강목습유(本草綱目拾遺)』에서 부터이다. 『본초강목습유』에서는 서양인삼을 性寒, 味甘苦, 補陰退熱로 수록하고 있다. 참고로 『본초강목습유』에 나오는 서양인삼과 관련된 내용은 다음과 같다.

篇名: 西洋蔘 (卷三, 草部上)

內容: 藥性考, 洋蔘似遼蔘之白皮泡丁, 味類人蔘, 惟性寒, 宜糯米飯上蒸用, 甘苦, 補陰退熱, 薑製, 益元扶正氣. 從新云, 出大西洋佛蘭西, 形似遼東糙米蔘, 煎之不香, 其氣甚薄. 若對半擗開者, 名片蔘, 不佳. 反藜蘆. 入藥選皮細潔, 切開中心不黑, 緊實而大者良. 近日有嫌其性寒, 飯鍋上蒸數十次而用者, 或用桂圓肉拌蒸而用者, 忌鐵刀火炒. 苦寒微甘, 味濃氣薄, 補肺降火, 生津液, 除煩倦, 虛而有火者相宜.

腸紅, 『類聚要方』, 用西洋蔘蒸桂圓服之, 神效.

해설 : 서양삼의 성미는 性寒 味甘苦 補陰退熱한다고 되어있다. 산지는 프랑스로 되어 있으나 지금은 미국 캐나다가 주산지이다. 성질이 차기 때문에 밥솥에 수십 번 쪄서 사용하거나, 용안육과 같이 쪄서 사용한다고 되어있다. 역자는 열성체질(특히 소양인)이거나 열성병(예: 白虎 加 人蔘湯)의 경우에 찌지 않고 그대로 사용하고 있다.

셋째, 치병(治病)에서 음식의 역할을 중요시 한 것이다. 의안에서 보면 해파리·사탕수수·배 등의 일상 음식재료를 사용한 것이 자주 보인다. 특히 맹영은 『수식서음식보(隨息居飮食譜)』를 통하여 음식재료의 성미를 상세히 설명하고 있다. 기회가 되면 맹영의 『수식거음식보』를 한글로 번역해보고 싶은 마음이 있으나 엄두가 나지 않아 아직 손을 못 대고 있다.

이 책을 번역하게 된 동기라면 맹영의 길을 따라가다 보니 그의 용약법에 매료되었고 그의 자취를 따라서 상해(上海) 주변의 여행도 여러 번 하였다.

또한 현 세대에서 한문에 능숙한 사람이 많지 않아 한문원전과 한글번역본을 본서에 같이 수록하였다. 공부하고자 하는 이는 원문과 대조하여 보면 도움이 될까 한다.

원고는 오래 전에 끝내고 서재에 보관하고 있었으나 법인문화사 김근중 사장님의 격려에 힘입어 출간하게 되었으며, 편집교정을 보아주신 장재석 선생, 원문입력과 편집교정을 맡아주신 김선창 선생께 감사드리면서 기회가 닿으면 맹영의 다른 서적도 우리글로 옮겨보고자 한다.

2017년 7월

목 차

王氏醫案

回春錄

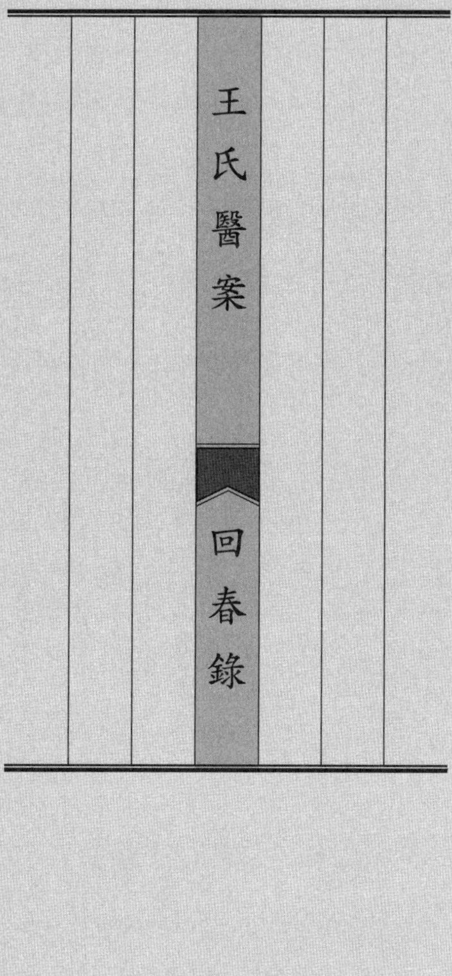

王氏醫案 卷一

原名 回春錄

杭州 王士雄孟英 著
同郡 周鑅光遠 輯錄

1-1 甲申夏, 予于登厠時, 忽然体冷汗出, 氣怯神疲. 孟英視之曰, 陽氣欲脫也. 卒不及得藥, 适有三年女佩薑一块, 約重四五錢, 急煎而灌之卽安. 后用培補藥, 率以蔘·芪·朮·草爲主, 蓋氣分偏虛也. (眉批: 乾薑辛溫, 故用之以回陽氣, 故竝此不得, 則令壯盛人以氣呵之, 亦可救倉卒之變.)

1-1 갑신년(1824) 여름에 내가 변소에 갔다가 갑자기 몸에서 식은땀이 흐르면서 정신이 아득해지면서 멍하게 되었다. 孟英이 보더니 "양기가 나가고자 하는 것(陽氣欲脫)"이라 하였다. 갑자기 약을 구할 수 없었으나 마침 여아가 차고 있던 4·5전(錢) 되는 삼년 묵은 생강 한 덩어리가 있어 급히 달여 먹었더니 편안해졌다. 후에 인삼(人蔘)·황기(黃芪)·백출(白朮)·감초(甘草)를 주로 한 보제(補劑)를 지어먹었다. 이는 기분(氣分)이 허(虛)하기 때문이다.

건강(乾薑)은 辛溫하니 양기(陽氣)를 회복(回復)한다. 만약 약재를 갑자기 구할 수 없으면 장성한 사람으로 하여금 기를 불어넣게 하면 갑작스런 변고에서 구할 수 있다.

- 女佩薑: 孟英의 『隨息居飮食譜』에 보면 初伏에 生薑을 실로 꿰어서 女兒로 하여금 몸에 차게 하였다. 햇수가 오래되면 더욱 좋아서 虛陽欲脫證에 쓰면 약효가 妙하니 이를 女佩薑이라 한다. 당시 중국에서 補中氣하는 뜻으로 女兒에게 生薑을 차게 하는 풍습이 있었는데, 지금은 이러한 풍습이 사라졌다.

1-2 范慶簪, 年逾五十, 素患痰嗽. 乙酉秋, 在婺驟然吐血, 勢頗可危. 孟英診曰, "氣虛而血無統攝也, 雖向來咳嗽陰虧, 陰藥切不可服. 然非格陽吐血, 附·桂更爲禁劑. 乃以潞蔘·芪·朮·苓·草·山藥·扁豆·橘皮·木

1-2 范慶簪이 나이 50이 넘었는데 평소에 痰嗽가 있었다. 을유년(1825) 가을에 무(婺; 현재의 浙江省 金華縣)에 있었는데 갑자기 피를 토하니[吐血] 그 병세가 급하였다. 孟英이 진찰하더니 "氣虛하여 血이 統攝되지 않음이라. 비록 咳嗽는 陰虧에서 오나 陰藥은 절대로 먹어서는 안 된다. 또한 格陽吐血이 아니니 부자(附子)·육계(肉桂)도 금하라." 하고는 이어서 인삼(人蔘)·황기(黃芪)·백출(白朮)·복령(茯苓)·감초(甘草)·산약

瓜·酒炒芍藥爲方，五帖而安. 繼去甘草·木瓜，加熟地黃·黑驢皮膠·紫石英·麥冬·五味子·龍骨·牡蠣熬膏，服之全愈，亦不服發. 後范旅里數年，以他疾終.

(山藥) · 편두(扁豆) · 귤피(橘皮) · 모과(木瓜) · 주초작약(酒炒芍藥)으로 방을 만들어 5첩을 복약하니 편해졌다. 계속하여 감초(甘草) · 모과(木瓜)를 빼고 숙지황(熟地黃) · 흑려아교(黑驢阿膠: 검은 당나귀의 가죽으로 만든 아교) · 자석영(磁石英) · 맥동(麥冬) · 오미자(五味子) · 용골(龍骨) · 모려오고(牡蠣熬膏)로 방을 만들어 복약하니 나아서 다시 재발하지 않았다. 이후 범강잠(范)은 다른 지방으로 이주하여 다른 병으로 사망하였다.

• 원래 痰嗽가 있었다. 痰의 根源은 脾에 있으니 脾虛하여 統血이 안 된 것이다(脾主統血). 또한 寒證이 아니니 附子·肉桂를 쓸 수 없다. 먼저 人蔘·黃芪·白朮·茯苓·甘草·山藥·扁豆·橘皮·木瓜·酒炒芍藥으로 補中氣 補脾하고, 다음에 熟地黃·阿膠 등을 넣어 보음하였다.

1-3 丙戌春，倉夫鄭德順患急證，時已二鼓，丐孟英視之. 見其扒牀拉席，口不能言，惟以两手指心抓舌而已. 孟英曰，中毒也. 取綠豆二升，急火煎清湯，澄冷灌之，果卽霍然. 詰期詢其故，始言久患臂痛，因餌草頭藥，下咽後卽心悶不可耐，舌麻不能言，而旁人不知也. 錄此足以證孟英臨證之燭照如神，亦可見草藥之不可輕試也.

1-3 병술년(1826) 봄 창고지기인 鄭德順이 갑자기 아파서 2경(更, 밤 9시)이 넘었으나 孟英을 불러 보게 하였다. 침상에 엎드려 있는데 말은 할 수 없고 다만 손으로 자기 가슴과 혀만 가리킬 뿐이었다. 孟英이 이르기를 “중독(中毒)이라.”하고는 녹두(綠豆) 2되를 급히 끓여 차게 식혀 마시게 하니 나았다. 다음날 아침에 그 연유를 물으니 환자가 말하기를, 오랫동안 팔이 아파서 초두(草頭)를 먹었는데 가슴이 답답하여 참을 수 없고 혀가 마비되어 말을 할 수 없으니 옆 사람에게 알릴 수도 없었다고 하였다. 이로 보면 孟英이 증에 임하여서도 그 밝기가 신과 같았다. 또한 들풀도 가벼이 먹을 게 아니다.

• 草頭는 草烏인 듯하다. 草烏에 중독된 사례로서, 지금도 신경통에 좋다하여 草烏를 먹고 중독되는 사례가 가끔 일어난다.

1-4 婺人羅元奎，丁亥夏卒發寒熱，旋卽嘔吐不能立，自言胯間痛不可當. 孟英視其痛處，焮赤腫硬，形如肥皀莢，橫梗于毛除之左. 乃曰，此證頗惡，然乘初起. 可一擊去之也. 用金銀花六兩，生甘草一兩，皀角刺五錢，水煎和酒服之.（眉批: 予每以此法，治陽

1-4 무(婺; 현재의 浙江省 金華縣)의 羅元奎가 정해년(1827) 여름에 갑자기 한열(寒熱)이 교차하면서 어지럽고 토하면서 바로 설 수가 없고 사타구니 사이가 아파서 참을 수 없다고 하였다. 孟英이 그 아픈 곳을 살펴보니 붉게 부어오르고 단단하여 그 모양이 살찐 조협(皀莢)과 같았고 왼쪽의 음모 부분에 있었다. 孟英이 이르기를 “이는 惡症이니 초기에 바로 제압하여야 한다.” 하고 금은화(金銀花) 6냥, 생감초(生甘草) 1냥, 조각자(皀角子) 5돈을 전탕하여

症瘡毒，莫不應手取效，眞妙方也.）一劑減其勢，再劑病若失. 逾年患傷寒， 孟英切脉，虛細已極. 曰，此不可徒攻其病者，以陰分太虧耳. 與景岳法，以熟地·當歸·酒炒白芍·炙甘草·橘皮·柴胡等藥， 一劑而瘳.（此法予亦屢用獲效，氣虛者竝可加蔘，但表藥止柴胡一味，猶嫌力微.）

술로 和服케 하였다. 하루 만에 그 병세가 꺾이고 이틀째 나았다. 다음 해에 상한(傷寒)에 걸려 孟英이 진맥하고는 "脈虛細極하여 陰分이 크게 虛하니 攻法만을 써서는 안 될 것이요 마땅히 景岳法을 쓸 것이다." 하였다. 이어서 숙지황(熟地黃)·당귀(當歸)·주초작약(酒炒芍藥)·자감초(炙甘草)·귤피(橘皮)·시호(柴胡) 등을 쓰니 하루만에 나았다.

내가 여러 번 이 방을 써본 결과 효험이 많았다. 氣虛者는 人蔘을 더할 수 있다. 단 解表劑로서 柴胡만 쓰면 藥力이 弱하다. 내가 이 방을 陽症瘡毒에 썼는데 효험이 없었던 적이 없으니 진실로 妙方이다.

• 서혜부 임파선염의 사례이다. 하루 사용량이 금은화 6냥, 조각자 5돈이다.

1-5 予素患噫氣， 凡體稍不适，其病卽至，旣響且多，勢不可遏. 戊子冬發之最甚，苦不可言. 孟英曰，此陽氣式微，而濁陰上逆也. 先服理中湯一劑，隨以旋覆代赭湯投之，遂愈. 嗣後，每發如法服之，輒效. 後來發亦漸輕，今已不甚發矣. 予聞孟英常云，此仲聖妙方，藥極平淡，奈世人畏不敢用，殊可陋也.（眉批: 法本喻氏.）

1-5 내가 평소에 딸꾹질(噫氣)이 많은데, 몸 상태가 조금이라도 좋지 않으면 딸꾹질이 나며 그 소리가 커지고 멈출 수가 없었다. 무자년(1828) 가을에 아주 심하게 되어 견딜 수가 없었다. 孟英이 이르기를 "그것은 陽氣가 微弱하여 濁飮上逆하는 것이라."고 하였다. 먼저 理中湯을 하루 복용하고 이어서 旋覆花代赭湯을 투여하니 곧 나았다. 그 후 매번 딸꾹질이 날 때마다 이 방을 사용하면 곧 나있다. 이후에는 딸꾹질이 나오더라도 가벼워졌고, 지금까지 심하게는 發하지 않고 있다. 나는 孟英이 항상 "이 방은 仲景의 妙方이다. 藥性이 平淡한데도 세상 사람들이 감히 사용하지 않으니 참으로 아깝다."하는 것을 들었다.

이 법은 喩氏(喩昌)에게서 나온 것이다.

• 본 醫案의 딸꾹질은 陽氣가 衰微하여 濁氣上逆으로 발한 것이니, 먼저 理中湯으로써 補中氣 回陽하고 다음 旋覆花代赭湯으로 濁陰을 내린 것이다. 旋覆花代赭湯을 역류성식도염에 응용하는 것은 역시 旋覆花代赭湯으로써 胃中의 濁氣를 내리는 것이다.

1-6 有患陰虛火炎者， 面赤常如飮酒之態.（非戴陽證.）孟英主一味元蔘湯，其效若神，

1-6 陰虛火炎을 앓는 사람이 있어 얼굴이 술을 마신 듯 붉었다.（戴陽證은 아니다.）孟英이 一味元蔘湯을 쓰니 그 효과가 신효하였다. 매번 쓸 때마다 효과가 있었다.

而屢試皆驗.(眉批: 元蔘能滋水以制火, 獨用則力厚, 取效倍捷.)

玄蔘은 滋水하여 制火하니 單用으로 쓰면 효력이 세며 효과가 배나 빠르다.

- 현삼은 자음사화(滋陰瀉火) 효과가 있어 음허화왕(陰虛火旺) 증세를 가지는 병에 쓸 수 있다. 경구약으로 조절되지 않는 당뇨병에도 현삼 생지황을 가하여 쓰면 자음사화 효과가 있어 혈당을 조절할 수 있다.

1-7 黟人葉殿和, 庚寅秋患感. 旬日後汗出昏瞀, (熱甚陰竭之象.) 醫皆束手, 乃甥余薇垣浼孟英勘之. 曰, 此眞陰素虧, 過服升散, 與仲聖誤發少陰汗同例. (此例精當) 下竭則上厥, 豈得引亡陽爲比, 而以附·桂速其斃耶? 以元蔘·地黃·知母·甘草·白芍·黃連·茯苓·小麥·龜板·鼈甲·牡蠣·驢皮膠爲大劑, 投之得愈.

1-7 이(黟; 현재의 安徽省 黟縣)의 사람 葉殿和가 경인년(1830) 가을에 감기에 걸렸는데, 열흘 후에 땀을 흘리면서 혼절(熱甚陰竭之象이다.)하니 의원들이 손을 쓰지 못하였다. 甥姪 되는 余薇垣이 孟英을 초빙하여 보게 하였다. 孟英이 이르기를 "이는 평소 眞陰素虧한데 升散劑를 過服한 탓이라. 仲景의 少陰病에 잘못 發汗시킨 것과 같다. (이 비유는 맞다.) 下竭則上厥하니 어찌 亡陽을 끌어다 견주어 육계(肉桂)·부자(附子) 써서 죽음을 재촉할 수 있겠는가?"하고는 현삼(玄蔘: 元蔘의 이명)·지황(地黃)·지모(知母)·감초(甘草)·백작약(白芍藥)·황련(黃連)·복령(茯苓)·소맥(小麥)·귀판(龜板)·별갑(鼈甲)·모려(牡蠣)·아교(阿膠)로 大劑를 만들어서 투여하니 나았다.

1-8 海陽趙子升, 辛卯夏病虐, 急延孟英診之. 曰, 暑熱爲患耳, 不可膠守于小柴胡也. 與白虎湯(專淸暑邪.), 一啜而瘥. 甲午秋, 范麗門患溫虐, 孟英用白虎加桂枝(淸熱兼驅風)以痊之. 丙申夏, 盛少雲病濕熱虐, 孟英以白虎加蒼朮湯(淸熱兼燥濕), 而安. 己亥夏, 予舅母患虐, 服柴胡藥二三帖後, 汗出昏厥, 妄語遺溺. 或謂其體質素虛, 慮有脫變, 勸服獨蔘湯, 幸表弟壽者不敢遽進, 乃邀孟英商焉. 切其脈洪大滑數, 曰, 陽明暑虐也, 與傷寒三陽合病同符, 处竹葉石膏湯(淸熱兼益氣), 兩劑而瘳.

1-8 海陽 趙子升이 신묘년(1831) 여름에 학질에 걸리자 급히 孟英을 초빙하여 보게 하였다. 孟英이 이르기를 "暑熱이 원인이니 小柴胡湯을 고집할 수 없다."하고는 白虎湯(專적으로 暑邪를 淸한다.) 을 투여하였다. 한 번 복용하니 차도가 있었다. 갑오년(1834) 가을에 范麗門이 溫瘧에 걸렸는데 孟英이 白虎加桂枝湯 (淸熱 兼 驅風) 을 써서 치료하였다. 병신년(1836) 여름 盛少雲이 濕熱瘧에 걸리자 孟英이 白虎加蒼朮湯 (淸熱 兼 燥濕) 으로 편안하게 하였다. 기해년(1839) 여름에 내 장모가 학질에 걸렸는데, 柴胡劑 2·3첩을 복용하고는 汗出昏闕 妄語遺尿하였다. 或者는 체질이 본디 虛하니 脫證이 생길까 염려하여 獨蔘湯을 권하였다. 다행히 동생 壽가 그 약을 드리지 아니하고 孟英을 초빙하여 상의하였다. 孟英이 진맥하고는 이르기를 "맥이 洪大滑數하니 陽明暑瘧이라. 傷寒의 三陽合病과 부합한다." 하고는 竹葉石膏湯 (淸熱 兼 益氣) 두 첩을 처방하니 곧 나

庚子夏，滇人黃肯農自福清赴都，道出武林，患暑瘧．孟英投白虎湯加西洋蔘(清熱益氣與前方意同.)，數帖始愈．辛丑秋，顧味吾室人患癉瘧，孟英亦主是方而效．莊芝階中翰張安人，年逾花甲，瘧熱甚熾，孟英審視再四，亦與竹葉石膏湯而安．聞者無不驚異，予謂，如此數證，體分南北，質有壯衰，苟非識證之明，焉能藥與病相當而用皆適宜哉!

았다. 경자년(1840) 여름 전(滇; 현재의 雲南省 滇湖) 땅의 黃肯農이 복청(福清; 현재의 福建省 福清市)에서 都城으로 가는 중 무림(武林; 현재의 浙江省 杭州)에서 暑瘧을 앓았는데, 孟英이 白虎加西洋蔘 (清熱益氣 그 뜻은 전과 같다.) 을 몇 첩 투여하니 곧 나았다. 신축년(1841) 가을에 顧味吾의 妻가 癉瘧을 앓았는데, 역시 이 방을 써서 고쳤다. 莊芝階 中翰의 張安人이 연세가 花甲을 넘었는데 瘧熱이 심하였다. 孟英이 서너 번 살피더니 역시 竹葉石膏湯을 주어 낫게 하였다. 이 소식을 들은 사람들이 놀라지 않는 이가 없었다. 내가 말하였다. “이와 같은 증에 사람의 체질은 남쪽과 북쪽 지방이 다르고 타고난 소질에 강하고 약함이 있는데, 병의 증세에 밝지 아니하면 어찌 병에 맞추어 약을 적절하게 쓸 수 있겠으며 또 용약이 이와 같이 적절하겠는가?”

- 인삼에 한국인삼과 서양삼이 있다. 한국인삼은 성질이 溫性 내지 熱性이어서 熱證에 쓸 수 없다. 서양삼은 성질이 凉하면서 益氣하기에 熱證에 쓸 수 있다. 白虎湯이 熱證에 쓰이는 약제인만큼 白虎加人蔘湯에서도 서양삼을 쓰는 것이 마땅하다.

1-9 壬辰八月，范蔚然患感旬餘，諸醫束手．乃弟麗門懇孟英治之．見其氣促音微，呃忒自汗，飲水下咽，隨卽傾吐無餘．曰，伏暑在肺，必由溫散以致劇也．蓋肺氣受病，治節不行，一身之氣，皆失其順降之機，卽水精四布，亦賴清肅之權以主之，氣旣逆而上奔，水亦泛而上溢矣．但清其肺則諸恙自安．乃閱前服諸方，始則柴·葛·薑·防以升提之，火藉風威，吐逆不已，犹謂其胃中有寒也．改用桂枝·乾薑以溫燥之，火上添油，肺津欲絶，自然氣促音微，疑其陽虛將脫

1-9 임진년(1832) 8월에 范蔚然이 감기를 10여 일 앓았는데 뭇 의원들이 손을 쓰지 못하였다. 그의 동생 되는 麗門이 孟英에게 병을 보아주기를 간청하였다. 숨이 가쁘면서 그 소리가 낮고(氣促音微) 딸꾹질(呃忒)과 自汗이 있고 물을 삼킬 수 없고 속에 남은 것이 없을 때까지 토하니, 孟英이 이르기를 “肺에 伏暑가 있거늘 溫散劑를 투여하여 이 지경이 되었을 것이라. 무릇 肺가 病들면 治節이 행하지 아니하니 一身은 順降을 잃게 된다. 水精四布는 肺의 清肅之權에 따르는데 肺氣失宣하니 氣逆上奔하고 水泛上溢이라. 清肺하면 스스로 편안해지리라.” 하고 전에 복용한 약을 살펴보더니 “시호(柴胡)·갈근(葛根)·강활(羌活)·방풍(防風)의 升提藥을 써서 火氣가 風威를 더 하였으니 吐逆이 그치지 않는 것이라. 그리고 胃中에 寒氣가 있다 하여 계지(桂枝)·건강(乾薑)의 溫燥藥을 투여하였으니 이는 불

也. 徑與蔘·歸·蛤蚧·柿蔕·丁香以補而納之, 愈補愈逆, 邪愈不出, 欲其愈也難矣. 亟屛前藥, 以瀉白散合淸燥救肺湯, 數服而平. (眉批, 妙論. 不獨治暑爲然, 凡上而不下之證, 皆可類推.)

에 기름을 부은 격이라. 그러니 肺津이 끊어져서 자연이 氣促音微가 된 것이라. 그리고 다시 氣虛亡陽을 의심하여 여기에 인삼(人蔘)·당귀(當歸)·합개(蛤蚧)·시체(柿蔕)·정향(丁香)을 주어 補하였으니 補納을 할수록 더욱 氣逆하고 邪氣가 나갈 수가 없어 병이 낫기가 더욱 어려운 것이라." 하고는 지난 약을 모두 끊게 하고 瀉白散合淸燥救肺湯을 투여하니 몇 첩에 편안해졌다.

이론이 참으로 묘하구나. 治暑하는 것뿐만 아니라 上氣하여 기가 내려오지 않는 증도 모두 유추할 수 있다.

1-10 一何叟年近八旬, 冬月傷風, 有面赤氣逆·煩躁不安之象. 孟英曰, 此喻氏所謂傷風亦有戴陽證也, 不可藐視. 以東洋人蔘·細辛·炙甘草·熟附片·白朮·白芍·茯苓·乾薑·五味·胡桃肉·細茶·葱白, 一劑而瘳. 孟英曰, 此眞陽素擾, 痰飮內動, 衛陽不固, 風邪外入, 有根蔕欲撥之虞. 誤投表散, 一汗亡陽, 故以眞武·四逆諸法, 回陽鎭飮, 攘外安內, 以爲劑也, 不可輕試於人, 致乾操刃之辜, 愼之愼之! (以此二語印證前方, 可知用法之周到.)

1-10 何노인은 연세가 80인데 겨울에 傷風이 되어 面赤氣逆 煩躁不安의 증세가 있었다. 孟英이 보더니 "이는 喩昌이 말하는 傷風 戴陽證이라. 가벼이 볼 것이 아니다."하고 동양인삼(東洋人蔘)·세신(細辛)·자감초(炙甘草)·숙부편(熟附片)·백출(白朮)·백작약(白芍藥)·복령(茯苓)·건강(乾薑)·오미자(五味子)·호도육(胡桃肉)·세차(細茶)·총백(蔥白)으로 방을 만들어 투여하니 한 첩에 나았다. 孟英이 이르기를 "이는 眞陽이 원래 약하고 痰飮內動 衛陽不固한데 風邪外入하니 신체의 根本이 흔들리는 지경이라. 잘못 表散劑를 투여하여 땀을 내면 亡陽이 되는 것이니 이에 眞武湯과 四逆湯의 법을 써 回陽鎭飮하여 內外를 편안히 하는 법이라. 이 법은 양날의 칼과 같으니 신중하게 쓸 것이다." 하였다.

이것으로 前方에서 증명된 것같이 孟英이 用藥에 周到함을 알 수 있다.

1-11 癸巳秋, 餘在婺患虐, 大爲醫人所誤. 初則表散, 繼則滋補. 延及月餘, 肌肉盡削, 寒熱不休, 且善嘔惡食, 溺赤畏冷. 乃買棹旋杭, 托孟英診視. 曰, 足太陰濕虐也. 以金不換正氣散, 三啜而安. 然元氣爲誤藥所傷, 多方調補, 甫得剛健. 此年秋, 服患虐於婺, 友人咸擧醫療, 與槪却之. 憶

1-11 계사년(1833) 가을에 내가 무(婺; 현재의 浙江省 金華縣)에 있을 때 瘧疾에 걸렸다. 의원이 잘못 판단하여 처음 表散劑를 쓰고 이어서 滋補劑를 써 한 달이 되니 肌肉이 마르고 寒熱이 끊이지를 않아 善嘔惡食 尿赤畏冷하기에 배를 세내어 타고 杭州로 돌아왔다. 孟英이 보더니 "足太陰濕瘧이라."하고 金不換正氣散 세 첩을 주어 먹고 나았다. 誤藥으로 元氣가 상하여서 여러 가지 약으로 調補한 후에 건강을 회복하였다. 다음 해 가을에 다시 무(婺: 현재의 浙江省 金華縣)에서 학질에 걸렸는데, 친우들이 모두

情與前無異，卽於篋中檢得孟英原方，按序三帖，病亦霍然，聞者無不稱嘆．後歸里爲孟英述而謝之，孟英曰，虐情如是，恐其按年而作．乃授崇土勝濕丸方，明年夏令豫服以杜御之．迄秋果無恙，後竟不發矣．

의원에게 치료받기를 권하였다. 내가 작년의 병증과 다르지 않은 것을 기억하여 서랍에서 작년 孟英의 방을 꺼내어 세 첩을 쓰니 역시 나았다. 이를 들은 사람들이 찬탄하지 않는 이가 없었다. 후에 다시 고향으로 돌아와 孟英에게 이 일을 고하고 감사하니, 孟英이 말하기를 “학질이란 병은 이와 같이 해를 가려서 발작하는 것이 두렵다.” (역자 주-五運六氣에 따라 처방을 만드는 것을 말함) 하고는 崇土勝濕丸方을 주었다. 다음 해 여름에 예방으로 미리 이 약을 복용하였더니 가을까지 별 탈이 없었으며, 이후 다시 재발하지 않았다.

• 足太陰 脾에 濕熱이 있어 구역질이 나고 토하니 金不換正氣散을 쓴 것이다.

1-12 鍾耀輝年逾花甲，在都患腫．起自腎囊，氣逆便溏，諸治不效，急買車返杭，托所親謝金堂邀孟英治之．切其脈微且弱(虛象顯然)，詢其溺淸且長．曰，都中所服，其五苓·八正耶？ 抑腎氣·五皮也？ 鍾云，誠如君言，遍嘗之矣，而病反日劇者何哉？ 孟英曰，此土虛不制水也．通利無功，滋陰亦謬．法宜補土勝濕．(此卽張景岳所云理中加茯苓附子之證也．) 與大劑蔘·朮，果卽向安．越八載，以他疾終．

1-12 鍾耀輝는 연세가 화갑이 넘었는데, 都城에서 부종을 앓아 음낭에서부터 부어오르고 氣逆便溏하니 여러 치료가 효과가 없었다. 급히 마차를 세내어 항주로 돌아와 친척되는 謝金堂에게 孟英을 초빙하여 치료해 줄 것을 부탁하였다. 맥을 짚어보니 微弱하고 小便을 물어보니 淸長하다. (虛象이 완연하다.) 孟英이 말하기를 “도성에서 복용한 약 중에 五苓散과 八正散이 듣지 않았는가? 아니면 腎氣丸이나 五皮飮을 먹은 것이라.”하였다. 鍾이 답하기를 “정말로 그대가 말한 그대로이네. 그대가 말한 모든 약을 먹었는데 병은 오히려 더 심해졌으니 어째서인가?”하였다. 孟英이 이르기를 “이는 土虛 不制水라 通利하여도 소용없고 滋陰도 역시 잘못된 것이니 마땅히 補土勝濕하여야 하는 것이라. (이는 張景岳이 말하는 理中加茯苓附子證이다.)” 하고는 인삼(人蔘)과 백출(白朮)을 크게 투여하니 곧 나았다. 鍾은 8년이 지나 다른 병으로 죽었다.

• 脾虛하여 水濕運化가 안 되어 浮腫과 설사가 생긴 병이다. 溫裏하면서 利水하는 理中加茯苓附子湯을 사용하였다.

1-13 金元章媳，於甲午新寡後患膿窠疥，大抵濕熱之病耳．瘍醫連某疑爲遺毒，徑作廣瘡

1-13 金元章의 며느리가 갑오년(1834)에 과부가 되고 膿窠瘡을 앓았는데, 이는 濕熱病이다. 連某라는 외과의원이 毒氣가 남은 것이라 의심하여 선불리 廣瘡으로 치료하였으

疗，漸至上吐下利，不進飮食．另從內科治，亦無寸效．延至未春，更兼腹痛自汗，汎愆肌削，諸醫皆見而却走矣．王仲安荐孟英視之，曰，此胃氣爲苦寒所敗，肝陽爲辛熱所煽，前此每服陽剛，卽如昏冒，稍投滋膩，泄瀉必增，遂謂不治之證，未免輕棄．乃以四君子湯加左金·椒·梅·蓮子·木瓜·餘糧·石脂等出入爲方，百日而愈．第信猶未轉也，諸親友環議，再不通經，病必有變．孟英力辨此非經阻可通之證，惟有培养生化之源，使其氣旺血生，則流行自裕．若不揣其本而齊其末，則礱糠不能榨油，徒傷正氣，盡墜前功，豈不可惜．衆議始息，恪守其方，服至仲冬，天癸至而肌肉充，康复如常矣．

나 上吐下利하여 음식을 못 먹을 지경에 이르렀다. 다시 내과의원을 불러 치료하였으나 역시 효과가 없었다. 을미년(1835) 봄이 되어 腹痛自汗이 있고 月經이 없고 肌肉이 마르니 여러 의원들이 보고는 그냥 가버렸다. 王仲安이 거듭 孟英에게 청하여 보게 하니, 孟英이 말하기를 "이는 胃氣가 苦寒劑로 인하여 敗하고 肝陽은 辛熱劑로 動한 것인데, 지난해에 陽剛劑를 투여하여 昏冒에 이르고 다시 滋膩한 약제를 투여하여 설사가 된 것으로 不治證이라 이르게 된 것이니 가벼이 볼 병은 아니다." 하고는 좌금환·촉초·오매·연자·모과·우여량·적석지를 더한 사군자탕[四君子加左金丸·蜀椒·烏梅·蓮子·木瓜·禹餘糧·赤石脂]으로 방을 만들어 투여하니 백일이 지나 나았는데, 뭇 사람들은 이를 아직 믿지 아니하였다. 친우들이 모여 다시 의논하는데, 월경을 통하게 하지 않으면, 이는 반드시 다른 병으로 바뀔 것이라 하였다. 孟英이 이는 경맥이 막혀서 통하게 해야 할 증상이 아니라고 역설하되, "다만 生化之源이 먼저 培養되어야 氣旺血生 遊行하여 스스로 餘裕가 생기는 것이니, 이는 마치 本을 다스리지 않고 그 끝만 가지런하게 하는 것과 같아서 맷돌(胃氣에 비유-역자 주)이 기름을 짜내지 못하는 것과 같음이라. 正氣를 상하게 하여 前功이 다 쓸데없이 될까 염려스러우니 어찌 애석하지 않겠는가?"라고 하여 여러 논의가 멈추었다. 孟英의 방을 지켜 복용하니 仲冬에 이르러 月經이 통하고 肌肉이 충실하게 되어 건강을 되찾았다.

- 胃氣虛에 肝陽이 動하여 上吐下利가 있으니 四君子湯+左金丸에 加減하여 用藥한 것이다.

1-14 朱某患嘔吐，諸藥不效，甚至大小便秘，糞從口出，臭不可當，自問不起矣．孟英用代赭施覆湯加蜣螂蟲，服之而愈．(上者下之之法，而意甚巧.)

1-14 朱某가 嘔吐症이 있어 치료를 받았으나 諸藥이 효과가 없었다. 大小便이 막히니 심지어는 입으로 便이 나와 그 냄새가 감당하지 못할 정도로 심하여 스스로도 일어나지 못할 것이라 의심하였다. 孟英이 강랑충(蜣螂蟲)을 더한 대자선복탕으로[代赭旋覆湯加蜣蜋蟲](蜣蜋蟲은 쇠똥구리로서 대소변 불통에 쓴다-역자주) 방을 만들어 복용시키니 나았다.

上病下治의 법이니 그 治法이 참으로 정교하다.

1-15 孟英邃於醫學，從不侈談脈理，足以見其欿然不自足也．而脈理之最不易切者，莫如妊娠．予聞孟英於乙未春診黃履吉室人之脈，曰，妊也．是月天癸猶來，人皆不以爲然．次月仍轉，但不多耳．復邀孟英診之，曰：果妊也．汛不斷者，蔭胎之血有餘耳．逾月汛復行，覺更少矣，人猶以爲妄也．四月後經始停，娠亦顯，娩如期，人始服其見老．丙申夏，滿洲某選粤東鹽場，携眷之任，過浙主於李雲台家，請孟英視其如君之恙．孟英診曰，非病也，熊羆人夢矣．某頗不信，謂經甫停何以遽斷爲孕？而又必其爲男乎? 反生言過其實之疑．既而某延云台人幕，偕赴粤任．次年雲台於家書中述及居停果得子，深嘆孟英指妙．予荊人久無孕，辛丑秋汛事偶愆，孟英一診以妊斷，且以男許．次夏果擧一子，借不育耳．邵魚 竹給諫仲媳懷妊，孟英於寅春初診卽抱孫．秋杪果應．表弟胡壽者室，偶有小忿，經事澀少，腰腹微脹，自以爲怒氣所滯也，延孟英調之．切其脈，曰，懷麟矣．初 猶疑之，既而始信．卯春果弄璋．吳雲階室年四十餘，寅秋汛斷，其腹日脹，醫謂病也，治之罔效．近孟英診之，孕也．彼猶不自信，及腹中漸動，始服其言．至期産一女．癸秋，孟英治石誦羲室，脘痛甫愈，適汛逾期，曰，娠矣．既而果日形

1-15 孟英이 의학을 탐구하되 脈理에 대하여 스스로 자족하지 않고 끊임없이 연마하였다. 脈理에서도 쉽지 않은 脈이 임신脈이다. 孟英이 을미년(1835) 봄에 黃履吉 처를 진맥하고는 임신이라 하였다. 그 달에 월경이 있었으니 다른 사람들은 임신이 아니라고 여기었다. 그 다음 달에 다시 월경이 있으나 그 양은 많지 않았다. 다시 孟英을 초빙하여 진맥하도록 하였으니 “역시 임신이라. 월경이 끊이지 않는 것은 胎兒가 血有餘한 때문이라.” 하였다. 다음 달에 또 다시 월경이 있었으나 그 양은 훨씬 적어졌다. 사람들은 孟英의 진맥이 틀렸다고 하였다. 넉 달이 되어서야 월경이 끊어지고 임신이 확연하여 기일을 맞추어 출산하였다. 사람들이 孟英의 노련함에 탄복하였다. 병신년(1836) 여름에 滿洲의 某氏가 廣東 製鹽所의 관리가 되어 가족을 데리고 부임하던 길에 浙(현재의 浙江省)을 지나게 되었다. 浙(현재의 浙江省)에서 李雲台 집에 머물게 되어 孟英을 초빙하여 처를 진찰하게 하였다. 孟英이 진찰하더니 “병이 아닙니다. 사내아이를 임신한 것입니다.” 하였다. 모씨는 이 말을 믿지 않고 “이제 월경이 없어졌는데 어찌 임신이라 판단하고 또 이를 남아라고 하는가?” 하고는 오히려 孟英이 헛되이 명성만 있다고 의심하였다. 某氏가 광동에 부임하였는데, 그 다음해에 雲台 집에 편지를 보내어 부임하고 나서 과연 得男하였다고 하고는 孟英의 진맥에 탄복하였다고 하였다. 나의 집 사람이 오랫동안 임신치 못하였고 신축년(1841) 가을에 월경이 끊어졌는데, 孟英이 맥을 짚더니 임신이라 하고 그것도 사내아이라고 하였다. 다음 해 여름에 과연 사내아이를 얻었으나 그만 죽고 말았다. 邵魚竹 給諫의 둘째 며느리가 임신하였는데 孟英이 이른 봄에 진맥을 하고는 곧 손자를 보게 될 것이라 하더니 과연 늦가을에 출산하였다. 친척 동생 되는 胡壽라는 자의 처가 우연히 怒氣를 띠고부터 월경 양이 줄어들고 아랫배가 조금 부풀어 오르자 스스로 怒氣가 滯한 것으로 여기었다. 孟英이 맥을 보고는 “아들이라.” 하여 처음에는 의심하였으나 다음해 봄에 과연 아들을 낳았다. 吳雲階의 처가 나이 마흔을

著，其指下之神妙如此．（眉批，娠孕之脈最爲難憑，有初娠卽現於脈者．有三四月始現於脈者，有始終不現於脈者．此與憑脈斷證有時可憑，有時不足憑，同一至理．予嘗以此質之孟英，孟英亦以爲然．可見眞學問人，必不恃虛言以眩世也.）

넘었는데 초가을에 월경이 끊어지고 배가 불러 올랐다. 의원들이 병이라 하여 치료하였으나 효과가 없었다. 孟英을 맞아 진맥 하게하니 임신이라 하였으나 본인도 믿지 않았다. 점차 胎動이 있어 女兒를 얻으니 孟英의 의술에 탄복하였다. 늦가을에 孟英이 石誦義의 처를 치료하여 脘痛이 막 나았는데 마침 월경이 끊어졌다. 孟英이 임신이라 하였는데 과연 시일이 지날수록 그 형태가 확연하였다. 그 진맥의 신묘함이 이와 같았다.

妊娠脈은 참으로 어렵다. 妊娠 초에 바로 脈象이 나타나는 자, 妊娠 3·4 개월이 되어야 나타나는 자, 또는 妊娠 말까지도 나타나지 않는 자가 있다. 진맥하여도 믿을 때가 있는가하면 믿지 못할 때도 있다. 내가 일찍이 여기에 대하여 孟英에게 물은즉 孟英도 그러하다 하였다. 진실로 학문하는 사람은 虛言으로 惑世하여서는 안 될 것이다.

1-16 朱恒山久患胸痞多痰，諸藥罔瘳．孟英診曰，淸陽之氣不司旋運也．與蔘·芪·苓·朮之劑，豁然頓愈，因極欽服．後數年果以汗脫．聞其垂危之除，口不能言，猶以左手橫三指，右手伸一指加於上，作王字狀以示家人．有會其意者，急追孟英至，而他醫之中風藥早灌入矣，遂以長逝．癸卯冬至前一日，管大中丞亦是氣從弱脫，當以蔘·附挽回者，及孟英至而痰藥·痧藥·風藥，灌之遍矣．脈僅若蛛絲過指，孟英堅不與方，須臾而卒．

1-16 朱恒山이 오랫동안 胸痞多痰하였는데 諸藥이 효과가 없었다. 孟英이 보더니 "淸陽之氣가 운행하지 않는다." 하고는 인삼(人蔘)·황기(黃芪)·복령(茯苓)·백출(白朮)로 약을 지어주니 즉시 좋아져 탄복하였다. 수년이 지나 汗脫이 되어 위급한 지경에 이르러 말도 못하게 되었다. 환자는 다만 왼손 세 손가락 위에 오른손 한 손가락을 빗대어 王자를 만들어 집안사람들에게 표시할 뿐이었다. 그 뜻을 이해하고는 급히 孟英을 불러왔다. 孟英이 이르렀으나 이미 다른 의원의 中風藥을 먹은지라 곧 죽었다. 계묘년(1843) 冬至 하루 전에 管大中丞 역시 多尿氣脫하여 인삼(人蔘)·부자(附子)로 만회코자 하였으나 孟英이 이르렀을 때에는 이미 痰藥 痧藥 風藥을 두루 먹은지라 맥이 거미줄같이 가늘어 孟英이 방을 주지 않았고 곧 죽었다.

1-17 無棣張柳吟封翁，於乙未夏偕令嗣恒齊刺史赴滇南任，道出武林．其家人鄭九者，封翁寵之弟也，途次抱恙．抵杭日招越醫陳六順診治，服藥後汗出昏狂，精流欲脫．封翁

1-17 無棣(현재의 山東省 濱州市)의 張柳吟翁이 을미년(1835) 여름에 嗣恒齊 刺史가 滇南(현재의 雲南省)으로 부임하는 길에 같이 무림(武林; 현재의 浙江省 杭州)으로 왔다. 이때에 옹이 총애하는 이의 동생인 鄭九라는 이가 아파서 항주에 도착하던 날에 바로 越(지금의 浙江省 紹興)땅의 의사인 陳六順의 치료를 받았다. 약을 받아 복용

大駭, 躬詣孟英以希挽救. 孟英切其脈, 旣數且亂, 沈取極細. 乃語封翁曰, 此證頗危, 生機僅存一線, 亦斯人之陰分素虧, 不可竟謂附·桂之罪也. 封翁聞言大悅, 曰, 長者也. 不斥前手之非以自伐, 不以見證之險而要譽. 相見恨晩, 遂訂忘年之交. 彼此盡吐生平, 始知封翁最喜談醫, 岐黃之言, 無所不覽, 惟不肯 爲人勘病, 亦愼重之意耳. 於是孟英以元蔘·知·柏·桑枝·龍·牡·生地·白芍·甘草·百合·石斛·梔子·鹽水炒淡豆豉爲大劑灌之, 下咽卽安. 次日去梔·豉·甘草, 加龜板·鼈甲·鹽水炒橘紅, 十餘粘而康.

하고는 汗出昏狂하고 精流欲脫하여 옹이 몹시 놀라 몸소 孟英을 찾아 치료해주기를 간청하였다. 孟英이 맥을 보니 맥이 빠르면서 일정하지 않고 沈取하니 極細하여 옹에게 이르기를 “이는 지극히 위험한 증세입니다. 이 사람은 평소에 陰虛한 사람인데 부자(附子)·육계(肉桂)를 投與한 것으로 밖에는 볼 수 없습니다.” 하였다. 옹이 이를 듣더니 “전 사람의 잘못을 들추어서 자기를 자랑하지 않고 병의 險證을 드러내어 명예를 구하지 않으니 참으로 長者로구나.” 하고는 늦게 만난 것을 한하며 忘年之交를 맺었다. 이리하여 피차간에 평생의 일을 얘기하니, 옹이 의학을 심히 좋아하여 보지 않은 의서가 없으나, 남들의 병을 살피려고 하지 않았으니 옹이 역시 신중한 사람임을 알 수 있었다. 孟英이 현삼(玄蔘)·지모(知母)·황백(黃柏)·상지(桑枝)·용골(龍骨)·모려(牡蠣)·생지황(生地黃)·백작약(白芍藥)·감초(甘草)·백합(白合)·석곡(石斛)·치자(梔子)·염수초담두시(鹽水炒淡豆豉)로 大劑를 지어 복용케 하니 이내 편해졌다. 다음날 치자(梔子)와 두시(豆豉)를 빼고 귀판(龜板)·별갑(鼈甲)·염수초귤홍(鹽水炒橘紅)을 넣어 10여첩을 복용 하니 건강을 회복하였다.

1-18 吳馥齋令姊, 稟質素弱, 幼時鳳山診之, 許其不秀. 癸巳失其怙恃, 情懷悒悒, 汛事漸愆, 寢食皆廢, 肌瘦呑酸, 勢極可畏. 孟英以高麗蔘·鹽水炒黃連·甘草·小麥·紅棗·百合·茯苓·牡蠣·白芍·旋覆花·新絳等治之, 各恙漸已. (甘以緩之, 苦以降之, 酸以斂之, 皆古聖之良法也.) 繼蔘·歸·地滋陰, 康强竟勝於昔.

1-18 吳馥齋의 누이가 날 때부터 몸이 약하였는데 어릴 때 鳳山이 진찰하고는 역시 약하다고 하였다. 계사년(1833)에 부모를 잃고는 슬퍼하더니 월경을 점차 거르고 침식을 폐하더니 肌肉이 마르고 呑酸症이 생겨 증세가 자못 심하였다. 孟英이 고려삼(高麗蔘)·염수초황련(鹽水炒黃連)·감초(甘草)·소맥(小麥)·홍조(紅棗)·백합(百合)·복령(茯苓)·모려(牡蠣)·백작약(白芍藥)·선복화(旋覆花)·신강(新絳) 등으로 치료하였다. (甘以緩之 苦以降之 酸以斂之한 것이니 모두 聖人의 良法이다.) 점차 병세가 좋아져 인삼(人蔘)·당귀(當歸)·지황(地黃)으로 滋陰하니 회복하여 전보다 더 건강해졌다.

1-19 一男子患喉痺, 專科治之甫愈, 而通身腫勢日甚, 醫者驚走. 孟英診之曰, 病藥也.

1-19 어느 남자가 喉痺가 생겨 五管科 의원에게 치료를 받고는 조금 좋아졌는데 몸이 점차 부어오르니 그를 치료했던 의원은 놀라 도망가 버렸다. 孟英이 보더니 “이는 약

投附子理中湯, 數劑而痊. 予謂, 喉痺治以寒涼, 法原不謬, 而藥過於病, 翻成溫補之症, 是病於藥也. 嘗聞孟英云, 病於病而死者十之三, 病於藥而死者, 十之七. 以餘觀之, 誠非激論也, 吁可嘆矣.

으로 인한 병이라." 하고는 附子理中湯 몇 첩을 쓰니 나았다. 나는 말한다. 喉痺는 寒涼藥으로 치료하는 법인데, 법대로 쓰지 않고 약이 병에 비하여 過하면 溫補證으로 변하는 것이니, 이번 경우는 병으로 인한 병이 아니고 약으로 인한 병이다. 일찍이 孟英이 말하기를 "병으로 인하여 죽는 자는 열에 두세 명이요, 약으로 인한 병으로 죽는 자가 열에 일곱이라." 하였다. 내가 보건대 이는 결코 지나친 말이 아니다. 아! 탄식할 만한 일이 아니겠는가!

1-20 朱氏婦, 産後惡露不行, 而宿哮頓發, 專是科者不能下手. 孟英以丹蔘·桃仁·貝母·茯苓·滑石·花粉·桂枝·通草·蛤殼·苡仁·紫菀·山楂·絲瓜子·茺蔚子·旋复·琥珀出入爲方, 三日而愈.

1-20 朱氏 부인이 産後에 惡露가 나오지 않고 밤에 기침이 빈발하니 婦人科 의원도 손을 쓰지 못하였다. 孟英이 단삼(丹蔘)·도인(桃仁)·패모(貝母)·복령(茯苓)·활석(滑石)·화분(花粉)·계지(桂枝)·통초(通草)·합각(蛤殼)·의이인(薏苡仁)·자완(紫菀)·산사(山楂)·사과자(絲瓜子)·충울자(茺蔚子)·선복화(旋覆花)·호박(琥珀)으로 방을 지어 투약하니 사흘만에 나았다.

1-21 局醫黃秀元之與人韓名諒者, 有兒婦重身患熱病, 局中諸醫皆慮胎隕, 率以補血爲方, 旬日後勢已垂危, 浼人求孟英診之. 曰, 胎早腐矣, 宜急下之, 或可冀幸, 若欲保胎, 則吾不知也. 其家力懇疏方, 遂以調胃承氣合犀角地黃湯, 加西洋蔘·麥冬·知母·石斛·牛膝投之, 胎落果已臭爛, 而神氣卽淸, 熱亦漸緩. 次與西洋蔘·元蔘·生地·知母·麥冬·丹蔘·丹皮·茯苓·山楂·石斛·豆卷·茺蔚· 琥珀等藥調之, 粥食日加, 旬日而愈.

1-21 局醫 黃秀元의 수레를 모는 사람으로 韓名諒이라는 자가 있었다. 그의 며느리가 임신을 하고는 熱病이 있자 醫局의 뭇 의원들이 태아가 떨어질까 하여 補血을 위주로 처방을 하였다. 열흘 후에 병세가 자못 위중하여 孟英에게 진료를 받게 되었다. 孟英이 진찰하고는 "태아가 이미 부패하였으니 급히 내리면 요행을 바랄 수 있으나 태아를 보존하겠다면 나는 어찌 못하겠다." 하니 그 집안에서는 孟英에게 방을 구하였다. 孟英이 처방하기를 調胃承氣湯合犀角地黃湯 加 西洋蔘 麥冬 知母 石斛 牛膝로 하여 투약하니 태가 떨어져 나오는데 과연 태아는 이미 부패되어 있었다. 산모는 정신이 맑아지고 열도 점차 내려갔다. 이어서 서양삼(西洋蔘)·현삼(玄蔘)·생지황(生地黃)·지모(知母)·맥동(麥冬)·단삼(丹蔘)·목단피(牧丹皮)·복령(茯苓)·산사(山楂)·석곡(石斛)·두시(豆豉)·충울(茺蔚)·호박(琥珀)으로 방을 만들어 투여하였다. 점차 먹는 양도 늘어나고 열흘 만에 나았다.

• 西洋蔘으로 益氣養陰, 玄蔘 生地黃으로 滋陰瀉火한 것이다.

1-22 一少年驟患遺精, 數日

1-22 한 소년이 갑자기 遺精이 생기더니 며칠 후에 形肉

後形肉大脫. 連服滋陰澀精之藥, 如水投石. 孟英與桂枝湯加蔘·芪·龍·牡, 服下卽效, 匝月而瘳. (此陽浮於上, 陰孤於下, 故非滋陰澀精所能治. 仲景桂枝龍骨牡蠣湯, 能調和陰陽, 收攝精氣, 又服蔘·芪以建其中, 故取效甚速.)

大脫하여 滋陰澀精藥을 연이어 복용하였는데 물에 돌을 던지는 격이었다. 孟英이 桂枝湯 加人蔘·黃芪·龍骨·牡蠣로 방을 만들고 투약하니 즉시 효과가 있어 한달 만에 나았다.

이것은 陽浮于上하고 陰孤于下한 것으로 滋陰澀精으로 될 것이 아니다. 仲景의 桂枝加龍骨牡蠣湯으로 調和陰陽 收澀精氣하고 다시 人蔘 黃芪로 建中하니 그 효과가 심히 빠른 것이다.

1-23 家叔南山, 於秋間患感, 日治日劇, 漸至神昏譫妄, 肢震動惕. 施·秦兩醫皆謂元虛欲脫, 議投峻補. 家慈聞而疑之, 曰, 盍與孟英商之. 孟英診曰, 無恐也, 通絡蠲痰, 可以卽愈. 用石菖蒲·羚羊角·絲瓜絡·冬瓜子·苡仁·桑枝·旋覆·橘絡·葱須·貝母·鉤藤·膽星爲劑, 化服萬氏牛黃淸心丸一顆, 覆杯卽安, 調理擧月而愈.

1-23 집안의 숙부 되는 南山이 가을에 감기가 들어 날마다 더 심해져서 神昏譫妄하고 손발이 떨리는 지경에 이르렀다. 施·秦 두 의원이 元虛欲脫이라하여 峻補劑를 투여하려 하니 그 어머니가 이를 듣고는 의문을 가져 "왜 孟英과 상의하지 않는가?" 하였다. 孟英이 보더니 "걱정 마세요. 通絡蠲痰하면 나을 것입니다." 하고는 석창포(石菖蒲)·영양각(羚羊角)·사과락(絲瓜絡)·동과자(冬瓜子)·의이인(薏苡仁)·상지(桑枝)·선복화(旋覆花)·귤락(橘絡)·총수(葱鬚)·패모(貝母)·조구등(釣鉤藤)·담남성(膽南星)으로 방을 만들어 이를 萬氏牛黃淸心丸과 같이 복용케 하니 즉시 낫고 조리하여 보름 후에 쾌차하였다.

1-24 美政關毛內使, 年逾花甲, 而患喘嗽. 醫與腎氣湯·金鹿丸等藥, 反致小溲澀痛, 病日以劇. 孟英診之, 與純陰壯水之治. 毛曰, 我輩向吸阿片煙, 豈敢服此涼藥? 孟英曰, 此齊東之野語也, 誤盡天下蒼生. 幸汝一問, 吾當爲世人道破機關, 不致誤墮火坑者, 再爲積薪貯油之擧也. 夫阿片, 本罌粟花之脂液, 性味溫澀, 而又産於南夷之熱地, 煎曬以成土, 熬煎而爲膏. 吸其煙時還須火煉, 燥熱毒烈, 不亞於砒, 久吸之令人枯槁, 豈非燥烈傷陰之明驗哉? 毛極拜服, 果得霍然. 或問曰, 阿片之性,

1-24 美政關의 毛內使가 연세 花甲이 넘었는데 喘嗽가 있어 의원이 腎氣湯·金鹿丸 등을 투약하였으나 오히려 소변이 줄어들고 소변 시에 澀痛이 있으면서 병이 더 심해졌다. 孟英이 純陰壯水之劑로 치료하였다. 毛內使가 말하기를 "내가 전에 아편을 피웠는데 어찌 涼藥을 먹겠는가?" 하였다. 孟英이 답하기를 "그것은 모르는 사람이 하는 얘기로서 세상 사람들을 그릇되게 하는 것입니다. 내가 마땅히 바른 길을 열어서 다시는 세상 사람들이 불구덩이에 빠지지 않게 하겠습니다. 대저 아편이라는 것은 罌粟花의 津液으로서 성미는 溫澀하고 남방의 더운 지방에서 나서 햇볕을 쪼여 말리어 土性을 갖게 되고, 다시 끓여서 膏를 만드니 그 연기를 마시면 불로 태우게 되어 燥熱이 毒烈하여 砒霜에 비할 바가 아닙니다. 아편을 오래 피게 되면 사람이 마르게 되니, 이는 燥熱傷陰하는 것이 분명한 것이 아니겠습니까?" 하니 毛內使가 拜伏하고는 확연히 알게 되었다. 或者

殆與酒相近乎? 孟英曰, 曲糵之性雖熱, 然人飮之則質仍化水, 故陰虛者飮之則傷飮, 陽虛者飮之則傷陽, 景岳論之詳矣. 若阿片雖具水土之質, 而性從火變, 且人吸之則質化煙, 純乎火之氣燄, 直行淸道, 爍人津液. 故吸煙之後, 口必作渴, 久吸則津枯液竭, 精血源窮, 而宗筋失潤. 人因見其陽痿也, 不察其所以痿之故, 遂指阿片 性冷之物, 抑何愚耶? 凡吸阿片煙而醉者, 以陳醬少許, 瀹湯服卽醒. 若熬煙時 少著以鹽, 卽渙散不凝膏, 吸時舌上預舐以鹽, 則不成癮, 雖癮深者, 但令舐鹽而吸, 則癮想自斷, 豈非潤下之精能制炎上之毒乎?

가 묻기를 "아편의 성질이 술과 같습니까?"하니 "누룩의 性이 비록 熱하나 그 質은 化水시키는 것이니 陰虛者가 술을 마시면 傷陰하고 陽虛者가 마시면 陽虛하게 되는 것이니, 景岳이 이를 상세하게 논하였다. 아편이 비록 水土의 質이 있다하나 性은 종내 火로 변하는 것이다. 사람이 이를 피게 되면 그 質은 연기가 되는데, 이는 불의 氣燄이 바로 氣道로 들어가 津液을 말린다. 따라서 아편을 핀 다음에는 반드시 갈증이 나고 오래 피면 津液이 고갈되고 精血이 마르게 되어 宗筋이 失潤하게 되는 것이다. 따라서 陽痿가 되는데 사람들이 이를 모르고 아편이 성이 冷하다고 하니 어찌 어리석지 않은가? 아편을 피워 취한 자는 묵은 간장을 조금 넣고 탕제로 마시면 곧 깨게 되니, 이는 阿片膏를 만들 적에 소금을 조금 넣으면 膏가 만들어지지 아니하는 것과 같다. 아편을 피울 적에도 혀에 소금을 조금 묻히고 피우면 중독이 되지 않고 중독이 심한 자도 소금을 묻히면 중독이 없어진다. 潤下之精(腎精, 水精)이 아니면 어찌 炎上之毒을 制하겠는가?" 하였다.

1-25 金元章年逾七旬, 久患疝厥, 每病於冬, 以爲寒也, 服熱藥而暫愈, 終不能霍然. 孟英診曰, 脾胃雖寒, 肝陽內盛, 徒服剛烈, 焉能中肯? 以蔘·朮·枸杞·蓯蓉·茴香·當歸·菟絲·鹿角霜·桂·茯苓·楝實·黃連·吳萸·橘核等藥, 爲方服之, 今數年無恙矣.

1-25 金元章이 연세 일흔이 넘었는데, 오랫 동안 疝厥(下腹痛과 手足冷症)을 앓아 겨울마다 병이 나서 이를 寒으로 인한 것으로 여기고, 熱藥을 복용하니 잠시 좋아지는 것 같으나 끝내 고칠 수는 없었다. 孟英이 보더니 "脾腎에 寒證이 있으나 肝陽이 內盛하니 剛熱한 약으로 어찌 고칠 수 있으리오."하고는 인삼(人蔘)·백출(白朮)·구기자(枸杞子)·육종용(肉蓯蓉)·회향(茴香)·당귀(當歸)·토사자(菟絲子)·녹각상(鹿角霜)·육계(肉桂)·복령(茯苓)·연실(楝實)·오수유(吳茱萸)·귤핵(橘核) 등으로 방을 만들어 복용케 하였는데, 몇 년이 지난 지금도 별 다른 병이 없다.

- 楝實과 吳茱萸로 肝陽을 制하고, 人蔘·白朮·枸杞子·肉蓯蓉·當歸·菟絲子·鹿角霜·肉桂·茯苓으로 脾腎의 陽氣를 補하고 茴香 橘核으로 疝症을 治한 것이다.

1-26 丙申春蜀人石符生, 將赴鄧雲崖司馬之招, 經杭抱病, 僑於張柳吟之舊館, 亦爲寓側

1-26 병신년(1836) 봄에 蜀人 石符生이 鄧雲厓 司馬의 부름을 받고 임지로 가는 길에 杭州를 지다가 병이 걸려

陳六順治困. 居停主人知之, 卽告以柳吟仆病之事, 石聞之悚然, 亟遣人延孟英診焉. 脈沈而澀滞, 模糊不分至數, 肢涼畏冷, 涎沫上涌, 二便澀少, 神氣不爽. 曰, 此途次感風濕之邪, 失於解散, 已從熱化. 加以溫補, 致氣機愈形窒塞, 邪熱漫無出路, 必致爍液成痰, 逆行而上. 但與舒展氣機, 則痰行熱降, 諸恙自瘳矣. 以黃連·黃芩·枳實·橘皮·梔子·淡豉·桔梗·杏仁·貝母·鬱金·通草·紫菀·竹茹·蘆菔汁等藥, 三服而起, 調理匝旬遂愈.

張柳吟의 舊館에 들게 되었는데 이곳은 또한 陳六順의 병을 봐주던 곳이라. 亭의 주인이 柳吟이 병에 걸려 치료받은 일을 얘기해주니, 石符生이 송연하여 사람을 孟英에게 보내 진료해 주기를 청하였다. 脈이 沈而澀滞하나 數에 이르지는 않고, 肢涼畏冷 涎沫上湧 二便澀少 神氣不爽하니, 孟英이 이르기를 "길을 오는 도중에 風濕에 感觸되었는데 解散의 시기를 놓쳐 熱化한 것이라. 여기에 溫補하였으니 氣機가 막혀 邪熱이 빠져 나가지를 못한 것이라. 따라서 津液이 痰이 되고 逆으로 위로 올라온 것이다. 氣機를 운행시키면 痰이 사라지고 熱이 내려가 괜찮아질 것이다." 하고 황련(黃連)·황금(黃芩)·지실(枳實)·귤피(橘皮)·치자(梔子)·담두시(淡豆豉)·길경(桔梗)·행인(杏仁)·패모(貝母)·울금(鬱金)·통초(通草)·자완(紫菀)·죽여(竹茹)·노복즙(蘆菔汁)[무우즙] 등으로 약을 지어 주니, 세 첩 복용하여 일어나고 열흘 조리하여 건강을 되찾았다.

1-27 夏間王某患感, 越醫謝樹金治之, 病雖退而能食矣, 但不能起坐, 類乎癱瘓, 延已月餘, 人皆謂其成廢. 所親鍾某, 浼孟英視之, 曰, 此多服表散, 汗出過分, 氣血兩傷, 肢骸失其營養. 脈微而細, 舌亮無苔. 與大劑蔘·芪·歸·朮·熟地·杜仲·菟絲·牛膝·枸杞·山藥·木瓜·萸肉·萎蕤·續斷·桑枝, 數十帖而起. (氣血雙補, 而補血之藥重於補氣, 以汗爲血液, 陰分偏傷也.)

1-27 여름에 王某가 감기에 걸렸는데, 越醫 謝樹金이 치료하였다. 병이 물러가고 식사는 하게 되었으나 일어나 앉을 수 없으니 자못 癱瘓과 같았다. 한 달을 넘기니 주위 사람들이 廢疾이라 하였다. 그 어머니 되는 鍾某가 孟英에게 병을 보아주기를 청하였다. 孟英이 "이는 表散劑를 過用하여 땀이 지나치게 빠져나가 氣血兩傷하여 肢骸에 영양을 줄 수 없는 지경이 된 것이라." 하고는 脈微而細 舌亮無苔하니 인삼(人蔘)·황기(黃芪)·백출(白朮)·숙지황(熟地黃)·두충(杜衝)·토사자(菟絲子)·우슬(牛膝)·구기자(枸杞子)·산약(山藥)·목과(木瓜)·산수유(山茱萸)·위유(萎蕤)·속단(續斷)·상지(桑枝)로 방을 해주어 수십 첩 먹고는 일어났다.

氣血雙補하나 補血藥이 補氣藥보다 많으니, 이는 곧 땀이 血液이라 陰分이 많이 상한 까닭이다.

1-28 一勞力人陰分素虧, 驟感風濕, 兩膝刺痛痿軟, 不能稍立. (此證延久卽成鶴膝風.) 孟英以六味地黃湯加獨活 ·豆卷, 一劑知, 二劑已.

1-28 노동일을 하는 어떤 사람이 陰分素虧한데 갑자기 風濕에 感觸되어 양 무릎이 찌르는 듯이 아프고 시큰거려 제대로 설 수가 없었다. (이 증이 오래되면 鶴膝風이 된다.) 孟英이 六味地黃湯 加 獨活 豆卷을 처방해 주니 한 첩에 효

과가 나고 두 첩에 나았다.

• 참으로 方이 精當하다.

1-29 張養之令正, 飲食如常, 而肌肤消瘦, (敍證詳明.) 信事如期, 而紫淡不恒, 兩髀發熱, 而別處仍和, 面色青黃, 而隐隐有黑氣, 儼似虛寒, 多藥不效, 始延孟英診之. 脈似虛細, 而沈分略形弦滑. 曰, 此陽明有餘, 少陰不足, 土燥水涸. 仲聖有急下存陰之法. 然彼外感也, 有餘之邪可以直瀉, 此內傷也, 無形之熱宜以甘寒, 義雖同而藥則異也. 贈以西洋蔘·生地·生白芍·生石膏·知·柏·芩·梔·麥冬·花粉·楝實·丹皮·木通·天冬諸品, 服至數斤, 黑氣退而肌漸充, 髀熱去而經亦調矣. (眉批: 孟英善用甘寒, 投之此證尤宜.)

1-29 張養之의 妻가 음식은 평상시처럼 먹는데 肌膚가 마르고, 월경은 때에 맞추어 나오나 그 색깔이 紫淡하고 양장딴지가 아팠다. 다른 데에는 별 이상이 없었다. 面色은 青黃한데 은은히 黑氣가 있었다. (증의 서술이 상세 명료하다.) 虛寒 같은데 여러 약이 효과가 없었다. 孟英을 초빙하여 진료를 받았다. 脈이 虛細而沈한 듯한데 弦滑脈도 조금 있었다. 孟英이 이르기를 "이는 陽明有餘하고 少陰不足하여 土燥水涸이라. 仲景의 急下存陰之法이 있는데, 이는 外感으로 有餘之邪가 있을 때에 直瀉하는 것이라. 지금은 內傷으로 無形의 熱이 있으니 甘寒이 마땅하나. 그 뜻은 같으나 약은 달라야 한다." 하고 서양삼(西洋蔘)·생지황(生地黃)·생백작(生白芍)·생석고(生石膏)·지모(知母)·황백(黃柏)·황금(黃芩)·치자(梔子)·천화분(天花粉)·연실(楝實)·목단피(牧丹皮)·목통(木通)·천문동(天門冬)으로 方을 지어 몇 근을 복용하게 하니 黑氣가 점차 물러가고 肌膚에 살이 오르고 장딴지의 열도 사라지고 월경도 順調로워졌다.

孟英이 甘寒劑를 잘 쓰는데 이러한 증에 더욱 뛰어나다.

1-30 姚氏婦産後昏譫汗厥, 肌肤浮腫, 醫投補虛破血·祛祟安神之藥, 皆不能治, 擧家惶怖, 轉延孟英診焉. 詢之惡露仍行, 曰, 此證病家必以爲奇病, 其實易愈也. 昔金尙陶先生曾治一人, 與此相似, 載於沈堯夫『女科輯要』中, 方用石菖蒲·膽星·旋覆·茯苓·橘紅·半夏曲, 名鐲飮六神湯, 凡産後惡露行而昏譫者, 多属痰飮, 不可誤投攻補. 此湯最着神效, 如方服之良愈.

1-30 姚氏의 婦人이 産後에 神昏譫語 手足冷症의 寒厥에 肌膚浮腫하니 醫員들이 補虛破瘀血藥과 祛祟安神藥을 투여하였으나 낫지를 아니하여 집안사람들이 모두 걱정하였다. 이에 孟英을 초빙하여 진료를 하였다. 惡露가 나왔다는 말을 듣고는 孟英이 말하기를 "이 증은 의원들이 필히 奇證이라 여기지만 실은 쉬운 병이라. 전에 金尙陶 先生이 어떤 사람을 치료하였는데, 이 증과 유사하여 沈堯封의 『女科輯要』에 실려 있는 바, 석창포(石菖蒲)·담남성(膽南星)·선복화(旋覆花)·복령(茯苓)·귤홍(橘紅)·반하국(半夏麴)으로 되어 있으니 그 方名이 蠲陰六神湯이라. 대저 産後에 惡露가 나오면서 昏厥하는 경우는 痰飮證이라. 攻補劑를 쓰면 안 되고 이 탕이 제일로 신효하다." 하고 방대로 약을 복용

하게 하니 나았다.

• 石菖蒲·膽南星·旋覆花·橘紅·半夏麴로 거담하고 茯苓으로 利水한 것이다.

1-31 牙行王炳華妻患舌瘡, 痛碍飮食, 內治外敷皆不效. 孟英視其舌紅潤, 脈形空數, 曰, 此血虛火浮也, 以産後發熱例施之. 用, 熟地·當歸·酒炒白芍·炙甘草·茯苓·炮薑投之, 其病如失.

1-31 중개인[牙行] 王炳華의 처가 舌瘡이 있어서 입안이 아파 음식을 먹지 못하는데, 내복약이나 외치약이 모두 효과가 없었다. 孟英이 보니 舌色이 紅潤하고 脈象이 空數하여 말하기를 "이는 血虛하여 虛火上浮한 것이라."하고 産後發熱의 例를 따라서 숙지황(熟地黃)·당귀(當歸)·주초백작약(酒炒白芍藥)·자감초(炙甘草)·복령(茯苓)·포강(炮薑)으로 투약하니 舌瘡이 없어졌다.

• 産後發熱은 血虛하여 虛火上浮한 것이니 補虛湯을 사용한다. 補虛湯에 炮薑이 들어가 入肝生血하는 의미가 있으니, 본 의안에서도 熟地黃·當歸 등의 補血劑에 炮薑을 가한 것이다.

1-32 一老人霍亂後目閉呃忒, 醫謂脫陷在卽, 與挂·附回陽之藥, 業已煎矣. 適孟英至, 詢知溺赤口乾, 診得脈形軟數, 而藥香扑鼻, 卽曰, 此藥中有肉桂, 叟勿服也, 服之必死. 迫令將藥傾潑, 而與肅肺淸胃之劑, 果得漸安.

1-32 한 노인이 霍亂 후에 눈이 떠지지 않고 딸꾹질이 나니 의원이 陽氣脫陷이라 하여 육계(肉桂)와 부자(附子)의 回陽藥을 煎湯하여 복용시키려고 준비하고 있었다. 孟英이 마침 이르러 尿赤口乾하고 脈象이 軟數한 것을 보고는 바로 말하기를 "그 약 중에 肉桂가 들어 있으니 노인께서는 그 약을 들지 마시오. 복용하면 반드시 죽게 됩니다."하니 노인이 놀라서 그 약을 쏟아버렸다. 孟英이 이어서 肅肺淸胃之劑를 주니 점차 나았다.

• 肺胃에 熱이 있어 肺失宣降하고 딸꾹질이 나는 것이니, 凉膈散 종류나 瀉白散(地骨皮 桑白皮 甘草) 加 黃連 麥門冬을 하면 될 것이다.

1-33 丁酉中秋夜, 牙行張鑑錄, 年逾花甲, 卒仆於地, 急延孟英脈之, 弦滑而大, 曰, 痰·氣·食相并而逆於上也. 先以烏梅擦開牙關, 橫一竹箸於口, 灌以淡鹽薑湯. 隨以鵝翎探之, 吐出痰食, 太息一聲而蘇. 次與調氣和中而愈. 後數

1-33 정유년(1837) 가을밤에 중개인 張鑒錄이 연세 花甲이 넘었는데 갑자기 쓰러지자 급히 孟英을 불렀다. 脈象이 弦滑而大하니, 孟英이 이르기를 "痰氣食이 서로 合쳐져 上逆한 것이라." 하고는 먼저 오매(烏梅)로 牙關을 문질러 입을 열고 대나무 젓가락을 입에 물려 鹽薑湯을 입에 흘려 넣고, 이어기러기 깃털로 목구멍을 자극하니 痰食을 토하면서 큰 숨을 쉬고 깨어났다. 이후에 調氣和中하니 나았다.

年以他疾終. 此案雖無奇, 而辨證之明, 不可不錄.

수년이 지나 다른 병으로 죽었다. 이 醫案은 별로 기이할 것이 없으나 辨證이 분명하여 기록하여 둔다.

- 肝脾鬱結로 厥證이 發한 것이니 먼저 烏梅로 牙關을 문질러 開口하고 鹽薑湯으로 吐하게 한 후에 六鬱湯 또는 越鞠丸으로 行氣解鬱한다.

1-34 姚樹庭以古稀之年而患久瀉, 群醫雜治不效, 僉以爲不起矣. 延至季秋, 邀孟英決行期之早晩, 非敢望愈也. 孟英曰, 弦象獨見於右關, 按之極弱, 乃土虛木賊也, 調治得法, 猶可引年, 何以遽爾束手乎? 乃出從前諸方閱之, 皆主溫補升陽. 曰, 理原不背, 義則未盡耳. 如薑·附·肉蔻·骨脂之類, 氣熱味辣, 雖能溫臟, 反助肝陽, 肝愈强, 則脾愈受戕, 且辛走氣, 而性能通泄, 與脫者收之之義大相刺謬. 而鹿茸·升麻可治氣陷之瀉, 而非斡旋樞機之品. 至熟地味厚滋陰, 更非土受木克·脾失健行之所宜. 縱加砂仁酒炒, 終不能革其膩滑之性, 方方用之, 無怪乎愈服愈泄, 徒藉景岳"穷必及腎"爲口實也.(眉批, 語語精義, 由此類推, 可以知用藥之權衡矣.) 與異功散加山藥·扁豆·蓮子·烏梅·木瓜·芍藥·蒺藜·石脂·餘糧, (扶脾抑肝, 可以收攝下焦, 須看其與病證鍼鋒相對處.) 服之果效, 恪守百日, 竟得康强. 越三載, 以他疾終.

1-34 姚樹庭이 古稀의 나이로 오랫동안 설사가 있어 여러 의원들이 치료하였으나 효과가 없었다. 모두 다시 일어나지 못할 것이라 하였다. 孟英을 초빙하여 어찌할까 방도를 물었으나 낫기를 바란 것은 아니었다. 孟英이 말하기를 "右關脈에만 弦脈이 나타나고 深取하면 極弱脈이니, 이는 土虛木賊이라. 제때 치료받으면 더 살 수 있는데 왜 가만들 있는가?" 하고 전에 쓴 방들을 살펴보니 溫補升陽藥을 위주로 쓴 것이었다. 다시 이르기를 "약을 쓴 도리는 맞으나 그 뜻은 제대로 따르지 못하였도다. 건강(乾薑)·부자(附子)·육두구(肉荳蔻)·보골지(補骨脂) 종류는 氣熱味辣하여 臟腑를 따뜻하게 하기가 어렵고 오히려 肝陽을 助長한다. 肝氣가 强해지면 脾氣는 더욱 弱해지고 辛味는 走氣하고 그 性은 洞泄하니 脫者收之의 뜻에도 크게 위배된다. 녹용(鹿茸)과 승마(升麻)는 氣陷之邪를 治하나 機氣運行을 시키는 약은 아니다. 숙지황(熟地黃)은 味厚滋陰하여 土受木克하니 脾失健行에는 걸맞는 약이 아니다. 砂仁酒炒하여도 숙지황(熟地黃)의 膩滑한 性味를 바꾸지는 못한다. 처방에서 이러한 약들을 사용하였으니 이런 약을 복용하면 할수록 설사는 더 심해지는 것이라. 景岳이 "마지막에는 모든 根源이 腎에 미친다.(窮必及腎)"한 말은 다만 口實로 삼은데 지나지 않을 뿐이다." 하고는 異功散 加山藥 白扁豆 蓮子 烏梅 木瓜 白芍藥 白蒺藜 赤石脂 禹餘糧을 투여하였다. (扶脾抑肝하여 收攝下焦하니 병증과 꼭 들어맞는다.) 약을 복용하니 효과가 있어서 백일을 먹고 마침내 건강을 찾았다. 이후 삼년이 지나 다른 병으로 죽었다.

그 말이 구절마다 전부 옳으니 이로 미루어보면 孟英의 用藥에 節度가 있음을 알 수 있다.

• 스트레스로 인하여 脾虛가 되어 복통 설사가 있는 과민성대장증후군이 있는 경우에는 乾薑·附子·肉荳蔲·補骨脂 등의 종류는 오히려 肝陽을 조장하여 좋지 않다. 異功散 加 山藥·白扁豆·蓮子 등의 평이한 약재를 쓰는 방이 좋을 경우가 많다. 寒證이 있으면 乾薑 附子 肉荳蔲 補骨脂 등을 쓴다.

1-35 戊戌春，張雨農司馬，必欲孟英再赴環山，孟英因其受病之深，且公事掣肘，心境不能泰然，誠非藥石之可以爲力也，固辭不往．司馬泣然哀懇，但冀偕往旋署，則任君去留可耳．幷囑趙蘭舟再四代陳曲悃．孟英感其情，同舟渡江，次剡溪，司馬談及體氣羸惫情形，孟英忽曰，公其久不作嚏乎？司馬曰，誠然有年矣，此曷故也？孟英曰，是陽氣之不宣布也．古惟仲景論及之，然未立治法．今擬鄙方奉贈，博公一嚏如何？司馬稱善．遂以高麗人蔘·乾薑·五味·石菖蒲·酒炒薤白·半夏·橘皮·紫菀·桔梗·甘草爲劑．舟行抵嵊，登陸取藥，煎而服之，駕輿以行，未及二十里，司馬命從人詣孟英車前报曰，已得嚏矣．其用藥之妙如此．

1-35 무술년(1838) 봄 張雨農 司馬가 孟英을 다시 環山으로 부르려 하였으나 孟英이 公의 病이 심하고 公事가 많아 편한 여가가 없으니 藥石으로 어찌 할 수 있는 일이 아니라 固辭하고 부름에 응하지 않았다. 司馬가 눈물을 흘리면서 간청하며 다만 같이 지방을 둘러보고 끝나면 언제든지 떠나도 좋다고 하였다. 아울러 趙蘭에게 배를 타고 가서 대신 간곡히 청하도록 하니 孟英이 그 情에 감동하여 趙蘭과 같이 배를 타고 江을 건너 찾아보았다. 剡溪에 이르러 司馬를 보니 몸이 마르고 고단한 기운이 보였다. 孟英이 문득 묻기를 “公이 재채기가 날 것 같은데 안 난 지가 오래되지 않았습니까?” 하니 司馬가 대답하되 “과연 그러한 지가 해가 넘었네. 어찌된 일인가?” 하였다. 孟英이 말하기를 “이것은 陽氣가 宣布되지 아니하는 것이니, 仲景이 이에 대하여 언급은 했으되 방은 없습니다. 제가 방을 만들어 드릴까하는데 어떠신지요.” 하였다. 공이 좋다 하니 孟英이 고려인삼(高麗人蔘)·건강(乾薑)·오미자(五味子)·석창포(石菖蒲)·주초해백(酒炒薤白)·반하(半夏)·귤피(橘皮)·자완(紫菀)·길경(桔梗)·감초(甘草)로 방을 만들었다. 배가 嵊(현재의 浙江省 紹興)에 이르러 육지에 오르자 약재를 구하여 전탕하여 복용하였다. 다시 가마를 타고 20여 리를 못 갔는데 司馬가 孟英에 사람을 보내 이르기를 “이미 재채기를 하였노라.” 하였다. 孟英의 용약이 이와 같았다.

• 재채기는 陽氣를 通하게 하는 것이다. 陽虛하여 재채기가 날 듯 하면서도 나오지 않는 것이니, 高麗人蔘·乾薑·五味子·酒炒薤白 등으로 陽氣를 補한 것이다.

1-36 夏間牙行倪懷周室，新産數日，泄瀉自汗，嘔吐不納．專科謂犯三禁，不敢肩任．孟

1-36 여름에 중개인 倪懷周의 妻가 産後 여러 날이 지났는데 泄瀉 自汗 嘔吐하면서 먹지를 못하니, 婦人科 의원이 이는 三禁(汗吐下를 말함)을 범하여 어찌 할 수 없다고 하

英診，脈虛微欲絶，證甚可虞，宜急補之，遲不及矣. 用東洋蔘·芪·朮·龍·牡·酒炒白芍·桑枝·木瓜·扁豆·茯神·橘皮·紫石英·黑大豆投之. 四劑漸以向安. 予謂，新産後，用蔘·芪大補，而又當盛夏之時，非有眞知灼見者不能也. 誠以天下之病，千變萬化，原無一定之治. 奈耳食之徒，唯知執死方以治活病，豈非造孽無窮，亦何苦人人皆欲爲醫，而自取罪戾耶?

였다. 孟英이 診脈을 하여 보니 맥이 虛微하여 막 끊어지려는 지라 병이 심히 위태로워 마땅히 急補하여야 하는 證이었다. 동양삼(東洋蔘)·황기(黃芪)·백출(白朮)·용골(龍骨)·모려(牡蠣)·주초백작약(酒炒白芍藥)·상지(桑枝)·목과(木瓜)·백편두(白扁豆)·복신(茯神)·귤피(橘皮)·자석영(紫石英)·흑대두(黑大豆)로 방을 만들어 네 첩을 투여하니 점차 편안해졌다. 내가 알기로는 出産 後에 인삼(人蔘)과 황기(黃芪)로 大補하며 그것도 한여름에 補하는 것은 정말로 밝게 아는 사람이 아니면 할 수 없는 것이다. 진실로 천하의 병은 千變萬化하여 一定한 治法이 있는 것이 아니다. 그런데 밥만 축내는 무리들이 死方을 고집하여 活病을 고친다고 하니, 어찌 끝없이 재앙을 만들어 내는 것이 아니겠는가. 또한 어찌 사람마다 억지로 의원이 되려 하여 스스로 죄를 만들어내는가?

1-37 張養之侄女，患汛愆而飮食漸減，於某與通經藥，服之尤惡穀，請孟英診之. 脈緩滑，曰，此痰氣凝滯，經隧不宣，病由安坐不勞. 法以豁痰流氣，勿投血藥，經自流通. 於某聞而笑曰，其人從不吐痰，血有病而妄治其氣，脹病可立待也. 及服孟英藥，果漸吐痰而病遂愈，養之大爲折服. 予謂，世人頭痛治頭，脚痛疗脚，偶中而愈，貪爲己功，誤藥而亡，冤將奚白? 此『寓意草』之所以首列議病之訓也. 孟英深得力於喻氏，故其議病迥出凡流. 安知識見之超，總由讀書而得，雖然人存政擧，未易言也.

1-37 張養之의 처조카가 월경을 거르고 점차 식사량이 감소하였다. 于某 醫員이 通經藥을 투여하였으나 음식을 더욱 못 먹게 되었다. 孟英을 청하여 보게 하니 脈緩滑이라. 이르기를 "이는 痰氣가 凝滯되어 經隧가 通하지 않는 것이라. 이 병은 편하게 지내면서 움직이지 않은 탓이니 豁痰行氣하면서 血藥을 쓰지 않으면 經水는 저절로 통하리라." 하였다. 于某가 이 말을 듣더니 웃으면서 말하기를 "만일 痰을 토하지 않는다면 병은 血에 있는데, 어찌 망녕되이 治氣한다는 말인가. 이제 곧 脹病이 생길 것이다."라 하였다. 孟英의 약을 먹으니 과연 환자가 담을 토하고 병이 나았다. 養之가 크게 탄복하였다. 나는 말한다. 세상 의원들이 頭痛治頭 脚痛療脚하여 우연히 병을 고치면 스스로 공을 탐하니 약을 잘못 써서 죽으면 누구를 원망하리오? 이 말은 喩昌이 그의 저서『寓意草』머리에 두어 治病의 訓戒로 삼은 말이다. 孟英은 喩昌의 말을 깊이 깨달아서 治病하였으니 治病에 있어 그는 일반 사람보다 훨씬 뛰어나다. 孟英의 식견이 뛰어난 것은 모두 독서를 통하여 얻은 것이니, 과연 밝은 사람이 다스리게 되면 정치가 바로 선다(人存政擧)는 옛말이 틀린 말이 아니다.

1-38 毛允之戊(戊戌)冬患感, 初治以溫散, 繼卽以滋陰, 病日以劇, 延至亥春. 或疑爲百日之勞, 或謂是傷寒壞證, 而鳳山僧主升·柴·芪·朮以補之, 丁卯橋用輕粉·巴霜以下之, 雜藥遍投, 形神日瘁. 乃尊學周衍孟英視之. 脈來濇數上溢, 呃忒口膩, 雖覺嗜飮, 而水難下膈, 頻吐涎沫, 便秘溺赤, 潮熱往來, 少腹如烙, 按之亦不堅滿. 曰, 此病原屬冬溫, 治以表散, 則津液傷而熱乃熾. 繼以滋塡, 熱邪愈錮, 再施溫補, 氣機更窒. 升·柴·芪·朮欲升其淸, 而反以助其逆, 巴霜·輕粉欲降其濁, 而盡劫其陰. 病及三月, 發熱不是表邪, 便秘旬餘, 結濇非關積滯. 且脈濇爲津液之已傷, 數是熱邪之留着, 溢乃氣機爲熱邪所壅而不得下行, 豈非溫邪未去, 得補而膠錮難除, 徒使其內爍眞陰, 上熏淸道, 以致一身之氣, 盡失肅淸之令. 法當搜剔餘邪, 使熱去津存, 卽是培元之道, 伸其治節, 俾濁氣下趨, 乃爲宣達之機. 何必執蔘·茸爲補虛, 指硝·黃爲通降哉? 以北沙蔘·紫菀·麥冬·知母·花粉·蘭草·石斛·丹皮·黃芩·桑葉·梔子·黃連·木通·銀花·橘皮·竹茹·蘆根·橄欖·枇杷葉·地栗·海蜇等, 出入爲方. 服之各恙遞減, 糜粥漸加, 半月後始得大解, 而腹熱全消, 穀食亦安, 乃與滋陰善後而愈. (眉批, 淸熱生津, 治法固善. 然

1-38 毛允之가 무술년(1838) 겨울에 감기에 걸렸는데, 처음에는 溫散劑로 治하다가 이어서 滋陰劑를 썼다. 병이 더욱 심해져 다음해 봄까지 이어지니 或者는 百日之勞라 하고 또는 傷寒壞症이라고도 하였다. 鳳山僧은 승마(升麻)·시호(柴胡)·황기(黃芪)·백출(白朮)로 補하는 方을 쓰고, 丁卯橋는 경분(輕粉)과 파두상(巴豆霜)으로 下法을 쓰니 雜藥이 투여되고 形神은 더욱 말라갔다. 尊學周가 孟英을 불러 보게 하였다. 脈이 이르는 것이 濇數上溢하고 딸꾹질이 나며 口膩하니 물은 마시고 싶으나 넘어가지를 아니하고, 吐涎沫하며 便秘尿赤 潮熱往來하면서 小腹이 뜨거우나 만지면 단단하지는 아니하였다. 孟英이 이르기를 "이 병은 원래 冬溫에 屬하였는데 表散劑로 治하니 津液이 傷하여 熱盛하게 된 것이라. 이어 滋陰劑로 補하니 熱邪가 固着되었는데 다시 溫補劑를 투여하니 機氣가 窒塞되었다. 승마(升麻)·시호(柴胡)·황기(黃芪)·백출(白朮)로 升淸하고자 하나 오히려 氣逆하게 되었고, 파두상(巴豆霜)과 경분(輕粉)으로 降濁하고자 하나 降濁시킬 陰이 다하여 없는 것이라. 병이 석 달에 이르니 表邪로 인하여 發熱하는 것이 아니다. 便秘가 10여 일 되었으나 이는 中焦에 積滯된 것이 아니다. 脈濇은 津液이 이미 傷한 것이고, 脈數은 熱邪가 留着된 것이니 機氣가 熱邪에 막혀 下行하지 못하는 것이라. 溫邪가 아직 남아 있는데 補하여 膠着되었으니 溫邪를 내보내기가 참으로 어렵지 않겠는가. 眞陰이 爍盡하고 氣道가 薰蒸되어 一身之機가 모두 肅淸을 잃었으니 마땅히 남아 있는 熱邪를 없애면 津液은 보존될 것이니, 이것이 바로 培元之道이라. 肺가 治節을 行하게 되면 濁氣는 하강하고 機氣는 宣布될 것이니, 인삼(人蔘)과 녹용(鹿茸)으로 補虛하고 망초(芒硝)와 대황(大黃)으로 通降시킬 필요가 있겠는가?" 하였다. 북사삼(北沙蔘)·자완(紫菀)·맥문동(麥門冬)·지모(知母)·천화분(天花粉)·난초(蘭草)·석곡(石斛)·목단피(牧丹皮)·황금(黃芩)·상엽(桑葉)·치자(梔子)·황련(黃連)·목통(木通)·금은화(金銀花)·귤피(橘皮)·죽여(竹茹)·노근(蘆根)·감람(橄欖)·비파엽(枇杷葉)·지율(地栗, 黑三稜)·해차(海蛇) 등

亦此人本元堅固, 故屢誤之後, 猶能挽回, 否則亦難爲力矣.)

으로 방을 만들어 복용하게 하니 차츰 병이 사라지고, 죽을 먹도록 하여 보름이 지나자 대변이 통하고 腹熱이 사라졌다. 이어 밥을 먹게 되니 滋陰하여 병이 나았다.

清熱生津은 좋은 治法이다. 이 사람은 本元이 堅固하였으니 여러 번 약을 잘 못 쓴 후에도 만회할 수 있었다. 본원이 견고하지 아니하였으면 어찌 할 방도가 없었을 것이다.

- 地栗 = 黑三稜
- 海蛇 = 또는 海蜇(해철)이라 하며 해파리이다. 清熱化痰 消積潤腸하여 痰涎 哮喘 痞積脹滿 大便燥結 痰核을 治한다.

1-39 張養之所親李某, 戊冬醉飮夜歸, 爲查段巡員所嚇, 神志卽以漸昏, 治之罔效, 至於不避親疏, 裸衣笑罵, 力大無制, 糞穢不知. 己夏延孟英視之, 用石菖蒲·远志·龍齒·龜板·犀角·羚羊角·元蔘·丹蔘·知·柏·梔子·龍膽草·枳實·黃連·竺黃·竹瀝·石膏·赭石·黑鉛·鐵落, 出入爲方. 十餘帖吐瀉膠痰甚多, 繼與磁朱丸, 漸以向愈. (眉批, 祛痰清熱, 滋陰鎭驚, 力量甚大, 此必本虛標實者, 故其方如此.)

1-39 張養之와 친하게 지내는 李某가 무술년(1838) 겨울밤에 술에 취하여 집으로 돌아오던 길에 순찰원 때문에 놀라더니 神志가 昏迷하여져 치료하였으나 효과가 없었다. 가까운 사람이나 잘 모르는 사람이나 따지지 않고 옷을 벗고 욕을 해대나 그 힘이 세어 막을 수가 없고 더러운 것도 몰랐다. 다음해인 기해년(1839) 여름에 孟英이 보고 석창포(石菖蒲)·원지(遠志)·용골(龍齒)·귀판(龜板)·서각(犀角)·영양각(羚羊角)·현삼(玄蔘)·단삼(丹蔘)·지모(知母)·황백(黃柏)·치자(梔子)·용담초(龍膽草)·지실(枳實)·황련(黃連)·천축황(天竺黃)·죽력(竹瀝)·석고(石膏)·대자석(代赭石)·흑연(黑鉛)·철락(鐵落)으로 方을 만들어 10여 첩 투약하니 많은 양의 膠痰을 吐하였다. 이어서 磁硃丸을 투여하니 점차 병이 나았다.

祛痰清熱 滋陰鎭驚의 힘이 비교적 강하다. 이는 반드시 本虛表實한 경우이기 때문에 그 처방이 이와 같다.

1-40 一祝叟年近古稀, 己亥春赴席, 忽仆地痰涌, 肢强眼斜, 舌蹇不語. 外科王瑞芝荐孟英視之. 投六君子湯加蝎稍·羚羊角·膽星·石菖蒲·竹瀝·薑汁而瘳. (扶脾抑肝驅痰, 面面圓到.)

1-40 한 巫堂이 나이가 古稀에 가까웠는데 기해년(1839) 봄에 갑자기 痰을 吐하며 넘어지니 四肢가 굳으면서 눈이 돌아가고 혀가 굳어 말을 못하게 되었다. 외과의원인 王瑞芝가 孟英을 추천하여 보이도록 하였다. 孟英이 六君子湯加 全蝎毒針 羚羊角 膽南星 石菖蒲 竹瀝 生薑汁으로 치료하였다.

扶脾抑肝驅痰하니 모두가 법도에 맞다.

1-41 茅家埠翁嘉潤患腰疽，愈而复發者五年，費用不資，諸瘍醫治之不效．盛少雲囑其求治於孟英．切其脈弦細以數，曰，子之幸也．此內損證(腎俞發亦然.)，外科惡乎知？與大劑甘潤滋塡之藥，匝月而痊，至今不發．

1-41 茅家나루의 사공 嘉潤이 腰疽를 앓았는데 나았다가 다시 재발하기를 5년이 되었다. 그간 쓴 비용도 적지 않았으나 여러 瘍醫[외과의원]의 치료가 소용이 없었다. 盛少雲이 孟英에 치료를 부탁하였다. 孟英이 脈을 보더니 脈弦細以數한지라 이르기를 "그대는 참 운이 좋다. 이는 內損證인데 외과 의원이 어찌 알겠는가?" 하고는 甘潤滋陰藥으로 크게 補하니 한 달이 되어 나았고 지금까지 재발하지 않았다.

• 腎兪에 생긴 것이니 이는 곧 內損證이다.

1-42 胡琴泉舅氏家一潘嫗，年逾古稀，患霍亂轉筋頻危．孟英用自制蠶矢湯而瘳．

1-42 胡琴泉 外家의 한 밥 짓는 노파가 나이가 고희를 넘었는데 霍亂轉筋으로 위급하니 孟英이 蠶矢湯을 만들어 주어 치료하였다.

• 濕熱內蘊으로 霍亂이 생겼고 津液을 잃어 轉筋이 된 것이다. 蠶矢湯은 淸熱利濕 升淸降濁하여 霍亂轉筋을 治한다.

1-43 一少婦分娩，胞水早破，胎澀不能下，俗謂之瀝漿生，催生藥遍試不應．孟英令買鮮猪肉一二斤，洗淨切大块，急火煎湯，吹去浮油，恣飮之，卽產，母子皆生．且云，猪爲水畜，其肉最腴，大補腎陰而生津液，餘嘗用治腎水枯涸之消渴，陰虛陽越之喘嗽，并著奇效．仲景治少陰咽痛用猪膚，亦取其補陰虛而戢浮陽也．後賢不察，反指爲有毒之物．汪訒庵非之是矣．惟外感初愈，及虛寒滑瀉者，濕盛生痰之證，概不可食，以其滋膩更甚於阿膠·熟地·龍眼也．然猪以浙產者爲良，北猪不堪用，吾杭之燥肉鮓，卽猪皮爲之，可以致远，入藥尤爲簡當，不必泥於皮與膚之字面，而穿鑿以夸考

1-43 한 젊은 부인이 출산을 하는데 양수가 미리 파하였으나 胎가 내려오지 않으니 世間에서 말하는 瀝漿生(조기에 양수가 터지는 것)이라. 催生藥을 두루 썼으나 효과가 없었다. 孟英이 날 돼지고기 한두 근을 사오게 하여 깨끗이 씻어서 크게 썬 다음 급히 끓이게 하여 위의 기름을 걷어내고 產婦가 마음대로 마시게 하니 출산이 되어 모자가 다 살아났다. 孟英이 말하기를 "돼지는 水畜이라. 그 고기가 가장 기름지니 크게 腎陰을 補하여 津液을 生하는 것이다. 내 일찍이 腎水가 고갈되어 생긴 消渴病과 陰虛陽越의 喘嗽를 치료한 적이 있는데, 그 효과가 뛰어났다. 仲景이 少陰咽痛에 猪膚湯을 썼으니 陰虛를 補하고 浮陽을 거두는 효력이 있음이라. 후세 사람들이 이를 살피지 못하고 오히려 돼지고기를 有毒之物이라 하니 汪訒庵이 이를 그르다고 한 것이 맞다. 다만 外感이 막 나았을 때와 虛寒泄瀉와 濕盛生痰에는 먹을 수 없으니, 이는 돼지고기의 滋膩함이 아교(阿膠)·숙지황(熟地黃)·용안육(龍眼肉)보다 더욱 심하기 때문이다. 돼지는 浙江省 產이 좋고, 북쪽의 돼지는 쓸 수

据也.

없다. 우리 杭州에서는 말린 고기로 젓갈을 만드니 즉 돼지 껍질을 쓰는 것이라. 가히 오래 두고 약에 넣을 수 있으니 간편하게 쓸 수가 있다. 굳이 皮나 膚의 글자에 집착할 필요는 없다." 하였다.

1-44 秋初家慈猝仆於地, 急延孟英診之. 脈浮弦以滑, 用羚羊角·膽星·牡蠣·石菖蒲·丹蔘·茯苓·鉤藤·桑葉·貝母·橘紅·蒺藜等, 以順氣蠲痰·熄風·降火而痊. 癸卯春前數日, 忽作欠伸而厥, 孟英切脈微弱而弦. 曰, 病雖與前相似, 而證則異矣. 以高麗蔘·白朮·何首烏·山茱萸·枸杞·桑椹·石斛·牛膝·蒺藜·橘紅·牡蠣等, 鎭補攝納以瘳. 予謂, 此等證, 安危在呼吸之間, 觀前後卒仆數案, 可見其辨證之神, 雖古人不多讓, 況世俗之所謂醫乎? 家慈兩次類中, 予皆遠出, 微孟英吾將焉活? 感銘五內, 聊識數言, 惟愿讀是書者, 體其濟世之心, 臨證得能如是, 將胥天下之沈痾而盡起矣.

1-44 초가을에 집의 어머니가 갑자기 쓰러지시니 급히 孟英을 불러 診脈을 보게 하였다. 脈浮弦而滑하여 영양각(羚羊角)·담남성(膽南星)·모려(牡蠣)·석창포(石菖蒲)·단삼(丹蔘)·복령(茯苓)·조구등(釣鉤藤)·상엽(桑葉)·패모(貝母)·귤홍(橘紅)·백질려(白蒺藜) 등으로 順氣化痰 熄風降火하여 나았다. 계묘년(1843) 立春 前 數日에 어머니가 갑자기 하품을 하며 厥證이 생기니 孟英이 脈을 본즉 脈微弱而弦이라, 이르기를 "病은 비록 전과 비슷하나 證이 다르다."하고 고려삼(高麗蔘)·백출(白朮)·하수오(何首烏)·산수유(山茱萸)·구기자(枸杞子)·상심(桑椹)·석곡(石斛)·우슬(牛膝)·백질려(白蒺藜)·귤홍(橘紅)·모려(牡蠣) 등으로 鎭補攝納하여 나았다. 나는 말한다. 이러한 증들은 安危가 呼吸之間에 달려있는데 갑자기 쓰러지자마자 바로 治方을 내고 그 辨證이 神과 같으니 비록 맹영이 그렇지 않다고 사양하나 세상의 의원들도 그러하겠는가. 어머니께서 두 번이나 類中風을 맞았는데 내가 집을 떠나 멀리 나가 있었으니 孟英이 아니었다면 나의 어머니가 어찌 살았겠는가? 마음속 깊이 감명을 받아 여기 몇 자를 쓰니 부디 이 글을 읽는 사람은 孟英의 濟世之心을 體得하여 證에 臨하여 能히 이와 같이 하고 天下의 沈痾(고질병)에 빠진 사람을 모두 일으켜 세우기 바라노라.

1-45 張養之弱冠失怙後, 卽遘無妄之疾, 纏綿七載, 罄其資財, 經百十三醫之手, 而病莫能愈. 因廣購岐黃家言, 靜心參考, 居然自療而痊, 然鼻已壞矣. 抱此不白之冤, 自漸形穢, 乃閉戶學書, 專工作楷, 其志良可悼也. 孟英因與之交, 見其體怯面靑, 易招外感, 夏

1-45 張養之가 弱冠에 아버지를 잃고 그 후에 無妄의 病(周易 64卦 중의 無妄卦 즉 怪病)에 걸린 지 7년이 되었으나 많은 돈을 쓰고 113명의 의원을 거쳤는데도 고칠 수가 없었다. 널리 의학서적을 구하여 마음을 조용히 하고 연구한 결과 스스로 치료하여 나았으나 코는 이미 일그러졌다. 말할 수 없는 원망을 품고 형체가 망가진 것이 부끄러워 바깥출입을 하지 않고 공부에 전념하여 발전이 있었으니 그 뜻이 참으로 가상하였던지라. 孟英과 교분을 쌓게

月亦著覆衣，頻吐白沫，詢知陽痿多年，常服溫辛之藥，孟英屢諫之．而己亥九月間，患惡寒頭痛，自餌溫散不效，逆孟英診之．脈極沈重，按至骨則弦滑隐然．臥曲房密鞭帳之中，爐火重裘，尙覺不足以御寒，且延沫仍吐，毫不作渴，胸腹無脹悶之苦，咳嗽無暫輟之時，惟大解堅燥，小溲不多，口氣極重耳．乃謂曰，此積熱深錮，氣機鬱而不達，非大苦寒以瀉之不可也．養之初猶疑焉，及見方案，辨論滔滔，乃大呼曰，弟之死生，系乎一家之命，唯君怜而救之．孟英慰之曰，我不惑外濕之假象，而直斷爲實熱之內蘊者，非揣度之見，而確有脈 證可憑，但請放心靜養，不必稍存疑畏．及二三帖後，病不略減，諸友戚皆低藥偏於峻，究宜愼重服之．有於某者，揚言於其族黨曰，養之之命，必送於孟英之手矣．衆楚交咻，擧家惶惑，次日另延陳啓東曁兪某幷診．孟英聞之，急詣病榻前謂曰，兄非我之知己也，則任兄廣徵明哲，我不敢阻撓也．今兄貧士也，與我至交也，拮据資囊，延來妙手，果能洞識病情，投劑必效，則我亦當竭力慫慂恩也．第恐雖是病，而用藥斷不能如我之力專而劑大也．苟未能確識是證，而以無毁無譽之方，應酬塞責，則因循養患，誰任其咎也? 或竟不識是病，而開口言虛，動手卽補，甘言悅耳，

되었는데 그 신체는 약하고 얼굴은 창백하여 쉽게 감기에 걸렸다. 여름에도 옷을 껴입고 입으로는 白沫을 자주 토하니 陽痿가 된 지도 수년에 溫辛之藥을 달고 사는지라. 이에 孟英이 자주 충고하였다. 기해년(1839) 9월에 惡寒頭痛이 나서 스스로 溫散劑를 지어 먹었으나 효과가 없었다. 孟英이 진맥한즉 脈이 극히 沈하며 뼈까지 깊이 누르니 은연히 弦滑이 나타나는지라. 안방 깊숙이 누워서 휘장을 치고 화로 불을 피워놓고 옷을 겹겹이 껴입고도 추위를 어찌하지 못하고 있었다. 涎沫을 吐하는데도 조금도 渴症이 없고 胸腹이 脹悶하지도 않고 咳嗽가 쉬지 않고 계속 나왔다. 대변이 堅燥하고 소변양은 줄고 말하는 기운이 극히 무거웠다. 孟英이 이르기를 "이는 積熱이 깊은 곳에 있어 氣機가 鬱滯되어 宣布되지 않는 것이니 苦寒劑로 瀉下하지 않으면 안 된다." 하니, 養之가 처음에는 의구심을 가지며 변론하더니 이어서 호소하였다. "동생의 生死에 우리집 일가의 운명이 걸려 있으니 부디 나를 구하여주시오." 하니, 孟英이 위로하여 말하기를 "나는 밖으로 나타나는 假象에 홀리지 않고 實熱이 內蘊된 것을 보고 판단한 것이니 이는 내 마음대로 헤아린 것이 아니고 실로 脈證에 나타난지라. 안심하고 靜養에 힘쓰며 의구심을 가지지 마시오." 하였다. 이어서 약을 두세 첩 썼으나 병에 차도가 없었다. 주위의 여러 친우친척들이 약이 너무 峻하지 않는가하여 신중히 복약하라고 말하였다. 于某라는 자는 목소리를 높여 그 일가에게 말하기를 "養之의 목숨이 孟英의 손에 가는구나." 하니, 뭇 사람이 떠들고 모든 집안이 당황하였다. 다음 날 다시 陳啓東과 兪某라는 의원을 시켜 같이 진료하게 하니, 孟英이 이를 듣고는 病榻에서 다음과 같이 말하였다. "형은 내 친구가 아니라면 형이 누구에게 약을 맡기든지 내가 감히 알 바가 아니요, 형이 지금 여유가 있다면 형이 사리에 밝은 사람을 널리 구하더라도 내가 감히 간섭하지 않을 것이오. 그러나 지금 형은 貧士로서 나와는 至交를 맺은 사람입니다. 그런데 돈을 긁어모아 뛰어난 의원을 맞이하여 그가 과연 병정을 헤아리고 약을 지어 반드시 효험이 있다

兄必信之, 我不能坐觀成敗, 如秦人視越人之肥瘠也. 今俞某之方如是, 陳醫殊可却之, 速著人趕去辭絶, 留此一款, 以作藥資, 不無小補. 況連服苦寒, 病無增減, 是藥已對證, 不比平淡之劑, 誤投數帖, 尙不見害也. 實由熱伏深錮, 藥未及病. 今日再重用硝·黃·犀角, 冀頑部蘊毒, 得以通泄下行, 則周身之氣機, 自然流布矣. 養之伏枕恭聽, 大爲感悟. 如法服之, 越二日大便下如膠漆, 穢惡之氣達於戶外, 而畏寒卽以遞 減, 糜粥日以加增. 旬日後糞色始正. 百日後康健勝常. 嗣後雖嚴冬亦不甚畏冷, 偶有小恙, 輒服淸潤之方, 陽道復興, 近添一女. 養之頌於人曰, 孟英之手眼, 或可得而學也, 孟英之心地, 不可得而及也. 我之病, 奇病也, 孟英雖具明眼, 而無此種熱情, 勢必筑室道旁, 亂嘗藥餌, 不能有今日矣. 況不但有今日, 而十餘年深藏久伏之疴, 一旦掃除, 自覺精神勝昔, 可爲後日之根基, 再生之德, 不亦大哉.

면 나도 온 힘을 다하여 권해드릴 것입니다. 다만 두려운 것은 나보다 못한 의원이 이 병을 안다고 하여 大劑를 투여하면 어쩐단 말이오. 또 이 병에 대한 확증도 없으면서 다만 책임만 면하기 위하여 그렇고 그런 약을 써서 병을 키운다면 이는 누구의 책임이오? 또 병도 모르면서 虛症인가 하여 補劑를 쓰고 甘言으로 듣기 좋게 말하면 형은 이를 믿을 것이오. 나는 이렇게 秦人이 越人의 肥瘦를 보는 듯 하고 敗證이 되는 것을 볼 수 없음이오. 兪某의 方이 이와 같고 陳某 의원의 方도 이와 같으니 속히 물리치어 쫓아버리고 비용을 아끼어서 약값으로 한다면 작은 보탬이라도 없지 않을 것이오. 그리고 누차 苦寒劑를 連服하여도 병에 增減이 없다면 이것은 약이 증에 맞는 것이오. 이 약은 약을 몇 첩 잘못 써도 해가 나타나지 않는 平淡한 약에 비할 것이 아닙니다. 실로 열이 깊숙이 고착되어 있어 약이 병에 미치지 못하는 것이니, 오늘 다시 망초(芒硝)·대황(大黃)·서각(犀角)을 重用하여 쓰면 완고한 蘊毒이 洞泄下行하여 一身에 氣機가 자연히 流布될 것입니다.” 養之가 병석에서 듣더니 크게 감복하여 방대로 복약하였다. 이틀이 지나자 膠漆 같은 대변이 나오니 그 냄새가 밖에 까지 풍겼다. 寒氣가 줄어들고 먹는 죽의 양이 매일 증가하였다. 열흘 후에 대변 색깔이 정상이 되고 백일 후에는 건강이 전보다 더 좋아졌다. 이후에는 엄동에도 추위를 두려워하지 않고 조금만 신체에 이상이 생기면 淸潤劑를 복용하니 陽道가 되살아나서 최근에 딸을 얻었다. 養之가 일찍이 사람들에게 孟英을 칭송하기를 “孟英의 의술은 가히 따라할 수 있으나, 孟英의 마음 씀씀이는 따를 수가 없다. 내 병은 怪病인데 孟英이 밝은 안목을 가졌더라도 그의 열정이 없었다면 필히 의견이 분분하여 이 약 저 약을 함부로 투여하였을 것이니 지금의 내가 있겠는가! 지금의 병뿐만이 아니고 10년 된 고질병도 하루아침에 고치고 정신도 전보다 맑아져서 지금의 바탕이 된 것이니, 나를 다시 살려준 再生의 덕이 참으로 크지 아니한가.” 라고 하였다.

1-46 孫午泉進士患哮, 痰多

1-46 孫午泉 進士가 哮喘이 있고 痰多氣逆하여 누울 수가

氣逆，不能著枕．服溫散滋納藥皆不效．孟英與北沙蔘·桂枝·茯苓·貝母·花粉·杏仁·絲瓜絡·枇杷葉·施覆·海石·蛤殼等藥，覆杯卽臥，數日而痊．(眉批，此是熱痰伏於肺絡，故用藥如此．)

없어 溫散滋納藥을 복용하였으나 효과가 없었다. 孟英이 북사삼(北沙蔘)·계지(桂枝)·복령(茯苓)·패모(貝母)·천화분(天花粉)·행인(杏仁)·동과인(冬瓜仁)·사과락(絲瓜絡)·선복화(旋覆花)·해석(海石)·해합각(海蛤殼) 등으로 투약하니 약을 먹자마자 바로 누워 잠이 들고 수일만에 나았다.

이는 熱痰이 肺絡에 있는 것이니 이와 같이 用藥한다.

• 熱痰咳喘에 응용할 수 있다.

1-47 石符生，隨乃翁自蜀來浙，同時患瘧，醫者以小柴胡湯加薑·桂，投之不效，改用四獸·休瘧等法，反致惡寒日甚，穀食不進，惟飮燒酒薑湯，圍火榻前，重裘浓覆，胸腹痞悶，喜以熱熨，猶覺冷氣上衝，頻吐粘稠痰沫．延至臘初，疲憊不堪，始憶及丙申之恙，訪孟英過診．脈沈而滑數，苔色黃膩不渴，便溏溺赤．曰，是途次所受之暑濕，失於淸解，复以溫補之品，從而附益之，醸成痰飮，盤踞三焦，氣機爲之阻塞，所以喜得熱熨熱飮，氣衝反覺如氷．若不推測其所以然之故，而但聞問在切脈之先，一聽氣冷喜熱，無不以爲眞臟現獲，孰知病機善幻，理必合蔘，玆以脈形兼證幷究，(審病要法．) 則其爲眞熱假寒，自昭昭若揭矣．與大劑苦寒之藥，以蘆菔煎湯煎，漸服漸不畏寒，痰漸少，穀漸增，繼用甘涼善後，喬梓皆得安全．

1-47 石符生이 그 아버지를 따라서 蜀에서 浙로 왔는데 부자가 같이 瘧疾에 걸렸다. 의원이 小柴胡湯 加 乾薑 桂枝로 투약하였으나 별 효과가 없어 다시 四獸飮과 休瘧法 등을 사용하였으나 오히려 惡寒은 더 심해지고 음식을 못 먹고 燒酒薑湯만을 마실 뿐이었다. 화롯불을 침상에 둘러 세우고 옷을 겹겹이 껴입고 胸腹이 痞悶한데 뜨겁게 지지는 것을 좋아하고 冷氣가 上衝하면 수시로 粘稠한 痰沫을 吐하였다. 선달초가 되어 피로를 감당치 못하여 병신년(1836)에 치료를 받은 것을 기억하고는 孟英을 방문하여 진료를 받게 되었다. 脈沈而滑數하고 舌苔黃膩 不渴 便溏尿赤하였다. 孟英이 말하기를 "이는 오는 길에 暑濕을 받은지라. 淸解의 시기를 놓치고 溫補藥을 더하였으니 痰飮이 되어 三焦에 들었으니 氣機가 沮塞되어 熱熨 熱飮을 좋아하면서도 오히려 氣衝함으로써 얼음과 같이 찬 기운이 올라오는지라. 만약 그 병의 원인을 추측하지 아니하고 단지 聞診과 問診만을 脈診에 앞서 하게 된다면 氣冷喜熱을 듣고는 곧 眞臟證이 나타난 것으로 볼 것이라. 病에는 假象이 나타나기 쉬우니 반드시 脈形과 證을 같이 合參하여 病理를 구하여야 할 것이다. (이것이 審病의 要諦이다.) 이리하면 眞熱假寒이 밝게 드러날 것이다." 하고는 苦寒之藥으로 大劑를 만들어 蘆菔湯으로 煎湯하니 복약함에 따라서 추위를 타지 않게 되고 痰도 줄면서 식사량이 늘어났다. 이어서 甘涼劑로 調理하니 부자가 모두 나았다.

• 身寒腹痛의 설사로서 少陽人 亡陰證에 해당한다. 또 眞熱假寒

이다. 少陽人 滑石苦蔘湯을 쓸 수 있겠다.

• 滑石苦蔘湯=少陽人 表病의 身寒腹痛亡陰證과 浮腫 喘促 結胸 痢疾 寒熱往來에 쓴다. 구성은 형개 방풍 강활 독활 황련 황백 활석 고삼 복령 택사이다.

王氏醫案 卷二

原名 回春錄

杭州 王士雄孟英 著
同郡 周鑅光遠 輯錄

2-1 庚子春, 戴氏婦産後惡露不多, 用山楂·益母草酒煎, 連服數日, 遂發熱自汗, 口渴不饑, 眩暈欲脫, 徹夜不眠. 孟英視之曰, 此稟屬陰虧, 血已隨胎而去, 雖惡露甚少, 但無脹痛之苦者, 不可妄投藥餌. 酒煎益母·山楂, 不特傷陰, 且能散氣. 而汗泄口乾, 津液有立竭之勢, 卽仲聖所謂無陽也. 蓋人身天眞之氣謂之陽, 陽根於津, 陰化於液, 津液旣奪, 則陽氣無根而眩暈, 陰血不生而無寐, 若補氣生陰, 則舍本求末, 氣血不能生津液也. 惟有澄源活流, 使津液充而氣血自復, 庶可無憂. 以西洋蔘·生黃芪·龍骨·牡蠣·萎蕤·百合·甘草·麥冬·生薏仁·生扁豆·石斛·木瓜·桑葉·蔗漿投之. 一劑卽安, 數日而愈. 後以滋塡陰分, 服之乃健.

2-1 경자년(1840) 봄에 戴氏婦人이 出産 後에 惡露가 많지 않아 山楂와 益母草를 酒煎하여 수일간 連服하였더니 發熱自汗 口渴不餓 眩暈欲脫하면서 잠을 잘 수가 없었다. 孟英이 보더니 "이는 陰虛라. 출산하면서 출혈을 많이 하였으니 비록 惡露가 적다고 하나 脹痛이 없는 자는 함부로 투약을 하면 안 되는 것이다. 酒煎益母草와 山楂는 傷陰을 하지는 않으나 散氣를 할 수 있는데, 이제 汗泄口乾은 津液이 枯渴된 증세라. 이는 仲景이 말하는 無陽이라. 무릇 사람의 天眞之氣는 陽이며 陽은 津에 그 根源이 있고, 陰이 液이 되는데 津液이 다 枯渴되니 陽氣無根이 되어 眩暈이 되고 陰血이 없으니 잠을 못자는 것이라. 만약에 補氣養陰하면 이는 本을 버리고 末을 구하는 격[舍本求末]이니 氣血이 津液을 生할 수 없다. 근원을 다스려 흐름을 맑게 하면(澄源潔流) 津液이 充滿되어 氣血이 스스로 회복되리라." 하고는 서양삼(西洋蔘)·생황기(生黃芪)·용골(龍骨)·모려(牡蠣)·위유(萎蕤)·백합(百合)·감초(甘草)·맥문동(麥門冬)·생의이인(生薏苡仁)·생편두(生扁豆)·석곡(石斛)·모과(木瓜)·상엽(桑葉)과 사탕수수즙으로 방을 만들어 한제를 투여하니 편안해지고 수일 후에 나았다. 이어서 滋陰하니 건강해졌다.

• 西洋蔘으로 益氣養陰한 것이다.

2-2 王某久患吐血, 體極孱弱, 沈琴痴囑其丐孟英治之.

2-2 王某가 吐血을 오래앓아 몸이 극히 허약해졌다. 沈琴痴가 孟英에게 치료를 부탁하여 약을 먹으니 조금 나아졌

服藥甫有小愈，而酷暑之時，陡患霍亂轉筋，大汗如雨，一息如絲．孟英視曰，陰血久奪，暑熱鴟張，吾『霍亂論』中之缺典也，姑變法救之．用北沙蔘·枇杷葉·龍·牡·木瓜·扁豆·苡仁·滑石·桑葉·蠶沙·石斛·豆卷，投之良愈．調理每日仍服滋補以治宿恙．閱二載，聞服溫補藥，致血暴涌而亡．

다. 여름의 酷暑에 霍亂轉筋이 되고 땀이 비 오듯 나와 호흡이 실과 같이 가늘어졌다. 孟英이 보더니 "陰血이 고갈된 지 이미 오래되고 暑熱이 한창 뜨거우니 이것은 내가 지은 霍亂論 중에도 빠진 내용이라. 잠시 變法으로 이를 구할지라." 하고는 북사삼(北沙蔘)·비파엽(枇杷葉)·용골(龍骨)·모려(牡蠣)·모과(木瓜)·백편두(白扁豆)·의이인(薏苡仁)·활석(滑石)·상엽(桑葉)·잠사(蠶砂)·석곡(石斛)·대두황권(大豆黃卷)을 투약하니 나았다. 매일 調理하고 滋補藥을 먹으니 묵은 병도 나았다. 그리고 2년이 지나 溫補藥을 먹고는 갑자기 吐血하여 죽었다.

• 투약의 내용이 濕熱 霍亂轉筋에 쓰는 蠶矢湯(蠶砂 薏苡仁 大豆黃卷 木瓜 半夏 黃連 黃芩 通草 山梔子 吳茱萸)과 유사하다. 2년이 지나 溫補藥을 먹고 죽은 사례는 평소에 陰虛體質(少陽人으로 볼 수 있다.)인데 溫補藥(韓國人蔘 黃芪 등)을 過用하여 피해를 본 것이다.

2-3 赤山埠李氏女，素稟怯弱，春間汛事不行，脇腹聚氣如瘕，減餐肌削，屢服溫通之藥．至孟秋，加以微寒壯熱，醫仍作經閉治，勢瀕於危．乃母托伊表兄林豫堂措辦後事，而豫堂特請孟英一診以決之．孟英切其脈時，壯熱烙指，汗出如雨，其汗珠落於脈枕上，微有粉紅色，乃曰，虛損是其本也．今暑熱熾盛，先當治其客邪，(急則治標之法.) 庶可希冀．疏白虎湯加西洋蔘·元蔘·竹葉·荷杆·桑葉．及何醫至，一籌莫展，聞孟英主白虎湯，乃謂其母曰，危險至此，尙可服石膏乎? 且『本草』於石膏條下致戒云，血虛胃弱者禁用，豈彼未之知也．豫堂毅然曰，我主藥，與其束手待斃，盍從孟英死里求生之路耶? 遂服二

2-3 赤山나루의 李氏 女人이 원래 체질이 허약한데 봄이 되어 월경이 안 나오고 脅腹에 癥瘕가 생기고 식사량이 줄면서 肌肉이 말라갔다. 이에 여러 번 溫通藥을 먹었다. 초가을이 되어 으슬으슬 추우면서 열이 심하게 나서 의원이 經閉로 보고 치료하였으나 병세가 더욱 위급해졌다. 그 어머니가 집안의 형뻘 되는 林豫堂에게 조처를 맡기니 豫堂이 孟英에게 진료해 줄 것을 청하였다. 진맥할 때에 孟英의 손가락이 데일 정도로 壯熱이 나고 땀이 비오듯하여 脈枕 위에 땀방울이 떨어지는데 그 땀이 조금 붉었다. 孟英이 이르기를 "虛損이 本인데 暑熱이 熾盛한 때이니 먼저 客邪를 治하여야 한다. (急則治表의 法이다.) 이리하면 가히 병이 나을 것이다." 하고는 白虎湯 加 西洋蔘 玄蔘 竹片 荷幹 桑葉으로 방을 만들었다. 이때 어떤 의원이 와서 孟英이 白虎湯을 기본으로 방을 짓는 것을 보고는 그 어머니에게 말하기를 "이렇게 위급한데 어찌 石膏를 쓴다는 말인가? 『本草經』의 석고(石膏)에 보면 血虛胃弱者는 禁한다는 말이 있거늘 이것도 모른다는 말인가?" 하니 豫堂이 의연히 답하기를 "내가 藥 쓰는 것을 주관하고 있는데 束手無

帖，熱果退，汗漸收．改用甘涼清餘熱，日以向安．繼與調氣養營陰，宿瘕亦消．培補至仲冬，汛至而痊，次年適孫夔伯之弟．

策으로 죽기를 기다리기보다는 孟英의 死中求生의 法을 따르겠노라." 하고 두 첩을 먹이니 점차 열이 내려가고 땀도 멎었다. 이어 甘涼劑로 清熱하니 나날이 병이 좋아지고 調氣養陰하니 오래된 癥瘕 역시 사라졌다. 한 겨울까지 培補하니 월경도 회복되고 다음 해에 손자 夔伯의 동생을 얻었다.

• 白虎湯은 裏熱을 淸하는데, 역시 방의 뜻에 맞게 西洋蔘을 사용하였다.

2-4 張氏婦患氣機不舒，似喘非喘，似逆非逆，似太息非太息，似虛促非虛促，似短非短，似悶非悶，面赤眩暈，不饑不臥．補虛清火，行氣消痰，服之不應．孟英診之曰，小恙耳，旬日可安，但必須懲忿是囑．與黃連·黃芩·梔子·楝實·鼈甲·羚羊角·旋覆·赭石·海蛇·地栗爲大劑，送服當歸龍荟丸．未及十日汛至，其色如墨，其病已若失．後與養血和肝，調理而康．

2-4 張氏 婦人이 氣機不舒하여 似喘非喘 似逆非逆 似太息非太息 似虛促非虛促 似短氣非短氣 似悶非悶 面赤眩暈 不饑不臥하여 補虛清火 行氣消痰之劑를 썼으나 효과가 없었다. 孟英이 보더니 "가벼운 병이라. 열흘이면 나을 것이다." 하고 황련(黃連)·황금(黃芩)·치자(梔子)·연실(楝實)·별갑(鼈甲)·영양각(羚羊角)·선복화(旋覆花)·대자석(代赭石)·해파리[海蛇]·흑삼릉(黑三稜)의 大劑를 지어 當歸龍薈丸과 같이 복용케 하였다. 열흘이 못 미쳐 먹과 같이 검은 색의 월경이 나오고 병이 나았다. 다시 養血和肝調理하여 건강이 회복되었다.

2-5 牙行王炳華室，夏患臂痛，孫某曰風也．服蔘·芪·歸·芍數帖，臂稍愈而脘痛，孫曰寒也．加以桂·附，痛不止而漸覺痰多，孫曰肝腎不足也．重用熟地·枸杞，令其多服取效，不料愈服愈劇，漸至昏厥．孫尚以爲藥力之未到，病體之久虛，前方復爲加重，甚而時時發厥，始請孟英診之．脈沈而有弦滑且數之象，乃謂炳華曰，此由過投溫補，引動肝風，煽其津液爲痰，痰復乘風而上，此暈厥之所由來也．餘波則奔流經絡，四肢因而抽搐．陽氣

2-5 중개인 王炳華의 妻가 여름에 臂痛이 생겼다. 孫氏 醫員이 "風이라" 하고는 인삼(人蔘)·황기(黃芪)·당귀(當歸)·작약(芍藥)으로 방을 만들어 몇 첩 복용하였더니 팔의 통증은 조금 나았으나 脘痛이 생겼다. 다시 "寒이라" 하고는 부자(附子)와 육계(肉桂)를 더하였으나 통증이 그치지 않고 痰이 많아졌다. 다시 "肝腎不足이라." 하여 숙지황(熟地黃)과 구기자(枸杞子)를 많이 넣어 복용하였으나 복용할수록 병은 더 심해져 昏厥에 이르러서 孟英을 청하여 보게 하였다. 脈沈而弦滑하고 數하니 炳華에게 말하기를 "이것은 溫補劑를 지나치게 써서 肝風이 動하고, 津液이 痰이 되어 다시 風을 타고 逆上하여 昏厥에 이른 것이라. 그 餘波가 經絡에 들어가 흐르니 四肢抽搐에 이르고 陽氣逆上하여 鼻塞面浮하고, 濁氣가 내려가지 못하여 便滯不飢가 된 것이

回春錄·卷二

盡逆於上, 宜乎鼻塞面浮, 濁氣不能下達, 是以便滞不饑. 炳華曰, 神見也. 溫補藥服凡三月矣, 不知尙可救乎? 孟英曰, 勿疑吾藥, 猶有望焉. 遂與大劑甘寒熄風化飮, 佐以涼苦泄熱淸肝, 厥果漸止, 各恙递蠲, 兩月後康復如常. 予偶於舊書中檢得無名氏鈔本一冊, 所錄多岐黃之言, 內一條云, 附·桂回陰, 在一帖之間, 萬一誤投, 害亦立至, 功過不掩, 其性之毒烈也, 槪可見矣. 奈世人不知藥爲治病而設, 徒以貪生畏死之念, 橫於胸中, 遂不暇顧及體之有病無病, 病之在表在裏, 但聞溫補之藥, 無不欣然樂從者, 模棱之輩, 趨竟存心, 知其死於溫補而無怨悔也. 乃衣鉢相傳, 不必察其體病脈證之千頭萬緖, 僅以補之品二十餘味, 相迭爲用, 卽成一媚世之方. 且托足『金匱』之門, 摹擬腎氣之變, 蓋知熟地之陰柔, 可縛附·桂之剛猛, 誤投不至卽敗, 偶中又可邀功, 包藏禍心, 文奸飾詐, 何異新莽比周公, 子云學孔聖哉? 人以其貌古人而口聖賢也, 多深信而不疑. 迨積薪旣厚, 突火頓燃, 雖來爛額焦頭之客, 其不至於焚身者幸矣. 較彼孟浪之徒, 誤投純陽藥, 致人頃刻流血而死者, 其罪當加十等. 誅心之論, 救世之言, 知我罪我, 不違計焉. 孟英見之, 拜讀千過, 且曰, 剿漢學以欺世, 由來久矣. 徐靈胎之

라." 하니, 炳華 말하기를 "참으로 神見이라. 溫補藥을 먹은 지 석 달이 넘었으니 구할 수가 있겠는가?" 하였다. 孟英이 "내 약을 의심하지 말라. 구할 수 있겠다." 하고는 甘寒한 熄風化飮劑를 주로 하고 涼苦한 泄熱淸肝劑로 佐하니 昏厥이 점차 멎고 여러 증상이 사라지면서 두 달 후에는 건강이 전과 같이 회복되었다. 내가 가진 책 중에 무명씨가 지은 책이 있는데, 그 중에 黃帝 岐伯의 글이 많은지라. 책 중의 글에 "육계(肉桂)와 부자(附子)의 回陽藥은 한두 첩 쓰는 것이다. 만약에 잘못 쓰게 되면 그 害가 곧 나타나서 功을 덮어버리니 그 性味가 毒烈함을 알 수 있다. 지금의 세상 사람들은 치병에 약을 적절히 사용하는 법도 모르면서 다만 생을 탐하고 죽음을 두려워하는 마음만 가슴속에 있어 신체에 병이 있는지 없는지, 또는 병이 表病인지 裏病인지도 헤아리지 않고 溫補藥만 알아서 흔연히 이를 따르는 자가 많다. 약을 어설프게 알고 자존심만 있는 자들이 溫補藥에 죽더라도 후회하지 않고, 의학을 전수받은 이들도 病證과 脈證의 천만 갈래를 살피지 않는구나. 溫補藥은 겨우 20여 가지 정도에 지나지 않으니 이를 서로 바꾸어 쓰면 보기 좋은 그럴듯한 방이 만들어진다. 『金匱要略』에 있는 腎氣丸의 變法을 模倣하여 熟地黃의 陰柔한 성미에 附子 肉桂의 剛猛한 성미를 덧붙이는 것은 알아서 잘못 약을 써도 敗證에 이르지 아니하고 우연히 적중하면 자기의 공으로 여긴다. 그릇된 마음을 숨기고 글로 교묘히 속이니 新나라의 王莽을 周公에 비유하며 또 스스로 孔子께 배웠노라고 하는 것과 무엇이 다르겠는가? 옛사람을 따라 하고 입으로 성현의 말씀을 말하여 뭇 사람들이 그를 믿고 의심하지 않을지니, 溫補藥에 믿음이 깊어진 때에 돌연 溫補藥의 불길이 솟아 머리를 태우게 되니 다만 몸이 타지 않으면 다행이리라. 이러한 맹랑한 무리에 비하여 純陽藥을 잘못 투약하여 환자를 경각에 죽게 만드는 자는 그 죄가 더욱 클 것이라. 양심을 버리는 언사라든지 세상을 구하는 언사든지 간에 내가 한 말이 다시 나에게 돌아온다는 것을 안다면 어찌 엉뚱한 처방을 낼 겨를이 있겠는가?" 라

論, 無此透徹, 可與退之「原道」文幷峙, 當考其姓字, 於仲景先師廟內建護聖祠以祀之. 予謂, 孟英如此稱許, 則其可傳也奚疑, 故附刊此案之後, 以證王氏婦溫補藥服及三月, 卽所謂柔陰束縛剛猛之故, 致人受其愚而不覺者, 後之人可以鑑矣.

고 하였다. 孟英이 이를 보고 천 번이나 읽어 새겨 말하기를 "그릇된 학문이 세상을 속인지 오래되었구나. 徐靈胎가 인삼(人蔘)의 弊害를 논한 글과 같은 꿰뚫어보는 이론이 없으니 이 글은 韓退之의 「原道論」과 나란히 할 수가 있도다. 마땅히 그 이름자를 생각하면 仲景先師의 祠堂 옆에 護聖祠를 建立하여 받들어야 할 것이다." 하였다. 내가 孟英에 말한즉 孟英 역시 그렇다 하니 이 말에 다시 무슨 의문이 있으리오. 이번 醫案의 뒤에 이를 붙여 證으로 삼노라. 왕씨 부인이 溫補藥을 석달 먹고 다시 陰柔한 熟地黃에 剛猛한 부자(附子) 및 육계(肉桂)와 같이 이를 속박하는 약을 먹은 것이니, 후세의 사람들은 이러한 어리석음을 보고 깨달을지어다.

• 附子 肉桂와 같이 純陽한 약제를 마구 쓰는 것을 경계한 의안이다.

2-6 莊芋霞, 芝階中翰之三郎也, 闈後患感, 日作寒熱七八次, 神氣昏迷, 微斑隱隱. 醫者無策, 始迎孟英視之. 曰, 此平昔飮酒, 積熱深蘊, 挾感而發, 理從淸解, 必誤投溫補, 以致熱勢披猖若是. 詢之果三場皆服蔘, 且携棗子浸燒酒入闈. 初病尙不至此, 因連服薑·防·薑·桂, 漸以滋甚. 孟英曰, 是矣. 先以白虎湯三劑, 斑化而寒熱漸已, 繼用大苦寒之藥, 瀉其結熱, 所下黑矢, 皆作棗子氣. 旬日後與甘潤滋濡之法, 兩月始得全愈.

2-6 莊芋霞는 芝階中翰의 셋째 아들이라. 감기에 걸려 寒熱이 하루 7~8차 나고 神氣가 昏迷한데 隱隱히 斑疹이 솟았다. 의원들이 어찌할 수가 없어 孟英을 불렀다. 孟英이 보더니 "이는 평소에 飮酒를 하여 裏熱이 쌓였는데 다시 감기에 걸려 發한 것이라. 마땅히 淸解하여야 하는데 필히 溫補藥을 잘못 투약하여 熱勢가 이와 같이 심하게 되었을 것이다." 하고 물어보니 과연 인삼(人蔘)과 소주(燒酒)에 浸한 대추를 세 번 먹은지라. 처음에는 이리 심하지 않았으나 이어서 강활(羌活)·방풍(防風)·건강(乾薑)·육계(肉桂)를 투여하니 그 병세가 점차 심해졌다. 孟英이 白虎湯 세 첩을 투여하니 隱疹이 없어지고 寒熱이 점차 물러갔다. 이어서 苦寒藥으로 結熱을 풀어주고 대추가 만들어낸 黑屎를 瀉하였다. 열흘 후에 甘潤滋濡之劑를 주니 두 달 후에 병이 다 나았다.

• 『동의수세보원』 少陽人 陽毒發斑에 白虎湯을 사용하였다.

• 음식을 잘 못 먹어 두드러기가 온 몸에 발한 환자가 내원하였다. 입안의 점막도 부풀어 올랐다. 양방병원에서 항히스타민제를 한 주일 복용하였어도 낫지를 않았다. 玄蔘과 黃連을 주

어 裏熱을 淸하니 이틀에 斑疹이 모두 사라졌다.

2-7　金愿谷舍人次郎魁官，九月間患五色痢，日下數十行，七八日來，口噤不納，腹痛呻吟，危在旦夕矣．有主人蔘以補之者，有主生軍以蕩之者，擧家皇皇，不知所措．孟英視之曰，暑挾食耳，誤服熱藥矣，攻補皆不可施也，輕淸取之，可卽愈焉．以北沙蔘·黃連·鮮蓮子·梔子·黃芩·枇杷葉·石斛·扁豆·銀花·桔梗·山楂·神曲·滑石爲方．其家以爲病深藥淡，恐不濟事．西席莊曉村云，縱使藥不勝病，而議論極是，定不致加病也，竭力贊其居停投之，覆杯卽安，旬日而起．予聞孟英嘗曰，蓮子最補胃氣而鎭虛逆，若反胃由於胃虛而氣衝不納者，但日以乾蓮子細嚼而嚥之，勝於他藥多矣．凡胃氣薄弱者，常服玉芝丸，能令人肥健，至痢證噤口，皆是熱邪傷其胃中淸和之氣，（要言不煩）故以黃連苦泄其邪，卽仗蓮子甘鎭其胃．金肆中石蓮皆僞，味苦反能傷胃，切不可用．惟鮮蓮子淸香不渾，鎭胃之功獨勝．如無鮮蓮則乾蓮亦可用．惑產蓮之地，湖池中濁得入水不腐之老蓮，卽古所謂眞石蓮也．昔人治噤口痢多用此，然可不必拘泥，庶免作僞之人，以贋亂眞，反致用而無效，徒使病不卽愈也．（眉批，噤拘痢，虛熱在胃也．補虛則碍熱，淸熱則妨虛．玆又可以食積，尤爲棘手，須看其用藥

2-7 金愿谷 舍人의 작은 아들 魁官이 九月에 五色痢가 있었는데 하루 수십 번 설사를 하고 칠팔 일이 지나니 식사를 못하게 되고 腹痛呻吟하는데 그 命이 朝夕에 달렸다. 인삼(人蔘)으로 補하여야 한다고 하는 자도 있고 대황(大黃)으로 瀉하여야 한다는 자도 있어 온 집안이 당황하여 어찌 할 바를 모르고 있었다. 孟英이 보더니 "이는 暑邪에 食積이 兼한 것인데 熱藥을 잘못 먹은 탓이라. 攻補 모두 不可하니 輕淸의 法을 쓰면 나을 것이다." 하고는 북사삼(北沙蔘)·황련(黃連)·생연자(生蓮子)·치자(梔子)·황금(黃芩)·비파엽(枇杷葉)·석곡(石斛)·백편두(白扁豆)·금은화(金銀花)·길경(桔梗)·산사(山楂)·신국(神麴)·활석(滑石)으로 방을 지으니, 집안 사람들은 그 약들이 모두 淡藥이라 藥力이 미치지 못할까 걱정하였다. 西席莊曉村이 말하기를 "약이 병을 이기지 못하더라도 병이 덧나지는 않을 것이다." 하고 약을 쓰자고 주장하였다. 과연 약이 들어가자 바로 편안해지고 열흘 후에 일어났다. 내가 孟英이 평소에 하는 얘기를 들은 것이 있다. 연자(蓮子)는 胃氣를 補하고 虛逆을 누르는 약이니 胃虛에서 오는 反胃와 氣가 上逆하여 밥을 못 먹을 경우에 연자(蓮子)를 씹어 먹으면 다른 약을 많이 쓰는 것보다 낫다. 무릇 胃氣가 약한 자는 玉芝丸을 常服하면 사람을 살찌고 건강하게 한다. 噤口痢는 熱邪가 胃中의 淸和之氣를 損傷시킨 것이니 황련(黃連)의 苦味로 熱邪를 瀉하고 蓮子의 甘味로 胃氣를 補한다. (중요한 말은 번잡하지 않다.) 지금 시중에 파는 석련(石蓮)은 모두 가짜라. 그 苦味가 오히려 胃氣를 傷하니 절대 써서는 안 된다. 오로지 선연자(鮮蓮子)를 煎하여 먹으면 淸香이 맑아서 健胃하는 功이 뛰어나다. 만약 생연자(生蓮子)가 없으면 말린 건연자(乾蓮子)도 사용할 수 있다. 연(蓮)의 産地에서는 연못에 들어가면 썩지 아니한 노련(老蓮)을 구할 수 있으니 이것이 진짜 석련(石蓮)이다. 옛 사람들은 이것을 噤口痢에 썼다. 여기에 매여서 가짜의 석련(石蓮)을 쓰게 되면 오히려 효과가 없고 병도 낫지 않게 된다.

圓到處.)

噤口痢는 虛熱이 胃에 있는 것이다. 補虛하면 熱이 제거되지 않고, 淸熱하면 虛症을 어찌할 수 없고, 滋陰하면 食積이 더하여 오히려 해가 되니 약을 씀에 모두를 만족시키는 방이 필요하다.

附：玉芝丸 孟英 猪肚一具, 治淨, 以蓮子去心, 入肚內, 水煎糜爛, 收乾, 搗爲丸服.

<附>孟英 玉芝丸: 蓮子를 去心하여 돼지밥통(猪肚) 1개에 넣고 물로 푹 끓여서 말려 환을 만든다.

2-8 陳足甫稟質素弱, 上年曾經吐血. 今夏患感之後, 咳嗽夜熱, 飮食漸減, 醫作損治, 滋陰潛陽, 久服不效. 秋杪, 孟英診之曰, 陰分誠虛, 第感後餘熱逗留於肺, 阻氣機之肅降, 搏津液以爲痰, 此關不淸, 雖與滋塡培補之藥, 亦焉能飞渡以行其事耶? 先淸肺氣以保胃津, 俾治節行而灌漑輪, 然後以甘潤濃厚之法, 補實眞陰, 始克有濟. 乃尊養山聞之, 擊節嘆服, 如法施之, 果漸康復. (眉批, 晡熱·夜熱, 原有肺熱·血瘀二候, 斷非滋補所能愈. 況溫病之後, 咳嗽夜熱, 濕爲遺邪在肺, 滋陰藥愈沒干涉矣.)

2-8 陳足甫가 원래 체질이 허약한데 나이가 들수록 吐血이 심해지고 여름감기가 걸린 후 咳嗽夜熱이 있으면서 식사량도 점점 줄어들었다. 의원이 虛損이라 하여 滋陰潛陽藥을 오래 복용하였으나 효과가 없었다. 가을이 되어 孟英이 보더니 "陰分이 虛한데 감기 후에 餘熱이 肺에 남아 있어 肺氣의 肅降을 막고 있고 津液이 痰이 되어 또 막으니 비록 滋陰藥을 주어도 어찌 그 구실을 하겠는가? 먼저 肺氣를 淸하게 하여 胃津을 保하고, 治節을 行하게 하여 氣機의 물길을 트이게 한 다음에 甘潤濃厚法을 써서 補眞陰하여야 할 것이다." 하니 尊仰山이 이를 듣고는 절절히 탄복하고 그대로 시행하여 건강이 회복되었다.

晡熱과 夜熱은 肺熱과 血瘀의 두 가지 징후이니 滋陰으로 치유되는 것이 아니다. 항차 溫病 후에 咳嗽夜熱은 邪氣가 肺에 남아있는 탓이니 滋陰藥으로 고칠 수 있는 것이 아니다.

2-9 胡蔚堂舅氏, 年近古稀, 患囊腫, 小溲赤短, 寒熱如瘧. 孟英曰, 非外感也, 乃久蘊之濕熱下流, 氣機尙未宣泄. 與五苓散合滋腎, 加楝實·梔子·木通. 兩劑後囊間出腥粘黃水甚多, 小溲漸行, 寒熱亦去. 繼與知柏八味去山藥·萸肉, 加梔子·楝實·芍藥·苡仁等, 久服而愈. 壬寅夏感受暑濕, 誤投溫散, 以致譫語神昏, 勢瀕於危, 而肛前囊後之間, 潰出

2-9 胡蔚堂의 外叔이 연세가 古稀에 가까운데 囊腫이 있고 小便赤短하면서 瘧疾과 같은 寒熱이 있었다. 孟英이 말하기를 "外感이 아니라. 濕熱이 오래 쌓여 下流하여 氣機가 宣泄되지 아니함이라." 하고는 五苓散 合 滋腎丸 加 楝實 梔子 木通으로 方을 지어 두 첩을 복용하니, 陰囊 사이에서 비린내 나는 粘稠한 黃水가 흘러나오고 소변이 나오면서 寒熱이 점차 물러갔다. 이어서 知柏八味丸 去 山藥 山茱萸 加 梔子 楝實 芍藥 薏苡仁 等을 오래 복용하여 병이 나았다. 임인년(1842) 여름에 暑濕을 感受하였는데 溫散藥을 잘못 투여하여 神昏譫語가 되면서 병세가 자못 위급하

腥膿, 瘡口深大, 瘍科以爲懸癰也, 敷治罔效. 時孟英患痁未痊, 予固邀其扶病一診. 孟英曰, 懸癰乃損怯證, 成之以漸. (卓識.) 今病來迅速, 腥穢異常, 是身中久蘊厚味濕熱之毒, 挾外受之暑邪, 無所宣泄, 下注而爲此證. 切勿敷藥以遏其外走之勢, 但舌强而紫赤, 脈細而滑數, 客邪熾盛, 伏熱蘊隆, 陰分甚虧, 深慮津涸. 先與淸營之劑, 三投而神氣漸淸. 次以凉潤陽明, 便暢而熱蠲膿淨. 改用甘柔滋養, 月餘潰處肌平. 善後蔘入蔘·芪, 竟得康强如昔. (眉批, 用藥此第可法.)

고, 음낭과 항문 사이에서 비린내 나는 膿이 흐르고 瘡口가 크니 외과의원이 懸癰이라 하여 붙이는 약을 썼으나 효과가 없었다. 이때 孟英이 학질에 걸려 아직 낫지 않았는데, 내가 孟英을 거의 강제로 초빙하여 진료를 보게 하였다. 孟英이 보더니 "懸癰은 損怯證이라 병의 진행이 느린데, 지금의 병은 진행도 빠르고 비린내 나는 膿도 이상하니 이는 몸에 厚味濕熱毒이 오래 쌓인 데다가 외부의 暑邪를 받아 宣泄이 안 되고 下走하여 이와 같이 된 것이라. 절대로 敷藥을 붙여서 외부로 흘러나가는 사기를 막아서는 안 된다. 舌强紫赤하고 脈細而滑數하니 이는 客邪熾盛하고 伏熱內蘊하여 陰分이 虛한 것이니 津液이 마른 것이 심히 걱정스럽도다." 하고는 (卓見이다.) 먼저 淸營之劑를 세 첩 투여하니 神氣가 점차 맑아졌다. 이어서 凉潤陽明劑를 투여하니 대변이 통하면서 열이 물러가고 膿이 맑아졌다. 다시 甘柔滋養劑를 쓰니 한 달이 되어 瘡口가 아물어 평평해지고, 인삼(人蔘)과 황기(黃芪)로 조리하여 예전과 같이 건강해졌다.

用藥法의 순서를 가히 본받을 만하다.

2-10 汪吉哉久瘧不愈, 醫謂元氣已虛, 雜投溫補, 漸至肌瘦內燔, 口乾咳嗽, 寐汗溺赤, 飮食不甘. 孟英視之曰, 餘邪逗留血分也. 與秦艽鼈甲散而瘳. 其堂兄養餘, 亦患瘧數月, 多醫疗之罔效. 肌瘦自汗, 腰膝痠軟, 不能稍坐, 極其畏冷. 孟英曰, 此大虛證, 胡反不補, 猶以消導, 是何居心? 與蔘·芪·朮·草·熟地·白芍·五味·杜仲·山藥·龍骨·牡蠣·桑枝·大棗·木瓜, 服數十帖而起.

2-10 汪吉哉가 학질을 오래 앓았는데 병이 낫지를 아니하였다. 의원이 元氣가 虛하다 하여 溫補藥을 마구 투여하니 점차 肌肉이 마르고 內燔 口乾 咳嗽 寢汗 尿赤의 증상이 생기면서 음식이 맛이 없었다. 孟英이 보더니 "餘邪가 血分에 머물러 있는 것이라." 하고는 秦艽鼈甲散으로 치유하였다. 그의 형인 養余가 역시 학질을 수개월 앓았는데 여러 의원이 치료하였으나 효과가 없고, 肌瘦自汗 腰膝痠軟하여 앉아 있을 수도 없고 畏冷하기에 이르렀다. 맹영이 보더니 "이는 大虛症이라. 어찌 補하지 않고 오히려 消導하는가. 이는 무슨 심보인가?" 하고는 인삼(人蔘)·황기(黃芪)·백출(白朮)·감초(甘草)·숙지황(熟地黃)·백작약(白芍藥)·오미자(五味子)·두충(杜衝)·산약(山藥)·용골(龍骨)·모려(牡蠣)·계지(桂枝)·대조(大棗)·모과(木瓜)로 지은 약을 지어주자 수십 첩 먹고 일어났다.

• 같은 학질에서 吉哉의 경우에는 소양인의 裏熱證이 나타나서 滋陰하는 秦艽鼈甲散을 사용하였고, 養余에서는 소음인의 畏寒證이 나타나서 人蔘 黃芪 桂枝 등의 약을 사용하였다.

2-11 孟英治其令叔高年痰嗽, 喘逆碍臥, 肢冷顴紅, 飮食不進, 與眞武湯而安. (照戴陽證例治法.)

2-11 孟英이 그의 令叔을 치료하는데, 연세가 많고 咳嗽喘逆하여 누울 수 없으며 肢冷顴紅하여 음식을 먹을 수 없으니 眞武湯을 투여하여 편안케 하였다. (戴陽證의 治法이다.)

• 虛陽上浮하여 咳嗽喘逆 肢冷顴紅한 것이니 附子로 回陽救逆하고 白朮 茯苓으로 利水하여 陽氣를 通하게 한 치법이다.

2-12 湖墅張春橋, 素稟不堅, 頭眩腦鳴, 頻服溫補藥, 甚覺畏冷, 人皆謂其體偏於寒也. 辛丑春, 始請孟英診之, 脈甚數, 曰, 陰虧也, 溫補非宜. 改服滋水培元之劑, 頗爲有效. 夏間或勸以灸火, 云可以除百病. 蓋未知灼艾之可以除百病者, 謂可除寒濕凝滯·陽氣不能宣通之證, 非謂內傷外感一切之病, 皆可以灸除之也. 故仲景有微數之脈, 愼不可灸之訓, 正以艾火大能傷陰也. 灸後數日, 卽寒少熱多, 宛如瘧疾. 醫者以爲脾寒病, 投以溫散, 日以滋甚. 春橋知藥治未符, 堅不肯服, 乃父與之詢其故, 漫曰, 要兒服藥, 須延王先生診視. 與之遂邀孟英治之. 切其脈滑數倍加, 曰, 陰虛之體, 內熱自生, 灸之以艾, 火氣內攻, 時當溽暑, 天熱外爍, 三者相交, 陰何以堪? 再投溫散, 如火益熱, 當從癉瘧治. 專以甘寒熄熱, (孟英長技), 則陰津不致枯涸, 而寒熱不攻自去, 所謂治病必求其本

2-12 湖墅 張春橋는 타고난 체질이 튼튼하지 않은데 머리가 어지럽고 울리어서 溫補藥을 자주 복용하여도 추위를 심하게 타니 주위 사람들이 그것은 신체가 寒한 탓이라 하였다. 신축년(1841) 봄에 孟英이 처음 진맥하였는데 脈甚數하니 이르기를 "이는 陰虛이니 溫補는 맞지 않다." 하고 滋水補元之劑를 투여하니 자못 효과가 있었다. 여름이 되어 주위에 뜸을 뜨면 百病을 없앤다는 사람이 있어 뜸뜨기를 권하였다. 대저 뜸이 百病을 除하는 것은 잘 모르겠으나, 寒濕凝滯로 陽氣가 宣通하지 않는 것은 없앨 수 있다고 할 수 있다. 그러나 內傷外感의 모든 병을 뜸으로 없앨 수는 없다. 고로 仲景도 微數之脈에는 뜸을 쓰지 말라고 경계한 것이다. 뜸은 크게 傷陰하기 때문이다. 뜸 뜨고 나서 여러 날이 지나자 寒少熱多한 것이 완연히 학질과 같았다. 의원이 脾寒病이라 하여 溫散劑를 투여하니 병이 나날이 더 심해졌다. 春橋가 그 약이 맞지 않는 것을 보고는 완강히 약을 먹으려 하지 않았다. 그 아버지가 까닭을 물으니 천천히 말하기를 "복약하려면 필히 王先生에게 보여야 한다."고 하여 孟英을 초빙하여 치료하게 하였다. 孟英이 진맥하니 脈이 滑數한 것이 倍加되어 심하게 빠르니 이르기를 "陰虛하여 內熱自生하는데 뜸을 뜨니 火氣內攻이라. 게다가 여름에 天氣가 뜨거워 三者가 相合하니 陰이 어찌 견디겠는가? 여기에 溫散藥을 투여하니 불에 열을 가하는 격이라. 癉瘧의 治法을 따라 甘寒劑로 熱을 식히면 (孟英의

也. 竟不用一分表散藥而治愈.（眉批, 眼前道理, 而人多不悟, 一經拈出, 便成名論. 此與以鍼治虛損者, 同一悖謬.）

장기이다.) 陰津이 완전히 마르지는 않을 것이니 寒熱은 攻하지 않아도 스스로 물러갈 것이다. 이것이 소위 말하는 治病必求其本이다." 하였다. 결국 表散藥을 일체 쓰지 않고 병을 고쳤다.

눈앞에 있는 쉬운 道理를 사람들이 깨치지 못하니, 仲景의 말에서 끄집어내어 바로 名論을 이루는구나. 虛損者를 鍼治하는 것 역시 잘못된 것이다.

2-13 栖流所司藥陳芝田, 於仲夏患感, 諸醫投以溫散, 延至旬日, 神昏譫妄, 肢搐耳聾, 舌黑唇焦, 囊縮溺滴, 胸口隱隱微斑, 一望而知其危矣. 轉邀孟英診之, 脈細數而促, 曰, 陰虧熱熾, 液將涸矣. 遂用, 西洋蔘·元蔘·生地·二冬·知·柏·楝實·石斛·白芍·甘草梢·銀花·木通·犀角·石菖蒲, 大劑投之.（孟英能善用大劑, 故能起不治之證, 亦古人所未有也.）次日復診, 其家人云, 七八日來小溲不過涓滴, 昨服藥六七个時辰後, 解得小溲半杯. 孟英曰, 此卽轉機也. 然陰氣枯竭, 甘涼濡潤, 不厭其多. 於前方再加龜板·鼈甲·百合·花粉, 大鍋煎之, 頻灌勿歇. 如是者八日, 神氣始清, 諸恙悉退, 純用滋陰之藥, 調治匝月而瘳.（眉批, 一派甘寒之藥, 既可滌熱, 又以生津, 眞治溫良法也. 惟溫溫證宜稍家斟酌耳.）予謂. 孟英學識過人, 熱腸獨具. 凡遇危險之候, 從不輕棄, 最肯出心任怨以圖之. 如此案, 八日後神氣始清, 若經別手, 縱使治法不錯, 而一二帖不甚

2-13 栖流所 司藥 陳芝田이 한여름에 감기에 걸렸는데 여러 의원들이 溫散劑를 투여한 지 열흘이 되자 神昏譫妄 肢慉耳聾 舌黑脣焦 囊縮尿滴하고 가슴에 은은히 반진이 생기니 한번보아도 바로 危急證임을 알 수 있었다. 孟英이 診脈하니 脈細數而促이라 이르기를 "陰虧熱熾하니 津液이 말라가는구나." 하고는 서양삼(西洋蔘)·현삼(玄蔘)·생지황(生地黃)·천문동(天門冬)·맥문동(麥門冬)·지모(知母)·황백(黃柏)·연실(楝實)·석곡(石斛)·백작약(白芍藥)·감초말(甘草末)·금은화(金銀花)·목통(木通)·서각(犀角)·석창포(石菖蒲)의 大劑를 만들어 주었다. (孟英이 大劑를 만들기에 능하니 이로써 不治之證을 일으켜 세우도다. 古人도 이렇게 못할 것이다.) 다음날 다시 진찰하니 그 집사람이 얘기하기를 "칠팔일간 소변이 방울방울 떨어지는 정도에 지나지 않았는데 약을 먹고 六七時辰이 지나자 소변이 半杯나 나왔습니다." 하니, 孟英이 "이제 병이 좋아지는 것이나 陰氣가 枯渴되었으니 甘涼濡潤劑를 많이 써도 될 것이라."하고 前方에 다시 귀판(龜板)·별갑(鼈甲)·백합(百合)·천화분(天花粉)을 가하여 큰 탕기에 끓여 수시로 마시게 하였다. 이렇게 팔일이 지나자 정신이 맑아지고 모든 불편함이 가시니 滋陰藥만을 투여하여 한 달이 되자 병이 나았다. 내가 보건대 孟英의 학식이 남보다 앞서고 뜨거운 열정이 있어 위험증에 맞닥뜨려도 가벼이 물러서지 않고 원망을 들을 각오로 치료에 임한다. 이 醫案에서 보는 것과 같이 팔일이 지나 정신이 맑아졌으면 가볍게 손을 떼어도 될 것이다. 그러나 治法이 틀리지 않더라도 한두 첩에 일어날 기미가 없으면 固辭하고 치료를 피할 것인데, 이렇게 하면 병자는 필히 당혹하여 사방

起色, 必規避堅辭, 致病家惑亂, 謀及道旁, 雖不死於病, 亦必死於藥矣. 此在醫者之識老心堅, 又須病家之善於擇而任之專也, 談何易耶? 又聞孟英嘗云, 溫熱液涸神昏, 有投犀角·地黃等藥至十餘劑, 始得神淸液復者, 因溫熱案最夥, 不暇詳錄, 姑識此以告司人之命者.

으로 治法을 求하게 되어 비록 病에 죽지 않더라도 藥에 죽을 것이라. 이것은 醫員이 된 자의 마음가짐이 곧고 병자도 또한 醫者를 믿고 맡기는 마음에서 치료가 되는 것이라. 참으로 이렇게 하기가 말은 쉬우나 행동이 어려운 것이라. 孟英이 일찍이 얘기하기를 "溫熱病에 津液이 마르고 神昏한 데에 犀角 地黃 등의 십여 가지 약재를 쓰면 정신이 맑아지고 津液이 돌아온다."고 하였다. 溫熱病 醫案이 많이 있지만 모두 수록할 여가가 없으니 이 정도만 醫者들에게 일러둔다.

甘寒藥은 滌熱 生津하니 溫熱病을 치료하는 데에 정말 좋은 법이다. 그러나 濕溫證에는 隨證加減하여 쓸 것이다.

2-14 江小香, 病勢危篤, 浼人迎孟英診之. 脈虛弦而小數, 頭痛偏於左後, 子夜熱躁, 肢冷欲嘔, 口乾不欲飮, 不饑不欲食, 舌蹇言澀, 溺黃而頻. 曰, 體屬素虛, 此由患感時過投溫散, 陰津陽氣皆傷, 後來進補而勢反日劇者, 滋膩妨其中運, 剛烈動其內風, (知此二語, 方可論藥.) 以致醫者僉云表之不應, 補亦無功, 竟成無藥可治之證. 雖然, 不過難治耳, 未可遽棄也. 與秋石水拌制高麗蔘·蓯蓉·首烏·生白芍·牡蠣·楝實·鹽水炒橘紅·桑椹·石斛·蒺藜·茯苓煎, 呑飯丸肉桂心五分. 一劑躁平嘔止, 各恙皆減. 連投數服, 粥食漸安, 乃去首烏·桂·楝, 加砂仁末拌炒熟地·菊花·枸杞, 半月而瘳. (眉批, 從陰仁陽, 從陽引陰, 絶妙機軸.)

2-14 江小香이 병세가 위급하여 사람을 보내어 孟英을 맞이하여 진료를 보게 하니, 脈虛弦而小數하고 머리 왼쪽 뒤편이 아프면서 子夜熱躁 肢冷欲嘔 口乾不欲飮 不飢不欲食 舌蹇言澀 尿黃頻數하였다. 孟英이 말하기를 "체질이 원래 虛한데 감기가 걸렸을 적에 溫散劑를 과다하게 투여하여 陰津陽氣를 모두 傷한 탓이라. 감기 후에 補劑를 먹어 오히려 병이 심해진 경우는 滋膩한 藥劑는 中焦運化를 방해하고 剛烈한 藥劑는 內風을 動하게 하는데, (이 두 마디 말을 알면 가히 약방문을 논할 수 있다.) 뭇 의원들은 解表劑도 안 듣고 內補劑 역시 효과가 없으니 不治라고 한다. 그러나 이는 難治일 뿐이니 쉽게 포기하여서는 아니 된다." 하고는 秋石水拌制高麗蔘 肉蓯蓉 何首烏 生白芍藥 牡蠣 楝實 鹽水炒橘紅 桑椹子 石斛 白蒺藜 茯苓을 煎하여 桂心 5푼을 넣은 飯丸과 같이 먹게 하니 한 첩에 躁動이 사라지면서 嘔逆이 멎고 불편이 감해졌다. 잇달아서 여러 첩을 먹으니 죽을 먹을 수 있게 되고 점차 편안해져서 하수오(何首烏)·계심(桂心)·연실(楝實)을 빼고 사인초숙지황(砂仁炒熟地黃)·국화(菊花)·구기자(枸杞子)를 가하니 보름이 되어 병이 나았다.

從陰引陽 從陽引陰이야말로 절묘한 치료의 樞軸이다.

• 秋石水拌制高麗蔘: 秋石은 人尿를 가라앉혀 밑에 남은 앙금이다. 人中白이라고도 한다. 肝·三焦·膀胱의 火를 瀉한다고 알려져 있다. 秋石水로 法制한 高麗蔘을 말하는 것이니 人蔘의 溫熱한 性을 누그러뜨리기 위한 것으로 보인다.

2-15 溽暑之令，瘄疹盛行，幼科僅知套藥，升·柴·防·葛亂施，殆亦疫癘之病，造化默行其殺運歟? 陳仰山家患此者十餘人，其長郎書芾孝廉之女，勢最劇，以瘄甫出，而汛至也. 醫者却走，始延孟英視之. 脈滑而數，舌絳大渴，面赤失音，不食便瀉，曰，此由發散太過，火盛風熾，氣血兩燔. 氣分之邪，由瀉而略泄其燄，營分之熱，由汛而稍解其焚，豈可畏其脫陷，妄投止澀耶? 與西洋蔘·石膏·知母·麥冬·犀角·生地·連翹·甘草·石斛·丹皮·桑葉·竹葉，大劑投之，三日而愈. 養陰善後，遂以漸安. 其餘或輕或重，孟英一以清解而痊.

2-15 무더운 한여름에 홍역이 유행하는데 소아과 의원들은 오직 套藥만 알아서 승마(升麻)·시호(柴胡)·방풍(防風)·갈근(葛根)을 투여하니 위태롭기가 疫癘病과 같은데도 묵묵히 이 위험한 방법을 쓰고 있었다. 陳仰山의 집안에 이 병을 앓는 사람이 10여 명이 되는데 큰아들 書芾孝廉의 딸이 가장 증세가 심하였다. 瘄疹이 발하는데 마침 월경이 나오니 의원들이 도망가 버려, 孟英을 불러 보게 하였다. 脈滑數하고 舌絳大渴 面赤失音에 먹지도 못하고 설사를 하였다. 孟英이 이르기를 "이는 發散이 너무 과하여 火盛風熾 氣血兩燔한 것인데 氣分의 邪氣는 설사를 따라 나갈 것이고 營分의 熱은 월경을 따라 풀어질 것이니 어찌 脫陷을 두려워하여 止澀劑를 쓸 것인가?" 하고는 서양삼(西洋蔘)·석고(石膏)·지모(知母)·맥문동(麥門冬)·서각(犀角)·생지황(生地黃)·연교(連翹)·감초(甘草)·석곡(石斛)·목단피(牧丹皮)·상엽(桑葉)·죽엽(竹葉)의 大劑를 3일 투약하니 나았다. 이어서 調理養陰하니 편안해졌다. 나머지 사람들은 그 병이 가볍거나 중하거나 孟英이 모두 淸解法으로 치료하였다.

• 白虎 加 人蔘湯에 犀角地黃湯을 합하여 裏熱과 營分의 熱을 淸하였다.

2-16 石誦羲夏杪患感，多醫廣藥，病勢日增，延逾一月，始請孟英診焉. 脈至右寸關滑數上溢，左手弦數，耳聾口苦，熱甚於夜，胸次迷悶，頻吐粘沫，啜飮咽喉阻塞，便溏溺赤，間有譫語. 曰，此暑熱始終在肺，并不傳經，一劑白虎湯可愈者，何以久延至此也? 乃尊北涯，出前所服方見示，孟英

2-16 石誦羲가 여름끝 무렵에 감기가 들었는데 여러 의원들이 약을 썼으나 병세가 심하여 한 달을 끄니 孟英을 청하여 진료를 받았다. 右寸關脈은 滑數하여 上溢하고, 左手脈은 弦數한데 耳聾口苦에 밤까지 熱이 심하고 가슴이 답답하며 자주 粘沫을 토하니 먹고 마시는 것도 목에 막혀 삼키기 힘들었다. 便溏尿赤에 간혹 譫語까지 있으니 孟英이 말하기를 "이는 暑熱이 肺에 있는데 傳經하지 않았으니 白虎湯 한 첩이면 될 터인데 어찌하여 이 지경이 되었는가?" 하니 尊北涯가 앞으로 나와 그 동안 복용한 처방을

一一閱之，惟初診顧聽泉用淸解肺衛法爲不謬耳，其餘溫散升提·滋陰涼血，各有來歷，皆費心思，原是好方，惜未中病. 而北涯因其溏瀉，見孟英君石膏以爲治，不敢與服. 次日復診，自陳昨藥未投，惟求另施妥法. 孟英曰，我法最妥，而君以爲未妥者，爲石膏之性寒耳. 第藥以對病爲妥，此病舍此法，別無再妥之方. 若必以模棱迎合爲妥，恐賢郎之病不妥矣. 北涯聞而感悟，頗有姑且服之之意. 而病者偶索方一看，見首列石膏，卽曰，我胸中但覺一團冷氣，湯水且須熱呷，此藥安可投乎? 堅不肯服. 然素仰孟英手眼，越日仍延過診，且告之故. 孟英曰，吾於是證，正欲發明. 夫邪在肺經，淸肅之令不行，津液凝滯，結成涎沫，盤踞胸中，升降之機亦窒，大氣僅能旁趨而轉旋，是一團涎沫之中，爲氣機所不能流行之地，其覺冷也，不亦宜乎? (眉批，論亦根柢喩氏，而更可明透.) 且予初診時，卽斷爲不傳經之候，所以尙有今日，而能自覺胸中之冷. 若傳入心包，則舌黑神昏，才合吳古年之犀角地黃湯矣. 然雖不傳經，延之逾月，熱愈久而液愈涸，藥愈亂而病愈深，切勿以白虎爲不妥，急急投之爲妙. 於是有敢服之心矣. 而又有人云，曾目擊所親某，石膏甫下咽，而命亦隨之. 況月餘之病，耳聾泄瀉，正氣已虧，究宜愼

보여주었다. 孟英이 일일이 보더니 말하기를 “처음 顧聽泉이 쓴 淸解肺衛法은 틀리지 않소이다. 나머지 溫散升提 滋陰涼血法은 모두 마음을 써서 만든 것으로 각기 일리는 있다 하겠으나 원래 좋은 방인데도 아깝게도 병에 맞는 방은 아닙니다.” 하였다. 北涯는 溏泄이 있는데 孟英이 석고(石膏)를 君藥으로 쓰는 것을 보고는 감히 약을 복용시키려 하지 않았다. 다음날 다시 孟英이 진찰하는데 스스로 약을 주지 않았다 하고 다른 약을 주기를 바라니, 孟英이 이르기를 “내가 주는 방이 제일 적합한 방이오. 아마도 그대가 石膏의 寒性을 꺼리는 것 같은데, 각 병에는 각기 맞는 약이 있으니 이 병에는 석고(石膏) 외에 다른 방은 없소이다. 만일 그대 멋대로 방을 고른다면 병이 낫지 않을까 싶소이다.” 하니 北涯가 이 말에 감복하여 약을 복용시킬 뜻을 밝혔다. 病者가 우연히 방을 보니 첫머리에 석고(石膏)가 있는지라 말하기를 “내 胸中에 冷氣가 한 덩어리 뭉쳐 있어 탕이나 물을 전부 뜨겁게 하여 먹는데 어찌 이 약을 먹겠는가?” 하고는 먹으려 하지 않고 다만 孟英만 쳐다볼 뿐이었다. 다음날 진찰 시에 孟英에게 먹지 않은 이유를 말하니, 孟英이 이르기를 “내가 이 證에 대하여 제대로 설명하리다. 대저 邪氣가 肺經에 있어 淸肅之令이 行해지지 않으면 津液이 凝滯되고 涎沫이 結成되어 胸中에 자리하여 升降之機가 막혀 淸氣는 그 주변만 맴돌 뿐이다. 또 涎沫이 結成되었는데 機氣가 流行하지 않으니 차게 느끼는 것이 마땅하지 아니한가? 내가 처음 보았을 때에 傳經이 되지 않았다고 하였는데 그것이 지금도 胸中에 冷氣로 남아 있는 것이다. 만일 轉入心包하면 舌黑神昏할 것이니 吳古年의 犀角地黃湯이 맞을 것이라. 그러나 傳經되지 아니하면 시간이 갈수록 열은 더 심해지고 진액은 더 마를 것이며 약을 亂投하면 병은 더 깊어질 것이니 白虎湯이 맞지 않다고 말하지 말고 빨리 白虎湯을 복용하는 것이 妙策이라.” 하는 말에 感服하는 마음이 생겼다. 그런데 옆에 있던 어떤 사람이 일찍이 가까운 사람이 석고(石膏)를 먹고는 죽는 것을 목격하였다고 하며 항차 한 달이나 된 병에 耳

用．北涯聞之惶惑，仍不敢投，乃约翌日廣徵名士，會商可否．比孟英往診，而群賢畢至，且見北涯求神拜佛，意亂心慌，殊可怜憫．欲與衆商榷，恐轉生掣肘，以誤其病，遂不遑謙讓，援笔立案云，病既久延，藥無小效，主人之方寸亂矣．予三疏白虎而不用，今仍赴召診視者，欲求其病之愈也．夫有是病則有是藥，諸君不必各抒高見，希原自用之愚．古云，鼻塞治心，耳聾治肺，肺移熱於大腸，則爲腸澼，是皆白虎之專司，何必拘少陽而疑虛寒哉？放膽服之，勿再因循，致貽伊戚也．坐中顧聽泉見案，卽謂北涯曰，孟英腸熱膽堅，極堪倚賴，如猶不信，我輩別無善法也．顧友梅·許芷卿·趙笛楼亦皆謂是．疏方以白虎加西洋蔘·貝母·花粉·黃芩·紫菀·杏仁·冬瓜仁·枇杷葉·竹葉·竹茹·竹黃．而一劑甫投，咽喉卽利，三服後，各恙皆去，糜粥漸安，乃改甘潤生津，調理而愈．予謂此案不僅治法可傳，其闡發病情處，識見直超古人之上．

聾泄瀉에 正氣가 이미 虛하니 생각해서 신중히 복용하라 하였다. 北涯가 이를 듣고는 당혹하여 감히 투약하지 못하고 다음날 명사들을 널리 모아 상의하여 可否를 정하자고 하였다. 孟英을 포함하여 群賢이 모이고 北涯가 부처님께 기도하니 意亂心慌한 것이 참으로 가련하였다. 여러 사람들과 상의하고 싶은 마음으로 각자 의견을 내는 것을 막아 병을 그르칠까 걱정이 되어서 천천히 겸양하며 붓을 들어 案을 적으니 "병이 오래 되었는데 약이 소용이 없으니 주인의 마음이 얼마나 심란할 것인가! 내가 세 번이나 白虎湯을 권했으나 쓰지 않아 여러분들이 모이게 되었으니 病人을 진찰하는 자는 그 병이 낫기를 바라는 것이라. 대저 각 병에는 각기 약이 있으니 여러분들은 고견을 아끼지 말고 각기 의견을 내주기를 바라노라. 옛말에 따르면 鼻塞治心하고 耳聾治肺하니 肺가 大腸에 熱을 傳하면 腸澼이 되니 이는 白虎湯이 딱 맞는 治方이라. 하필 少陽證에 拘碍되어 虛寒인가 의심하는가? 머뭇거리지 말고 안심하고 이를 복용하면 곧 편안해지리라." 하니 좌중의 顧聽泉이 案을 보고 北涯에게 말하기를 "孟英이 이렇게 열심히 부탁하는데 오히려 이를 믿지 못한다면 우리도 별 방법이 없소." 하니 顧友梅 許芷卿 趙笛樓도 모두 그렇다고 하였다. 方을 만드는데 白虎湯 加 西洋蔘 貝母 天花粉 黃芩 紫菀 杏仁 冬瓜仁 枇杷葉 竹葉 竹茹 竹黃으로 한 첩을 투여하니 咽喉가 즉시 편안해지고 세 첩을 먹으니 불편함이 모두 사라지고 죽을 먹게 되어 평안을 찾았다. 다시 甘潤生津藥으로 바꾸어 조리하니 병이 나았다. 나는 이 醫案의 治法이 후대에 전해지기를 바라며, 孟英이 病情을 들어내어 설명하는 것이 古人보다 낫다고 여긴다.

이 論 역시 喩昌에 근거한 것이나 훨씬 더 그 뜻이 분명하다.

2-17 劉廉方，常州名士也，在西湖受暑，移榻於崔仲遷別駕處，醫治垂危．莊芝階舍人拉孟英往診之．裸臥昏狂，舌黑大渴，溺赤便秘，脈數而芤．

2-17 劉廉方은 常州(현재의 江蘇省 常州市)의 名士이다. 西湖에 있을 적에 더위를 먹어 崔仲遷 別駕의 집으로 거처를 옮기고 의원의 치료를 받았으나 위급하였다. 莊芝階 舍人이 孟英에게 진료를 받게 하였다. 옷을 벗고 누워 昏狂

與犀角地黃湯加減服之, 神識已清, 略能進粥. 次日復診, 頗知問答, 大有生機, 仍處甘涼法以贈之, 幷囑伊格外謹愼. 而越日莊半霞詣孟英偕往診視, 見其目張睛瞪, 齒露唇焦, 氣喘汗出, 揚手擲足, 而不可救藥矣. 衆楚交咻, 謂是寒涼藥凝閉而然. 孟英曰, 病之宜涼宜熱, 汝輩不知也. 脈乃皮里之事, 汝等不見也, 吾亦不屑爲之爭辨. 惟目瞪唇焦, 人所共睹, 則其死於何藥, 自有定論, 遂拂衣出, 半霞再三請罪, 孟英曰, 俗人之見, 何足介懷? 是非日後自明, 於我心無慊焉. 第斯人斯病, 皆可惜也. 旣而始知有人主熱藥以僨事, 豈非命耶? 僅二載而仲遷病, 孟英聞之曰, 殆矣. 蓋知其陰虛而受暑濕, 恐主藥者未必能悔悟於前車也. 後果聞其廣服溫補之劑, 以致眞陰竭絶而死. 覆轍相尋, 迷而不醒, 可哀也矣!

한데 舌黑大渴 尿赤便秘 脈數而芤하니 犀角地黃湯加減方을 投藥하여 정신이 맑아지고 곧 죽을 먹게 되었다. 다음 날 다시 진찰하니 문답도 잘 하고 생기가 있어 甘涼法으로 바꾸어 주고 외출을 삼가고 근신토록 하였다. 다음날 莊半霞가 孟英에게 와서 보아주기를 청하니 目張睛瞪 齒露脣焦 氣喘汗出하면서 揚手擲足하니 약으로 어찌 할 수 없는 지경에 이르렀다. 뭇 사람들이 이것은 寒涼藥이 凝閉된 것이라고 떠들었다. 孟英이 말하기를 "병에는 涼藥이 마땅한 경우도 있고 熱藥이 마땅한 경우도 있는데 너희 무리들은 이것을 모른다. 脈은 피부 밑의 일이니 너희들은 이도 보지 못한다. 나 또한 이에 대하여 논쟁하고 싶지 않다. 지금의 目瞪焦脣 증세를 너희들이 보고 있는데 어떤 약에 죽을지는 이미 정해진 일이다." 하고는 옷을 떨치고 나가버렸다. 半霞가 재삼 죄를 청하니 孟英이 말하기를 "속인들의 좁은 소견에 내가 무슨 한을 품겠는가? 옳고 그름은 며칠 후면 밝혀질 것이니 나는 거리끼는 바가 없노라. 이런 사람에 이런 병이 있는 것이 가석하구나!" 하였다. 어떤 사람이 熱藥을 주어 일을 그르쳤으니 이 또한 命이 아니겠는가? 근 2년이 지나 仲遷이 병드니 孟英이 이를 듣고는 "위태롭구나. 陰虛에 濕暑를 받은 것인데 약을 주는 사람이 전의 잘못을 뉘우칠 줄 모를까 걱정이 되는구나." 하였다. 과연 溫補劑를 마구 먹고는 眞陰이 끊어져 죽으니 전의 잘못을 되풀이하고도 이를 깨닫지 못하니 참으로 애석하다.

2-18 甌鎭孫總戎令郎孫楚樓, 自鎭江來浙, 主於石北涯家. 途次卽患寒熱如瘧, 脇痛痰嗽. 北涯見其面黧形瘦, 頗以爲憂, 卽延醫與診. 醫謂秋瘧, 與疏散方, 北涯猶疑其藥不勝病, 復邀孟英視之. 曰, 陰虧也, 勿從瘧治. 以葦莖湯加北沙蔘·熟地·桑葉·丹皮·海石·旋復·貝母·枇杷葉爲劑. 北涯見用熟地, 大爲駭然. 孟英

2-18 甌鎭(현재의 浙江省 甌北鎭)에 있는 孫總戎의 아들 楚樓가 鎭江(현재의 江蘇省 鎭江市)에서 浙(浙江省의 약칭)로 와서 石北厓의 집에 머물렀다. 오는 도중에 瘧疾과 같은 寒熱과 脇痛痰嗽가 있었다. 北厓가 그 얼굴색이 검고 신체가 여위어서 걱정이 되어 의원을 불렀다. 의원이 秋瘧이라 하며 疏散方을 주니 北厓는 그 약이 병을 이기지 못할까 하여 다시 孟英을 불러 보게 하였다. 孟英이 보더니 "陰虧라" 하고는 瘧疾의 치법을 따르지 않고, 葦莖湯 加 北沙蔘 熟地黃 桑葉 牧丹皮 海石 旋覆花 貝母 枇杷葉으로 方을 만들었다. 北厓가 方 중의 숙지황(熟地黃)을 보고 크게

曰，君慮彼藥之不勝病，吾恐此病之不勝藥，贈此肅肺潤燥，滋腎清肝之法，病必自安，楚樓聞之，嘆曰，妙手也，所謂深合病情．前在姑蘇，服疏散藥甚不相安，居停無疑，我服王公之藥矣．果數日而痊，逾旬卽東渡越甌去．

놀랐다. 孟英이 말하기를 “그대는 약이 병을 이기지 못할까 걱정하지만 나는 병이 약을 이기지 못할까 걱정이오. 이제 肅肺潤燥 滋腎淸肝法을 쓰면 병이 편안해질 것이오.” 하니 楚樓가 이를 듣고 탄복하여 “妙手라. 지금 하시는 말씀이 내 病情에 딱 맞으니, 지난번에 姑蘇에 있을 적에 疏散藥을 복용하였는데 편치 않았습니다. 제가 의심하지 않고 王公의 약을 먹겠소.” 하였다. 과연 수일이 지나자 병이 나았고, 십여 일이 되자 강을 건너 甌로 돌아갔다.

2-19　姚雪蕉孝廉之太夫人，年逾花甲，患感兩月，醫皆束手，始延孟英診之．身已不能轉側，水飲難於下咽，聲音不出，便溺不通．曰，此熱邪逗留不去，津液剝削殆盡，計其受病之時，正當酷暑，豈卽溫補是投，但知其虛而不知其病耶？閱前服諸方，惟初手顧聽泉從吸受暑邪，輕清開上立治，爲合法耳，餘方非不是起死回生之藥，其如與病無涉何，而阮某小柴方，服之最多．蓋醫者執此和解之法，謂不犯汗·吐·下三者之險，豈不穩當？病家見其蔘·胡并用，謂補正袪邪具一擧兩全之美，最爲上策．孰知和解足少陽傳經傷寒之劑，不可以槪和各經各氣之各病，徒使蔘·胡升提熱邪以上逆，至一身之治節，無以清肅下行，而薑·棗溫膩濕濁於中焦，致運化之樞機，失其灌溉之布，氣機愈窒，津液愈乾，和解之湯愈進，而氣愈不和，病愈不解，今則雖有良治，而咽喉僅容点滴，氣結津枯，至於此極，英雄無用武之地矣．雪蕉昆季，力懇挽救．乃疏甘

2-19 姚雪蕉 孝廉의 太夫人이 연세가 花甲이 넘었는데 감기에 걸린 지 두 달이 되니 의원들이 어찌 할 바를 몰라, 孟英을 초빙하였다. 몸은 이미 轉側不可하고 물을 삼키기 어려우며 목소리도 나오지 않고 大小便이 閉하였다. 孟英이 보더니 “邪熱이 머물러 가시지 않고 津液이 말라 위태하니 이는 아마도 受病 當時에 酷暑가 있었을 터인데 溫補劑를 투여한 탓이니 다만 신체가 虛한 것만 알았지 病邪는 알지 못하였다.” 하고 전에 복용한 方을 보니, 顧聽泉이 처음 투여한 方은 輕淸開上의 治方으로서 그 治法이 맞았다. 나머지 다른 方은 起死回生藥이 아닌 것이 없으니 병을 어찌 고칠 수 있겠는가? 이 중 阮某 醫員의 小柴胡湯을 가장 많이 복용하였다. 대개 醫者들은 和解法이라 하여 汗吐下의 세 위험을 범하지 않는다 하나 이는 당치 않은 말이다. 病人에게 인삼(人蔘)과 시호(柴胡)를 같이 써서 扶正袪邪하니 한 번에 扶正과 袪邪의 두 가지를 하는 장점이 있다고 한다. 그러나 足少陽 傳經의 傷寒에 있어서 각 經絡의 病을 和解시킬 수는 없다. 인삼(人蔘)과 시호(柴胡)는 熱邪를 위로 밀어 올려 上逆시키니 一身治節에 淸肅下行을 잃게 하고, 건강(乾薑)과 대조(大棗)는 溫膩하여 中焦濕濁이 되니 運化樞機가 灌漑를 하지 못하게 되어 機氣는 막히고 津液도 마르게 된다. 그러니 和解法을 쓸수록 氣不和는 더 심해지고 병은 더 낫지 않게 된다. 지금 비록 좋은 치법이 있다 하여도 인후가 막혀 약을 삼키지 못할 형편이니, 氣結津枯가 이리 심하여 英雄도 힘을 쓸 여지가 없다. 雪蕉의 동생이 구하여줄 것을 간청하니 甘凉濡潤方을 주면

涼淸潤之方, 囑其不限時刻, 不計多寡, 頻以水匙挑入, 使其漸滲下喉. 而一日之間, 僅灌一小杯許, 其病勢之危, 於此可想. 直灌至旬餘, 氣機始漸流行, 藥可服小半劑矣. 人見轉機之難, 不無議論旁生. 賴孟英鎭靜不搖, 乃得日以向愈, 粥食漸加, 惟大解久不行, 或以爲憂. 孟英曰, 無恐也, 水到渠成, 穀食安而津液充, 則自解矣. 若欲速妄攻, 則久不納穀之胃, 尙有何物以供其蕩滌哉! 至九月下旬, 始有欲解之勢, 孟英連與補氣益血之藥, 尙不能下, 於前方加蜣螂一對, 熱服卽解. 凡不更衣者, 計及五十日矣, 聞者莫不驚異. 繼以平補善後而痊.

서 시간이나 藥量에 구애받지 말고 수시로 약을 흘려 넣도록 하였다. 하루에 약이 겨우 小杯 하나 정도밖에 들어가지 않았으니 그 병세가 급한 것을 알 수 있다. 열흘을 이렇게 하니 氣機가 겨우 돌기 시작하여 약을 반 첩 정도 먹게 되었다. 사람들이 氣機運行이 어려운 것을 보고 옆에서 말들이 많았지만, 孟英을 믿고 흔들리지 않았다. 날이 갈수록 점점 좋아져 죽을 먹는 양도 늘어났다. 그래도 대변이 나오지 않으니 주위에서 걱정하였다. 孟英이 말하기를 "걱정하지 말라. 이제 물이 이르러 도랑이 되었으니 식사를 하게 되면 진액이 채워지고 通便이 될 것이다. 빨리 병을 낫게 하려고 망녕되이 攻法을 쓰면 식사를 더 못하게 되니, 어떠한 음식이 攻下藥과 같이 먹을 수 있다는 말인가?" 하였다. 9월 하순이 되어 通便이 될 기미가 있어, 孟英이 補氣益血劑를 투여하였으나 그래도 通便이 되지 않았다. 다시 前方에 강랑(蜣蜋) 한 쌍을 가하여 뜨겁게 먹으니 便이 通하였다. 通便이 안 된 지 모두 50일이라. 듣는 자 모두 놀라지 않는 자가 없었다. 이어서 平補劑로 調理하니 병이 나았다.

• 맹영이 小柴胡湯을 보는 관점이 李濟馬 선생의 견해와 같다. 李濟馬 선생은 小柴胡湯이 淸痰燥痰하며 溫冷相雜하여 平均和解한다 하나 小柴胡湯은 平均和解약이 아니며 이를 少陽病에 쓰는 것을 한심하다 하시고, 少陽病에 荊防敗毒散 荊防瀉白散 등을 쓰기를 주장하셨다.

2-20 仲冬大雪連朝, 積厚丈許, 嚴寒久凍, 西湖可行車馬. 斯時也, 盛少雲患痰嗽夜熱. 自汗不寐, 左脇痛如針刺, 肌削不饑, 自問不起矣. 請孟英托以後事, 及診其脈, 許以可生. 蓋病來雖惡, 未經誤藥也. 與固本加龜板·鼈甲·蓯蓉·知·柏·靑黛·石斛·花粉·白芍·楝實·海石·旋覆·貝母·蛤殼·牛膝, 出入爲大劑, 投之卽效. 連服四

2-20 한겨울에 눈이 연달아 내리더니 한 丈이나 눈이 쌓이고, 嚴冬이 오래 계속 되어 西湖에 車馬가 다니게 되었다. 이때에 盛少雲이 痰嗽夜熱 自汗不寐 左脇痛如針刺 肌削不飢하니 일어나지 못할 것 같다고 스스로 말하고 孟英에게 뒷일을 부탁했다. 孟英이 진맥해보니 살릴 수 있을 것 같았으니, 이는 병이 아무리 나빠도 아직 그릇된 약은 먹지 않았기 때문이다. 固本湯 加 龜板 鼈甲 肉蓯蓉 知母 黃柏 靑黛 石斛 天花粉 白芍藥 楝實 海石 旋覆花 貝母 海蛤殼 牛膝로 大劑를 만들어 투약하니 바로 효과가 있고, 사오십 첩 연달아 복용하여 병이 나았다. 내가 보건대 이

五十帖而痊. 予謂斯證患於斯時, 若經別手, 未有不投溫補者, 而少雲能與孟英游, 其亦具眼之人乎? 此眞所謂患難交, 不可不留心於平日也. 然亦不能人人而遇之, 殆佛氏所謂有緣存乎其間歟?

러한 추운 시기에 이러한 병에 걸렸는데 만약에 다른 사람이 병을 보았다면 溫補劑를 쓰지 않는 사람이 있었을까? 또 少雲이 능히 孟英과 벗할 줄 알았으니 그도 또한 사람을 볼 줄 아는 안목이 있는 사람이 아니겠는가? 이것이 소위 말하는 교분을 맺기가 참으로 어렵다는 것이니, 평일에도 留念하지 않을 수 없다. 또 매번 좋은 사람만 만날 수도 없으니 이것이 부처님이 말하는 因緣이라는 것이 아니겠는가?

2-21 壬寅春, 邵小墀室患汎愆, 釋醫診以爲妊, 廣服保胎藥, 漸至腹脹跗腫, 氣逆碍臥, 飮食不進. 入夏延孟英視之, 曰, 血虛氣滯, 誤補成脹也. 先以黃連·濃朴·山楂·鷄內金·橘皮·大腹皮·枳實·茯苓·梔子·楝實·杏仁·紫菀·旋覆等藥, (先疏其滯以治腸, 亦一定之法.) 稍佐蔘·朮服之, 氣機旋運, 脹去食安. 漸入滋陰養血之治, 數月經行而愈.

2-21 임인년(1842) 봄에 邵小墀의 부인이 월경이 없어 釋醫에게 진찰을 받으니 임신이라 하여 補胎藥을 복용하였다. 그런데 점점 배가 불러 오르고 발목이 붓더니 氣逆으로 잠들 수 없고 飮食도 먹을 수 없게 되었다. 여름이 되어 孟英이 보더니 "血虛氣滯인데 誤補하여 脹이 된 것이다." 하고는 황련(黃連)·후박(厚朴)·산사(山楂)·계내금(鷄內金)·귤피(橘皮)·대복피(大腹皮)·지실(枳實)·복령(茯苓)·치자(梔子)·연실(楝實)·행인(杏仁)·자완(紫菀)·선복화(旋覆花) 등과 인삼(人蔘)·백출(白朮)로 佐하여 복용시키니, (먼저 氣滯를 疏通시켜 脹症을 治하는 것이 정해진 법도이다.) 氣機가 점차 運行되면서 脹이 가시고 식사를 하게 되었다. 이어 滋陰養血劑로 調理하여 수 개월 후에 월경이 나오고 나았다.

• 腹脹과 浮腫은 氣滯로 인한 것이니 『동의보감』에 보면 "氣滯於外 周身刺痛 或 浮腫 宜流氣飮子 木香流氣飮 三和散"의 구절이 있다.

2-22 一人患晨泄有年, 累治不效, 而春間尤甚. 孟英按其脈曰, 汝雖苦瀉, 而瀉後腹中反覺舒暢乎? 曰, 誠然. 苟不泄瀉, 又脹悶減食矣. 而服四神·附·桂之藥, 其瀉必加, 此曷故也? 曰, 此非溫升補澀之證, 乃肝强脾弱, 木土相凌. 處一方令其常服, 數帖卽安, 後竟無此恙矣. 方用白朮·苡

2-22 어떤 사람이 수년간 晨泄을 앓어 여러 차례 치료를 받았으나 효과가 없었고 봄에 특히 더 심하였다. 孟英이 그 맥을 보고 "그대가 비록 설사로 고통 받고 있지만 설사 후에는 오히려 편하지 아니한가?" 하니, 답하기를 "과연 그러합니다. 만일 설사를 하지 아니하면 오히려 속이 그득하여 식사를 제대로 하지 못합니다. 四神丸과 육계(肉桂)·부자(附子)를 먹어보았으나 설사가 더 심해지니 어찌 된 일인가요?" 하였다. 孟英이 이르기를 "이는 溫升補澀證이 아

仁·黃連·楝實·桂枝·茯苓·木瓜·芍藥·蒺藜·橘皮而已.（眉批, 扶脾抑肝, 制方靈動.）

니고 肝强脾弱 水土相凌證이라." 하고는 처방을 적어주며 常服하면 수첩에 편안해지며 이후 별탈이 없을 것이라 하였다. 처방은 백출(白朮)·의이인(薏苡仁)·황련(黃連)·연실(楝實)·계지(桂枝)·복령(茯苓)·목과(木瓜)·백작약(白芍葯)·백질려(白蒺藜)·귤피(橘皮)로 되어 있다.

扶脾抑肝의 方이니 神妙하다.

- 肝强脾弱에 痛瀉要方(白朮芍藥散: 白朮 芍藥 陳皮 防風)을 쓸 수 있다.

2-23 邵魚竹給諫, 起居飮食如常, 唯僅能側臥, 略難仰臥, 仰而寤無恙也.（眉批, 凡心腎不交之人, 多不能仰臥, 以仰則腎氣不能上承, 而心氣愈浮也.） 稍一合眼, 則驚窜而醒, 雖再側眠, 亦徹夜不得寐矣. 多年莫能治. 孟英以三才合枕中丹, 加黃連·肉桂, 服之良效.（心腎交治, 而以黃連·肉桂媾合之, 用意甚巧.）其長郞之子旐, 久患痰多, 胸膈滿悶, 連年發癇, 藥之罔效. 孟英脈之曰, 氣分偏虛, 痰飮阻其淸陽之旋運, 宜法天之健以爲方, 則大氣自强, 而流行不息, 胸次乃廓然如太空矣. 與六君去甘草, 加黃芪·桂枝·薤白·蔞仁·石菖蒲·蒺藜·旋覆, 服之滿悶漸舒, 癇亦不發矣.

2-23 邵魚竹 給諫이 飮食과 일상생활은 여전하나 겨우 모로 누울 수 있을 뿐 바로 누울 수가 없고 바로 누우면 잠이 깨어 편치 않아서 놀라 깨니 다시 모로 눕되 밤새도록 잠을 제대로 이룰 수가 없는데, 수년이 지나도 치료할 수가 없었다. 孟英이 三才合枕中丹 加 黃連 肉桂로 처방하여 복용하니 효과가 있었다.（心腎交治에 黃連 肉桂를 합하니 그 뜻이 심히 묘하다.）그의 큰 아들 방(旐)이 痰이 많고 가슴이 그득하여 갑갑하고 매년 癎症을 發하는데 약이 소용이 없었다. 孟英이 맥을 보더니 "이는 氣分偏虛하여 痰飮이 淸陽의 旋運을 막는 것이라. 天氣가 제대로 運行되는 方을 쓰면 氣가 튼튼해져 그침 없이 流行할 것이니 胸廓이 시원하게 뚫릴 것이라." 하고는 六君子湯 去 甘草 加 黃芪 桂枝 薤白 括蔞仁 石菖蒲 白蒺藜 旋覆花로 方을 지어 복용하도록 하니 胸膈滿悶이 점차 사라지고 癎症 역시 다시 발하지 않았다.

心腎不交之人은 仰臥할 수 없으니 仰臥하면 腎氣不能上升하고 心氣는 오히려 위로 뜨게 된다.

- 黃連은 瀉心火하고 肉桂는 溫腎陽하여 心腎交通하니 交泰丸이다.
- 두 번째 의안에서는 溫陽散結 行氣化痰하는 瓜蔞薤白半夏湯을 응용해 볼 수 있다.

2-24 予荊人娩後惡露不行, 或勸服生化湯, 適孟英枉顧,

2-24 나의 집사람이 出産 후에 惡露가 나오지 않았는데 누가 生化湯 복용을 권하였다. 마침 孟英이 이를 보고는

診曰，陰虛內熱，天令炎蒸，雖赤砂糖，不可服也．以生地·丹蔘·丹皮·豆卷·茺蔚子·茯苓·桃仁·山楂·梔子·澤蘭·琥珀，投之即效，且無別恙而易健．(眉批，不寒不燥，眞陰虛血滯者之良劑．) 可見體質不齊，藥難概用，況其致病之因不一，病機傳變無窮．語云，量體裁衣．而治病者可不辨證而施治耶？孟英嘗曰，凡產後世俗多尙生化湯，是以一定之死方，療萬人之活病．體寒者固爲妙法，若血熱之人，或兼感溫熱之氣者，而一概投之，驟則變證蜂起，緩則蓐損漸成．(眉批，通人之論，無論寒藥熱藥用不得當，槪足誤人，不可不知．) 人但知產後之常有，而不知半由生化湯之歷階，此風最盛於越，方本傳於越之錢氏．自景岳采入『八陣』，遂致流播四海，人之陰受其害者，數百年矣，從無一人能議其非，今特爲此長夜之燈，冀後人不致永遠冥行，或可稍補於世．但景岳最偏於溫補，而獨於產後一門，力辯丹溪大補氣血爲主之非，可謂此老之一隙微明，惜猶泥於產後宜溫之謬說，蓋由未入仲聖之宮墻也．

진맥을 하더니 "陰虛內熱한데 天氣가 무더우니 赤砂糖이라도 지금은 먹어서는 안 된다." 하고는 생지황(生地黃)·단삼(丹蔘)·목단피(牧丹皮)·대두황권(大豆黃卷)·충울자(茺蔚子)·복령(茯苓)·도인(桃仁)·산사(山楂)·치자(梔子)·택란(澤蘭)·호박(琥珀)을 투여하니 바로 효과가 있고 별탈이 없이 건강해졌다. 사람들의 체질이 다 같지 아니하니, 사람에게 일반적으로 통한다는 약을 쓸 수는 없다. 더구나 病因이 모두 같지 아니하고 病機 轉變은 변화가 많으니 옛말에 말하기를 "사람 몸에 맞추어 옷을 재단한다.(量體裁衣)"고 하였다. 병을 치료하는 자가 어찌 辨證하지 않고 치료할 수가 있겠는가? 孟英이 항상 이르기를 "무릇 世間에서는 産後에 生化湯을 쓴다는데, 이는 하나의 死方으로 萬人의 活病을 고치는 격이니 體寒者에게는 이것이 妙方이겠으나 血熱人이나 溫熱에 感한 사람에게 투여하면 급하게는 變症이 생길 것이요 더디게는 損症이 생길 것이라. 사람들이 단지 産後에는 으레 그렇거니 하지만 病의 折半은 生化湯에서 생기는 것인지 모르고 있다. 이러한 風俗은 越地에서 가장 盛하니 生化湯은 본래 越의 錢氏에게서 나와서 景岳이 八陣에 넣어 사방으로 퍼진 것으로, 사람들이 모르는 사이에 피해를 받은 지 수 백년이 지났다. 그 동안 누구도 그 그릇됨을 논하지 않았으니, 이제 밝은 등을 비추어 후세의 사람들이 죽음으로 몰리는 것이 없게 하여 세상에 조금이나마 보탬이 되고자 하노라. 景岳은 지나치게 溫補에 치우쳤으나, 産後門에서만은 丹溪의 大補氣血爲主의 그릇됨을 비판하였으니, 이는 景岳이 조금은 밝은 면도 있다 하겠다. 다만 아깝게도 産後에는 마땅히 溫補해야 한다는 오류에 빠져 결국은 仲景의 班列에 들지 못하였도다."라고 하였다.

不寒不燥한 약이 참으로 陰虛血滯者에게는 좋은 약이다. 사람에게 두루 통하는 약이라 하여 寒熱을 가리지 않고 쓰는 것은 잘못된 것으로 사람을 해칠 수 있으니, 醫者는 이것을 알지 않으면 안 된다.

- 우리나라에도 産後에 體質과 辨證을 하지 않고 生化湯을 쓰는 惡習이 있다.

2-25 戚媪者, 年六十餘矣, 自幼傭食杭州黃連泉家, 忠勤敏乾, 老而彌甚, 主仆之誼, 勝於親戚也. 秋間患霍亂轉筋, 孟英視之, 暑也. 投自制蠶矢湯, 兩帖而安. 三日後忽然倦臥, 不能反側, 氣少不能語言, 不飮不食. 蓮泉惶惧, 不眠遠致孟英, 卽邀濟仁堂朱某診之, 以爲霍亂皆屬於寒, 且昏沈欲脫, 疏附子理中湯與焉. 蓮泉知藥猛烈, 不敢遽投, 商之王君安伯. 安伯云, 以予度之, 且忽服也. 若謂寒證, 則前日之藥下咽卽斃, 吐瀉安得漸止乎? 蓮泉聞之大悟, 著人飛赶孟英, 至而切其脈, 曰, 此高年之體, 元氣隨瀉而泄, 固當補者. 第餘暑未清, 熱藥在所禁耳. 若在孟浪之人, 必以前之涼藥爲未當, 今日溫補爲極是, 縱下咽不及救, 亦惟歸罪於前手寒涼之誤也. 設初起卽誤死於溫補, 而世人亦但知霍亂轉筋, 是危險之證, 從無一人知此證有陰陽之異, 治法有寒熱之殊, 而一正其得失者, 此病之所以不易治, 而醫之所以不可爲也. 今君見薑·附而生疑, 安伯察病機之已轉, 好問者心虛, 識機者智贍, 二美相濟, 遂使病者[?]出鬼門關, 醫者御脫無妄罪, 幸矣幸矣! 乃以高麗蔘·麥冬·知母·萎蕤·木瓜·扁豆·石斛·白芍·苡仁·茯苓·蒺藜爲方, 服六劑始能言動, 漸進飮食, 調理月餘而健.

2-25 친척 아주머니가 연세 육십을 넘었는데 어릴 때부터 黃蓮泉의 집에 고용되어 살았다. 사람의 忠敏함이 나이가 들어서도 더하니 주인과의 우의가 친척보다 더 하였다. 가을이 되어 霍亂轉筋을 앓았다. 孟英이 보니 暑症이라 蠶矢湯을 만들어 주니 두 첩에 곧 나았다. 사흘째 되는 날에 갑자기 늘어져 누워서 다시 돌아누울 수 없고 말할 기운조차 없으며 음식을 먹지도 못하였다. 蓮泉이 놀라서 멀리 있는 孟英을 부를 여가가 없어 가까이 있는 濟仁堂 朱某 醫員을 불러 진료를 받게 하니, 霍亂은 寒症이고 또 昏沈欲脫하니 附子理中湯을 처방하였다. 蓮泉이 그 약이 猛烈함을 알고 감히 투약하지 못하고 王安伯과 상의하였다. 安伯이 말하기를 "내가 살펴보건대 이 약을 먹으면 안 되겠다. 만약에 寒症이라면 前日의 약이 목구멍에 넘어갔으면 환자가 죽었을 터인데 어찌 吐瀉가 멈추었겠는가?" 하니 蓮泉이 깨닫고는 사람을 시켜 孟英을 급히 불러와 진맥하였다. 孟英이 말하기를 "이는 나이가 많은데 설사를 따라 元氣가 빠진 탓이니 마땅히 補하여야 하겠으나 아직 더위가 남아있으니 熱藥을 써서는 안 된다. 만약에 孟浪한 醫者가 前日의 凉藥이 당치않다 하고 溫補藥이 맞다 하여 투약하면 생명을 구할 수 없을 터인데, 그러고도 잘못되면 前에 寒凉藥을 쓴 탓으로 돌릴 것이라. 만일에 병의 초기에 溫補藥으로 죽었다면 세상 사람들은 단지 霍亂轉筋을 위험한 병으로 알지 그 누구도 病에 陰陽의 차이가 있고 治法에 寒熱의 차이가 있음을 알지 못할 것이니, 이제 그 잘못됨을 바로 잡고자 하노라. 이 병의 치료가 쉽지 않은 것은 醫者가 모르기 때문이라. 이제 제군들이 乾薑과 附子를 보고 의심을 품고, 安伯이 病機가 이미 바뀐 것을 살폈도다. 이제 好問者는 마음을 비우고 機微를 아는 자는 지혜가 넉넉하여 서로 어울렸으니, 病者는 鬼門關을 벗어나고 醫者는 無妄罪를 벗겠다. 참으로 다행이라." 하고는 고려삼(高麗蔘)·맥문동(麥門冬)·지모(知母)·위유(萎蕤)·목과(木瓜)·백편두(白扁豆)·석곡(石斛)·백작약(白芍藥)·의이인(薏苡仁)·복령(茯苓)·백질려(白蒺藜)로 方을 지어 여섯 첩

을 먹으니 곧 말을 하게 되고 점차 식사를 하게 되어 한달 남짓 조리하고는 건강해졌다.

2-26 七月十八日夜, 予患霍亂轉筋甚劇, 倉卒間誤服青麟丸錢許, 比曉急邀孟英診之. 脈微弱如無, 耳聾目陷, 汗出肢冷, 音啞肌削, 危象畢呈. (眉批, 可見浙人稟賦之薄, 若幽·冀之人, 卽誤服青麟丸數錢, 亦不至如斯之甚也.) 藥恐遲滯, 因囑其母先煎高麗蔘湯, 亟爲接續. 隨以蔘·朮·白芍·茯苓·附·桂·乾薑·木瓜·苡仁·扁豆·蓮實爲方, 一劑而各證皆減. 次日復診, 孟英曰, 氣分偏虛, 那堪吐瀉之泄奪? 誤餌苦寒, 微陽欲絶. 昨與眞武·理中合法, 脾腎之陽復辟矣. 剛猛之品, 可以撤去. 蓋吐瀉甚而津液傷, 筋失養則爲之轉, 薛生白比之痙病, 例可推也. 凡治轉筋, 最要顧其津液. 若陽旣回而再投剛烈, 則津液不能復, 而內風動矣. 此治寒霍亂之用附·桂, 亦貴有權衡, 不可漫無節制, 致墮前功也. (此一段議論極精微, 凡用寒用熱, 俱宜具此權衡, 方無過當之弊. 否則藥雖中病, 而服之不止, 反受其害矣. 喩氏論中寒證亦具此意.) 卽於前方裁去薑·附·肉桂, 加黃芪·石斛, 服至旬日而愈. 予謂此番之病, 危同朝露, 若非孟英, 恐不能救. 常聞張柳吟云, 但使病者聽孟英論病之無微不入, 用藥之無處不到, 源源本本, 信笔成章, 已覺疾瘳過半. 古云, 檄愈頭

2-26 7월 18일 밤에 내가 갑자기 霍亂轉筋이 심하여, 급한 중에 靑麟丸을 한 돈 넘게 잘못 먹었다. 다음날 아침에 孟英을 급히 불러와 보게 하니 脈微弱如無 耳聾目陷 汗出肢冷 音啞肌削하여 危症이 이미 나타났다. 약이 늦을까 염려하여 어머니에게 먼저 고려삼(高麗蔘)을 煎湯하게 하여 곧 마시고, 이어서 인삼(人蔘)·백출(白朮)·백작약(白芍藥)·복령(茯苓)·부자(附子)·육계(肉桂)·건강(乾薑)·목과(木瓜)·의이인(薏苡仁)·백편두(白扁豆)·연실(蓮實)로 방을 지어 한 첩을 복용하니 증세가 좀 나아졌다. 다음 날 孟英이 다시 진찰하더니 말하기를 "氣分이 虛하니 어찌 吐瀉로 氣脫이 되는 것을 견디겠는가? 여기에 苦寒藥을 잘못 복용하여 양기도 끊어질 판인데 지난번에는 眞武湯合理中湯으로 脾腎之陽을 회복하였다. 이번에는 剛猛한 藥은 쓰지 않아도 될 것이니, 무릇 吐瀉가 심하면 津液이 損傷되어 筋脈이 失養되고 轉筋이 된다. 薛生白(薛雪)은 이를 痙病에 비유하였으니 이번 사례에서 이를 알 수 있다. 대저 轉筋을 치료하는 데에는 津液을 보존하는 것이 제일 긴요하다. 陽이 회복되었는데 다시 剛烈藥을 투여하면 津液이 회복되지 않고 內風이 動할 것이라. 寒霍亂을 치료하는 데에 부자(附子)와 육계(肉桂)를 쓰는데 이때에는 균형을 잘 맞추어 절제가 있게 조절하여 前功을 없애는 일이 있어서는 안 된다." 하였다. (이번의 이론은 참으로 精微하다. 대저 寒藥이나 熱藥을 쓸 때에는 균형을 맞추어 지나침이 없어야 한다. 그렇지 아니하면 약이 비록 병에 맞다 하더라도 복약을 중지하지 아니하면 그 해를 입을 것이라. 喩氏가 中寒症을 논한 데에는 이 뜻이 들어 있다.) 바로 前方에서 건강(乾薑)·부자(附子)·육계(肉桂)를 빼고는 황기(黃芪)·석곡(石斛)을 加하니 복용 열흘 후에 병이 나았다. 내가 이번 병을 살펴보니 병의 위험함이 아침이슬과 같은 지라. 孟英이 아니었으면 살아날 수가 없었을 것이라. 張柳吟이 항상 말하였다. "病者가 孟英이 論病하는 것을 들어보면 이치에 맞지 아니한 것이 없고,

風. 良有以也.

用藥에 합당하지 않는 것이 없으니, 孟英의 씀씀이 하나하나가 모두 아름답다. 孟英의 진료를 받으면 이미 병은 과반이 나은 것이니 옛말에 檄愈頭風[1]이라는 말은 참으로 맞는 말이다." 라고 하였다.

여기에서 浙人의 稟賦가 薄한 것을 알 수 있다. 만일에 北方의 幽州 冀州사람이라면 靑麟丸 몇 錢을 먹었다고 해도 이와 같은 禍는 없을 것이다.

• 靑麟丸 : 大黃을 주약으로 한 攻逐瀉下劑이다. 熱秘의 大便燥結을 治한다.

2-27 陳藝圃亦知醫, 其室人於仲秋患霍亂轉筋, 自診以爲寒也, 投熱劑勢益甚. 招朱茂才視之, 亦同乎主人之見也. 病尤劇, 始請孟英決之. 曰, 寒爲外束之新邪, 熱是內伏之眞病. 口苦而渴, 薑·附不可投矣. 與河間法, 人皆不信也. 再與他醫商之, 仍投熱藥, 乃至口鼻出血而死. 極其悔嘆, 始服孟英之卓見. 予謂霍亂一證, 近來時有, 而醫皆不甚識得淸楚, 死於誤治者極多. 孟英特着專論, 雖急就成章, 而辨晰簡當, 略無支漏, 實今日醫家首要之書. 以其切於時用, 不可不亟爲熟讀而硏究也.

2-27 陳藝圃 역시 醫術을 알았는데 그의 부인이 가을에 霍亂轉筋을 앓으니 스스로 寒症이라 진단하고는 熱藥을 투여하니 병세가 극심하여졌다. 朱茂才를 초빙하여 보게 하니 주인과 같은 의견이라 병은 더 심해졌다. 孟英을 청하여 보게 하니 말하기를 "寒은 外束之新邪요 熱은 內伏之眞病이니 口苦已渴한데 건강(乾薑)·부자(附子)를 투약하여서는 아니 된다." 하고는 河間法(濕熱霍亂에 桂苓甘露飮)을 따라서 약을 주니 사람들이 믿지 않았다. 다시 다른 의원과 상의하니 다시 熱藥을 주어 복용하니 입과 코에서 피가 나오며 죽었다. 후회가 막심하였다. 그리고는 孟英의 卓見에 감복하였다. 내가 霍亂 하나를 보건대 근래에 가끔 이 병이 있으니 의원들이 이 병을 잘 모르고 誤治하여 죽는 자가 많다. 孟英이 특히 霍亂을 다루는 책을 지으니 그 辨證이 분명하고 간결하면서도 빠뜨린 것이 없으니 금일의 醫者가 반드시 보아야 할 책이다. 곽란의 치법이 절박하게 필요할 때에는 이 책을 반드시 숙독하여 연구해 볼 것이다.

2-28 顧雲垞, 體豊年邁, 患瘧於秋, 脈芤而稍有歇止. 孟英曰, 芤者, 暑也, 歇止者, 痰濕阻氣機之流行也, (卓識) 大忌溫補以助邪氣. (眉批, 此

2-28 顧雲垞가 체격이 풍만하고 연세가 많은데 가을에 학질이 있어 芤脈인데 脈이 가끔 멎었다. 孟英이 말하기를 "芤脈은 暑症인데 가끔 멎는 것은 痰濕이 氣機의 流行을 막는 것이라. 溫補藥을 써서 邪氣를 돕는 것을 크게 꺼린다." (탁견이라.) 하고, 淸解蠲痰之法을 쓰니 병이 적지 않

1) 삼국지 曹操와 陳琳의 고사에서 나온 말. 曹操가 陳琳이 쓴 격문을 읽으면서 頭風이 나았다는 故事

必別有外證可憑，故直斷爲暑與痰濕，未有專視脈之芤與歇止而如是定斷者，讀者勿被滿過.）及與清解蠲痰之法，病不少減，而大便帶血，（邪將去矣.）孟英曰，暑濕無形之氣，而平素多痰，邪反得以盤踞，頗似有形之病. 清解不克勝其任，氣血皆受其滋擾. 必攻去其痰，使邪無根据附而病自去，切勿以高年而畏峻藥. 伊侄桂生少府，亦精於醫者也，聞之極口稱是，遂以桃仁承氣湯加西洋蔘·滑石·芩·連·橘紅·貝母·石斛爲方，送礞石滾痰丸.（眉批，此方可謂峻極，良由識高，非徒膽大.）乃郎石甫孝廉云，此藥在他人必畏而不敢服，我昔年曾患暑濕證，深悉溫補之不可輕試，況高明所見相同，更何疑乎? 經服二劑，下粘痰污血甚多，瘧卽不作，仍以清潤法善後而康.

게 減해지면서 대변에 피가 섞여 나왔다.（邪氣가 장차 물러갈 징조이다.）孟英이 말하기를 "暑濕은 無形의 邪氣인데 평소에 痰이 많으면 邪氣가 오히려 거기에 달라붙어 有形의 病과 같이 된다. 淸解가 충분치 못하면 氣血이 邪熱을 받아 흔들리게 되니 반드시 攻法으로 痰을 제거하여야 邪氣가 붙을 곳이 없어 병이 물러갈 것이다. 나이가 많다 하여 峻藥 쓰기를 두려워 말라." 하였다. 그의 조카 되는 桂生少府가 의술에 정통하였는데 이를 듣고는 맞는 말이라고 극구 칭찬하였다. 곧 이어서 桃仁承氣湯 加 西洋蔘 滑石 黃芩 黃連 橘紅 貝母 石斛으로 방을 지어 礞石滾痰丸과 같이 복용하였다. 郎石甫 孝廉이 말하기를 "이 약을 다른 사람에게 주면 필히 두려워하여 먹지 않을 것이다. 내가 작년에 暑濕證을 앓았을 때에 溫補劑를 기벼이 먹지 아니하였는데 이제 소견이 이와 같이 고명하니 무엇을 다시 의심하겠는가?" 하고 두 첩을 복용하니 粘痰 汚血이 대변으로 빠져나가면서 학질이 다시 일어나지 않았다. 이어 淸潤法으로 조리하여 건강해졌다.

이번 사례는 겉으로 드러나는 外證이 있었으나, 바로 暑와 濕痰이라고 단정하니 지금까지 脈이 芤脈與歇止한 것만 보고 이렇게 단정한 것은 보지 못하였다. 이 글을 읽는 자는 여기에 못 미친다 하여 부끄러워할 필요가 없다.

이 방은 藥性이 峻極한 방이라 할 수 있으니 孟英이 다만 담대한 것뿐만 아니고 그 지식이 높음을 알 수 있다.

- 淸解蠲痰之法: 裏熱을 大便으로 瀉하여 淸하고 祛痰하는 治法.

2-29 邵子受令壼患吐血，肌膚枯澀，口渴，脈虛大. 孟英曰，氣分之陰虧也. 溫補旣非，滋塡亦謬. 以蔘·芪·二冬·知母·百合·萎蕤·石斛·桑葉·枇杷葉投之而愈.（眉批，用補亦要用得其宜，方能奏效，非一味蠻補卽能愈疾也.）

2-29 邵子受의 부인이 吐血이 있어 살갗이 마르고 口渴 脈虛大하였다. 孟英이 말하기를 "氣分之陰이 虛하니 溫補藥은 마땅치 않고 滋塡藥으로 치료하여야 한다." 하고는 인삼(人蔘)·황기(黃芪)·이동(二冬)·지모(知母)·백합(百合)·위유(萎蕤)·석곡(石斛)·상엽(桑葉)·비파엽(枇杷葉)을 투여하니 나았다.

補를 하는 것도 法度에 맞아야하니 방이 효과를 얻으려면 單味로만 고집하지 않고 보하면 병은 곧 나을 것이다. 이번 醫案에 治法이 있으니 가히 본받을 만하다.

2-30 九月間張春橋患瘧，寒少熱多，間二日而作，甫兩發形卽淸瘦．孟英診曰，脈弦而細，尺中甚數，疾作於子夜，口乾嗜飮，乃足少陰熱瘧也．兩發遽爾形消，胡可玩視？吾以妙藥奉贈，可期卽已．但請卽服，不可商於人而致疑義也．方用元蔘·生地·知母·丹皮·地骨皮·天冬·龜板·茯苓·石斛·桑葉．春橋以向所心折，遂服之．一劑瘧卽止，再以滋陰善後而愈．予謂此證一帖而瘳，似乎輕易，但非眞才實學，焉有此種妙治？設遇別手，非溫補卽提表，其禍可勝道哉！然天下之病，無論輕重，總貴初治得法，何致輕者重而重者危耶？奈世俗之情，必使輕者重而後轉安，始知醫藥之功，殊可嘆也．按此證，世人但知其爲三陰瘧，籠統治以溫補之法，徒未聞有分經用藥者．今提出少陰二字，創立淸凉之劑，用藥精當，取效敏捷，法似新奇，理自完足，所謂活人治活病，全以活潑運之也，可以啓人慧悟，垂作典型.

2-30 9월에 張春橋가 瘧疾을 앓았는데 寒少熱多하였다. 이틀마다 발작하였는데 겨우 두 번 발작하자 형체가 말랐다. 孟英이 진맥하니 “脈弦而細 尺脈甚數인데 한밤중에 瘧疾이 일어나고 口乾嗜飮하니 足少陰熱瘧이라. 두 번 발작에 이미 형체가 마르니 어찌 보고만 있을 수 있겠는가? 내게 妙藥이 있은즉 가히 나을 수 있으리라. 다만 복용하되 다른 사람과 상의하지는 말 것인즉 쓸데없는 의심만 생기리라.” 하고는 현삼(玄蔘)·생지황(生地黃)·지모(知母)·목단피(牧丹皮)·지골피(地骨皮)·천문동(天門冬)·귀판(龜板)·복령(茯苓)·석곡(石斛)·상엽(桑葉)으로 방을 지었다. 春橋가 마음이 급하여 복용하니 바로 瘧疾이 멎었다. 이후 滋陰藥으로 조리하여 나았다. 내가 이 의안에서 보건대 한 첩으로 병을 고치니 쉬운 것 같지만 자질이 있는 사람이 제대로 배우지 아니하였으면 어찌 이런 妙手가 나오겠는가! 다른 의원을 만났다면 溫補藥이 아니면 發表藥을 썼을 것인즉 그 禍를 어찌 말로 다 하겠는가? 천하의 병은 輕重을 막론하고 병의 초기 치법이 중요하니, 어찌 輕者는 重해지고 重者는 危急해지겠는가? 그러나 세속의 인정은 輕者는 병이 심하여진 후에 나을 것으로 여겨, 병이 나으면 醫藥의 공으로 돌리니 가히 탄식할 만한 일이 아닌가? 이번 의안을 보건대 세인들은 다만 三陰瘧이 있는 것만 알아 溫補法에 집착하고 分經用藥法은 모르는구나. 이제 少陰瘧疾에 淸凉法을 처음 만들어내니 用藥이 정당하고 효과가 바로 나니 치법이 신기하고 이치를 다 구비하였으니 이것이 소위 말하는 活人治活病으로 그 治法에 生氣가 넘쳐나는구나. 후인들은 이 이치를 깨닫고 본받으라.

- 『東醫壽世保元』에 太陰人 熱多寒少湯이 있다. 방제구성은 葛根 黃芩 藁本 蘿菖子 桔梗 白芷 升麻로서 裏熱溫病에 사용한다.

2-31 金寬甫，初冬患感，局醫黃某，聞其向來不拘何病，總須需溫藥而痊，胸懷成見，進以薑·桂之方，漸至足冷面赤，譫語煩躁，疑爲戴陽而束手矣. 擧家徬徨，延孟英診焉. 曰，此伏邪晩發，誤與升提，熱浮於上，淸解可安. 寬甫猶以向不服涼藥，爲疑方中芩·連之類，堅不肯用. 乃兄愿谷中翰，極力開導，督人煎而飮之，果得霍然.

2-31 金寬甫가 초겨울에 감기에 걸렸는데 醫局의 黃某가 병에 어디서 오든 간에 모든 병을 溫藥으로 고친다 하니 솔깃하여 건강(乾薑)과 육계(肉桂)로 지은 약을 먹었다. 약을 먹으니 점차 足冷面赤 譫語煩燥하게 되어 戴陽證인가 싶은데 어찌 할 방도가 없었다. 집안 모두가 당황하여 孟英을 초빙하여 보게 하였다. 孟英이 보더니 "이는 伏邪가 늦게 發하였는데 升提藥을 잘못 써서 열이 위로 뜬 것이니 淸解하면 가히 편케 될 것이라." 하였다. 寬甫가 凉藥을 먹지 않을 마음이 있었는데, 方中에 황금(黃芩)·황련(黃連)과 같은 약이 있는 것을 보고는 약을 먹으려 하지 않았다. 兄 願谷中翰이 적극 이끌어서 약을 달이게 하여 먹도록 하니 과연 편안해졌다.

2-32 周曉滄乃郎品方患冬溫，所親顧聽泉知其體屬陰虧，病非風寒也，不犯一分溫升之品，而證不能減，勢頗可危，乃虛懷轉邀孟英診之. 曰，所治良是也. 但於方中加貝母·杏仁·紫菀·冬瓜子等味，與之遂效. 可見藥貴對病，雖平淡之品，亦有奇功. 孟英嘗云，重病有輕取之法. 於此可見.

2-32 周曉滄은 品方의 아들이다. 冬溫을 앓으니 친척되는 顧聽泉이 그의 체질이 陰虧하여 風寒감기가 아닌 것을 알았다. 溫升藥을 하나도 쓰지 않았는데도 병증이 전혀 減해지지 않고 병세가 자못 위급하여 孟英을 불러 진료케 하였다. 孟英이 보더니 말하기를 "지금까지의 치법은 맞다." 하고 지금까지 쓰던 방에 패모(貝母)·행인(杏仁)·자완(紫菀)·동과자(冬瓜子) 등을 가하니 곧 효과가 있었다. 약은 병에 맞아야 하니 비록 平淡한 약이라도 奇功이 있을 수 있다. 孟英이 일찍이 말하기를 "重病에도 가벼운 약을 쓸 수 있다." 하였으니 바로 이런 경우이다.

2-33 癸卯春，邵秋子令堂年近六旬，患寒熱如瘧者久矣. 諸醫雜治罔效，孟英視之曰，此濕邪久蘊，已從熱化，誤投提補，動其肝陽，痰飮因而上逆，與通降之法，寒熱卽減. 而包某謂瘧久陰虛，理宜滋養. 病家聞之近是，遂進首烏·鼈甲等藥，漸至脈伏胸痞，呃忒自汗，渴飮不食，顴赤便泄. 包某束手，疏生脈散以塞責，擧家徬徨，再求孟英診之. 曰，

2-33 계묘년(1843) 봄에 邵秋子의 어머니가 나이 육십에 가까운데 瘧疾과 같은 寒熱이 있은 지 오래 되었다. 여러 의원들이 치료하였으나 효과가 없었다. 孟英이 보더니 "이는 濕邪가 오래되어 熱化한 것인데 升補劑를 잘못 써서 肝陽이 動하여 痰飮이 上逆한 것이다. 通降之法을 쓰면 寒熱이 減할 것이다." 하였다. 包某 醫員이 瘧疾이 오래 되어 陰虛가 되었으니 滋養法이 이치에 맞다 하고 병자도 맞다고 하였다. 이에 包某가 하수오(何首烏)와 별갑(鼈甲) 등 약을 주었는데 점차 맥이 가라앉고 胸痞가 되면서 딸꾹질과 땀이 나고 갈증이 나고 식사를 못하며 顴赤便泄하였다. 包某가 달리 방도가 없어 生脈散을 주고는 책망을 막고자

此滋膩阻滯氣機，（喜用熟知者鑑之.）淸陽不司旋運，痰飮閉滯隧絡，非脫象也，補藥不可進．以栝蔞薤白合小陷胸，加菖蒲·竹茹·施覆·貝母·杏仁·紫菀·枇杷葉投之.（淸熱滌陰，施轉氣機，以救滋膩之失.）呃止脈出，大有轉機，而鄭某謂病固屬痰，須溫熱以宣通，勿寒涼而凝遏，病家又惑焉．薑·桂頻投，旣而唇腫咽疼，不能進飮，舌乾短硬，難出語言，復請孟英救疗．與犀角地黃湯加元蔘·知母·銀花·竹黃·花粉·膽星·石菖蒲·竹瀝之類，（甘寒生津，以救燥烈之失.）六七劑吐出極臭膠痰甚多，粥飮漸進，此第三次生機也．奈狂瀾莫障，邪說橫行，輒以涼藥不宜擅服，久病必定元虛，甘言悅耳，遂至升散溫補，各逞所能，符呪乩方，罔不遍試．延至仲夏，腭腐齦糜，唇高數寸，竟成燎原莫救，仍懇孟英設法，乃堅辭不能措手，付局醫黃某敷治，腫爛日甚而終.

하였다. 집안의 모든 사람이 당황하여 孟英에게 다시 진료를 청하니, 孟英이 말하기를 “이는 滋膩한 藥이 氣機를 막아 淸陽이 流行치 못하여 痰飮이 經絡에 滯한 것이라. (熟地黃 쓰기를 좋아하는 사람은 이를 볼지어다.) 脫象이 아니니 補藥은 不可하다.” 하고는 括蔞薤白合小陷胸湯 加 石菖蒲 竹茹 旋覆花 貝母 杏仁 紫菀 枇杷葉을 투여하였다. (淸熱滌飮하여 氣機를 流行시키는 것으로 滋膩한 藥의 잘못을 구하는 것이다.) 딸꾹질이 멎고 맥이 되살아나니 병이 크게 차도가 있었다. 이때 鄭某라는 의원이 병이 고질이 된 데다 痰病이니 熱藥으로 宣通해야 하고 寒涼藥으로 凝滯시키면 안 된다고 하니 병자가 이 말에 혹하였다. 다시 건강(乾薑)과 육계(肉桂)를 여러 번 투여하니 脣腫咽痛하여 음식을 먹을 수 없고 舌乾短硬하여 말도 하지 못하게 되었다. 다시 孟英을 청하여 치료를 구하니 犀角地黃湯 加 玄蔘 知母 金銀花 竹黃 天花粉 膽南星 石菖蒲 竹瀝 등으로 6·7첩 투여하였다. (甘寒生津하니 燥熱之失을 구한다.) 그러니 냄새 나는 膠痰을 많이 토하고 나서 죽을 먹게 되어 세 번째로 다시 생기가 돌았다. 막된 말을 막을 수 없고 邪說이 橫行하는데 凉藥은 마음대로 먹지 않으려 하니 병이 오래되면 반드시 正氣가 虛하게 되기 마련이라. 그러나 甘言利說에 惑하여 升散溫補藥을 먹고 각 의원이 각기 잘하는 것을 올리니 부적이나 주술까지 하지 않은 것이 없었다. 한여름이 되니 턱이 썩고 잇몸에 염증이 생겨 입술이 數寸이나 부으니 병세가 심하여져 구할 도리가 없었다. 孟英에게 간절하게 구해주기를 부탁하나 고사하고 손을 쓰지 않으니 결국 黃某의 진료를 받다가 부종과 염증이 날로 심해져 죽었다.

2-34 上年秋燥冬暖，略無霜雪，河井幷涸，吾杭自九月間起，天花流行，十不救五，小兒之殤於是者，日以百計．孟英曰，此痘疫也.（眉批，痘原感疫而發，『醫林改錯』中言之甚詳.）治法當與常痘有異，惜幼科未之察耳．且天令發泄，

2-34 작년은 가을이 건조하고 겨울이 따뜻하더니 눈과 서리가 내리지 않아 하천과 우물이 다 말랐다. 九月이 되어 杭州에 유행병이 도는데 열 가운데 다섯도 구하지 못하였다. 소아가 죽는데 하루에 백 명이나 되었다. 孟英이 말하기를 “이는 天然痘라. 치법이 매번의 天然痘마다 달라야 하는데 소아과 의원들이 아직 이를 살피지 못하고 있도다. 그리고 天令이 發泄을 주하고 閉藏하지 못하는 시기이니

不主閉藏, 入春恐多喉患, 特刊加味三豆飮方. 俾未曾佈痘者, 預服免患, 將出者恣飮冀輕, 又勸人頻服青龍白虎湯以杜春來喉恙. 不料其言果應, 三春不雨, 喉疹甚多, 醫者猶不悟其致病之因, 僅知發散, 正如火上添油. 孟英胸有成竹, 一以仲景白虎湯爲救焚主劑, 若已及於營分者, 用晉三犀角地黃湯, 相機加減. 又刊青龍白虎湯暨錫類散方, 廣爲印送, 賴此以活者, 不可勝數.

봄이 되면 喉患이 돌 것이다. 특별히 加味三豆方을 만드니 天然痘에 걸리지 아니한 자는 미리 이를 복용하면 예방이 되고, 이미 걸린 자는 이를 마시면 가볍게 되리라." 하였다. 또 사람들에게 青龍白虎湯을 자주 마시도록 권하여 봄에 올 수 있는 喉患을 막게 하였다. 이 말이 그대로 될 줄은 미처 알지 못하였다. 봄이 지나가도록 비가 오지 않으니 喉疹이 심히 많았다. 의원들이 그 병의 원인을 모르고 단지 發散만을 시키니 火上添油格이라. 孟英이 이미 이에 대한 계책이 있어 仲景의 白虎湯을 救焚하는 主劑로 쓰고, 邪氣가 營分에 미친 자는 晉三犀角地黃湯을 가감하여 쓰도록 하였다. 그리고 青龍白虎湯方과 錫類散方을 간행하여 널리 보급하니 이것으로 살아난 자가 헤아릴 수 없이 많았다.

痘는 疫病에 感하여 發하니 이는 『醫林改錯』에 상세히 나와 있다.

附: 加味三豆飮

生綠豆 生黃豆 生黑大豆(或用生白扁豆亦可) 生甘草 金銀花 水煎服.

<附>加味三豆飮

生綠豆 生黃豆 生黑大豆或用生白扁豆亦加 生甘草 金銀花 水煎服

孟英原刻自注云, 古方三豆飮, 爲痘證始終可服之妙藥. 未出時常服, 痘可使稀, 將出時急服, 重可冀輕, 已出時恣服, 逆可轉順, 盡出時頻服, 毒可易淸. 俗傳種痘是密室烘花, 更有初生小兒於十八日內服藥, 令其出痘之法, 是揠苗助長. 此等矯揉造作, 陰受其害者, 古今來不知几恒河沙數矣. 至於種種稀痘之方, 皆無義意. 或以毒藥損人元氣, 或以穢物致生別恙, 愼勿爲其所惑. 惟此方藥極簡易, 性最平和, 味不惡劣, 易辨易服, 不必論其體質, 久服無弊, 誠盡善盡美

孟英이 스스로 다음과 같이 注를 달았다. 古方의 三豆飮은 痘症의 처음부터 끝까지 먹을 수 있는 妙藥이다. 痘疹이 나오지 않았을 때에 복용하면 痘疹이 가벼워지고, 막 나오려 할 때 급히 복용하면 거듭 가볍게 될 수 있고, 이미 나왔을 때 수시로 먹으면 순하게 지나가게 할 수 있으며, 痘疹이 만발하였을 때에 자주 마시면 독을 씻어낼 수 있다. 세속의 種痘治法을 보면 밀실에서 불을 쪼이거나, 소아에게 처음 痘疹이 나왔을 때이면 18일 내에 복약하여 痘疹이 돋게 하니 이는 揠苗助長이라. 이렇게 억지로 痘疹을 돋게 하여 모르는 사이에 그 해를 입은 자가 옛부터 헤아릴 수 없이 많았다. 痘疹이 적게 나도록 하는 방법은 다 의미가 없는 짓이니 혹 독약에 원기가 상하고 혹은 더러움에 다른 탈이 생기고 하니 미혹됨이 없을지어다. 이 방은 지극히 간이하고 성질도 평화하여 맛도 나쁘지 않으니 쉽게 마실

之王道藥也. 杭人惑於患痘不食豆之說, 甚屬可鄙, 今特辨明, 冀人醒悟. 凡小兒能啜飮後, 即以此藥日日代茶, 誠保赤之首章焉. 原方用赤豆, 性燥傷陰, 予以黑大豆易之, 更有補陰之績, 雖燥令燥體, 皆無碍矣. 再益銀花·甘草, 而化毒之功尤勝. 或疑銀花性涼, 似難久用, 不知三豆皆穀也, 性能實脾, 得銀花以濟之, 更覺衡和. 況小兒體稟純陽, 極宜此甘涼補陰之味, 豈特稀痘, 尤能明目消疳, 不生瘡癤·泄瀉等病, 其功未能殫述也.

수 있다. 체질을 따질 필요도 없고 오래 마셔도 별탈이 없으니 정말로 좋은 약이다. 杭州 사람들은 痘疹에 콩을 먹지 않는다는 속설이 있으나 이는 틀린 말로 이제 분명히 설명하여 사람들이 깨닫기를 바라노라. 어린이가 능히 마실 수 있는 나이가 되면 이것을 茶 대신에 마시게 하여 어린이를 보호하는 약의 첫머리에 두라. 原方은 赤豆를 사용하여 性燥로 傷陰하니 내가 黑豆로 바꾸어 補陰하는 효과도 있게 하였다. 天令이 燥하거나 體質이 燥하여도 괜찮다. 다시 금은화(金銀花)와 감초(甘草)를 더하여 化毒의 공이 훨씬 더하도록 하였다. 혹자는 금은화(金銀花)가 凉性이라 오래 쓰기를 꺼려하나, 삼두(三豆)가 곡식에 속하여 脾臟을 튼튼히 하고 금은화(金銀花)의 성미를 눌러 衡和하게 하는 것은 모르고 있다. 더구나 小兒는 純陽이라 이번의 甘涼補陰之味가 딱 맞아 痘疹을 적게 나게 하고 明目消疳하여 瘡癤과 泄瀉 등을 일으키지 아니하니 그 공은 이루 다 설명할 수 없다.

附: 青龍白虎湯
橄欖 生蘆菔 水煎服.

<附>青龍白虎湯
橄欖 生蘿菔 水煎服

孟英自注云, 此予自制方也. 橄欖色青, 淸足厥陰內寄之火風, 而靖其上騰之畯, 蘆菔色白, 化手太陰外來之燥熱, 而肅其下行之氣. 合而爲劑, 消經絡留滞之痰, 解膏粱魚面之毒, 用以代茶, 則龍馴虎伏, 藏府清和, 豈但喉病之可免耶? 且二味處處皆有, 人人可服, 物異功优, 久任無弊, 實能弭未形之患, 勿以平淡而忽諸.

孟英이 스스로 다음과 같이 注를 달았다. 이것은 내가 만든 方이다. 감람(橄欖)은 青色으로 足厥陰 內의 火風을 淸하여 上騰하는 火畯을 다스린다. 노복(蘆菔)은 白色으로 手太陰의 外來燥熱을 化하여 氣를 淸肅 下降시킨다. 감람(橄欖)과 생나복(生蘿菔)이 合하여 經絡에 留滯된 痰을 없애고 膏粱魚麵의 毒을 풀어주는데, 茶를 대신하여 마시면 龍馴虎伏하듯 사나운 기를 다스리고 臟腑를 淸和하니 어찌 喉病을 免하기만 하겠는가? 또 이 두 가지는 어디에나 있으니 사람마다 이를 마시면 功이 있을 것이며 오래 마셔도 탈이 없어 실로 未形之患을 예방할 것이니 平淡하다 하여 소홀히 말 것이다.

附: 錫類散
象牙屑(焙) 眞珠(各三分) 飛淨青黛(六分) 梅花氷片(三釐) 壁錢(二十个, 俗名喜兒

<附>錫類散
象牙屑焙 眞珠各二分 飛淨靑黛六分 梅花氷片三釐 壁錢二十个 俗名喜兒窠 木板上子勿用 西牛黃 人指甲各五釐, 南病

窠, 木板上者勿用) 西牛黃人指甲(各五釐, 男病用女, 女病用男, 合送濟人, 須分別配之.)

用女 女病用男 合送濟人 須分別配之

共硏極細粉, 吹患處, 流出惡涎卽愈.

모두 곱게 갈아 患處에 불어 넣는다. 惡涎이 나오면 즉 낫는 것이다.

孟英自注云, 此專治爛喉痧疹之神方也. 尤鶴年附載於『金匱翼』云, 張符瑞傳此方以得子, 故予名之曰錫類散.

孟英이 스스로 다음과 같이 注를 달았다. 이것은 爛喉痧疹의 神方이다. 尤鶴年(尤怡, 1650~1749)[2]이 『金匱翼』에 붙이기를, 張瑞符가 이 방을 전하여 사람들을 구하고 아들을 얻었으니 내가 이를 錫類散이라 이름 지었다.

2-35 段春木之室爛喉, 內外科治之束手, 姚雪蕉孝廉荐孟英視之. 骨瘦如柴, 肌熱如烙, 韌痰阻於咽喉, 不能咯吐, 須以紙帛攪而曳之. 患處紅腫白腐, 齦色皆糜, 米飮不沾, 汛事非期而至, 按其脈左細數, 右弦滑. 曰, 此陰虧之體, 伏火之病, 失於淸降, 擾及於營, 先以犀角地黃湯淸營分, 而調妄行之血, 續與白虎湯加西洋蔘等, 肅氣道而瀉燎原之火, 外用錫類散, 掃痰腐而消惡毒. 繼投甘潤藥, 蠲餘熱而充津液, 日以向安, 月餘而起.

2-35 段春木의 부인이 爛喉가 있는데 內外科 醫員이 별 도리가 없었다. 姚雪蕉 孝廉이 孟英을 천거하여 보게 하였다. 몸이 장작같이 마르고 肌熱은 불과 같이 뜨거우며, 질긴 痰이 인후를 막아 紙帛으로 닦아내니 患處가 紅腫白腐하고 잇몸과 혀가 다 헐어 미음도 못 먹는데 월경도 때 아니게 이르렀다. 脈은 左細數 右弦滑하였다. 孟英이 말하기를 "이는 체질이 본래 陰虧한데 伏火가 있어 淸降이 안 되고 營分에 미친 것이라." 하고는 犀角地黃湯으로 營分을 淸하고 妄行之血을 다스렸다. 이어서 白虎湯加西洋蔘 등으로 氣道를 淸肅하고 火氣를 瀉하였다. 外用藥인 錫類散으로 腐痰을 씻어내고 惡毒을 소제하였다. 계속하여 甘潤藥으로 餘熱을 없애고 津液을 充滿시키니 날이 갈수록 편안해져 한 달이 되어 일어났다.

2-36 吳雨峰明府家, 囑兒科爲其仲郞所出之兩孫種痘, 下苗二三日, 發熱咽痛. 醫以爲痘之將形也, 投以升透之藥, 赤斑似錦, 咽爛如焚, 半月之間, 合家傳染, 諸醫莫敢入其室. (痘疹一門, 以護咽爲第一

2-36 吳雨峰 明府의 집에서 그의 둘째아들 소생의 두 손자가 소아과의원에게 種痘를 받은 후 2·3일에 發熱咽疼이 있었다. 의원은 장차 痘疹이 생길 것이라 하고는 升透藥을 주었다. 痘疹의 치법에서 咽喉를 보호하는 것이 가장 중요하니 喉痛이 있으면 바로 淸降하여야 하고 升提를 가장 꺼리니 어찌 소아과 의원이 이를 모른단 말인가? 붉은 비단

2) 尤怡는 청나라 長洲 사람으로, 자는 在涇, 호는 拙吾, 별호는 飼鶴山人이다. 저서로는 『金匱要略心典』·『傷寒貫珠集』·『金匱翼』 등이 있다.

要義. 一見喉痛, 卽急淸降, 大忌升提, 何專科而不知此耶?) 孟英往診時, 見其三郞耕有·四郞小峰尙未病, 亟曰, 已病者固當圖治, 未病者尤宜防患. 傳以靑龍白虎湯代茶恣飮, 竟得無恙. 其令閫洪宜人及仲媳, 皆爲之治愈. 此外如其長媳·其令嬡·其三孫·其仆·其探病之女戚, 殞於是病者, 七人焉. 時雨峰筑巖兩喬梓, 咸官於外, 仲郞亦幕游江右, 不料因種痘而釀此禍, 益信孟英勸人勿種痘之說爲可訓矣. (眉批, 種痘之法, 以人巧而奪天工, 原屬妙法, 但須愼於擇時. 若疫氣流行之時, 感其氣者, 尙有腫頤爛喉之酷, 況又加以痘毒耶? 此乃醫之不明, 未可盡歸咎於種痘也.)

과 같은 赤斑과 뜨거운 喉爛이 생기니 보름 사이에 집안사람이 모두 전염되어 모든 의원들이 그 집에 가려고 하지를 않았다. 孟英이 가서 보더니 셋째 아들 耕有와 넷째 아들 小峰은 아직 병에 걸리지 않은지라 재빨리 말하기를 “이미 병에 걸린 자는 치료를 해야 하거니와 아직 병에 걸리지 않은 자는 예방을 하여야 한다.” 하고 靑龍白虎湯을 茶 대신에 마시게 하니 별 탈이 없었다. 그의 영부인 洪宜人과 둘째 며느리는 이리하여 치유가 되었다. 나머지 큰 며느리와 그의 딸과 세 손자와 노복 그리고 병이 심했던 친척 되는 여인 등 병으로 죽은 이가 일곱이 되었다. 그때에 雨峰과 築岩 父子는 모두 외지에서 벼슬을 살고 있었고, 둘째 아들 역시 江右에 나가 있었기에 種痘로 인한 화는 입지 아니하였다. 모든 사람들이 孟英이 種痘를 하지 말라고 하던 말을 더욱 믿게 되었다.

種痘法은 사람이 하늘이 하는 일을 뺏는 격이라. 원래는 妙法이나 시기를 잘 택하여야 하나니 만약에 疫氣가 도는 시기에 疫氣에 感觸되면 腫頤 爛喉하게 되는데 이에다가 痘毒이 겹치면 어떻게 되겠는가? 醫者되는 자가 이것을 모르고 그 허물을 種痘에 돌려서는 안 될 것이라.

- 당시 천연두의 예방책으로서 환자의 두진을 아직 병이 없는 사람에게 이식하는 種痘法이 유행하였다.

2-37 潘洪疇托兒醫爲其仲郞春波所出之孫種痘, 下苗三日卽咽痛, 醫與升散藥, 發熱斑爛, 七朝而夭. (咽痛而復升之, 卽非種出之痘, 亦必不免.) 春波及其弟祥衍皆染其病. 春波之證, 顧聽泉治而愈矣, 祥衍之恙, 咽喉爛至於舌, 胸膈痞塞不通, 牙關緊澀, 小溲淋痛, 口流紫黑血块, 人皆謂其臟腑爛焉. 孟英視之曰, 惡血毒涎, 正欲其出. 吹以錫類散, 用碗承其口, 流出涎血

2-37 潘洪疇의 둘째 아들 春波 소생의 손자를 소아과 의원에게 종두해달라고 맡겼다. 그랬더니 種痘 사흘 만에 咽痛이 생겼고, 이에 升散藥을 썼더니 發熱斑爛이 있으면서 이레 만에 죽고 말았다. (咽痛이 있는데 다시 升提藥을 쓰니 種痘로 인한 것이 아니라도 죽음을 면치 못한다.) 春波와 그의 동생 祥衍 모두 병에 전염되었다. 春波의 병은 顧聽泉이 치유하였다. 祥衍의 병은 咽喉爛이 혀까지 번지고 胸膈痞塞不通, 牙關緊急하면서 小便이 적고 淋痛이 있는데 입으로는 紫黑色의 血塊가 나오니 모두 臟腑가 爛한 것이라 하였다. 孟英이 보더니 “이는 惡血毒涎이 빠져 나오는 것이라.” 하고 錫類散을 불어 넣고 사발을 그의 입에 대니 涎血

甚多, 咽喉·牙環·胸膈皆得漸舒. 投以犀角地黃湯, 加元蔘·銀花·童溺·藕汁·竹黃·花粉·貝母·石菖蒲之類, 漸以向安, 繼與生津塡補而痊.

이 많이 나오면서 咽喉牙關 胸膈痞塞이 점차 풀어졌다. 이어서 犀角地黃湯 加 玄蔘 金銀花 童尿 藕汁 竹黃 天花粉 貝母 石菖蒲를 투여하니 점차 편안해졌다. 다시 生津塡補藥을 써서 병이 나았다.

2-38 夏間顧聽泉邀孟英視其所視屠綠堂之恙, 孟英曰, 陰生可慮. 果於夏至前五日而卒. 屠之五令郎, 患痰嗽者數年, 近因悲哀病作, 徐某見其嗽甚則吐也, 投以蔘·朮之劑, 病益甚. 潤七月十七夜, 綠堂忽示夢云, 汝病須延孟英診視, 服溫養藥可愈. 覺而異之, 卽迓過診. 孟英曰, 此陰虛勞嗽, 嗽久而衝氣不納則嘔吐, 非胃寒也. 經言, 勞者溫之. 亦溫養之謂, 非可以溫補施之者. 病者見案, 更爲驚嘆, 始以父蘿告焉, 孟英亦爲之肅然. 方用西洋蔘·熟地·蓯蓉·二冬·茯苓·坎板·牡蠣·紫石英·萎蕤·枇杷葉·橘皮, 服之果安. (滋陰降氣, 加以鎭攝, 乃虛嗽良法, 非兼外感者所可用.) 予謂凡事皆可以感天地格鬼神, 況醫爲性命之學耶? 卽此一案, 可以知孟英之手眼通天, 非幸獲虛名者所能仰望也.

2-38 여름에 顧聽泉이 孟英을 초청하여 그의 친척 되는 屠綠堂의 병을 보게 하니, 孟英이 말하기를 "天氣가 夏至에 가까우니 심히 염려가 된다." 하였다. 과연 夏至 5일 전에 죽었다. 屠氏의 다섯째 아들이 痰嗽가 있은 지 수 년이 되었는데, 슬픔으로 다시 병이 도졌다. 徐某 의원이 그가 기침이 심하면 吐하는 것을 보고는 인삼(人蔘)과 백출(白朮)을 투여하니 병이 더 심해졌다. 윤 7월 17일 밤 꿈에 綠堂이 나타나 말하는데 "너의 병은 필히 孟英에게 진료를 받아 溫養藥을 먹어야 고칠 수 있다." 하니 잠을 깨고 나서 기이하게 여겨 孟英을 불러들여 진료를 받았다. 孟英이 말하기를 "이 병은 陰虛勞嗽이니 기침이 오래되면 衝氣不納하여 구토하게 되니 구토는 胃寒에서 오는 것이 아니다. 經에 이르기를 勞者溫之라 하였는데, 溫은 溫養을 말한 것이지 溫補를 말한 것이 아니다." 하였다. 病者가 方을 보더니 다시 경탄하며 아버지의 꿈을 얘기하니 孟英도 숙연해졌다. 方은 서양삼(西洋蔘)·숙지황(熟地黃)·육종용(肉蓯蓉)·이동(二冬)·복령(茯苓)·감판(坎版)·모려(牡蠣)·자석영(紫石英)·위유(萎蕤)·비파엽(枇杷葉)·귤피(橘皮)로 하여 복용하니 과연 편안해졌다. (滋陰降氣 加以鎭攝하니 虛嗽에 良法이라. 外感을 兼한 자에게는 쓰지 말라.) 내가 보건대 매사에 천지가 감동하면 神鬼의 형태로 나타나니 항차 의술은 생명을 다루는 학문이니 더 말할 필요가 있겠는가? 이 의안 하나에서 孟英의 의술이 하늘에 닿은 것을 알 만하니, 요행으로 虛名을 얻은 자가 우러러 볼 수 있는 것이 아니다.

2-39 胡秋紉於酷熱時偶有不適, 醫用柴·葛·香薷藥散之, 反惡寒胸痞, 更醫用枳·朴·檳榔以瀉之, 勢日劇, 延孟英視之. 自汗不收, 肢背極冷, 奄

2-39 胡秋紉이 한참 더운 무렵에 몸이 좋지 않아 醫員이 시호(柴胡)·갈근(葛根)·향유(香薷)로 發散시켰는데, 오히려 惡寒胸痞가 되니, 다시 지실(枳實)·후박(厚朴)·빈랑(檳榔)으로 瀉하였는데 병세가 더 심해졌다. 孟英이 보니 自汗不

奄一息，脈微無神．曰，稟賦素虧，陽氣欲脫，此必誤认表證使然．與救逆湯加蔘·芪，服之漸安．繼以補氣生津，調理匝月而痊．

收 肢背極冷하여 숨을 간신히 내쉴 뿐 脈도 극히 약하였다. 孟英이 이르기를 "稟賦가 원래 약한데 陽氣欲脫하니 이는 반드시 表證으로 誤認하여 약을 쓴 탓이라." 하고는 救逆湯 加 人蔘 黃芪를 복용시키니 점차 편안해졌다. 이어서 補氣生津하여 한 달이 되니 나았다.

- 救逆湯: 桂枝去芍藥加蜀漆龍骨牡蠣救逆湯이다. 『醫學入門』 汗出亡陽證에 收神固陽한다. 桂枝로 表邪를 풀고 蜀漆로써 火邪를 흩고 龍骨 牡蠣로써 神氣를 거두고 陽氣를 堅固하게 한다.

2-40 陳芰裳患淋久不愈，延至溽暑，孟英診之．曰，易事耳．與補中益氣湯而愈，其子荷官，病痞積腹脹，發熱乾嗆，善食黃瘦，便溏溺赤，兒科藥廣服無功，已將絶望矣．孟英聞而怜之，曰，吾於幼科雖未討論，姑贈一方，或有生機也．以黃連·白芍·牡蠣·鼈甲·鷄肫皮·五穀蟲·霞天曲·木瓜·山楂·楝實·橘皮·桔梗·施覆·梔子·丹皮等藥投之．(作疳疾治．) 一劑知，旬餘愈．

2-40 陳芰裳이 淋症이 있는데 오래되어도 낫지 않고, 더운 여름이 되어 孟英을 초빙하여 진료를 받았다. 孟英이 보더니 "이는 쉬운 병이라." 하고 補中益氣湯을 주니 나았다. 그 아들되는 荷官이 痞積腹脹 發熱乾嗆 善食黃瘦 便溏尿赤이 있어 소아과 약을 널리 구하여 먹었으나 별 효과가 없어 절망에 빠졌다. 孟英이 이를 안타까이 여겨서 말하기를 "내가 비록 소아과 전문은 아니지만 한 가지 方을 줄 것이니 혹 살이 날 수도 있을 것이다." 하고 황련(黃連)·백작약(白芍藥)·모려(牡蠣)·별갑(鼈甲)·계내금(鷄內金)·오곡충(五穀蟲)·하천국(霞天麯)·모과(木瓜)·산사(山楂)·연실(楝實)·귤피(橘皮)·길경(桔梗)·선복화(旋覆花)·치자(梔子)·목단피(牧丹皮) (疳疾을 治하는 方이다.) 등으로 약을 만들어 투여하니 한 첩에 효과가 있고 십여 일이 되어 나았다.

2-41 段堯卿之太夫人，患霍亂轉筋，年逾七十矣．孟英投自制連朴飮，三啜而瘳．霍亂案甚夥，不遑廣采，姑錄數則，以示一斑．

2-41 段堯卿의 太夫人이 霍亂轉筋을 앓았는데 연세가 일흔을 넘었다. 孟英이 스스로 만든 連朴飮 세 첩을 먹고는 나았다. 霍亂 醫案이 매우 많으나 널리 모을 여가가 없어 몇 가지 기록한 것 중에 하나를 여기 적었다.

- 連朴飮: 淸熱化濕 理氣化中한다. 구성은 厚朴 黃連 石菖蒲 半夏 香豉 梔子 蘆根이다.

2-42 石誦羲室，久患痰嗽，諸醫藥之勿瘳．孟英切其脈曰，非傷風也，與北沙蔘·熟地·百合·麥冬·貝母·紫菀·萎蕤·枇杷葉·鹽水炒橘皮·燕窩，一劑知，

2-42 石誦羲의 婦人이 痰嗽를 오래 앓았는데 여러 의원들이 투약하였으나 병이 낫지를 않았다. 孟英이 맥을 보더니 말하기를 "傷風이 아니라." 하고는 북사삼(北沙蔘)·숙지황(熟地黃)·백합(百合)·맥문동(麥門冬)·패모(貝母)·자완(紫菀)·위유(萎蕤)·비파엽(枇杷葉)·염수초귤피(鹽水炒橘皮)·연

數劑已. 初秋又患脘痛, 上及肩尖, 向以爲肝氣, 輒服破削之品. 孟英曰, 亦非也. 以砂仁·炒熟地·炙橘紅·楝實·延胡·枸杞·當歸·茯苓·桑椹·蒺藜爲方. 服之良效, 繼卽受孕矣. (眉批, 合觀二案, 其人必陰虛肺燥之質, 故用藥如此.)

와(燕窩)를 한 첩 투여하니 효과 있고 몇 첩을 더 쓰니 나았다. 초가을에 胃脘痛이 있는데 어깨꼭지까지 아프니 肝氣로 여기어 바로 破削藥을 투여하였다. 孟英이 이를 보더니 "틀렸다." 하고는 砂仁炒熟地黃 炙橘紅 楝實 延胡索 枸杞子 當歸 茯苓 桑椹子 白蒺藜로 방을 만들어 복용하게 하니 효과가 있고, 계속 복용하여 임신이 되었다.

이 두 의안을 보니 그 사람이 陰虛肺燥의 체질이라 用藥이 이와 같다.

2-43 石芷卿患感, 張某連投柴·葛藥, 熱果漸退, 而復熱之後, 勢更孔甚, 乃延孟英診焉. 先以梔·豉·芩·連等藥, 淸解其升浮之熱, 俟邪歸於腑, 脈來弦滑而實, 徑用承氣湯下之. 時其尊人北涯赴甌, 無人敢主其可服否也, 另招他醫決之, 以爲太峻, 且腹不堅滿, 妄攻慮變, 擧家聞之搖惑, 暮夜復懇再診. 孟英辨論洋洋, 堅主前議, 服後果下黑矢. 次日大熱大汗, 大渴引飮, 孟英曰, 此腑垢行而經熱始顯. 與竹葉石膏湯, 二劑而安. 繼以育陰充液, 調理而康.

2-43 石芷卿이 감기에 걸렸는데 張某가 연달아서 시호(柴胡)와 갈근(葛根)의 약을 투여하니 열이 물러나다가 다시 열이 나며 전보다 더 심하니 孟英을 초빙하여 보게 하였다. 먼저 치자(梔子)·향시(香豉)·황금(黃芩)·황련(黃連) 등의 약으로 升浮된 熱을 淸解하여 사기를 腑로 오게 하고 脈이 弦滑而實하니 承氣湯으로 下하려고 하였다. 그때에 그의 아버지 되는 北涯는 甌(현재의 浙江省 溫州)에 부임하여 나가 있었기 때문에 약의 복용여부를 결정할 사람이 없었다. 다른 醫員을 불러와 결정하게 하니 약이 너무 峻烈하고 또 腹部가 단단하지 않으니 妄攻하면 변이 생길까 우려하니 집안 식구가 모두 이 말에 惑하여 결정을 망설였다. 밤에 孟英에게 다시 보아 주기를 간청하였다. 孟英이 거침없이 설명하니 前方을 먹기로 마음을 굳히고 복용하니 黑矢가 나왔다. 다음 날 病者가 大熱 大汗 大渴引飮하니 孟英이 말하기를 "이것은 臟腑에 쌓인 더러운 것이 빠져나와 經熱이 이제 나타나는 것이다." 하고 竹葉石膏湯 두 첩을 주니 편안해졌다. 이어서 育陰充液하여 조리하니 건강해졌다.

2-44 朱某患痢於越, 表散蕩滌滋膩等藥, 备嘗之矣. 勢瀕於危, 始返杭乞孟英診之. 神氣昏沈, 耳聾脘悶, 口乾身熱, 環臍硬痛異常, 晝夜下五色者數十行, 小溲澀痛, 四肢抽搐, 時時暈厥. 曰, 此暑濕之邪,

2-44 朱某가 越에서 설사가 있어 表散 蕩滌 滋膩 등 약을 두루 먹었으나 병세가 더 심하여 위급해지니 杭州로 돌아와 孟英에게 보아주기를 청하였다. 神氣昏沈 耳聾脘悶 口乾身熱이 나며 배꼽 주위로 硬痛이 있고, 밤낮으로 五色便을 수십 차례 쏟으니 小便澀痛 四肢抽搐에 수시로 昏厥하였다. 孟英이 말하기를 "이는 暑濕之邪인데 淸解할 시기를

失於淸解, 表散·蕩滌, 正氣傷殘, 而邪乃傳入厥陰, 再以滋膩之品補而錮之, 遂成牢不可撥之勢, 正虛邪實, 危險極矣. 與白頭翁湯加楝實·蓯蓉·芩·連·梔·芍·銀花·石斛·桑葉·橘葉·羚羊角·牡蠣·海蛇·鼈甲·鷄內金等藥, 大劑頻灌, 一帖而抽厥減半, 四帖而抽厥始息. 旬日後便色始正, 溲漸淸長, 粥食漸進. 半月後臍間之硬, 始得盡消. 改用養陰, 調理逾月而康.

놓치고 表散 蕩滌藥을 먹었으니 正氣가 傷하고 邪氣는 厥陰에 든 것이다. 다시 滋膩한 약으로 補하여 邪氣가 안에 갇혔으니 쉽게 몰아낼 수 없는 지경에 이르렀다. 正虛邪實하니 지극히 위험하다." 하고 白頭翁湯 加 楝實 肉蓯蓉 黃芩 黃連 梔子 白芍藥 金銀花 石斛 桑葉 橘葉 羚羊角 牡蠣 海蛇 鼈甲 鷄內金의 약으로 大劑를 지어주니 한 첩에 抽搐이 반으로 줄고 네 첩에 抽搐이 멎기 시작하였다. 열흘이 지나니 대변색이 제대로 돌아오고 소변이 淸長해지면서 죽을 점차 먹게 되었다. 보름이 지나니 배꼽 주위의 굳음이 없어지고 養陰調理하여 한 달이 지나 나았다.

2-45　鄰人汪氏婦之父王叟, 仲秋患痰嗽不食, 氣喘不臥, 囊縮便秘, 心搖搖不能把握, 勢極可危, 伊女浼家慈招孟英救之. 曰, 根蔕欲脫耳, 非病也. 以八味地黃湯去丹·澤合生脈, 加紫石英·靑鉛·龍·牡·胡桃肉·楝實·蓯蓉投之, 大解行而諸恙減, 乃去蓯蓉·麥冬, 服旬日而瘳.

2-45 옆집에 사는 汪氏 며느리의 시아버지 되는 王노인이 가을에 痰嗽不食 氣喘不臥 囊縮便秘가 있는데 마음도 갈팡질팡 心亂하여 병세가 위급하였다. 그의 딸이 어머니에게 얘기하여 孟英에게 진료를 청하였다. 孟英이 말하기를 "병이 아니고 眞氣欲脫이라." 하고는 八味地黃湯去牧丹皮 澤瀉 合生脈散 加紫石英 靑鉛 龍骨 牡蠣 胡桃肉 楝實 肉蓯蓉을 투여하니 대변이 나오고 증세가 감해졌다. 이어서 육종용(肉蓯蓉)과 맥문동(麥門冬)을 빼고 복용하여 열흘 만에 나았다.

2-46 初冬邵可亭患痰嗽, 面浮微喘, 醫謂年逾花甲, 總屬下部虛寒, 進以溫補納氣之藥, 喘嗽日甚, 口涎自流, 莖囊漸腫, 兩腿腫硬至踵, 不能稍立, 開口則喘逆欲死, 不敢發言, 頭仰則咳嗆咽疼, 不能略臥, 痰色黃濃帶血, 小溲微黃而長. 許芷卿荐孟英視之, 脈形弦滑有力, 曰, 此高年孤陽熾於內, 時令燥火薄其外, 外病或可圖治, 眞陰未必能復, 且平昔便如羊矢, 津液素乾, 再投溫補, 如火益熱矣. 乃以白虎湯合瀉

2-46 초겨울에 邵可亭이 痰嗽가 있고 面浮微喘하니 醫員이 연세가 花甲을 넘었다 하여 모두 下焦虛寒한 탓으로 돌리고 溫補納氣藥을 투여하였다. 약을 먹으니 喘嗽가 날로 심해지고 口涎自流 陰莖陰囊浮腫과 함께 양 허벅지에서 발뒤꿈치까지도 부어 서 있을 수도 없었다. 입을 열면 기침이 나와 죽을 것 같으니 말을 할 수도 없고, 머리를 위로 들면 咳嗆咽疼하여 잠시라도 누울 수가 없었다. 痰色은 黃膿帶血하고 小便은 微黃而長하였다. 許芷卿이 孟英을 추천하여 脈을 보니 脈形이 弦滑有力이라. 말하기를 "이는 나이가 많고 孤陽內盛한데 時令이 燥火로 밖에서 핍박하니 外感病으로 치료하려고 하면 眞陰이 회복되지 않을 것이다. 평소에 대변이 羊矢와 같고 津液이 말랐는데 다시 溫補劑

白散，加西洋蔘·貝母·花粉·黃芩，大劑投之，幷用北梨搗汁，頻飮潤喉，以緩其上僭之火．數帖後勢漸減，改投葦莖湯合清燥救肺湯，加海蛇·蛤殼·青黛·荸薺·竹瀝爲方，旬日外梨已用及百斤而喘始息．繼加坎板·鼈甲·犀角，而以猪肉煮湯代水煎藥，大滋其陰而潛其陽．(此却不必，以病者難服也，何不另用之.) 火始下行，小溲赤如蘇木汁，而諸證悉平，下部之腫，隨病遞消，一月以來，共享梨二百餘斤矣．適大雪祁寒，更衣時略感冷風，腹中微痛，自啜薑糖湯兩碗，而喘嗽復作，口乾咽痛，大渴舌破，仍不能眠．復用前方，以綠豆煎清湯代水煮藥，始漸向安．孟英謂其乃郎步梅曰，『內經』云，陰津所奉其人壽．今尊翁陰液久虧，陽氣獨治，病雖去矣，陰津非藥石所能繼續，況年逾六秩，長不勝消，治病已竭人謀，引年且希天眷，予以脈察之，終屬可虞，毋謂治法不周，贈言不早，致有他日之疑成敗之論也．

를 투여하였으니 火熱이 더욱 심해진 것이다." 하고는 白虎湯合瀉白散 加西洋蔘 貝母 天花粉 黃芩의 大劑와 함께 北梨搗汁(배즙)을 수시로 복용하게 하여 咽喉를 潤하고 上越한 火를 누그러뜨리게 하였다. 몇 첩을 복용하여 병세가 조금 덜하니 葦莖湯合清燥救肺湯 加 海蛇 蛤殼 青黛 荸薺 竹瀝으로 방을 바꾸고 투여하니 열흘에 배를 쓴 것만 百斤이 넘어 기침이 멎기 시작하였다. 계속하여 감판(坎板)·별갑(鼈甲)·서각(犀角)을 가하고 돼지고기 삶은 물로 약을 湯煎하였다. (이는 病者가 먹기 어려운 것이 아니니 어찌 쓰지 않겠는가?) 크게 滋陰하여 潛陽시키니 火가 비로소 내려가기 시작하여 소변색깔이 蘇木汁과 같이 붉었다. 病證이 물러가고 下肢에 浮腫도 사라지니 한 달 사이에 배(梨)를 쓴 것이 2백 근을 넘었다. 마침 눈이 많이 내리고 추워서 대변 볼 때에 찬바람을 맞으니 腹中에 微痛이 생겨 生薑茶 두 사발을 먹었더니 다시 喘嗽가 나오고 口乾咽痛 大渴舌破하면서 잠을 들 수가 없어서, 다시 前方을 녹두(綠豆) 달인 물로 湯煎하여 복용하니 점차 평안해졌다. 孟英이 그의 아들 步梅에게 말하기를 "『內經』에 陰精이 사람을 壽하게 한다 하였는데 그대의 부친은 陰液이 이미 虛하고 陽氣만이 남았는데, 陰精은 藥石으로 계속 보충할 수 있는 것이 아니라. 항차 연세 육십이 넘었으니 병이 오래가면 陰液이 없어지는 것은 어찌 할 수 없다. 내가 治病에 할 만큼 다 했으니 더 이상은 하늘에 맡길 뿐이다. 내가 脈을 보니 가히 염려할만한데, 내 治法이 잘못 되었다고 말하지 말라. 이렇게 얘기하는 것은 후일에 나의 治法에 대하여 是非가 있을까 하여 말하노라." 하였다.

• 少陽人 地黃白虎湯으로 清解하고 난 다음에 荊防地黃湯을 쓰면 어떨까?

2-47 一賣酒人姓陸，極窘而又遭顚沛，久而患一異疾，形消善痒，虱從皮膚而出，搔之蠕蠕，醫治莫效．孟英診曰，悲哀勞苦，陽氣受傷，曲蘗浸

2-47 술도가를 하는 陸氏가 있었는데 극히 가난하여 생활이 어려운 데다가 異疾을 오래 앓아 형체가 마르고 몸이 가려운데 이가 밖으로 기어 나오니 가려워서 긁으나 醫員이 어찌 할 도리가 없었다. 孟英이 진찰하더니 "悲哀勞苦하

淫，乃從蟲化．與補氣藥加杉木·桑枝而愈．（亦濕熱生蟲治法.）

여 陽氣가 損傷되었는데 누룩에 젖어 사니 벌레가 생긴 것이다." 하고 補氣藥 加 杉木 桑枝로 투약하여 나았다.

濕熱生蟲의 治法이다.

2-48 陳芰裳之太夫人，陡患嘔吐，徹夜不止，次早延孟英診之．自述因寒而致，孟英知芰裳進場，家無主藥之人，若明言屬熱，　必致畏藥不服矣．漫應曰，固寒也，而疏方則芩·連·梔·楝，以大苦寒爲劑，投之良愈．

2-48 陳芰裳의 太夫人이 갑자기 嘔吐가 생겨 밤새도록 그치지 않았다. 다음날 아침 孟英을 초빙하여 진료를 받았다. 病者 스스로 寒으로 인하여 생긴 병이라 하는데, 孟英이 이미 芰裳이 外地에 나가 있는 줄 아는지라, 집에 약을 주관할 사람이 없으니 병이 熱에서 온 것이라 하면 필히 두려워하여 약을 먹지 않을 것이라 천천히 답하기를 "固寒입니다." 하고는 황금(黃芩)·황련(黃連)·치자(梔子)·연실(楝實)의 大苦寒劑를 투여하니 병이 나았다.

2-49 張鄭封室，娩後卽發熱，服生化湯二帖，熱益熾，而發赤疹．顧聽泉診之，卽與淸解，　三劑不應，欲進犀角地黃湯，而恐病家之狃於產後以生疑也，乃拉孟英質之．診其脈弦滑而數，面赤熱燥，胸悶善悲，肢腫而疼，兩肘白泡如扁豆大者數十顆，舌上亦有一顆痛碍食飮，大便不解，已旬日矣．曰，此不但胎前伏暑，且有蘊毒，而誤服生化湯以助其虐，幸初手卽用淸解，尙不至於昏陷，犀角地黃極是治法，但猶恐不能勝任．乃與聽泉商加西洋蔘·滑石·知母·銀花·花粉·人中白·蔞仁·竹黃·貝母·桑葉·梔子爲劑．其所親曰，高明斷爲熱證，何以病者雖渴而喜熱飮耶？孟英曰，此方中所以多用痰藥也．凡胸中有熱痰阻碍氣機者每如是，不可以其向不吐痰，而疑吾言之妄也．若因此而指爲寒證，則禍不旋踵

2-49 張鄭封의 妻가 產後에 發熱이 있어 生化湯 두 첩을 먹었는데 열이 더 심해지고 赤疹이 發하였다. 顧聽泉이 진료하고 淸解藥을 주었는데 세 첩을 먹어도 효과가 없어 다시 犀角地黃湯을 주었다. 病者가 產後라 하여 의심을 품을까 걱정되어 孟英을 불러 보게 하였다. 孟英이 診脈하니 弦滑而數하고 面赤熱燥 胸悶善悲 肢腫而疼하며 양 팔꿈치에 扁豆 크기의 물집이 수십 개 생기고 혓바닥에도 하나가 생기니 아파서 물도 먹을 수 없고 大便을 못 본 지가 열흘이 되었다. 孟英이 말하기를 "이는 胎前에 伏暑가 있었는데 蘊毒이 쌓이고 여기에 生化湯을 잘못 먹어 瘧을 도운 격이라. 다행히 초기에 淸解藥을 써서 昏陷에 이르지는 아니하였다. 犀角地黃湯이 극히 맞는 치법인데 이것도 藥力이 미치지 못할까 걱정이라." 하고는 聽泉의 方에다가 서양삼(西洋蔘)·활석(滑石)·지모(知母)·금은화(金銀花)·천화분(天花粉)·인중백(人中白)·괄루인(括蔞仁)·죽황(竹黃)·패모(貝母)·상엽(桑葉)·치자(梔子)를 加하였다. 그 부친이 말하기를 "고명하신 의견으로 분명코 熱證이라 하는데 어찌 病者가 목은 마르는데 더운 물을 좋아할까요?" 하니, 孟英이 답하기를 "이 方에는 痰藥이 많이 들어 있습니다. 대개 胸中에 熱痰이 있어 氣機의 流行을 막게 되면 매번 이와 같습니다. 痰을 吐하게 하지 않으면 내 말이 틀렸다고 오해하실

矣. 進四帖, 始得大解, 頻吐稠痰, 而各恙皆減, 飮食漸加. 孟英曰, 病勢雖稳, 餘熱尙熾, 苟不亟爲淸滌, 而遽投補益, 猶有蕶損之虞. 其母家果疑藥過寒涼, 必欲招專科調治, 幸將前方示彼, 尙不妄施溫補, 然隔靴搔痒, 紀律全無. 旬日後餘火復燃, 鄭封堅懇孟英設法, 仍用甘寒疗之. 周身肌蛻如蛇皮, 爪甲更新, 其病之再生也可知. 繼予滋補眞陰而起.

것입니다. 이를 寒症으로 치료하면 禍가 닥쳐 돌이킬 수 없습니다." 하고 네 첩을 복용시키니 大便이 나오고 稠痰을 자주 吐하면서 병세가 호전되고 식사량이 증가하였다. 孟英이 말하기를 "병세가 비록 좋아졌으나 아직 餘熱이 뜨거우니 빨리 淸滌하지 않고 補益한다면 오히려 몸을 상하게 될까 염려됩니다." 하였다. 그의 모친이 과연 약이 너무 寒涼한 것에 불안하여 다른 의원을 불러 치료를 맡기고자 하였다. 前方에 있다시피 溫補藥을 경솔하게 투여하지 못하도록 바랐으나 듣지를 않았다. 열흘 후에 다시 餘火가 뜨겁게 일어나니 鄭封이 孟英에게 간절하게 치법을 구하여 甘寒法으로 치료하였다. 온몸이 뱀 껍질같이 허물을 벗고 손발톱이 새로 나고 하니 그 병이 再發한 것을 알겠다. 계속 滋補眞陰하여 병에서 일어났나.

2-50 葉晝三患咳逆上氣, 頭偏左痛, 口渴不饑, 便瀉如水, 王瘦石荐孟英視之. 曰, 此肝陰胃汁交虛, 時令燥邪外薄. 與育陰息風, 淸燥滋液之法, 日以漸安. 服及二月, 大便反形乾結而痊.

2-50 葉晝三이 咳逆上氣 左偏頭痛 口渴不飢하며 물과 같은 설사가 있었다. 王瘦石이 孟英을 추천하여 보게 되었다. 孟英이 말하기를 "이는 肝陰과 胃陰이 번갈아가며 虛하데 時令이 燥邪로 밖에서 핍박하는 탓이라." 하고 育陰熄風 淸燥滋液의 법으로 치료하니, 병자가 나날이 편안해지고 두 달이 되니 대변도 굳어지고 병이 나았다.

2-51 鄭某吐血盈碗, 孟英脈之, 右關洪滑, 自汗口渴, 稍一動搖, 血卽上溢, 人皆慮其脫, 意欲補之. 孟英曰, 如脫唯我是問. 與白虎湯加西洋蔘·大黃炭, 一劑霍然.

2-51 鄭某가 吐血하여 피가 사발을 채웠다. 孟英이 脈을 보니 右關洪滑하고 自汗口渴하며 조금이라도 움직이면 바로 피를 토하였다. 사람들이 脫症이라 하여 補하려 하였다. 孟英이 말하기를 "이게 정말 脫症인가?" 하고 白虎湯加 西洋蔘 大黃을 투여하니 한 첩에 바로 효과가 나타났다.

• 右關洪滑하고 自汗口渴하니 裏熱이 성한 것이다. 白虎湯加 大黃으로 裏熱을 淸解하고 西洋蔘으로 益氣養陰하였다.

2-52 季秋顧聽泉邀孟英視康康侯副轉之恙, 切其脈滑數, 而右歇左促, 且肝部間有雀啄, 氣口又兼解索, 望其面宛如薰黃, 頭汗自出, 呼吸粗促, 似不接續, 坐臥無須臾之寧, 便溺澀滯, 渾赤極臭, 心下堅硬

2-52 늦가을에 顧聽泉이 孟英을 초청하여 康康侯 副轉의 병을 보게 하였다. 脈이 滑數한데 右脈은 가끔 멎고 左脈은 促하니 肝部에는 雀啄脈이 있고 氣口脈은 解索脈을 兼하였다. 望色하니 薰黃色이 완연한데 頭汗自出하고 호흡이 거칠어 끊어질 것 같았다. 또 坐臥 間에 조금도 가만 있지를 못하고 二便이 澀滯하여 온 몸이 땀에 젖어 냄새가 심

拒按, 形若覆碗, 觀其舌色, 边紫苔黃, 殊不甚乾燥. 問其所苦, 曰, 口渴甜膩, 不欲飮食, 苟一合眼, 卽氣升欲喘, 煩躁不能自持, 胸中懊憹, 莫可言狀. 孟英曰, 此由濕熱誤補, 漫無出路, 充斥三焦, 氣機爲其阻塞而不流行, 蔓延日久, 津液爲之凝滯而成痰飮, 不啻人禽雜處, 苗莠同疇, 邪正混爲一家. 醫見肢冷自汗, 不知病由壅閉而然, 欲以培正. 而邪氣方張, 得補反爲樹幟, 豈非資寇兵而賫盜糧哉? 非其類者鋤而去之, 乃爲吃緊之治. 聽泉曰, 良是也. 夏間起病, 聞自心悸少寐, 楊某以爲虛而補之, 時尙出差辦事, 暑濕外侵, 受而不覺, 迨闈差未竣, 其病斯發, 而諸醫之藥, 總不外乎溫補一途, 以致愈補愈劇. 今擬溫膽法待君可否? 孟英曰, 脈證多怪, 皆屬於痰, 今胸痞如斯, 略無痰吐, 蓋由痰能阻氣, 氣不能運痰耳. 宜於溫膽中加薤白·蔞仁, 通其胸中之陽, 又合以小陷胸爲治飮痞之聖法, 蔘以梔·豉泄其久鬱之熱, 以除懊憹, 佐以蘭草, 滌其陳腐之氣而醒脾胃. 聽泉深然之. 連投二劑, 各恙皆減, 脈亦略和, 而病者以爲旣系實證, 何妨一瀉而去之. 連服大黃丸二次, 承氣湯半帖. 孟英急止之曰, 畏虛進補固非, 欲速妄攻亦謬. 蓋濕蒸爲熱, 灼液成痰, 病非一朝一夕而成,

하였다. 心下 堅硬拒按하니 그 형체가 사발을 엎은 듯하였다. 舌色은 주변이 紫苔黃하나 심하게 건조하지는 않아 어떤가 물어보니 답하기를 "口渴甛膩하여 식욕이 없고 잠을 자려 하나 기가 치올라 기침이 나오니 煩躁하여 가만 있을 수가 없다. 또 胸中懊憹를 이루 말로 할 수가 없다." 하였다. 孟英이 말하기를 "이는 濕熱에 誤補한 탓이니 邪氣가 빠질 길이 없어 三焦에 가득 찬 것이다. 氣機가 流行하지 못하고 오래되니 津液이 凝滯되어 痰飮으로 변하니 이는 사람과 동물이 같이 살고, 싹과 과실이 같이 있는 것같이 正邪가 같이 있어 混沌에 이른 지경이라. 醫員들이 肢冷自汗이라 하나 병이 壅閉에서 온 줄 모르고 補하려고만 하니 邪氣는 더욱 성하여 補藥이 오히려 꼬챙이가 되어 찌르는 격이다. 어찌 도적에게 양식을 주는 꼴이 아니겠는가? 잡초는 빨리 뽑아버리는 것이 긴급하다." 하니, 聽泉이 답하기를 "참으로 맞는 말이라. 여름에 처음 병이 났을 때에 心悸少寐하다 하니 楊某가 虛라 하여 補하였다. 이때에 외부에 일이 있어 나가 일을 처리하였는데 暑濕이 外侵한 것을 깨닫지 못하였다. 때에 집이 아직 마련되지 않았으니 병이 이때 생긴 것이라. 여러 의원들의 약을 먹었으나 모두 溫補藥이었으니 補할수록 병은 더하였다. 溫膽法[3]을 쓸까 하는데 그대의 생각은 어떠한가?" 하였다. 孟英이 답하기를 "脈證多怪하면 모두 痰에 속하는 것이라. 胸痞가 이와 같은데 痰을 吐하지 아니하면 痰이 氣機를 막아 氣가 運痰을 할 수 없다. 溫膽湯 中에 加 薤白 括蔞仁하여 胸中之陽을 通하게 하고, 또 小陷胸湯을 合하니 이는 飮痞를 治하는 聖法이다. 다시 치자(梔子)와 향시(香豉)를 넣어 久鬱之熱을 泄하여 懊憹를 除하고, 난초(蘭草)로 佐하여 陳腐之氣를 滌하여 醒脾胃할 것이다." 하니, 聽泉이 옳게 여겨 두 첩을 달아서 투여하니 병세가 감하여지고 脈이 和하게 되었다. 病者가 이것이 모두 實證이라 여겨 한번에 瀉하여 邪氣를 제거하려고 大黃丸 두 번 承氣湯 반 첩을 연달아서 복용하였다. 孟英이 급히 이를 말리며 말하기를 "虛하다 하

3) 二陳湯과 枳實 竹茹이니 去痰하고 痰熱을 淸한다.

治以上下分消爲是，不比熱邪傳腑，可一瀉而愈也．越日下部果漸腫，孟英曰，攻痞太速之戒，古人不我欺也．與聽泉商以前法加黃芩合瀉心意，再配雪羹投之，痰果漸吐，痞亦日消，而自腹至足，以及莖囊，腫勢日加．孟英謂，勢已如此，難以遽消，但從三消設法，則自上而下，病必無虞．與聽泉商用河間桂苓甘露飮意．而姚平泉孝廉，力主崇土勝濕之法，深以寒涼爲不可用，衆議仍投前日之藥．孟英曰，前藥原可服也，嫌力不足耳．次日痰中帶血甚多，孟英曰，濕熱熏蒸不已，自氣及營矣．與聽泉暨王子能參軍商以知·柏·生地·犀角·鼈甲·白芍·苡仁·貝母·石斛·茅根·麥冬·滑石·梔子·藕汁·童溺，投之而止．逾數日又吐，且肢冷自汗，心餒畏脫．姚平泉謂氣不攝血，當主歸脾湯以統之．擧家皇皇，連請診脈者三次．孟英曰，脈來屢變，陳芝江所以不能指實其病，而楊·阮諸人，皆疑爲大虛之候也．然望聞問切，不可獨憑於指下，今溲如赭石湯，渾赤有脚，其爲濕熱之病，昭昭若揭．初傷於氣分，則津液受灼以爲痰，漸及於營分，則陰血不安而妄溢，邪氣內盛，豈非病實，而眞實類虛，吾不受病之欺也．堅守前議，鎭靜不搖，服二劑果止．孟英曰，血之復吐也，由於氣分之邪以擾及也，欲淸氣道之邪，必先去其邪所憑附

여 무턱대고 補法을 쓰는 것은 잘못된 것이나, 마구잡이로 攻法을 쓰는 것 또한 잘못이다. 무릇 濕이 더위를 받아 熱로 변하고 液이 뜨거운 熱을 받아 痰이 되는 것이니, 병이 하루아침에 만들어지는 것이 아니다. 上下分消하는 것이 바른 治法이다. 熱邪가 腑에 들어가서 한번에 瀉하여 낫는 경우와는 다르다." 하였다. 다음날 과연 下肢에 浮腫이 생겼다. 孟英이 말하기를 "너무 빨리 攻痞한 탓이다. 옛 사람이 나를 속이겠는가." 하고는 聽泉과 상의하여 前法에 加黃芩 合瀉心湯하고 다시 雪羹을 配하여 투약하였다. 과연 痰을 吐하더니 痞도 나날이 줄어들었다. 그러나 腹部에서 발까지 그리고 음경과 음낭까지 浮腫이 더 심해졌는데 孟英이 말하기를 "이토록 病勢가 심하니 한 번에 없애기가 어렵다, 그러나 三焦의 法에 따라 병이 위로부터 아래로 내려가니 걱정할 필요가 없다." 하고 聽泉과 상의하여 河間의 桂苓甘露飮을 투여할 뜻이 있었다. 그러나 姚平泉孝廉은 그 方이 너무 寒涼하다 하여 崇土勝濕法을 극구 주장하였다. 그리하여 다시 前日의 方을 투여하기로 하였다. 孟英이 말하기를 "前藥을 복용할 수도 있으나 그 약력이 미치지 못할까 걱정이다." 하였다. 그 다음날 痰中帶血이 심히 많으니, 孟英이 말하기를 "濕熱薰蒸이 끊이지 않아 營分에 미친 것이다." 하고 聽泉과 王子能 參軍과 상의하여 지모(知母)·황백(黃柏)·생지황(生地黃)·서각(犀角)·별갑(鼈甲)·백작약(白芍藥)·의이인(薏苡仁)·패모(貝母)·석곡(石斛)·백모근(白茅根)·맥문동(麥門冬)·활석(滑石)·치자(梔子)·우즙(藕汁)·동뇨(童尿)를 투여하니 痰中帶血이 그쳤다. 수일이 지나 다시 吐血하며 肢冷自汗하고 心氣가 虛하여 脫症에 이를 지경이 되었다. 姚平泉이 氣不攝血이니 歸脾湯으로 統血하여야 한다고 하니 집안 모두가 당황하여 孟英에 다시 진맥토록 하였다. 孟英이 말하기를 "맥은 수시로 변하는 것이니 陳芝江은 脈診으로만 그 병을 알아낼수 없다고 하였고, 楊 阮 諸人들은 이를 大虛症이라고도 한다. 그러니 望聞問切을 통하여 알아야지 診脈만으로는 알 수가 없다. 이제 소변이 赭石湯과 같이 붉고 땀이 다리까지 흘러내리니

之痰. 蓋津液旣爲邪熱灼爍以成痰, 而痰反卽爲邪熱之山險也, 不妨峻攻其實, 而緩行其勢. (眉批, 前云不可妄攻, 此又投峻下之劑, 何也? 蓋前徒攻其熱, 故不中病而致生他證, 此則直攻其痰, 始能與病相當也.) 初進滾痰丸三錢, 得下泄氣一次. 副轉云, 四十日來未有之通暢也. 連投數日, 始解膠痰黑矢多遍, 而小溲亦漸淸長, 苔色亦退, 寢食遂安, 惟下部之腫猶爾也. 馬香崖·陸虛舟皆主實脾行水之法, 孟英曰, 諦參脈證, 病不在脾, 況善饑便燥, 口渴溺多, 吾方慮轉消證, 亟投甘潤之不遑, 惡可滲利傷陰, 補土劫液耶? 且脾虛下陷之腫, 與濕盛而腫之腫, 其膝之上下內外形勢, 必然相貫. 今膝之上下內外凹凸迥判, 毫不毗連, 蓋由濕熱所釀之痰飮, 旣誤補而痞塞中焦, 復妄攻以流竄隧絡, 所謂不能一蕩而蠲, 勢必旁趨四射, 吾當以法取之. 會又咳痰帶血, 而精神食欲如常. 孟英曰, 無恐也, 此乃前次嚼三七太多, 兜澀留瘀, 最不宜用, 吐而去之極妙, 但須金水同治, 冀咳止而血絡不震動爲要耳. 與甘露飮加藕汁·童溺服之. 四劑而止, 咳嗽亦寧. 於是專治其下部之腫以固本, 加知·柏·貝母·花粉·施覆·橘絡·絲瓜絡·羚羊角·楝實·葱須·豆卷·薏苡·竹

大熱이 분명하다. 처음에 氣分이 傷했다가 津液이 졸여져 痰이 되고 營分에 미치더니, 이제는 陰血不安이 亡溢에 이르렀다. 邪氣가 內盛하니 어찌 實證이 아니겠는가? 實證이 겹치면 虛證이 되나니 내가 어찌 病症에 속겠는가." 하고 전의 주장을 지키니 모두 수긍하였다. 두 첩을 복용하니 과연 吐血이 멎었다. 孟英이 말하기를 "다시 吐血한 것은 氣分의 邪氣가 일어난 탓이다. 氣道에 있는 邪氣를 없애려면 그 邪氣가 붙어 있는 痰을 먼저 없애야 한다. 津液이 邪熱의 졸임으로 痰이 된 것이고 痰은 다시 邪熱에서 생기는 것이다. 이제 實證을 峻攻해서라도 病勢를 누그러뜨리리라." 하고는 滾痰丸 三錢을 투여하니 설사가 한 번 나왔다. 副轉이 말하기를 "사십일 만에 시원하게 뚫렸다."하였다. 연일 투약하니 膠痰과 黑矢가 두루 나오고 小便淸長 舌色退하면서 寢食이 편안해졌으나 下肢浮腫은 더욱 심해졌다. 馬香崖와 陸虛舟가 모두 實脾行水之法[4]을 주장하였다. 孟英이 말하기를 "脈을 보건대 病이 脾에 있는 것이 아니다. 더구나 善飢便燥 口渴尿多하니 나는 消證으로 轉變한 것이 염려되어 甘潤劑를 투여하여야 할 것인데 어찌 滲利하여 傷陰하고 補土하여 津液을 말리려는 것인가? 脾虛下陷의 浮腫과 濕盛而腫의 浮腫은 膝之上下內外의 形勢와 상관이 있다. 이제 膝之上下內外의 凹凸이 크게 다르니 脾虛下陷과는 조금도 관련이 없다. 대저 濕熱로 痰飮이 된 것에 誤補하여 中焦가 痞塞되었는데 다시 妄攻하여 經絡으로 들어가면 한번에 病勢를 꺾을 수 없게 되고 病勢가 사방으로 번지리라. 나는 법대로 하리라." 하였다. 마침 또 咳痰帶血하나 정신과 음식은 별 이상이 없었다. 孟英이 말하기를 "겁낼 것 없다. 이는 전에 三七根을 過服한 탓에 모두 澀滯하여 瘀가 된 것인데 三七은 가장 당치 않은 것이다. 吐하는 것이 제일 좋은 방법이다. 단 金水同治하여야 하나니 止咳하면서도 血絡不動하게 하는 것이 중요하다." 하고는 甘露飮 加 藕汁 童尿를 복용시키니 네 첩에 기침이

4) 實脾散: 脾腎陽虛로 인한 水腫을 치한다. 구성은 후박 백출 목과 목향 초과 대복자 부자 백복령 건강 감초

瀝, 出入爲劑. 二三帖間, 其高突隆腫之處, 卽覺甚痒, 搔之水出如汗, 而作葱氣. 六七日後, 兩腿反覺乾瘦燥痛, 莖囊亦隨之而消矣. 孟英曰, 此用潤藥消腫, 尙且乾痛咽燥, 設從他議而投燥脾利水之法, 更當何如哉? 蓋寒濕則傷陽, 熱濕則傷陰, 血液皆陰也. 善後之法, 还宜滋養血液, 稍佐竹瀝以搜絡中未淨之痰, 使愈後不爲他日之患, 更屬法中之法. 服之飮食中節, 便溺有權, 幸無消渴之虞, 而竟愈焉.

멎고 咳嗽도 편안해졌다. 이에 下肢浮腫을 치료하기로 하고 固本 加 知母 黃柏 貝母 天花粉 旋覆花 橘絡 絲瓜絡 羚羊角 楝實 葱鬚 大豆黃卷 薏苡仁 竹瀝으로 두세 첩 투여하니 부은 곳이 가려워지고 긁으니 물이 흘러나오면서, 땀이 파줄기같이 솟았다. 六七日이 지나니 양 허벅지가 건조하고 말라 오히려 통증이 있고 음경과 음낭의 浮腫도 가라앉았다. 孟英이 말하기를 "이제 潤藥으로 消腫하니 乾痛咽燥한데 만약 다른 의견을 따라 燥脾利水之法을 썼다면 어떻게 되었겠는가? 대저 寒濕은 傷陽하고 濕熱은 傷陰하는 법이라. 血液은 陰이니 잘 조리하여야 한다. 血液을 慈養하여야 하는데 竹瀝으로 經絡 중에 아직 남아 있는 痰을 제거하여 後患을 만들지 않는 것이 바른 치법이다." 하고는 飮食에 節度를 지켜 二便이 순조롭게 하고 消渴로 轉變되지 않게 하니 마침내 나았다.

앞에 한 말 중에 不可妄攻이라 하고 峻下劑를 투여하였으니 어찌 된 일인가? 앞에는 단지 熱邪만이 있어 攻熱하였으니 열이 없어지지 아니하면 다른 병증이 생길 터이라. 이번에는 痰을 바로 攻하였으니 병에 맞는 治法이다.

- 雪羹: 荸薺 烏芋 鳧茨 地栗 등의 여러 이름으로 불리며 지방에 따라 이름이 다르다. 黑三稜이다. 癥痂 積聚 食積을 消한다.
- 桂苓甘露飮: 劉河間의 방으로 祛暑淸熱 化氣利濕하여 中暑受濕證인 發熱頭痛 煩渴引飮 小便不利 霍亂吐下를 治한다. 구성은 활석 복령 택사 한수석 석고 감초 백출 저령 육계이다.

2-53 廣孔愚司馬, 久患溏泄, 而舌黑氣短, 自春徂冬, 治而不效. 孟英視之, 曰, 勞心太過, 陽爍其陰, 人見其溏泄, 輒與溫中, 不知肺受火刑, 氣失淸肅, 而短促於上, 則水源不生, 自然溺少便瀉矣. 投以肅肺淸心·涼肝滋腎之法, 果得漸瘳.

2-53 廣孔愚 司馬가 溏泄을 오래 앓아서 舌黑氣短한데 봄부터 겨울까지 치료하였으나 효과가 없었다. 孟英이 보더니 "지나치게 勞心하여 陽이 陰을 말린 격이라. 사람들이 溏泄을 보면 바로 溫中하는데, 肺가 火邪의 克을 받으면 肺氣가 淸肅을 잃고 氣短于上하니 이는 水源不生이 되어 자연히 小便이 줄고 溏泄이 있게 된다." 하고는 肅肺淸心 凉肝滋腎法을 쓰니 점차 나았다.

- 少陽人 荊防瀉白散證인가?

2-54 周菊生令正，患少腹痠酸墜，小溲頻數而痛，醫投通利不效，繼以升提溫補，諸法备試，至於不食不寐，大解不行，口渴不敢飮水，聞聲卽生驚悸. 孟英脈之曰，厥陰爲病也，不可徒治其太陽. 先與咸苦以泄其熱，續用甘潤以滋其陰，毫不犯通滲之藥而愈.

2-54 周菊生의 婦人이 少腹이 처지듯 하고 소변을 자주 보면서 통증이 있으니, 醫員이 通利劑를 투여하였으나 효과가 없었다. 계속하여 升提溫補劑를 비롯하여 여러 治法을 썼으나 효과가 없고, 不食不寐에 大便이 막히고 口渴이 있으나 물도 마실 수 없고 소리를 들으면 잘 놀랐다. 孟英이 脈을 보더니 "이는 厥陰病이라. 太陽病의 治法을 써서는 안 된다." 하고 먼저 鹹苦味로 熱을 瀉하고 이어서 甘潤劑로 滋陰하니 通滲藥을 하나도 쓰지 않고 병이 나았다.

王氏醫案

仁術志

王氏醫案
仁術志

王氏醫案續編 卷一

原名 仁術志

山左 張鴻 柳吟 手輯

1-1 高若舟偶患腹脹，醫投溫運，漸至有形如痞，時欲衝逆吐酸，益信爲虛寒之疾．溫補之藥備嘗，飲食日減，其痞日增， 肌肉漸消， 臥榻半載．甲辰春，迓孟英診．脈沈弦而軟滑， 大解不暢， 小溲渾短，苔色黃膩．乃肝鬱氣結，鬱則生熱，補則凝痰．與梔·楝·萸·連·元胡·烏藥·旋·枳·雞金·鼈甲·茹·橘·苓·夏等藥．服之證雖遞減， 時發寒熱， 四肢酸痛，或疑爲瘧．（此少陽之氣，鬱而欲伸之象.）孟英曰，此氣機宣達，鬱熱外泄，病之出路，豈可截乎？ 參以秦艽·柴胡·豆卷·羚羊·蠶砂·桑枝之類， 迎而導之．（淸熱滌飮，條達肝氣，允屬合法.）人皆疑久病元虛，藥過涼散，而若舟堅信不疑，孟英識定不惑．寒熱漸息，攻衝亦止．按其腹尙堅硬，時以龍荟滾痰丸緩導之（峻藥緩投法），飮食遞加，漸次向愈．若舟善作隸，因集『詩品』書一聯，以贈孟英云，古鏡照神，是有眞宰， 明漪絶底， 如見道心．蓋頌其隔垣之視也．

1-1 高若舟가 우연히 腹脹이 있어 醫員이 溫運劑를 투여하였으나 痞가 되고 때때로 기가 上逆하면서 신물을 토하니 虛寒에서 오는 병이라 하여 溫補藥을 주었으나 식사량이 줄어들고 痞症은 더 심해져서 肌肉이 마르고 병상에 누운 지 반년이 되었다. 갑진년(1844) 봄에 孟英을 초빙하여 진료를 받으니 脈沈弦而滑하고 大便이 잘 통하지 않고 小便이 짧고 붉으며 舌苔黃膩하였다. 肝氣鬱結은 鬱滯되면 열이 나고 補하면 痰이 되어 엉키니, 치자(梔子)·연실(楝實)·오수유(吳茱萸)·황련(黃連)·현호색(玄胡索)·오약(烏藥)·선복화(旋覆花)·지실(枳實)·계내금(鷄內金)·별갑(鼈甲)·죽여(竹茹)·귤피(橘皮)·복령(茯苓)·반하(半夏) 등을 투여하여 증세가 좋아졌으나 때때로 寒熱이 發하고 四肢酸痛이 있었다. （少陽之氣가 鬱滯되었는데 氣機가 通하는 현상이다.） 或者가 瘧을 의심하니 孟英이 말하기를 “이는 氣機가 宣達되어 鬱熱이 외부로 나오는 것으로 어찌 瘧이겠는가?” 하고는 진교(秦艽)·시호(柴胡)·대두황권(大豆黃卷)·영양각(羚羊角)·잠사(蠶砂)·상지(桑枝)를 더 하였다. （淸熱滌飮 條達肝氣하는 것이니 法度에 맞다.） 사람들이 모두 久病에 正氣가 虛하니 약이 너무 凉散한 것을 염려하였다. 그러나 若舟가 孟英의 처방을 굳게 믿어 의심하지 않고 孟英도 흔들리지 않으니 寒熱이 점차 멎고 氣의 衝逆도 그쳤다. 그의 배를 만져보니 아직 단단하여 龍薈滾痰丸으로 緩導하였다. （峻藥緩投法이다.） 식사량이 점차 증가하고 병세도 좋아졌다. 若舟가 원래 隸書에 능했는데 『詩品』에서의 한 구절을 써서

孟英에게 주니 그 글이 "古鏡照神 是有眞宰 明漪絶底 如見道心"으로 장벽을 뚫고 볼 수 있는 孟英의 眼目을 칭송한 것이다.

- 『동의수세보원』에서는 少陽人의 太陽病 似瘧證에 대변이 하루 안 되어 통하지 않으면 荊防瀉白散, 하루 넘어 통하지 않으면 地黃白虎湯을 쓴다고 하였다.
- 古鏡照神 是有眞宰 明漪絶底 如見道心: 오래된 거울은 얼까지 비추어 보니 참으로 사물의 주재자이며, 밝고 잔물결에도 바닥까지 궤뚫어 보니 道心을 보는 것 같다.

1-2 趙聽樵室, 高若舟之妹也. 去冬偶患脘痛, 黃某治之, 漸增頭痛眩暈, 氣逆嘔吐, 痰多不寐, 便溏不食, 經事不行, (脘痛而過投香燥, 亦能致此證, 況誤投溫補乎?) 始謂其虛. 三月後又疑爲娠, 諸藥遍試, 病日以進. 若舟延孟英脈之, 左弦而數, 右滑以駛. 曰, 病藥耳, 旬日可瘳. 趙疑大病小視, 不服其方. 越半月, 病者頸軟頭難擧. 醫謂天柱已倒, 勢無望矣. 若舟聞之, 復懇援於孟英. 疏方仍是前診之法. 趙問, 此病諸醫束手, 大劑補藥, 尙無寸效, 而君兩次用藥, 皆極淸淡, 雖分量頗重, 亦焉能有濟乎? 孟英曰, 子何愚耶? 藥惟對證, 乃克愈病, 病未去而補之, 是助桀也. 病日加而補益峻, 是速死也. 原彼初意, 非欲以藥殺人, 總緣醫理未明, 世故先熟, 不須辨證, 補可媚人, 病家雖死不怨, 醫者至老無聞, 一唱一和, 熟能挽此頹風! 令壼體質雖豊, 而陰虛有素, 是以木少水涵, 肝

1-2 趙聽樵의 妻가 高若舟의 누이이다. 겨울에 脘痛이 있어 黃某가 치료하였는데 頭痛眩暈이 점차 심해지고 氣逆嘔吐 痰多不寐 便溏不食하며 월경도 없어졌다. (脘痛에 香燥한 약을 과다하게 투여하여 이 증에 이르렀는데 항차 溫補劑를 잘못 투여하면 어떻게 되겠는가?) 黃某가 처음에는 虛症이라 하더니 석 달이 지나서는 임신일 수도 있다 하며 여러 약을 두루 투여하였으나 병은 날로 더하였다. 若舟가 孟英을 초빙하여 진맥하니 左弦而數 右滑而疾하니 孟英이 말하기를 "藥을 잘못 써서 온 병이라. 열흘이면 낫게 할 수 있다." 하니 趙가 큰 병을 너무 가벼이 보는 게 아니냐고 의심하며 孟英의 약을 먹으려 하지 않았다. 보름이 지나 병자가 목에 힘이 없어 머리도 들지 못하게 되니 醫員이 天柱가 이미 꺾이었으니 가망이 없다 하였다. 若舟가 이 말을 듣고 다시 孟英에게 간절히 도와줄 것을 청하니, 방을 주는데 前의 처방을 다시 주었다. 趙가 묻기를 "이 병에 다른 醫員들이 손도 못 쓰고 있고, 大劑 補藥으로도 효과가 없는데 그대가 두 번에 걸쳐 쓰는 약은 지극히 淸淡하니 그 藥量이 많다 하나 어찌 고칠 수 있다는 말인가?" 하니, 孟英이 말하기를 "그대는 어찌 그리도 어리석은가. 약은 병증에 맞아야 병을 고치는 것인데, 병이 없어지지도 않았는데 보약을 쓰니 이는 병을 도운 것이 아닌가? 병이 더 심해지니 보약을 더 많이 쓴 것이고, 이는 빨리 죽기를 재촉한 것이라. 의원들이 처음에는 병자를 약으로 죽일 뜻은 없었다 하나 모두 醫理에 밝지 못하고 그 선조가 잘하였다 하

陽偏盛, 上侮於胃, 則爲脘痛, 斯時投以酸苦泄肝, 甘涼養胃, (葉氏獨得之秘.) 數日而愈矣. 乃溫補妄施, 油添火上, 肺津胃液灼爍無餘, 怒木直升, 樞機窒塞, 水飲入胃, 凝結爲痰, 雖見證多端, 皆氣失下降, 豈可指眠食廢以爲勞, 月汛爽而爲娠耶? 予以大劑輕淡之品, 整肅氣道, 俾一身治節之令, 肝膽逆升之火, 胃腑逗留之濁, 樞機鬱遏之熱, 水飲凝滞之痰, 咸得下趨, 自可向愈. 不必矯枉過正, 而妄以硝·黃傷正氣. 所謂藥貴對證, 而重病有輕取之法, 非敢藐視人命, 故將疲藥塞責也. 趙極感悟. 投匕卽效, 逾旬果安. 又一月經至, 嗣與滋養, 康復如常. 越二載又病, 復惑於黃某, 而孟英之功盡墮, 惜哉!

여 변증도 하지 않고 보약으로 사람을 미혹케 하니 병자는 비록 죽더라도 원망이 없고 의자는 늙을 때까지도 이에 대하여 듣지를 못하고 모두가 뜻이 맞아 한통속이 되었으니, 누가 이런 弊風을 없앨 것인가? 그대 부인이 체격이 풍만하다 하나 체질이 陰虛하니 이는 木少水涵으로 肝陽이 偏盛한 체질이라, 胃脘을 克하니 侮가 되어 脘痛이 생긴 것이다. 따라서 酸苦味로 泄肝하고 甘涼味로 養胃하니 며칠만에 나을 것이다. (葉氏가 홀로 이 비법을 얻었다.) 溫補劑를 마구 쓰는 것은 불에 기름을 붓는 격이라. 肺胃 津液이 남아나지 않으니 怒木直升하여 樞機는 더욱 막히고 水飮은 入胃하여 痰이 되니 비록 증은 여러 가지이나 모두 氣失下降이 되어 眠食이 廢하여 虛勞가 되고 月經도 없어지는데 이를 姙娠이라 하는가? 내가 大劑 清淡之品으로 기도를 肅淸하여 一身 治節을 行하게 하고 肝膽의 逆升之火와 胃腑에 貯留된 濁氣와 樞機에 막힌 熱 및 水飮凝滯의 痰을 모두 내리니 스스로 병이 나을 것이라. 억지로 補劑로써 正氣를 세울 필요도 없고, 芒硝 大黃으로 正氣를 傷하게 할 일도 없다. 소위 藥은 證에 맞게 쓰는 것이 중요하니 重病에 가벼운 약을 쓰는 것은 人命을 輕視하는 것이 아니라 약을 지나치게 많이 쓰는 허물을 없게 하고자 함이라." 하니 趙가 지극히 감동하였다. 약을 복용하니 바로 효과가 있었고 열흘 만에 과연 나았다. 한 달이 되니 월경도 나오고, 이어서 滋養하니 건강을 되찾았다. 2년이 지나 다시 병에 걸리니 또 黃某에 혹해 孟英의 공은 모두 헛것이 되었으니 참으로 안타깝다.

- 少陽人의 체질에 溫補劑를 마구 투여함은 毒이다. 孟英이 四象體質에 대해 언급한 적은 없으나 병자의 체질을 구분하고 用藥하였던 것을 알 수 있다.

1-3 馬某, 年三十餘, 素用力. 患發熱惡寒, 肢振自汗, 少腹氣上衝胸, 頭痛口渴. 孟英診曰, 衛虛風襲, 而脈絡久傷, 肝風內動. 與建中去餳,

1-3 馬某가 나이 서른인데 평소에 過勞하여 發熱惡寒에 사지를 떨고 自汗이 있으며 少腹에서 기가 가슴으로 치밀어 오르고 頭痛口渴이 생겼다. 孟英이 보더니 "衛虛風襲한데 絡脈이 오래 傷하여 肝風이 內動한 것이다." 하고는 建中湯 去飴糖 加龍骨 牡蠣 紫石英 肉蓯蓉 楝實 桑枝 몇 첩

(建中之力在飴糖, 今去飴糖, 仍是桂枝法,) 加龍·牡·石英·蓯蓉·楝實·桑枝, 數帖而痊. (眉批, 發熱惡寒, 頭疼自汗, 皆桂枝證. 此人必津液素虧, 因汗出而益耗其津, 故肝失所養而上衝, 肺胃失所養而口渴也.)

을 투여하니 나았다.

建中湯의 효과는 飴糖에서 나오는 것인데 이제 飴糖을 뺀 것은 桂枝湯의 법을 따른 것이다. 이 사람은 반드시 원래부터 津液이 虛한 사람인데 汗出하면서 津液을 더욱 소모하게 되니, 肝失所養으로 上衝되고, 肺胃失所養으로 口渴이 생긴 것이다.

1-4 李燕標參戎, 於癸夏將欲赴都, 館於石北涯家. 項後患疽, 外科僉云不治. 孟英荐老醫朱嵩年疔之漸安. 孟英偶診其脈, 謂北涯曰, 李證有可愈之機, 脈難久享其年. 北涯驚問所以, 孟英曰, 左尺堅搏, 眞陰已傷, 非善象也. 旣而告痊北上, 今春果卒於京.

1-4 李燕標 參戎이 癸夏에[5] 都城으로 부임하는 도중에 石北涯의 집에 머물렀다. 이때 목 뒤에 癰疽가 생겨 외과 의원 모두가 不治라 하였다. 孟英이 老醫 朱崇年을 추천하여 치료하니 점차 나았다. 孟英이 우연히 그의 맥을 보고는 北涯에게 말하기를 "李燕標의 病證은 가히 고칠 수 있겠으나 맥으로 보면 오래 살기 어렵습니다." 하였다. 北涯가 놀라 그 까닭을 물으니 孟英이 말하기를 "左尺脈이 堅搏하니 眞陰이 이미 傷한 것이라, 좋지 않습니다." 하였다. 李燕標는 이미 병이 나았다 하여 都城으로 갔는데 금년 봄에 과연 都城에서 죽었다.

1-5 李叟, 年越古稀, 意欲納妾, 雖露其情, 而子孫以其耄且瞽也, 不敢從. 因此漸病狂惑, 群醫咸謂神志不足, 廣投熱補之藥, 愈服愈劇, 始延孟英診之. 脈勁搏指, 面赤不言, 口涎自流, 力大無制. 曰, 此稟賦過强, 陽氣偏盛, 姑勿論其脈證, 卽起病一端, 槪可見矣. 如果命門火衰, 早已萎靡不振, 焉能興此念頭. 醫見其老, 輒疑其虛, 須知根本不堅實者, 不能享長年, 旣享大壽, 其得於天者必厚, 況人年五十, 陰年先衰. 徐靈胎所謂千年之木, 往往自焚, 陰盡火炎, 萬

1-5 李叟의 나이가 일흔을 넘었는데 妾을 들이고자 하여 그 뜻을 얘기하니 자손들이 그가 이미 늙고 눈이 어두웠기 때문에 감히 그 뜻을 좇지 못하였다. 이로 인하여 점차 狂惑病이 생겼다. 뭇 의원들이 神志不足이라 하여 熱補藥을 투여하니 먹으면 먹을수록 병세가 더 심해졌다. 孟英을 초빙하여 진료를 받게 하였는데, 脈이 힘차 손가락을 치고 面赤에 말이 없으며 침이 입가에 흘러내리는데 힘이 세어 누구도 제지할 수가 없었다. 孟英이 말하기를 "이는 稟賦가 지나치게 강하여 陽氣가 偏盛한 것이니 脈을 볼 것도 없이 병이 어디서 왔는지 알 수가 있겠다. 만약에 命門火衰라면 일찍이 痿靡하였을 것이 어찌 이것을 생각지 못하였단 말인가? 의원들이 나이든 것만 보고 바로 虛證이라 하였다. 根本이 堅實치 못하면 長壽를 누리지 못하는 법인데 이미 長壽하니 이는 天稟을 두텁게 받고 난 사람이라. 항차 사

5) 癸夏: 한 글자 탈락된 것으로 보인다. 참고적으로 癸가 들어간 王孟英(1808~1868)의 생애와 관련된 干支를 소개한다. 癸丑: 1853, 癸卯: 1843, 癸巳: 1833, 癸未: 1823, 癸酉: 1813, 癸亥: 1863

物皆然. 去冬吾治邵可亭, 孤陽喘逆, 壯水淸火之外, 天生甘露飮, 灌至二百餘斤, 卽梨汁也, 病已漸平, 僅誤於兩盞薑湯, 前功盡墮. 可見陰難充長, 火易燎原. 今附·桂·仙茅·鹿茸·蔘·戟·河車等藥, 服之已久, 更將何物以生其涸竭之水而和其亢極之陽乎? 尋果不起.

람이 나이 오십을 넘으면 陰氣가 먼저 衰하는 법이니, 徐靈胎(徐大椿, 1693~1771)가 한 말에 천년 된 나무도 가끔 저절로 불타는데, 陰盡하면 불꽃이 일어나는 것은 만물의 법이라. 작년 겨울에 내가 邵可亭의 孤陽喘逆을 치료할 적에 壯水淸火하는 이외에도 天生甘露飮을 이백 근이나 써서 (이것은 바로 배즙(梨汁)이다.) 병이 평안해졌으나 乾薑湯 두 잔에 前功이 쓸데없이 된 적이 있다. 이로써 陰은 보충하기 어렵고 火는 쉽게 타오르는 것을 알 수 있다. 이제 부자(附子)·육계(肉桂)·선모(仙茅)·녹용(鹿茸)·인삼(人蔘)·파극(巴戟)·자하거(紫河車) 등의 약을 복용한 지 오래니 무슨 약으로 이미 말라버린 水를 생기게 하여 극에 달한 陽을 잠재울 것인가?" 하였다. 과연 오래지 않아 죽었다.

1-6 程燮庭乃郞芷香, 今春病溫, 而精關不固, 旬日後陡然莖縮寒顫. 自問不支, 人皆謂爲虛瘧, 欲投蔘·附. 孟英曰, 非瘧也. 平日體豐多濕, 厚味釀痰, 是以苔膩不渴, 善噫易吐, 而吸受風溫, 卽以痰濕爲山險, 乘其陰虧虛陽擾, 流入厥陰甚易, 豈容再投溫補以劫液, 錮邪而速其痙厥耶? 伊家以六代單傳, 父母深憂之, 堅求良治. 孟英曰, 予雖洞識其證, 而病情轇轕, 縱有妙劑, 難許速功, 治法稍乖, 亦防延損, 雖主人篤信, 我有堅持, 恐病不卽瘳, 必招物議, 中途歧惑, 有過誰歸? 倘信吾言, 當邀顧聽泉會診, 旣可匡予之不逮, 卽以杜人之妄議. 程深然之. 於是王·顧熟籌妥治. 午後進肅淸肺胃方, 以解客邪, 蠲痰濕而斡旋樞機, 早晨投涼腎舒肝法, 以靖浮越, 搜隧絡

1-6 程燮庭의 아들 芷香이 금년 봄에 溫病을 앓아 精管이 不固하여 정액이 새는데 열흘 후에 갑자기 陰莖이 쪼그라들고 추위로 떨면서 스스로 설 수도 없었다. 사람들이 虛瘧이라 하여 蔘附湯을 투약하고자 하였다. 孟英이 말하기를 "瘧疾이 아니다. 평소에 체격이 豊滿하여 濕이 많은데 厚味를 좋아하여 痰이 생긴 것이다. 이로 苔膩不渴에 트림이 자주 나고 토하는데 風溫을 받아 痰濕이 더 심해지고 陰虧陽擾한 틈을 타서 邪氣가 厥陰에 들어간 것이다. 어찌 다시 溫補劑를 투여하여 津液을 말리고 邪氣를 固着하여 痙厥을 만들 것인가?" 하였다. 그 집안이 6대째 독자로 내려오는 집이라 부모가 심히 걱정하며 孟英에게 치료를 간절히 구하였다. 孟英이 이르기를 "내가 비록 이 증에 대하여 잘 알고는 있으나 병세가 심하니 만약에 妙藥이 있다 하여도 빨리 치료하기가 어려울 것이고, 치법이 조금이라도 틀리면 그 害를 막아야 한다. 비록 주인이 믿고 나도 최선으로 치료한다 하더라도 병이 쉬이 낫지 아니하면 반드시 말이 생겨 중도에 혹하면 누구의 잘못이겠는가? 만약에 나를 믿는다면 顧聽泉을 불러 같이 진료하게 하면 내가 미치지 못하는 바를 바로 잡을 수 있어 다른 사람들의 쓸데없는 논의를 막을 것이라." 하니 程도 심히 옳게 여겼다.

而守關鍵. 病果遞減. 奈善生嗔怒, 易招外感, 不甘淡泊, 反復多次. 每復必莖縮寒顫, 甚至齒縫見紫血瓣, 指甲有微紅色, 溺短而渾黑極臭. 孟英曰, 幸上焦已淸, 中樞已運, 亟宜塡補腎陰, 淸肝熱, 以西洋蔘·二冬·二地·蓯蓉·花粉·知·柏·連·楝·斛·芍·石英·牡蠣·龜板·鼈甲·阿膠·鷄子黃之類, 相迭爲方, 大劑連投二十餘帖, 各恙漸退. 繼以此藥熬膏晨服, 午用繆氏資生丸方, 各品不炒, 皆生曬硏末, 竹瀝爲丸. 枇杷葉湯送下. 服至入秋, 始得康健. 孟英曰, 古人丸藥皆用蜜, 最屬無謂, 宜各因其證而變通之, 此其一法也. (眉批, 此四損證之最重者, 治稍不善, 變證紛如, 便不可保, 此案深可爲法.)

이에 王·顧 두 사람이 治法을 熟議하여 오후에는 肅淸肺胃方으로 客邪를 풀고 痰飮을 제거하여 樞機를 통하게 하고 아침에는 凉腎舒肝法으로 浮越한 陽을 내리고 經絡의 關鍵을 지키니 病勢가 好轉되었다. 그러나 잘 怒하고 外感도 쉽게 걸리고 澹泊한 맛을 좋아하지 않아서 이런 일이 반복되면 매번 莖縮寒顫(陰莖이 쪼그라들고 추위로 떨다)하니 심지어 잇몸에 紫血斑이 생기고 손톱 아래에는 홍색이 나타나고 소변은 짧고 검붉어 냄새가 극심하였다. 孟英이 말하기를 "다행히 上焦의 熱이 내리고 中焦의 氣도 運用이 되니 補腎陰 淸肝熱하여야 하겠다." 하고는 서양삼(西洋蔘)·천문동(天門冬)·맥문동(麥門冬)·생지황(生地黃)·숙지황(熟地黃)·육종용(肉蓯蓉)·천화분(天花粉)·지모(知母)·황백(黃柏)·황련(黃連)·연실(楝實)·석곡(石斛)·작약(芍藥)·자석영(紫石英)·모려(牡蠣)·귀판(龜板)·별갑(鼈甲)·아교(阿膠)·계자황(鷄子黃) 등을 번갈아가며 大劑로 이십여 첩을 복용시키니 병세가 조금씩 좋아졌다. 계속하여 아침에는 위의 약을 熬膏로 만들어 복용하고 낮에는 繆氏資生方丸을 복용하였다. 모두 炒하지 않고 生으로 硏末하여 竹瀝丸과 枇杷葉湯으로 복용하니 가을이 되어 건강해졌다. 孟英이 말하기를 "古人은 蜜丸을 만들어 사용하였는데 제일 좋기는 아무것도 쓰지 않는 것이라. 이는 각기 증에 따라 변통할 뿐이니 이도 한 방법이다." 하였다.

이는 四損證 중에서도 제일 重病에 속하니 치법이 조금이라도 틀리면 變症이 많이 생기고 생명을 보증할 수가 없다. 이번 의안은 깊이 살펴볼 필요가 있다.

1-7 翁嘉順室, 娩後發熱, 竹林寺僧治之不應, 溫·龔二醫, 皆主生化湯加減, 病益劇. 請孟英診之, 脈軟滑微數. 曰, 素體陰虧, 熱自內生, 新産血去, 是以發熱. 惟譫妄昏瞀, 最是嚇醫之證, 渴喜熱飮, 宛似虛寒之据. 宜其猜風寒而投表散, 疑瘀血以攻通, 帖帖泡

1-7 翁嘉順의 처가 産後發熱이 있어 竹林寺의 중이 치료하였으나 효과가 없었다. 溫·龔 두 의원이 모두 生化湯을 주로 쓰니 병은 더 심해졌다. 孟英을 청하여 보게 하니 맥이 軟滑微數하였다. 孟英이 말하기를 "원래 體質이 陰虛하여 內熱이 있는데 出産으로 失血하니 이에 發熱하는 것이라. 그러나 譫妄昏瞀는 의원들이 가장 꺼려하는 병증이다. 갈증이 나는데 더운 음료를 좋아하는 것도 虛寒證과 같이 보이고 風寒인가 하여 表散시키고 瘀血을 의심하여 攻通하

薑，人人桃·桂，陰愈受劫，病乃日加.（眉批，凡痰飲內盛之人，服寒熱藥，皆如石投水，人皆以爲稟賦之異，不知皆痰飲爲患也.）幸而痰飲內盛，津液未至涸竭，與蠲飲六神湯去橘·半，加西洋蔘·生地·花粉·竹茹·知母·生白芍爲劑．數日而瘳．逾旬復發熱，或疑涼藥之弊，或謂產蓐成勞，衆楚咻之，病漸進矣！其小姑適吳氏者，向役於冥曹，俗謂之活無常，偶來探病，忽仆地而僵，口中喃喃．或問汝嫂病何如？答云，須服王先生藥．人皆異之．次日仍乞診於孟英．曰，脈浮數而弦，是風溫也，與前病異．便瀉無溺，肺熱所迫，大渴無苔，胃汁受爍．亟與天生建中湯頻灌，卽蔗汁也．藥主大劑甘涼，果得津回舌潤，漸以痊可．病染於姑，孟英診曰，高年陰氣太虧，邪氣偏盛，『玉版論要』云，溫病虛甚死．言人之眞陰甚虛，曷足以御邪熱而息燎原，可虞在兩候之期乎？至十四日果殞．而嘉順亦染焉，初發熱卽舌赤而渴，脈數且澀，孟英曰，非善證也．蓋陰虛有素，值憂勞哀痛之餘，五志內燔，溫邪外迫，不必由衛及氣，自氣而營．急與淸營，繼投涼血，病不稍減．且家無主藥之人，旁議譁然．幸其舊工人陳七，頗有膽識，力懇手援．孟英曰，我腸最熱，奈病來頗惡，治雖合法，勢必轉重．若初起不先覷破，果已殆矣．吾若畏

니, 의원마다 모두 포강(炮薑)·육계(肉桂)·도인(桃仁)을 투여하여 陰液이 갈수록 枯渴되어 병은 더 심해지는 것이다. 다행히 痰飮內盛하여 津液이 아주 枯渴되지는 않았다." 하고는 蠲飮六神湯 去 橘皮 半夏 加 西洋蔘 生地黃 天花粉 竹茹 知母 生白芍으로 약을 만들어 투약하니 며칠 만에 나았다. 열흘이 되어 다시 發熱하니, 或者는 凉藥을 써서 그렇다 하고 또 或者는 産褥 勞苦라고 하며 여러 사람들이 떠드는데 병세는 더 심해졌다. 翁嘉順에게 吳氏 집안에 출가한 여동생이 있는데 世間에서는 活無常이라 하는 巫堂이다. 올케에게 우연히 와서 문병하고는 갑자기 땅에 넘어지더니 중얼중얼하였다. 어떤 사람이 너의 올케의 병은 어떠한가 물으니 반드시 王先生 약을 먹어야 한다고 답하였다. 사람들이 모두 기이하게 여겼나. 나음 날 孟英을 칭하여 진맥하니 "脈浮數而弦하니 이는 風溫이라 지난번의 병과는 다르다. 설사에 소변이 나오지 않고 肺熱이 급박하며 목이 갈증이 심한데 舌苔가 없으니 이는 胃陰이 마른 것이다. 빨리 天生建中湯을 주어야 하니 이는 사탕수수즙이다." 하고 甘凉大劑로서 사탕수수즙을 주니 과연 津液이 돌면서 舌潤해지고 점차 병이 나았다. 병이 翁嘉順의 모친에게 전염이 되니, 孟英이 말하기를 "나이가 많아 陰氣太虧한데 邪氣가 偏盛하니 『內經·玉版論』에 溫病에 虛가 甚하면 죽는다(病溫虛甚死)라 하였는데, 이 말은 사람의 眞陰이 虛하면 어찌 邪熱을 막아 火氣를 끌 수 있겠는가? 라는 뜻이다. 열흘을 넘기겠는지 모르겠다." 하였다. 과연 14일이 되어 운명하였다. 이때에 嘉順도 전염되어 열이 나더니 혀가 붉고 갈증이 나며 脈이 數하면서 澀하였다. 孟英이 말하기를 "病勢가 좋지 않다. 원래 陰虛體質에 이제 슬픔이 겹쳐 五志는 內燔하고 溫邪가 外迫하니, 衛氣에서 病邪가 올 것도 없이 營分에 저절로 病邪가 생기는구나." 하고는 급히 淸營湯을 주고 이어서 凉血劑를 투여하였으나 병세가 조금도 줄지 않았다. 집에 약을 주관할 사람이 없는지라 의견이 분분하였는데, 다행히 전에 일하던 陳七이 膽力이 있어 힘써 도왔다. 孟英이 말하기를 "나는 衷心으로 다할 것이나

難推諉，恐他手雖識其證，亦無如此大劑，車薪杯水，何益於事！吾且肩勞任怨，殫心盡力以圖之．病果日重，昏瞀耳聾，自利紅水，目赤妄言．孟英惟以晉三犀角地黃湯．加銀花·石膏·知·斛·梔·貝·花粉·蘭草·菖蒲·元蔘·竹瀝·竹茹·竹葉·鳧茈·海蛇等出入互用． 至十餘劑，舌上忽布穢濁垢苔，口氣噴出，臭難向邇，手冷如氷，頭面自汗，咸謂絶望矣．孟英曰，生機也．彼陰虛，熱邪深入，予一以清營涼血之法，服已逾旬，始得營陰漸振，推邪外出，乃現此苔．惟本元素弱，不能戰解，故顯肢冷，而汗僅出於頭面，非陽虛欲脫也．復與甘寒頻灌．越三日，汗收熱退，苔化肢溫．自始迄終，犀角共服三兩許，未犯一毫相悖之藥．且賴陳七恪誠，始克起九死於一生．繼以滋陰善後而康．（眉批，三江地氣卑濕，天時溫暖，傷寒之證絶少，最多濕溫·溫風之證．又人體質柔脆，不任蕩涤之藥，故惟以甘寒清解之劑，漸次搜剔，斯邪去而正不傷．若在北方，剛堅之體，此等藥雖服百劑，亦若罔知，非加硝·黃蕩涤，邪終不去．故葉氏之法，擅譽江浙，而吳氏之方，馳名幽冀．易地則皆然，亦智者之因地制宜也．）

병이 참으로 나쁘니 비록 法度에 맞게 치료하더라도 병세가 重病에 이를 수 있다. 처음에 병세를 보아 바로 제압하지 못하면 바로 위급해질 수 있다. 나는 어려움을 무릅쓰고 밀고 나가겠지만 다른 이들은 비록 이 증을 알더라도 大劑를 쓰지 못할 것이다. 한 수레 장작의 불에 한 잔의 물이 무슨 소용이 있겠는가? 내가 책임지고 원망을 들을 것이니 전력을 다할 뿐이다.” 하였다. 병세가 나날이 심해지고 昏瞀耳聾 泄瀉에 紅水가 나오고 눈이 붉게 충혈되며 헛소리를 하였다. 孟英이 晉三犀角地黃湯 加 金銀花 石膏 知母 石斛 梔子 貝母 天花粉 蘭草 石菖蒲 玄蔘 竹瀝 竹茹 竹葉 鳧茈(黑三稜) 海蛇 등을 번갈아가며 사용하였다. 열첩을 쓰니 舌上에 穢濁한 苔가 생기며 입의 기운이 뿜어 나오는데 그 냄새에 가까이 하기가 어려울 지경이었다. 손이 얼음과 같이 차고 얼굴에는 땀이 흘러서 모두가 희망이 없다 하였다. 孟英이 말하기를 “이제 살았다. 이는 陰虛에 熱邪가 깊이 들었는데 내가 淸營凉血法을 쓴 지 열흘이 되니 이제야 營陰이 점차 채워지고 邪氣를 밀어내어 舌苔가 생기는구나. 본 바탕이 원래 약하여 스스로 邪氣를 풀어낼 수 없는지라. 지금 肢冷 汗出頭面하는 것은 陽虛欲脫의 기미가 아니다.” 하고는 甘寒劑를 자주 투여하였다. 사흘이 지나 땀이 거두어지고 열이 물러가니 舌苔도 제대로 돌아오고 四肢가 따뜻해졌다. 처음부터 지금까지 쓴 犀角만 석 냥이 되는데 서로간에 相悖한 약재는 조금도 없었으니, 이는 陳七의 각별한 정성이 있었던 까닭이라. 이렇게 九死一生으로 살아나고 계속 滋陰하여 건강해졌다.

三江지역은 地氣가 卑濕하고 天時는 溫暖하여, 傷寒證은 적고 濕溫風溫證이 많다. 또 사람의 체질이 허약하여 蕩滌藥을 받아들일 수가 없다. 따라서 甘寒淸解藥을 選別하여 써야 邪氣를 물리치면서도 正氣를 상하지 않게 한다. 북방의 剛堅한 체질의 사람이라면 이런 약을 수백 첩 쓰더라도 효과가 없을 것이고, 芒硝 大黃으로 蕩滌하지 않으면 邪氣가 물러가지 않을 것이다. 이에 따라서 葉桂는 江蘇 浙江 지방에서 찬양을 받고, 吳瑭은 幽州 冀州에서 그 이름이 높다. 이는 지방에 따른 것이니 이것이 因地制宜의 뜻이다.

• 지역과 病者의 稟賦에 따라 약을 달리 한다.

1-8 翁嘉順之妹，亦染病，勢極危．因役於冥曹，自以爲不起．孟英曰，年壯陰充，藥治不謬，焉能死乎？昔人云，見理明者，陰陽五行不能拘．吾當以理勝數．遂按法治之，病乃日減，且愼寒暄，節飲食，守禁忌，調治二旬，果然康健．又其姑亦病溫，初不服藥，七日外始迓孟英診之．曰，此病邪雖不盛，第頻吐涎沫，不能出口，須以手撩，不飮不食，不便不眠，或多言不倦，或久問不答，是七情鬱結，氣久不舒，津液凝痰，邪得依附，治之中肯，尙難卽愈，不藥而待，病從何去？遂於淸解方中寓蠲痰流氣·通胃舒肝之品．交十四日而熱退，又數日痰沫漸少，又旬日大便始行，粥食日加而愈．此治一法直貫到底，不但不犯一分溫燥升補之藥，而滋膩入血之品，亦皆避之．尙須三十劑奏績．若病家不篤信，醫者不堅持，旁人多議論，則焉克有濟耶！然非乃媳前車之鑑，亦未必遽爾任賢不貳也．

1-8 翁嘉順의 누이가 역시 병에 전염되어 병세가 극히 위중하였다. 자기가 무당인고로 스스로 일어나지 못할 것이라 하였다. 孟英이 말하기를 "아직 壯年이고 陰液도 충실한데 약이 듣지 않는다 하여도 죽기야 하겠는가? 옛사람이 얘기하기를 醫理에 밝은 사람은 陰陽五行에 拘束받지 않는다 하였으니 내가 醫理로써 命運을 이겨 보겠노라." 하고 법에 따라 치료하니 병세가 나날이 좋아졌다. 게다가 寒溫을 적절히 하고, 음식에 절도와 금기를 지키니, 치료 20일 만에 과연 건강을 되찾았다. 또 그 시어머니가 溫病이 들었는데 처음에는 약을 복용하지 않다가 7일이 지나 孟英을 초빙하여 진료를 받았다. 孟英이 말하기를 "이는 病邪는 盛하지 않으나 涎沫을 자주 吐하되 입으로 뱉지를 못하니 치료가 필요하고, 음식을 먹지 못하고 대변도 통하지 않으며 잠도 자지 않고 말이 많되 지치지 않으며 물어도 답하지 않으니 이것은 七情이 鬱結되어 氣가 舒暢하지 못하고 津液이 痰으로 凝結되어 邪氣가 여기에 붙은 것이라. 치료가 잘 되면 어렵지만 나을 수 있으나, 약을 먹지 않고 기다리면 병이 어찌 없어지겠는가?" 하고는 淸解方에 蠲痰流氣 通胃舒肝藥을 교차하며 약을 쓰니 14일에 열이 물러가고 다시 며칠이 지나니 痰이 점차 줄어들었다. 열흘이 지나니 대변이 나오고 죽을 먹게 되면서 나날이 좋아졌다. 치료에는 처음부터 끝까지 한 가지 법을 썼는데, 溫燥升補藥은 한 푼도 쓰지 않았고 滋膩入血藥 또한 쓰지 않았다. 전부 30여 첩을 썼는데 만약에 病者가 믿지 않고 醫者가 治法에 信念이 없으며 주위에서 여러 가지로 떠들어댄다면 어찌 병을 고칠 수 있을 것인가? 앞의 며느리의 事例에서 뿐만이 아니고 이번의 事例에서도 賢者가 責任을 다하는 모습이 다르지 않다.

1-9 沈東屛年逾八秩，患腹脹便秘．孟英診曰，耄年脈實，天畀獨厚，證屬陽結，法宜淸

1-9 沈東屛이 여든이 넘었는데 腹脹에 便秘가 생겼다. 孟英이 보더니 말하기를 "노인이 脈實하고 天稟이 두터우니

火. 與西洋蔘·石膏·白芍·知母·花粉·桑皮·杏仁·橘皮·枳殼·甘草, 送更衣丸. 四劑而愈. 設投別藥, 勢必遷延而敗. 人亦謂其天年之得盡, 斷不料其藥治之誤也. 後四年始歿. 夏間, 汪湘筠明府, 因食肉病脹, 醫謂老年氣弱火衰, 輒投溫補, 直至腹如抱瓮, 始延孟英視之, 彌留已極, 不可救藥矣!

陽結證이라 법대로 淸火하여야 한다." 하고는 서양삼(西洋蔘)·석고(石膏)·백작약(白芍藥)·지모(知母)·천화분(天花粉)·상백피(桑白皮)·행인(杏仁)·귤피(橘皮)·지각(枳殼)·감초(甘草)를 更衣丸(朱砂·蘆薈)과 같이 복용하게 하니 네 첩에 나았다. 만약 다른 약을 투여하였다면 병세를 더 끌어 위험하였을 것이다. 비록 죽더라도 사람들은 그 사람의 天壽가 다한 것이며 약을 잘못 썼다고는 하지 않을 것이다. 그리고 사년이 지나 죽었다. 여름에 汪湘筠 明府(太守)가 고기를 먹고는 腹脹이 생겼다. 의원이 나이가 들어 氣弱火衰가 되었다 하고는 바로 溫補藥을 투여하였더니, 배가 항아리 안은 듯이 부풀어 올랐다. 孟英을 불러 보게 하였으나 이미 복창이 극에 달하여 약으로 어찌 할 수가 없었다.

1-10 顧石甫宰婁縣患恙, 醫治日劇, 解任歸, 求診於孟英. 脈見左寸如鉤. 曰, 病不能夏矣! 許子雙適至, 聞而疑之, 謂此證氣逆血溢, 腹脹囊腫, 宛以上年康康侯之疾, 若以外象觀之, 似較輕焉, 胡彼可愈, 而此勿治耶? 孟英曰, 彼爲邪氣之壅塞, 脈雖怪而搏指不撓, 證實脈亦實也, 此則爲眞氣之散漫, 脈來瞥瞥如羹上肥, 而左寸如鉤, 是心之眞臟脈見矣. 壅塞可以疏通, 散漫不能收拾, 客邪草木能攻, 神病刀圭莫濟, 證雖相似, 病判天淵, 縱有神丹, 終無補也. 季春果歿.

1-10 顧石甫가 婁縣을 다스렸는데 몸이 좋지 않아 의원의 치료를 받았으나 더욱 나빠져서 사임하고 돌아와 孟英에게 진료를 청하였다. 脈이 左寸如鉤하니 말하기를 "병이 여름을 넘길 수 없습니다." 하였다. 許子雙이 마침 이르러 이를 듣고는 의문이 생겨 묻기를 "이 증의 氣逆血溢 腹脹囊腫은 작년 康康侯의 병과 비슷하여 겉으로 보면 더 가벼운 듯한데 왜 작년에는 나았는데 이번에는 不治라 하는 것입니까?" 하니, 孟英이 말하기를 "작년에는 邪氣壅塞하여 脈은 怪證이 나왔으나 그 搏動이 흔들리지 않았는데, 이번에는 眞氣散漫하여 脈이 오는 것이 국이 끓듯이 위로 뛰어오르고 左寸脈이 鉤와 같으니 이는 心의 眞臟脈이라. 壅塞은 疏通시킬 수 있으나, 散漫은 收拾할 수가 없다. 客邪는 藥劑로 攻할 수 있으나, 心神病은 醫子도 어찌 할 수 없다. 증은 비록 비슷하나 병은 天壤之差의 차이가 있으니 神丹이 있다하여도 어찌 할 수가 없다." 하였는데, 과연 늦은 봄에 죽었다.

1-11 孫氏女, 年將及笄, 久患齒衄, 多醫莫疗. 孟英診曰, 六脈緩滑, 天癸將至耳. 與丹蔘·生地·桃仁·牛膝·茯苓·白薇·滑石·茺蔚子. (亦治倒經之

1-11 孫氏의 딸이 成年이 되었는데 오래 동안 잇몸 출혈이 있었으나 의원들이 어찌 할 수 없었다. 孟英이 진찰하더니 "六脈이 緩滑하니 곧 월경이 있을 것이다." 하고는 단삼(丹蔘)·생지황(生地黃)·도인(桃仁)·우슬(牛膝)·복령(茯苓)·백미(白薇)·활석(滑石)·충울자(茺蔚子) (倒經의 治法이

法.）一劑知, 數日愈. 尋卽起汛, 略無他患.

다.) 한 첩에 효과가 있고 며칠 후에 나았다. 8일 후에 월경이 있었고 다른 탈은 없었다.

1-12 遂安余皆山貳尹, 起復赴都, 道出武林而患瘧. 范某云, 春寒所致, 用辛溫散之. 來某謂酒濕之疴, 治以五苓, 且雜蔘·歸·薑·棗之類. 病乃日甚. 旬日後, 脘悶腹脹, 便秘氣逆, 躁渴自汗, 昏瞀不瞑. 亟迎孟英視之. 曰, 蘊濕固然, 惟溫風外襲, 已從熱化, 何必夏秋始有熱瘧耶? 清解之法, 十劑可安. 服之果效, 旬日徑瘥.

1-12 遂安 余皆山 貳尹이 脫喪을 하고 다시 都邑으로 돌아가는 도중 武林(현재의 浙江省 杭州)에 이르렀는데 瘧疾에 걸렸다. 范某 醫員이 春寒 때문이라 하며 辛溫藥으로 發散하고, 來某 醫員은 酒濕의 病이라 하여 五苓散을 주고 또 인삼(人蔘)·당귀(當歸)·생강(生薑)·대조(大棗) 등의 약을 썼는데 병은 나날이 더 심해졌다. 열흘이 지나니 胸悶腹脹 便秘氣逆 躁渴自汗 昏瞀不眠하니 급히 孟英을 불러 보게 하였다. 孟英이 말하기를 "濕이 오래 쌓였는데 風溫外襲하여 熱化된 것이라. 어찌 여름 가을에만 熱瘧이 있겠는가? 清解法을 쓰면 열흘이면 나을 것이다." 하였다. 약을 복용하니 효과가 있어서 열흘 후에 과연 나았다.

• 武林: 지금의 杭州 靈隱山 지역.

• 清解法으로 承氣湯을 사용하면 되겠다.

1-13 朱念民患泄瀉, 自謂春寒偶薄而飲燒酒, 次日轉爲滞下, 左腹起一痞块, 痢時絞痛異常. 孟英曰, 陰虛木燥, 侮胃爲泄, 誤飮火酒, 怒木愈張, 非寒也. 亟屏辛溫之物, 用白頭翁湯加芩·楝·梔·連·海蛇·銀花·草決明·枳椇子·綠豆皮. 十餘劑而愈.

1-13 朱念民이 설사가 생겼는데 스스로 말하기를 추운 봄날 저녁에 燒酒를 마시고나서 다음날 滯氣가 있었는데 왼쪽 아랫배에 덩어리가 만져지고 설사 시에는 배가 쥐어짜듯이 아프다 하였다. 孟英이 말하기를 "陰虛木燥하여 侮胃하니 설사가 생긴 것이다. 火酒를 잘못 마셔 木이 더욱 怒張한 것으로 寒이 아니다." 하고는 辛溫藥을 빨리 끊고 白頭翁湯 加 黃芩 楝實 梔子 黃連 海蛇 金銀花 草決明 枳椇子 綠豆皮 열 첩을 투여하여 나았다.

• 陰虛木燥하여 侮胃: 陰虛肝旺에 木克土

1-14 鎖某, 弱冠吐血. 楊醫連進歸脾湯, 吐益甚. 孟英視之, 面有紅光, 脈形豁大, 因問曰, 足冷乎? 探之果然. 遂與六味地黃湯送飯丸肉桂心一錢, 覆杯而愈. (眉批, 此虛火上炎之證, 歸脾中蔘·芪性皆上升, 故吐益甚. 易以引火歸原

1-14 鎖某가 나이 스물인데 吐血이 있어 楊某 醫員이 歸脾湯을 연달아서 투여하니 吐血이 더 심해졌다. 孟英이 보니 얼굴이 紅光이 있고 脈은 豁大한지라 묻기를 "발이 찬가?" 하니, 과연 그렇다 하였다. 六味地黃湯을 飯丸肉桂心 一錢과 같이 복용하니 한 첩에 나았다.

이는 虛火上炎證이라. 歸脾湯 중의 인삼(人蔘)·당귀(當歸)는

之法, 斯愈矣.)

모두 上昇藥이니 吐血이 더 심해지는 것이다. 引火歸元法을 쓰니 나은 것이다.

1-15 沈裕昆室, 偶發脘痛, 范某與逍遥法, 痛頗止, 而發熱咽痛, 邀顧聽泉診視之, 知感溫邪, 與淸散法. 疼已而熱不退. 七日後, 目閉鼻塞, 耳聾肢搐, 不言語, 不飮食, 顧疑證險, 愿質之孟英. 而沈之兩郞, 乃從王瘦石學, 因請決於師, 瘦石亦謂孟英識超, 我當爲汝致之. 時已薄暮, 乃飛刺追邀. 比孟英往診, 見其外候如是, 而左手診畢卽縮去, 隨以右手出之, 遽曰, 非神昏也. 繼挖牙關, 察其苔色白滑, 詢知大解未行. 曰, 病是風溫, 然不逆傳膻中, 而順傳胃府, 證可無恐. 聽泉學問勝我, 知證有疑竇, 而虛心下問, 豈非胸襟過人處. 但溫邪傳胃, 世所常有, 而此證如是駭人者, 因素有痰飮, 盤踞胃中, 外邪入之, 得以憑藉, 苔色之不形黃燥者, 亦此故耳, 不可誤認爲寒. 夫溫爲熱邪, 脈象旣形弦滑以數, 但令痰飮一降, 苔必轉黃, 此殆云遮霧隱之時, 須具溫太眞燃犀之照, 庶不爲病所欺. 且昔人於溫證僅言逆傳, 不言順傳, 後世遂執傷寒在足經, 溫熱在手經, 不知經絡貫串, 豈容界限! 喩氏謂傷寒亦傳手經, 但足經先受之耳. 吾謂溫熱亦傳足經, 但手經先受之耳. 一隅三反, 旣有其逆, 豈無其順? 蓋自肺之心包, 病機漸進而內陷, 故曰逆, 自肺

1-15 沈裕昆의 처가 脘痛이 있어 范某 醫員이 逍遙散을 쓰니 痛症은 가라앉았으나 發熱咽痛이 생겨 顧聽泉을 초빙하여 보게 하니, 顧聽泉이 溫邪에 感한 것으로 보고 淸散法을 썼다. 痛症은 멈추었으나 熱은 물러가지 않고, 7일 후에는 目閉鼻塞 耳聾肢搐하며 말도 못하고 음식도 넘기지 못하게 되었다. 顧泉이 險證인가 하여 孟英에게 묻고자 하니, 沈의 두 아들이 모두 王瘦石에게서 공부한지라 스승께 물으니 瘦石이 "孟英이 나보다 나으니 모셔오라."고 하였다. 때가 늦은 저녁이라 빠른 배를 띄워 급히 孟英을 불러와서 같이 진료에 들어갔다. 外候는 여전한데 왼손의 진맥이 끝나고 오른손을 내미니 孟英이 말하기를 "神昏이 아니다."라 하고 계속하여 牙關을 문질러보고 舌苔가 白滑한 것을 보고 물어서 대변이 막힌 것을 알았다. 孟英이 말하기를 "風溫病이라. 膻中으로 逆傳되지 않고 胃腑에 順傳되었으니 걱정할 것 없다. 聽泉의 학문은 나보다 나은데 증을 보고 의심이 생기면 虛心下問하니 어찌 그 度量이 나보다 나은 것이 아니겠는가? 邪氣가 胃腑에 전달되는 것은 세상에 흔히 있는 일이다. 이러한 증으로 사람을 놀라게 하는 것은 평소에 痰飮이 胃腑에 들어 있는데 外邪가 들어와 여기에 붙은 것이다. 舌苔가 黃燥로 변하지 않는 것도 이러한 까닭이니 寒으로 誤認하여서는 안 된다. 대저 溫邪는 熱邪이니 脈形은 弦滑而數하다. 그러나 痰飮이 내려가고 나면 舌苔는 黃色으로 바뀐다. 이것이 구름과 안개가 끼어 있을 때에 반드시 이를 뚫고 볼 수 있어야 병에 속임을 당하지 않는다는 뜻이다. 옛사람들은 溫證에 대하여 逆傳만 언급하였지 順傳은 애기하지 않았다. 후세인들은 단지 傷寒은 足經으로 傳해지고 溫熱은 手經으로 傳해진다고만 알고 있어 經絡을 꿰뚫지 못하고 있으니 어찌 그 한계를 알까? 喩氏(喩昌)가 傷寒도 역시 手經으로 傳해지나 다만 足經이 먼저 받을 뿐이라 하였는데, 여기에서 나는 溫熱이 足經으로도 傳해지나 다만 手經으로 먼저 傳해진다고 애기

之胃府，病機欲出而下行，故曰順. 今邪雖順傳，欲出未能. 所謂胃病，則九竅不和，與逆傳神昏之犀角地黃湯證大相逕庭. 郭雲台云，胃實不和，投滾痰而非峻，可謂治斯疾之眞詮. 遂疏小陷胸合蠲飮六神湯，加枳·朴，以蘆菔煮水煎藥，和入竹瀝一杯，送下礞石滾痰丸四錢. 沈嫌藥峻，似有難色. 孟英曰，旣患駭人之病，必服駭人之藥，藥不瞑眩，厥疾勿瘳，盍再質之瘦石·聽泉乎? 沈頷之. 王·顧閱方，僉以爲是. 且云，如畏劑重，陸續徐投可也. 翌日，孟英與聽泉會診，診脈症不甚減，詢知昨藥分數次而服. 孟英曰，是因勢分力緩之故也，今可釋疑急進，病必轉機. 聽泉深然之，病家亦膽壯矣. 如法服下，黎明果解膠韌痰穢數升，各恙卽減，略吐言語，稍啜稀粥，苔轉黃燥. 藥改輕淸，漸以向安. 嗣與育陰柔肝而愈.

한다. 一隅三反이니 逆傳이 있는데 어찌 順傳이 없겠는가? 대저 肺로부터 心包로 전해지는 것은 病機가 점차 內陷되는 것이니 逆傳이고, 肺에서 胃腑로 전해지는 것은 病機가 下行하는 것이니 順傳이라. 邪氣가 비록 順傳되어도 다 빠져 나오지 아니하면 胃病도 九竅不和가 있으나, 逆傳神昏의 犀角地黃湯證과는 크게 다르다. 郭雲台가 말하기를 胃實不和에는 滾痰丸을 써도 峻하지 않다 하였으니 이러한 병증에 쓰는 것을 말함이다."하고는 小陷胸湯 合 蠲飮六神湯 加枳實 厚朴하여 蘿菖(무우) 끓인 물로 煎湯하게 하고 다시 竹瀝 一杯를 가하여 礞石滾痰丸 四錢과 같이 복용케 하였다. 沈이 藥이 너무 峻하다 하여 꺼려 難色을 나타내니, 孟英이 말하기를 "대저 사람을 놀라게 하는 큰 병에는 역시 놀랄 만한 人劑를 써야 하니 藥不瞑眩 厥疾勿瘳와 같은 뜻이다. 瘦石과 聽泉에 물어보라." 하니 沈이 고개를 끄덕였다. 王과 顧가 方을 보더니 맞다 하였다. 그래도 藥劑가 重하다고 꺼리더니 이어서 천천이 복용하겠다고 하였다. 다음날 孟英이 聽泉과 같이 진찰을 해보니 脈證이 별로 減하여지지 아니하여 물어보니 지난 밤에 약을 몇 번에 나누어 복용하였다고 하였다. 孟英이 말하기를 "이는 藥을 分服하여 藥勢가 나누어진 까닭이다. 이제 의문이 풀렸다. 빨리 한꺼번에 복용하면 병세가 반드시 좋아질 것이다." 하니 聽泉도 그렇다 하고 병자도 그렇게 하겠다고 하였다. 법대로 복용하니 다음날 아침에 더럽고 질긴 담이 몇 되나 풀어지면서 여러 불편한 病症들이 감해지고 말문이 트이게 되었다. 이어서 묽은 죽을 먹으니 舌苔가 黃色으로 바뀌었다. 藥을 輕淸劑로 바꾸니 점차 편안해지고 이어서 育陰柔肝하여 나았다.

1-16 朱氏婦，素畏藥，雖極淡之品，服之卽吐. 近患晡寒夜熱，寢汗咽乾，咳嗽脇疼. 月餘後，漸至減餐經少，肌削神疲. 孟英診之. 左手弦而數，右部澀且弱，曰，旣多悒鬱，又善思慮，所謂病發心脾是也.

1-16 朱氏 婦人이 평소에 약 먹기를 꺼려하였는데 극히 淡味의 藥이라도 먹으면 즉시 토하였다. 근래에 저녁에는 춥고 밤에는 열이 나며 도한이 있고 목이 마르며 기침에 옆구리가 아프더니 한 달이 지나자 식사량도 줄어들고 월경도 줄면서 살이 마르고 정신이 피곤하여 孟英을 초빙하여 진찰을 받았다. 左手弦而數 右部澀且弱하니 말하기를

而平昔畏藥，豈可强藥再戕其胃，誠大窘事．再四思維，以甘草·小麥·紅棗·藕四味，(妙想可以益人神志.) 令其煮湯頻飮勿輟．病者嘗藥大喜，徑日夜服之．逾旬復診，脈證大減．其家請更方，孟英曰，毋庸．此本仲聖治臟燥之妙劑，吾以紅棗易大棗，取其色赤補心，氣香悅胃，加藕以舒鬱怡情，合之甘·麥，幷能益氣養血，潤燥緩急，雖若平淡無奇，而非惡劣損胃之比，不妨久任，胡可以果子藥而忽之哉！恪守兩月，病果霍然.

"憂鬱에 思慮가 겹쳐 病이 心脾에서 發한 것이다. 평소에 약을 꺼리는데 어찌 强藥으로 胃氣를 해치겠는가? 참으로 어렵다." 하고 여러 번 생각하더니 감초(甘草)·소맥(小麥)·홍조(紅棗)·우(藕: 蓮根) 등 四味를 전탕하여 수시로 먹게 하였다. (좋은 생각은 사람의 神智를 더한다.) 병자가 약을 맛보고 좋아하며 그날 밤에 먹더니 열흘이 지나 다시 진맥하니 맥증이 크게 좋아졌다. 병자가 다시 方을 바꾸어 주기를 청하니 孟英이 말하기를 "이 方을 가벼이 여기지 말라. 이것은 본래 仲聖께서 臟燥를 治하는 妙方인데 내가 이제 大棗를 紅棗로 바꾼 것은 紅棗의 赤色으로 補心하고 氣香으로 悅胃하는 뜻을 취한 것이며, 또 蓮根은 舒鬱怡情하니 감초(甘草)와 소맥(小麥)을 合하여 益氣養血 潤燥緩急을 한다. 약이 비록 平淡하여 奇異한 것이 없다하나 惡劣損胃하는 약에 비할 바가 아니어서 오래 먹어도 좋으니 어찌 과자 같은 약이라 하여 소홀히 할 수 있겠는가?" 하였다. 병자가 두 달 동안 謹身하니 병이 확연하게 달라졌다.

• 甘草 小麥 紅棗 藕(蓮根): 甘麥大棗湯 + 蓮根이다.

1-17 江某，年三十餘，忽兩目發赤，牙齦腫痛，漸至狂妄，奔走罵人，不避親長，其父皇皇，求孟英診焉．脈大而數，重按虛散．與東洋蔘·熟地黃·辰砂·磁石·龍齒·菖蒲·棗仁·琥珀·肉桂·金箔·龍眼肉爲劑，投匕即安，翼日能課徒矣．(眉批，昔余友彭香林患此證，醫雖知其虛，而治不如法，竟以不起．今讀此案，彌增惋嘆.)

1-17 江某가 나이 서른을 넘었는데 갑자기 눈이 붉게 충혈되고 잇몸이 붓고 아프고 하더니 점차 미쳐 날뛰고 욕을 하는데 부모나 연장자를 가리지 않으니 그 아버지가 급히 孟英에게 진료를 구하였다. 脈大而數 重按虛散하니 동양삼(東洋蔘)·숙지황(熟地黃)·주사(朱砂)·자석(磁石)·용골(龍齒)·석창포(石菖蒲)·산조인(酸棗仁)·호박(琥珀)·육계(肉桂)·금박(金箔)·용안육(龍眼肉)으로 方을 만들어 투여하니 편안해지고 다음날 다시 일을 하게 되었다.

지난날에 나의 친구 彭香林이 이 증이 있었는데, 의원이 다만 虛한 것만 알아 법대로 치료하지 않아 다시 회복되지 못하였다. 이 의안을 보니 더욱 안타깝다.

1-18 金祿卿室，沈裕昆之少女也．患溫，顧聽泉連進輕淸涼解，而病不減．氣逆無寐，咳吐粘痰，舌絳咽乾，耳聾譫

1-18 金祿卿의 처는 沈裕昆의 딸이다. 溫病이 생겨 顧聽泉이 輕淸藥을 계속 썼으나 病勢가 줄지 않고 氣逆하며 잠들지 못하고 기침에 짙은 담을 토하고 혀가 붉어지면서 목이 마르고 耳聾譫語하여 열흘이 되니 孟英에게 진료를 구

語. 旬日外始延孟英診焉. 曰, 體瘦, 脈細數, 尺中更亂, 竟是陰氣先傷, 陽氣獨發, 所謂傷寒偏死下虛人. 譬之火患將臨, 旣無池井, 缸貯又空, 縱竭心力, 曷能有濟? 再四研詰, 乃知發病前一日, 陡然帶下如崩, 是眞液早經漏泄矣. 否則, 藥治未訛, 胡反燎原益熾? 痙厥之變, 不須旋踵. 祿卿堅懇勉圖. 孟英以西洋蔘·生地·二冬·二至·元蔘·犀角·黃連·鷄子黃·知母爲方, 另用石斛·龜板·鱉甲各四兩, 左牡蠣一斤煮湯代水煎藥. 顧聽泉又加阿膠. 且云, 我儕用此育陰鎭陽, 充液熄風大劑, 焉能津枯風動, 痙厥陡生乎? 服兩劑果不能減. 後惑旁言而禱簽藥, 附·桂·乾薑, 罔知顧忌, 俓至四肢拘攣而逝. 是誤藥速增其斃, 而增其慘也. 繼而, 裕昆患濕溫, 亦犯重暍而亡.

하였다. 孟英이 말하기를 "몸이 마르고 脈細數한데 尺脈이 더욱 亂하니 이는 陰氣가 먼저 傷하여 陽氣가 獨發하니 傷寒에서 말하는 虛人을 下하면 죽음뿐(偏死下虛人)이라는 말이다. 이를 비유하면 불이 났는데 우물이 없고 항아리에 물이 말랐으니 노력을 해도 어찌 구하겠는가?" 하고 몇 번이나 물으니 發熱 하루 전에 갑자기 崩漏가 있어 津液이 漏泄되었는데 약을 잘못 쓴 까닭이니 어찌 불길이 더 하지 않겠는가? 痙厥은 반드시 旋踵을 동반하지는 않는다. 祿卿이 간절히 치료를 원하니 孟英이 서양삼(西洋蔘)·생지황(生地黃)·이동(二冬: 天門冬·麥門冬)·이지(二至: 旱蓮草·女精子)·현삼(玄蔘)·서각(犀角)·황련(黃連)·계자황(鷄子黃)·지모(知母)로 方을 만들고 다시 석곡(石斛)·귀판(龜板)·별갑(鱉甲) 四兩을 加하고 모려(牡蠣) 한 근을 佐藥으로 하여 전탕하게 하였다. 顧聽泉이 다시 阿膠를 가하니, 말하기를 "내가 이렇게 育陰鎭陽 充液熄風의 大劑를 쓰니 어찌 津液이 말라 風이 動하는 痙厥이 생기겠는가?" 하고 두 첩을 먹었으나 병세가 줄지 않았다. 이에 옆 사람의 말에 혹하여, 무당이 주는 약과 육계(肉桂)·부자(附子)·건강(乾薑)과 같은 약 등을, 顧聽泉이 전부 꺼리는 약인 줄도 모르고 쓰니 四肢拘攣이 되면서 죽었다. 약을 잘못 쓰면 죽음도 이와 같이 빨리 와서 그 참혹함을 더한다. 이어서 裕昆도 濕溫에 걸리고 다시 더위를 먹어 죽었다.

1-19 一嫗, 患右腰痛脹欲捶, 多藥不效. 孟英視其形雖羸瘦, 而脈滑痰多, 苔黃舌絳. 曰, 體虛病實, 溫補非宜. 苟不攻去其疾, 徒以疲藥因循, 則病益實, 體益虛·糜帑勞師, 養成寇患, 豈治病之道哉? 先以雪羹加竹茹·楝實·綠萼梅·杏仁·花粉·橘紅·茯苓·施覆花, 呑控涎丸, 服後果下膠痰. 三進而病若失, 嗣與調補獲痊.

1-19 한 노파가 오른쪽에 腰痛과 脹痛이 있는데 마치 매를 맞는 것 같아서, 여러 약을 썼으나 효과가 없었다. 孟英이 형체를 보니 몸은 비록 말랐으나 脈滑痰多 苔黃舌絳하니 말하기를 "體虛病實하니 溫補는 맞지 않다. 攻法으로 病邪를 제거하지 않으면 약으로 피로만 가중되고 병은 더 심해지며 몸은 허해질 것이니, 이는 다만 돈만 쓰고 醫者만 고생시킬 뿐이어서 痼疾病이 되면 이것이 어찌 治病의 道理이겠는가?" 하고 雪羹 加 竹茹 楝實 綠萼梅 杏仁 天花粉 橘紅 茯苓 旋覆花를 控涎丹과 같이 복용토록 하니 膠痰이 나왔다. 세 첩을 먹으니 病苦가 없어지고 이어서 調補하여 나았다.

• 雪羹: 흑삼릉.

1-20 楊氏婦, 孀居, 患瀉, 久治不瘥. 孟英曰, 風木行胃也. 彼不之信, 另招張某, 大進溫補, 乃至腹脹不食, 夜熱不眠, 吐酸經秘, 頭痛如劈. 復乞孟英視之. 先投苦泄佐辛通以治其藥, 嗣以酸苦息風安胃, 匝月乃瘳. 續與調補, 汛至而康.

1-20 楊氏 婦人이 寡婦인데 설사병이 있어 오래 치료 받았으나 차도가 없었다. 孟英이 말하기를 "風木行胃이다."라 하니 믿지 않고 張某 의원을 불러서 溫補劑를 크게 복용하였다. 그러니 腹脹으로 밥을 먹지 못하게 되고 밤에는 열이 나서 잠들 수 없고 신물을 토하면서 經水가 閉하고 머리가 쪼개질 듯이 아파서, 孟英에게 보아주기를 사정하였다. 먼저 苦泄佐辛味로 전의 약을 씻어내고 酸苦味로 熄風安胃하니 한 달이 되어 낫고 調補하여 건강해졌다.

• 風木行胃: 木克土의 설사이니 痛瀉要方(白朮芍藥散)이 있다.
• 정신적 스트레스로 인한 설사에 온보약을 과용하여 腹脹不食 夜熱不眠 吐酸經閉가 생긴 것이다.

1-21 魏翊谷浼孟英視其鬱甥之病. 熱逾半月, 自胸次脹及少腹, 痛不可以撫摩, 便秘溺赤, 舌黑口乾, 自汗煩躁, 六脈弦强無胃. 曰此恙酷似傷寒大結胸證, 結胸煩躁, 無藥可治. 越二日便行而歿. 孟英曰, 傷寒之邪在表, 誤下則邪陷而成結胸, 未經誤下, 不爲結胸. 溫熱之邪在里, 逆傳於心包, 而誤汗則內閉以外脫, 順傳於胃府, 而誤汗則盤踞而結胸. 前人但云, 誤汗劫奪胃汁而未及於結胸者, 因結胸證不多見耳. 然亦不可不知也, 故謹識之. 鬱病初起, 某醫用葛根一劑, 繼則胡某之柴·葛·薑·防十餘劑, 釀成是證. (眉批, 溫病忌誤汗, 不忌誤下, 以汗則津涸而熱益熾, 下則熱勢可藉以少減也.)

1-21 魏翊谷이 孟英을 초빙하여 자기의 鬱病을 보아주도록 청하였다. 보름 넘게 열이 나며 가슴에서 少腹까지 만지지 못할 정도로 통증이 있고 便秘에 소변이 붉고 땀이 나며 煩躁에 六脈이 弦强한데 胃氣가 없었다. 孟英이 말하기를 "이는 傷寒의 大結胸證과 비슷하다. 結胸에 煩躁하면 不治이다." 하였는데, 과연 이틀이 지나 大便이 나오면서 죽었다. 孟英이 말하기를 "傷寒의 邪氣가 表에 있는데 誤下하지 않으면 結胸은 생기지 않는다. 溫熱은 邪氣가 裏에 있어 心包로 逆傳되는데 이때에 誤汗하면 內閉外脫이 된다. 胃腑에 順傳되었는데 誤汗하면 胃腑에 들어앉게 되어 結胸이 된다. 前人들은 단지 誤汗 脫胃氣만 얘기하였지 結胸에 대하여서는 언급하지 않았다. 이는 結胸證을 많이 보지 못하였기 때문이다. 그러니 이를 알지 않으면 안 되니 삼가 알지어다." 鬱病의 초기에 某 醫員이 葛根湯 한 첩을 썼고 이어서 胡某 醫員이 시호(柴胡)·갈근(葛根)·강활(羌活)·방풍(防風)을 10여 첩 썼으니 이는 병을 키운 것이다.

溫病은 誤汗을 忌하나 誤下는 忌하지 않는다. 發汗하면 津液이 말라 熱邪가 더 熾盛하나, 下하면 熱邪가 줄기 때문이다.

1-22 施氏婦，產後四肢串痛，藥治罔效，醫謂其成癱瘓矣．延已逾月，丐孟英視之．膏藥遍貼，呻吟不息．脈數而洪，舌絳大渴．曰，此非風濕爲病，膏藥亟爲揭去．近日服藥，諒皆溫補祛風之劑，營血耗傷，內風欲動，勢將弄假成眞．且吾向見其體豊血旺，何以娩後遽患斯疾？必生化湯·砂糖·酒之類所釀耳．其父倪某目雖瞽，聞而笑云，君誠天醫也．小女服過生化湯二帖，赤沙糖八斤，從此漸病，不識尙可起廢圖全否？孟英曰，幸其體足於陰，恢復尙易，若陰虛血少之人，而蹈此轍，雖不即死，難免不成蓐損．因投大劑涼潤壯水之藥．一劑知，旬日安，匝月起．

1-22 施氏 婦人이 產後에 四肢가 모두 아픈데 약으로 치료하여도 효과가 없고, 醫員은 癱瘓이라 하였다. 한 달이 지나 孟英에게 청하여 보니 膏藥이 두루 붙어 있고 신음이 끊이지 않으며 脈數而洪 舌絳大渴하였다. 孟英이 말하기를 "風濕의 病이 아니니 膏藥은 다 떼버리라. 최근에 먹은 약들이 모두 溫補祛風藥이니 營血耗傷하여 內風이 動한 것으로 이야말로 弄假成眞이 된 것이다. 내가 보건대 體格이 豊盛하고 血氣도 旺盛하니 어찌 產後라 하여 이런 병이 생기겠는가? 반드시 生化湯 砂糖酒 같은 것들을 복용하여 병을 키운 것이다." 하니 그의 아버지 되는 倪某가 비록 눈이 멀었으나 이 말을 듣고는 웃으면서 "그대는 과연 하늘이 내린 의원이요. 딸이 生化湯 두 첩과 赤砂糖 8근을 먹은 이후로 이 병이 생겼으니 다시 일어날 수 있겠는지요?" 하니, 孟英이 말하기를 "다행히 陰氣가 足하니 회복은 어렵지 않겠습니다. 만약에 陰虛血少한 사람이 이 병에 걸렸다면 죽지는 않더라도 몸에 손상이 컸을 것입니다." 하고는 涼潤壯水之劑를 大劑로 투여하니, 한 첩에 효과가 있고 열흘이 되어 편안해지면서 한 달이 되니 일어났다.

1-23 王士乾室，素多鬱怒，氣聚於腹，上攻脘痛，旋發旋安．花甲外病益甚，醫治益劇．李西園荐孟英視之，曰，此非人間之藥所能疗矣．辭不與方．其夫·子及婿環乞手援．孟英曰，旣爾，吾當盡力以冀延可也．然腹中聚氣爲瘕，攻痛嘔吐，原屬於肝．第病已三十載，從前服藥，諒不外乎溫補一途．如近服逍遥散最劫肝陰，理中湯極傷胃液，（用古方不可不知此意.）名雖疗疾，實則助桀．人但知嘔吐爲寒，而未識風陽內煽，水自沸騰．專於爐內添薪，津液漸形涸竭．奈醫者猶云水已不吐，病似漸輕，

1-23 王士乾의 妻가 평소 怒氣가 腹部에 鬱滯하고 치밀어서 脘痛이 생기니 發散시키면 편안해졌다. 연세가 花甲이 되어 外病이 심하면 의원의 치료도 더 심한 약을 쓸 지경에 이르렀다. 李西園이 孟英을 천거하여 보게 하였다. 孟英이 보더니 "이것은 사람이 더 이상 할 일이 없습니다." 하고 더 이상 보려 하지 않았다. 남편과 아들, 사위까지 나서 도와주기를 간청하니, 孟英이 말하기를 "이미 이렇게 보았으니 내가 전력을 다하여 수명은 연장시켜 보도록 하겠습니다. 腹中에 鬱滯된 기운이 癥瘕가 되어 아프고 토하니 이 병은 원래 肝에서 온 것입니다. 이미 병이 30년이 넘었는데 그 전에 복약한 약들은 전부 溫補藥이었고, 최근에도 逍遙散으로 肝氣를 傷하고 또 理中湯으로 胃液을 상하였으니 명목상으로는 병을 치료하였다 하나 실제는 병을 도운 격입니다. (古方을 쓸 때에는 이것을 알지 않으면 안 된다.) 사람들은 단지 嘔吐가 寒에서 온다고만 알지, 風陽이 內動하

是不察其水已吐盡, 僅能噦逆空嘔, 所以不能納谷. 便秘不行, 脈弦無胃, 舌痿難伸, 蘊隆蟲蟲, 何所措手! 可謂女人亦有孤陽之病矣. 勉以西洋蔘·肉蓯蓉·麥冬·葳蕤·生白芍·石斛·竹茹·柏子霜·紫石英爲方, 猪肉煮湯煎藥, 和入青蔗漿·人乳. 服後嘔噦皆止, 人以爲轉機. 孟英曰, 譬草木乾枯已久, 驟加灌漑, 枝葉似轉青蔥, 奈根荄槁矣, 生氣不存, 亦何益耶! 繼而, 糜粥漸進, 頗思肉味, 其家更喜以爲有望. 孟英曰, 且看解後何如? 越數日, 大便頗暢, 殊若相安, 亟迓復診. 孟英曰, 枉費苦心矣. 脈不柔和, 舌不潤澤, (審病者宜識此二語.) 雖谷進便行, 而生津化液之源已絶, 藥石焉能於無中生有哉! 夏至後果殞.

여 水沸自騰하는 것은 모르고 있습니다. 화로에 장작을 더 넣으니 津液은 더 마르는데 醫員이라는 자들은 水가 없어져서 吐하지 않는다 하니, 이는 水가 다 말라 더 이상 吐하지 않는다는 것은 모르고 있습니다. 딸꾹질과 헛구역이 나고 밥은 먹지 못하니 변비가 생기고 弦脈이 되어 胃氣가 없어지고 舌痿가 되니 이렇게 병이 쌓이면 醫員인들 어찌 할 수 있겠습니까? 여자도 孤陽之病이 생길 수 있는 것입니다." 하고는 서양삼(西洋蔘)·육종용(肉蓯蓉)·맥문동(麥門冬)·위유(萎蕤)·생백작약(生白芍藥)·석곡(石斛)·죽여(竹茹)·백자상(柏子霜)·자석영(紫石英)을 돼지고기 끓인 물로 전탕하여 사탕수수 즙과 인유(人乳)를 넣어 복용시키니 구토와 딸꾹질이 멎었다. 孟英이 말하기를 "비유하자면 초목이 마른지 오래 되었는데 이제 물이 들어가니 枝葉은 푸르게 보이나 뿌리는 아직도 말라 있는 것과 같아 생기가 없으니 물을 준들 무슨 득이 되겠습니까?" 하였다. 계속하여 죽을 먹게 되고 고기까지도 생각이 날 정도가 되니 집안 모두가 기뻐하며 희망이 있다 하였다. 孟英이 말하기를 "좀 더 두고 보아야 한다."고 하였다. 며칠이 지나 대변도 편안하니 안심이 되어 다시 孟英에게 진료를 청하였다. 孟英이 말하기를 "쓸데없이 돈과 마음만 쓰는 것입니다. 脈이 柔和하지 않고 혀도 潤澤하지 않으니 비록 밥을 먹고 변도 잘 보나 生津化液의 근원은 이미 끊어진 것입니다. 약을 먹은들 어찌 살릴 수 있겠습니까?" 하였다. 夏至가 지나 과연 운명하였다.

1-24 五月下旬, 天卽酷熱異常, 道路受暑而卒死者甚多, 卽古所謂中日暍也. 而不出戶庭之人, 亦有是病, 延醫不及, 醫亦不識此證. 雖死身不遽冷, 且有口鼻流血者. 孟英曰, 是暑從吸入, 直犯心藏也. 惟新産婦人, 陰血大去, 熱邪易襲, 故死者尤多. 奈愚者不知因時制宜, 尙扃其窓戶, 幕

1-24 오월 하순이 되어 일기가 뜨거우니 길에 더위 먹어 죽는 사람이 매우 많았다. 옛날의 中暍病이다. 바깥출입을 하지 않는 자에게도 이 병이 생기나 의원을 부를 생각이 나지 않고, 의원도 이 병을 모르고 있다. 죽는 자도 몸이 식지 않고 입과 코로 피가 나왔다. 孟英이 말하기를 "暑邪가 들어가 바로 心臟을 犯한 것이다. 바로 出産하여 크게 失血한 婦人은 熱邪에 쉽게 감촉되니 이로 죽는 사람은 더욱 많다. 어리석은 자들은 因時制宜를 모르고 창문을 닫고 휘장을 둘러치고 사람에게 둘러싸여 시중을 받으니 어찌

以帘幃，環侍多人，皆能致病．又粗工不察天時人秉之不齊，動輒生化湯，以致覆杯而斃者比比，卽砂糖·酒亦能殺人，不可不愼．孟英曰，六一散旣署熱，又行瘀血，當此酷暑之令，誠爲産後第一妙方，特爲拈出，幸救將來．孟英曰，吾聞姚氏婦，妊已臨月，腹中作痛，家人謂其將娩，急煎蔘湯令服．服后痛益甚，忙喚穩婆至，已渾身赤斑，喘逆昏狂，雖知受暑，竟不及救．又曹氏婦，亦懷妊臨月腹痛，家人疑其欲産而煎蔘湯．迨湯成痛已止，察其情景，知不卽娩．然炎威甚烈，蔘湯久存欲壞，其姑云，婦旣未娩，豈可服蔘滯胎？我體素虛，常服補劑，蔘湯定亦相宜．透服之，甫下咽卽覺氣悶躁擾，霎時危殆，多方拯治，逾刻而終．予按，富貴人之死於濫補者，固爲常事．酷暑之令，漫不少懲，誠下愚之不可移矣．附錄於此，以冀司命之士，鑑而戒之．

병에 걸리지 않겠는가? 庸醫는 天時가 사람에 미치는 영향이 각기 다른 줄을 모르고 바로 生化湯을 들이대니 먹자마자 죽는 이가 즐비하다. 砂糖酒도 사람을 죽일 수 있으니 조심하여야 한다. 六一散은 清暑熱 行瘀血하니 이와 같이 더운 때에는 진실로 산후에 제일 적합한 방이니 이를 기억하였다가 장래에 여러 사람을 구하기 바라노라."고 하고, 다시 말하기를 "내가 들으니 姚氏 婦人이 産月이 되어서 복중에 통증이 일어나니, 집안사람들이 바로 분만할 줄 알고 급히 人蔘湯을 끓여 마시게 하였는데 마시고나니 통증이 심하여져 급히 산파를 불러왔으나 이미 땀이 온몸을 적시고 붉은 반점이 돋으며 喘逆昏狂하니 비록 暑邪를 받은 것을 알았으나 구하지 못하였다. 또 曹氏의 며느리 역시 임신하여 産月에 복통이 있는데 집안사람들이 이제 분만하려는가 생각하고 人蔘湯을 전탕하였으나 탕이 준비되자 바로 통증이 그치니 정황으로 보아 분만이 아닌 것을 알았다. 더위가 이렇게 심하니 人蔘湯을 오래 두면 상할 것이다. 그 시어머니가 말하기를 "며느리가 바로 출산할 것이 아니니 어찌 人蔘湯을 먹어 출산을 늦추겠는가? 내가 평소에 몸이 허하여 補藥을 常服하고 있는데 人蔘湯은 나에게 딱 맞는 약이다." 하고 人蔘湯을 먹으니 먹자마자 氣悶躁擾하더니 바로 위급해져 여러 가지로 처치하였으나 一刻을 넘어 숨을 거두었다." 하였다. 내가 살펴보니 富貴人들이 濫補藥에 죽는 것은 항상 있는 일이니 酷暑의 時期에 조금도 소홀히 하지 말고 이와 같은 어리석은 짓을 하지 말아야 한다. 여기에 기록하여 남기니 남의 목숨을 살피는 의원은 이를 보고 경계할지어다.

1-25 酷暑之除，瘧疾甚行，有儲麗波患此．陸某泥今歲寒水司天，濕土在泉，中運又從濕化，是以多瘧，率投平胃·理中之法，漸至危殆．伊表兄徐和圃荐孟英視之．熱熾神昏，胸高氣逆，答若薑黃，溺如赭赤，脈伏口渴，不食不便．曰，

1-25 酷熱時期에 瘧疾이 심히 유행하였다. 儲麗波가 瘧疾이 생겼는데 陸某 醫員이 今年의 運氣가 寒水司天 濕土在泉하여 中運이 從濕化하니 瘧疾이 유행한다 하여 平胃散 理中湯을 마구 투여하니 병세가 점점 위태해졌다. 그의 외사촌 형 되는 徐和圃가 孟英을 추천하여 孟英이 보니, 열이 올라 정신이 오락가락하고 氣逆으로 가슴이 들썩거리는데 舌苔는 강황(薑黃)과 같이 누렇고 小便은 대자석(代赭

舍現病之暑熱，拘司氣而論治，謂之執死書以困治人，幸其體豊陰足，尙可救藥，然非白虎湯十劑不能愈也．和圃然之．遂以生石膏·知母·銀花·枳·貝·黃連·木通·花粉·茹·芩·杏·斛·海蛇·竹葉等，相迭爲方．服旬日，瘧果斷．

石)과 같이 붉으며 伏脈에 口渴한데 먹지도 못하고 대변도 막혔다. 孟英이 말하기를 "지금의 暑熱病을 보지 않고 運氣治法을 고집한다면 이는 죽은 책으로 산 사람을 곤경에 빠뜨리는 것이다. 다행히 體格이 豊盛하고 陰分이 足하니 아직은 약으로 구할 수 있겠다. 그래도 白虎湯 열 첩을 쓰지 아니하면 고칠 수 없겠다." 하니 和圃도 그렇게 여겼다. 이어서 생석고(生石膏)·지모(知母)·금은화(金銀花)·지실(枳實)·패모(貝母)·황련(黃連)·목통(木通)·천화분(天花粉)·죽여(竹茹)·황금(黃芩)·행인(杏仁)·석곡(石斛)·해차(海蛇)·죽엽(竹葉) 등을 바꾸어 써가며 열흘을 복용하니 학질이 과연 떨어졌다.

1-26 外甥莊迪卿，患瘧，大渴而喜熱飮，　脘悶脈伏，苔膩欲嘔．孟英曰，蘊濕內盛，暑熱外侵，法當淸解，然脈證如是，乃痰阻氣道使然，淸之無益，溫之助桀，宜以礞石滾痰丸先爲開導．服後痰出甚多，脈卽見弦滑而數，嘔止胸舒，苔形黃燥．與石膏·知母·連·杏·橘·半·茯·滑·斛·菖蒲·花粉等而安．（眉批，論證論治，俱極明透.）

1-26 외조카 되는 莊迪卿이 瘧疾에 걸렸다. 갈증이 나는데 뜨거운 飮料를 좋아하고 배속이 메슥거려 구역질이 나는데 脈은 약하여 잡히지를 않고 舌苔膩하였다. 孟英이 말하기를 "濕이 쌓여 內盛하며 暑熱이 外侵하니 마땅히 淸解하여야 한다. 그러나 脈證이 이와 같은 것은 痰이 氣道를 막아 그런 것이다. 淸解하여도 득이 될 것이 없고, 溫補는 병을 도우는 것이니 마땅히 礞石滾痰丸으로 먼저 開導하여야 한다." 하였다. 礞石滾痰丸을 복용하니 痰이 매우 많이 나오면서 脈象도 弦滑而數하게 되고 구역이 멎고 가슴이 시원해지면서 舌苔는 黃燥로 바뀌었다. 석고(石膏)·지모(知母)·황련(黃連)·후박(厚朴)·행인(杏仁)·귤피(橘皮)·반하(半夏)·복령(茯苓)·활석(滑石)·석곡(石斛)·석창포(石菖蒲)·천화분(天花粉) 등을 투여하니 편안하게 되었다.

論證論治가 지극히 분명하다.

1-27 莊曉村，芝階姊夫之侄孫也．館於金愿谷舍人家，病瘧．孟英曰，吸受暑熱，淸滌卽瘳．閱數日，瘧作甚劇，目赤狂言，汗如雨下．居停大驚，聞服涼劑，疑爲藥誤．亟速孟英至，正在披狂莫制之時．按其脈，洪滑無倫，視其舌深黃

1-27 莊曉村은 芝階 姐夫의 姪孫이다. 金願谷 舍人의 집에 머물렀는데 瘧疾에 걸렸다. 孟英이 말하기를 "暑熱을 받은 것이니 淸滌하면 낫겠다." 하였다. 며칠이 지나니 瘧疾이 더 심해지면서 目赤狂言하고 땀이 비오듯 쏟아졌다. 居停이 크게 놀라면서 涼藥을 먹는다고 들었는데 약을 잘못 쓴 게 아닌가 하고 의심하여 孟英을 급히 불러오게 하였다. 孟英이 막 다다르니 병자는 狂症으로 누구도 제지하지

厚燥, 心疑其另服他藥之故, 而扑鼻吹來一陣薑棗氣. 因詰曰, 得無服薑棗湯乎? 曰, 恣飲三日矣. 孟英卽令取西瓜一枚, (解暑妙品.) 劈開, 任病者食之, 方從白虎, 而生石膏用一兩六錢, 病卽霍然. 逾六年以他疾亡. 繼有陳仰山如君患瘧, 孟英連與淸暑法, 病不少減. 孟英疑亦薑棗湯所致, 詢知果然, 亟令屛絶, 遂愈. 餘如汪子寬·魏雲裳·胡秋紉等暑瘧治案, 皆以白虎化裁, 案多不備載, 錄此以備(待)讀者之隅反焉.

못하는데 脈洪滑하고 매우 누른색의 舌苔가 두껍게 말라 있었다. 마음속에 의심이 생겨 혹시 다른 약을 복용하였는가 물어보는데, 코에서 생강(生薑)과 대조(大棗)의 기운이 나와 "薑棗湯을 먹지 않았는가?" 하고 캐물으니, "먹은 지 삼일 째가 되었다." 하고 답하였다. 孟英이 바로 수박 (解暑의 妙品이다.) 한 개를 가져오도록 하여 먹도록 하고 白虎湯을 이어서 투여하였는데 석고(石膏) 一兩 六錢을 썼다. 병세가 바로 달라졌다. 그리고 6년이 지나 다른 병으로 죽었다. 또 陳仰山 如君이 瘧疾이 생기니 孟英이 연달아서 淸暑劑를 주었으나 병이 조금도 차도가 없었다. 孟英이 薑棗湯 때문이라 의심하고 물어보니 과연 그러하였다. 빨리 그것을 끊게 하니 나았다. 나머지 汪子寬 魏雲裳 胡秋紉과 같은 이들의 暑瘧을 치료한 醫案이 많이 있으니 모두 白虎湯을 化裁한 것이다. 醫案이 많아 다 기록하지는 못하였다. 여기에 기록한 것으로부터 후인들이 깨닫기를 바라노라.

- 孟英이 淸暑劑로서 淸暑益氣湯을 만들었다. 방제 구성은 西洋蔘 石斛 麥門冬 黃連 竹葉 荷梗 知母 甘草 粳米 西瓜翠衣(수박껍질)로서 淸暑益氣하고 養陰生津한다. 더위를 먹어 氣津이 모두 傷한 데에 쓴다. 西洋蔘과 수박껍질을 쓰는 것이 눈여겨 볼만하다.

1-28 陳某, 自黔來浙, 一小兒發熱肢搐, 幼科與驚風藥, 遂神昏氣促, 汗出無溺. 適孟英至而視之. 曰, 暑也. 令取蕉葉鋪於泥地, 與兒臥之. 投以辰砂六一散, 加石膏·知母·西洋蔘·竹葉·荷花露. 一劑而瘳. 繼有胡氏女病略同, 兒科云不治, 因懇於孟英, 亦以此法活之.

1-28 陳某가 黔에서 浙로 왔는데 아이가 열이 나고 사지가 뒤틀려서 小兒科 醫員이 驚風藥을 투여하니 정신이 어지럽고 숨을 몰아쉬며 땀이 줄줄 흐르고 소변이 나오지 않게 되었다. 마침 孟英이 이르러 보더니 말하기를 "暑邪이다." 하고는 파초(芭蕉) 잎을 진흙땅에 깔게 하고는 그 위에 아이를 눕혔다. 그리고 辰砂六一散 加 石膏 知母 西洋蔘 竹葉 荷花露 한 첩을 주니 나았다. 이어서 胡氏의 딸도 이런 증상이 있었는데 小兒科 醫員이 고치지를 못하였다. 孟英에게 懇求하니 같은 방법으로 살려내었다.

- 六一散의 구성은 滑石과 甘草이다. 더위를 먹었을 때(暑濕感受)에 身熱 煩渴 小便不利 또는 설사를 治한다. 응용으로 暑熱이 重하면 淡竹葉과 수박껍질을, 傷津口渴 舌紅에는 麥門冬 沙蔘 石斛을, 氣津兩傷에는 西洋蔘 五味子를 加한다. 암의 방

사선 치료 후에 心煩口渴 氣津兩傷의 증이 나타나는 경우에는 麥門冬 沙蔘 石斛 西洋蔘 五味子를 응용하여 수시로 마시게 할 수 있다. 西洋蔘 五味子 麥門冬의 조합은 生脈散에서 西洋人蔘을 사용하였다.

1-29 潘紅茶方伯之孫翼廷, 館於許雙南家. 酷熱之時, 啜冷石花一碗, 遂至心下痞悶, 四肢漸冷, 而上過肘膝, 脈伏自汗. 方某診謂, 陽虛陰暑, 脫陷在卽. 疏大劑薑·附·丁·桂以回陽. 雙南在蘇, 其三郎杏書駭難主藥, 邀族人許芷卿診而決之. 芷卿云, 此藥斷不可投. 第證極危急, 須逆孟英商之. 時已夜半, 孟英往視, 曰, 旣受暑熱, 復爲冷飮氷伏胸中, 大氣不能轉旋, 是以肢冷脈伏, 二便不行. 速取六一散一兩, 以淡鹽湯攪之, 澄去滓, 調下紫雪丹一錢. (藉辛香以通氷伏之氣, 用意精妙.) 翌日再診, 脈見胸舒, 溺行肢熱, 口乾舌絳, 暑象畢呈, 化而爲瘧. 與多劑白虎湯而愈, 丙午擧於鄕. (眉批, 認證旣確, 治法又極精妙, 眞可謂萬世法程.)

1-29 潘紅茶 方伯의 손자 翼廷이 許雙男의 집에 머물렀다. 뜨거운 날에 冷石膏 한 사발을 마시고는 가슴이 답답하고 메슥거리더니 사지가 점점 차지면서 肘膝을 넘고 脈이 약해져 잡히지를 않고 땀을 흘렸다. 方某 醫員이 진찰하더니 陽虛陰暑라 하며 곧 氣脫할 것이니 건강(乾薑)·부자(附子)·정향(丁香)·육계(肉桂)의 大劑를 투여하여 回陽하여야 한다고 하였다. 雙男은 蘇州에 가 있었기 때문에 三男인 杏書가 놀라며 약을 주관하기가 어려워 친척 되는 許芷卿에게 진료를 해서 결정해줄 것을 청하였다. 芷卿이 말하기를 "이 약을 절대로 써서는 안 된다. 병증이 극히 위급하니 孟英을 불러 상의하여야겠다."고 하는데 때가 이미 夜半이라. 孟英이 와서 보더니 말하기를 "暑熱을 받은 데다 다시 冷飮을 마셔 찬 기운이 胸中에 머물러서 氣機가 돌지 않는 것이니 이 때문에 肢冷脈伏하고 二便이 막힌 것이다." 하고는 급히 六一散 一兩을 묽은 소금물에 넣고 찌꺼기를 걷어낸 다음 紫雪丹 (辛香으로 氷伏之氣를 通하게 하니 그 뜻이 精妙하다.) 一錢과 같이 먹게 하였다. 다음날 다시 진찰하니 脈이 나타나고 가슴이 시원해지면서 소변이 나오고 손발이 따뜻해졌다. 그리고 口乾舌絳하니 暑病의 증상이 나타나고 瘧으로 변화하였다. 이에 白虎湯을 여러 첩 먹으니 나았다. 그리고 병오년(1846)에 고향으로 갔다.

證을 이미 정확하게 알고 治法도 극히 精妙하니 정말로 萬世의 治法이라 할 수 있다.

- 冷石膏는 武夷山에서 생산되는 武夷茶를 膏로 만든 것이다. 당시 杭州 지방의 여름 음료이었다.

1-30 金曉耕發熱二旬, 醫與表散, 竟無汗泄, 嗣投溫補, 而大解泄瀉, 小水不行, 口乾肌削, 勢瀕於危. 胡秋紉荐孟

1-30 金曉耕이 열이 난 지 20일이 되었는데 醫員이 表散劑를 주어 결국에는 無汗泄에 이르러, 다시 溫補劑를 투여하니 설사하면서 소변은 나오지 않고 입이 마르고 肌肉도 말라 병세가 위급하였다. 胡秋紉이 孟英을 추천하여 孟英

英診之. 右寸獨見沈數, 曰, 暑熱錮於肺經耳. 與白虎·葦莖·天水, 加芩·桔·杏·貝爲方. 服後頭面痦疹遍發, 密無針縫, 明如水晶光, 人皆危之. 孟英曰, 此肺邪得泄也. 果膚潤熱退, 瀉止知饑. 又服甘涼濡潤二十餘劑, 痦疹始愈, 亦僅見之證也. (眉批, 此溫證之輕者. 用藥合法, 故其愈甚速.)

이 보니 右寸脈만 沈數하니 말하기를 "暑熱이 肺經에 錮着되었다." 하고는 白虎葦莖湯 天水(六一散) 加 黃芩 桔梗 杏仁 貝母로 方을 만들어 투약하니 頭面에 痦疹이 두루 돋아 나오는데 재봉선이 보이지 않을 정도로 촘촘하고 수정과 같이 맑았다. 사람들이 모두 위급하다 하였다. 孟英이 말하기를 "이는 肺의 邪氣가 나오는 것이다." 하는데 과연 피부가 윤택해지면서 열이 물러가고 설사도 멎고 배고픔을 알게 되었다. 다시 甘涼濡潤劑 스무 첩을 먹으니 痦疹이 사라지기 시작하였는데 참으로 보기 드문 증세이었다.

이는 가벼운 溫證으로 약을 쓰는 것이 법도에 맞아 치유가 빠른 것이다.

1-31 何永昌者, 孟英之輿人也. 其妻病瘧, 間二日而作, 乃母曰, 瘧不可服官料藥. 俓服簽方, 旬日後勢甚危, 永昌乞孟英救之. 脈沈細而數, 尺爲甚, 口渴目不欲張, 兩腰收痛, 宛如錐刺, 寒少熱多, 心慌不能把握. 曰, 異哉病也! 此暑入足少陰之證. (卓識.) 喩氏所謂汗·下·溫三法皆不可行者. 若病在別家, 慮其未必我信, 病在汝而求診於我, 事非偶然也. 汝母云, 官料藥不可治瘧, 此語出於何書? 而藥別官私, 何人所創? 旣官料之勿服, 則私料更不可妄試矣! 殊屬可嗤! 然是證若延醫診, 非表散卽溫補, 不可謂非汝母之一得也. 疏方, 元蔘八錢, 龜板·石斛各一兩, 地骨皮六錢, 知母五錢, 桑葉·金銀花各四錢, 花粉三錢, 丹皮二錢. 令用大砂鍋煎而頻服, 不必限劑. 服三日瘧斷而各恙皆減, 粥食漸進, 不勞餘藥而起. (眉

1-31 何永昌은 孟英의 수레를 모는 사람이다. 그의 妻가 瘧疾을 앓는데 이틀마다 發作하였다. 그 어머니가 말하기를 "瘧疾에는 官에서 만드는 藥을 먹어서는 안 된다." 하여 여러 방약을 두루 먹었더니 열흘이 되니 병세가 더 심해졌다. 永昌이 孟英에게 구해주기를 청하여 孟英이 보니 脈沈細而數한데 尺脈이 심하고, 입이 마르고 눈을 뜨지 못하며 허리 양쪽에 송곳으로 찌르는 듯한 腰痛이 있고 寒少熱多하며 心慌하여 정신을 차리지 못하였다. 孟英이 말하기를 "病症이 이상하다. 暑邪가 足少陰에 들어간 증으로 (卓見이다.) 喩氏가 말하기를 이 병에 汗下溫 三法은 쓰지 못한다 하였다. 만약에 병자가 다른 집 사람이라면 나를 믿지 못할 터인데, 마침 병자가 우리 집 사람이니 이는 우연이 아니다. 그대들은 官에서 만드는 藥은 瘧疾을 치료하지 못한다는데, 이 말은 어느 책에서 나온 것인가? 약에 官私가 있다는 것은 누가 만든 말인가? 官에서 만드는 藥을 믿지 않는다면 私藥은 더욱이나 막 먹지 말아야하니 정말 가소로운 일이라. 그러나 이 병증을 의원에게 보인다면 表散劑 아니면 溫補劑를 쓸 것이니 그대들에게 득될 것이 하나도 없다." 하고는 현삼(玄蔘) 八錢, 귀판(龜板)·석곡(石斛) 一兩, 지골피(地骨皮) 六錢, 지모(知母) 五錢, 상엽(桑葉)·금은화(金銀花) 四錢, 천화분(天花粉) 三錢, 목단피(牧丹皮)

批，暑邪入腎，必傷腎液，故重用滋陰之品以救之.）

二錢으로 方을 만들고 이를 큰 옹기에 달여 수시로 먹도록 하되 그 한도를 두지 않았다. 사흘이 지나니 瘧疾이 떨어지고 다른 병증도 덜해지면서 죽을 먹게 되어 더 이상 약을 쓰지 않고 일어났다.

暑邪入腎하니 必히 腎液을 傷할 것이라. 따라서 滋陰藥을 重用하여 구한 것이다.

1-32 愼氏婦，産後腹脹泄瀉，面浮足腫. 醫與滲濕溫補，月餘不效，疑爲蓐損. 孟英視之，舌色如常，小溲通暢，宛似氣虛之證. 惟脈至梗澀，毫無微弱之形. 因與丹蔘·滑石·澤蘭·茯苓·茺蔚·蛤殼·桃仁·海蛇·五靈脂·豆卷.（亦行瘀利水之法.）數服卽瘥.

1-32 愼氏의 婦人이 出産 후 腹脹泄瀉에 얼굴과 발이 부으니 醫員이 滲濕溫補劑를 주었으나 한 달이 되어도 효과가 없어 産褥傷인가 의심하였다. 孟英이 보니 舌色은 正常이고 小便도 通暢하여 氣虛證과 꼭 같은데, 脈이 梗澀하여 조금도 미약한 맥이 아니었다. 따라서 단삼(丹蔘)·활석(滑石)·택란(澤蘭)·복령(茯苓)·충울자(茺蔚子)·해합각(海蛤殼)·도인(桃仁)·해차(海蛇)·오령지(五靈脂)·대두황권(大豆黃卷)(行瘀利水之法이다.) 몇 첩을 쓰니 차도가 있었다.

1-33 孫某患感，醫投溫散，竟無汗泄. 延至十一日，始請孟英視之. 業已神昏囊縮，面赤舌絳，目不識人，口不出聲，胸膈微斑，便瀉而小溲不行者已三日. 醫皆束手，或議大投溫補，以冀轉機.（溫病已至神昏，尙議溫補，眞盲論也.）孟英急止之，曰陰分素虧，而溫散劫津，而熱邪愈熾，則營衛不行，豈可妄云漏底，欲以溫燥竭其欲絶之陰乎? 曩浦上林先生治予先君之病云，泄瀉爲熱邪之出路，求之不可得者，胡可止也? 以西洋蔘·生地·麥冬·丹皮·連翹·生芍·石菖蒲·鹽水炒黃連·甘草稍·百合·茯苓·貝母·銀花·紫菀爲方. 一劑卽周身微汗而斑退，三劑始得小溲一杯而識人，四劑乃得大汗，而身熱退，面赤去·莖亦舒，復

1-33 孫某가 감기에 걸렸는데 醫員이 溫散劑를 투여하여 땀과 배설이 없어진 지가 11일에 이르니, 비로소 孟英을 청하여 보았다. 孟英이 보니 이미 정신이 혼미하고 囊縮에다가 面赤舌絳하며 사람을 알아보지 못하고 목소리도 나오지 않으며 가슴에 미미한 班疹이 돋고 설사를 하면서 小便을 못 본 지 사흘이 되었는데 醫員들이 방도가 없었다. 或者가 溫補劑를 大投하여 病의 轉機를 마련하자고 하니, 孟英이 급히 이를 제지하며 말하기를 "陰分이 본래 虛한데 溫辛劑로 津液을 마르게 하면 邪熱이 더욱 심해져 榮衛不行할 것이니, 어찌 배의 바닥에 구멍을 뚫듯이 溫燥劑로 陰을 고갈시키려 하는가? 지난번에 浦上의 林先生이 내 아버지의 병을 치료하며 하는 말이 설사는 熱邪가 빠져나가는 출구이니 설사를 시키고자 하여도 못하는 자가 있다 하였는데, 어찌 설사를 멈추려 하는가?" 하고는 서양삼(西洋蔘)·생지황(生地黃)·맥문동(麥門冬)·목단피(牧丹皮)·연교(連翹)·생작약(生芍藥)·석창포(石菖蒲)·염수초황련(鹽水炒黃連)·감초초(甘草梢)·백합(百合)·복령(茯苓)·패모(貝母)·금은화(金銀花)·자완(紫菀)으로 方을 만들어 한 첩을 투여하

解小溲二杯. 次日於方中減連翹·菖蒲·丹皮·黃連, 加知母·葳蕤·竹葉投之, 舌始潤, 神始清, 知渴索水. 孟英令將蔗·梨等榨汁頻灌不歇, 其汗如雨下者三晝夜始休. 於是, 粥漸進, 瀉漸止, 溲漸長, 前方又去貝母·銀花·紫菀, 加石斛·龍眼肉, 服之全愈.

니 온몸에 微汗이 나면서 斑點이 물러가고 세 첩에 소변이 나오면서 사람을 알아보고 네 첩에 크게 땀이 나면서 열이 물러가고 面赤도 없어지면서 陰莖도 나오고 다시 소변을 두 사발이나 보았다. 다음날 方中에서 연교(連翹)·석창포(石菖蒲)·목단피(牧丹皮)·황련(黃連)을 去하고 지모(知母)·죽엽(竹葉)·위유(萎蕤)를 넣어 투여하니 舌潤神清해지면서 갈증이 나 물을 찾으니 孟英이 사탕수수와 배 즙을 짜서 수시로 계속 마시게 하여 밤낮을 비오듯이 땀을 흘리더니 사흘이 되어 멈추었다. 다시 죽을 점차 먹게 되면서 설사도 멈추고 소변도 나오게 되니, 前方에서 다시 패모(貝母)·금은화(金銀花)·자완(紫菀)을 빼고 석곡(石斛)·용안육(龍眼肉)을 加하여 복용하여 완쾌되었다.

1-34 汪子與病革, 始延孟英視之. 曰, 陰虛之質, 暑熱膠錮, 殆誤投補藥矣. 乃叔少洪云, 侄素孱弱, 醫投熟地等藥十餘劑耳. 孟英曰, 暑熱證必看邪到血分, 始可議用生地, 何初病卽進熟地? 豈僅知稟賦之虛, 未睹外來之疾耶? 昔賢治暑, 但申表散溫補之戒, 詎料今人於律外, 更犯滋膩之辜, 而一誤致此, 略無悔悟, 不啻如油入面·如漆投膠, 將何法以挽回哉! 越日果卒. 夫小米舍人, 僅此一脈, 完姻未久, 遽爾珠沈, 殊爲慘然. 冬間吳忻山亦惟之子, 素稟虛怯, 滋補頗投, 醫者不察其患溫發熱, 僉謂陰虛, 竟投膩滯培元之劑, 乃至舌黑卷短, 唇焦溺赤. 孟英一診卽云不救. 顧聽泉竭力圖維, 終不能愈. 按虛人受感, 每蹈此轍, 特錄以爲戒.

1-34 汪子與의 병이 위급하여 孟英을 초빙하여 보게 하였다. 孟英이 말하기를 "陰虛體質에 暑熱이 膠固한데 아마 補藥을 잘 못 먹은 듯하다."고 하니 叔父 되는 少洪이 말하기를 "조카가 원래 몸이 약하여 醫員이 숙지황(熟地黃) 등을 열 첩 가량 투약하였다."고 하였다. 孟英이 말하기를 "暑熱證은 반드시 邪氣가 血分에 들어가니 생지황(生地黃)은 가하나 어찌 처음부터 熟地黃을 주었단 말인가? 稟賦가 虛한 것만 보고 外來의 邪氣는 보지 못하는가? 옛 현인들이 暑證을 다스릴 때에는 表散溫補藥을 주의하도록 하여 사람들이 이 가르침에서 벗어나지 않도록 하였는데 어찌 滋膩藥을 쓰는 잘못을 범하였는가? 한번 약을 잘못 쓰면 후회해도 돌이킬 수 없으니 기름을 얼굴에 붓고 漆을 阿膠에 넣는 격이라. 무슨 수로 이를 만회할까?" 하였는데 과연 다음날 죽었다. 夫小米 舍人이 외아들인데 결혼한 지 얼마 되지 않아 갑자기 행복이 깨어지니 그 참혹함이 더하였다. 겨울에 吳忻山 역시 외아들을 두었는데 그 외아들이 稟賦가 虛怯하여 滋補劑를 자주 투여하였다. 醫員들이 溫病으로 發熱하는 줄을 모르고 모두가 陰虛라 하여 膩滯培元之劑를 투여하니 혀가 검게 되고 말려들어가며 입술이 마르고 소변이 붉게 되었다. 孟英이 보더니 구할 수 없다 하였다. 顧聽泉이 끝까지 고치려 애를 썼으나 결국 고칠 수가

없었다. 살펴보면 虛人이 邪氣를 感受하게 되면 매번 이와 같기에 특히 여기에 기록하여 戒로 삼고자 한다.

1-35 汪左泉病滯下，晝夜數十行．而卽日須補歲考遺才，浼孟英商速愈之策．切脈弦滑，苔黃滿布．曰，易事耳．重用芩·連，佐以楂·朴，送服青麟丸四錢，投匕而痊，略無他恙．

1-35 汪左泉이 滯下가 생겨 밤낮으로 수십번 쏟으니 須補歲 考遺才가 孟英을 초빙하여 병 치료를 상의하였다. 맥을 보니 弦滑하고 혀는 누런 舌苔가 가득하니 말하기를 "이는 쉬운 병이다." 하고는 황금(黃芩)과 황련(黃連)을 많이 쓰고 이를 산사(山楂)와 후박(厚朴)으로 佐하여 青麟丸 四錢과 같이 복용하니 나았고 별다른 병증은 없었다.

1-36 陳晝三病滯下，某進通因通用法，痛泄無度，嘔惡不納，汗出息微，脈弱眩暈．孟英曰，近多伏暑之痢，此獨非其證也，元將脫矣．急投大劑溫補，脈候漸安．一月後甫得健復．

1-36 陳晝三이 滯下가 생겼는데 某 醫員이 通因通用法을 사용하니 痛泄이 계속되고 嘔惡하여 밥도 못 먹고 汗出하면서 호흡이 미약하고 脈弱眩暈하였다. 孟英이 말하기를 "近來에 伏暑로 인한 설사병이 많은데 이 병은 이것이 아니라 元氣가 빠져나가는 脫證이다." 하고는 大補溫劑를 급히 투여하니 맥이 점차 안정되면서 한 달이 되어 건강을 되찾았다.

1-37 金朗然之母，偶發脘痛嘔吐，醫與溫補藥，初若相安，漸至畏寒不寐，四肢不仁，更醫云是風痺，仍投溫補，因而不饑不食，二便不行，肌肉盡削，帶下如溺，始延孟英診之．曰，暑伏脾胃耳．其多投溫補而不遽變者，以熟地等陰柔膩滯爲之挾制也．然津氣灼爍而殆盡，脂液奔迫以妄行，治節無權，陽明涸竭，焉能衛皮毛而暢四肢，利機關以和九竅哉！ 與白虎湯加西洋蔘·竹茹·橘皮·絲瓜絡·石斛·花粉·竹瀝·海蛇．連進二十劑，始解黑矢而各恙漸安．嗣與和肝胃·調八脈以善後遂愈．（眉批，汪子與證，誤服熟地而不救，此證誤服溫補兼熟地而竟愈，蓋體有虛實，治有遲早，邪有重輕，

1-37 金朗然의 어머니가 배가 아프고 吐하여 의원이 보온약을 투여하니 처음에는 좀 편안해졌으나 점차 추위를 타고 밤에 잠들지 못하며 四肢도 뻣뻣하게 마비되는 감이 있었다. 의원이 風痺라 하여 보온제를 투여하니 이로 인하여 배가 고프지 않아 밥을 먹지 못하고 大小便이 通하지 않고 肌肉이 마르며 물 설사가 나오는 병증에 이르렀다. 孟英을 초빙하여 진찰을 받으니 孟英이 말하기를 "伏暑가 肺胃에 있는 것이다. 온보제를 많이 투여하였으나 갑자기 병증이 변하지 않은 것은 熟地黃과 같은 陰柔膩滯藥이 制한 까닭이다. 이제 氣津이 말라 위급하고 脂液이 妄行하니 肺가 治節을 할 수 없고 陽明胃液이 마르니 어찌 皮毛를 衛하고 四肢를 滋養하여 펴게 하고 機關을 이롭게 하여 九竅를 調和하겠는가?" 하고는 白虎湯 加 西洋蔘 竹茹 橘皮 絲瓜絡 石斛 天花粉 竹瀝 海蛇를 연달아서 스무 첩을 쓰니 黑矢가 나오면서 각 병증이 점차 가라앉았다. 이어서 肝胃를 조화하고 調八脈하니 나았다.

王子輿는 熟地黃을 잘 못 먹어 구하지를 못하였으나, 이 증에

未可以一端拘耳.)

서는 溫補藥과 熟地黃을 먹었으나 나았다. 사람의 稟賦에는 虛實이 있고 治法에는 緩急이 있고 邪氣에는 輕重이 있으니 한 가지 치법을 고집할 수가 없다.

1-38 李某向患脘痛, 孟英頻與建中法獲瘳. 今秋病偶發, 他醫診之, 聞其溫補相投, 逕依样而畵葫蘆. 服後, 耳閉腿疼, 不饑便滯. 仍就孟英視之, 曰, 暑邪內伏, 誤投補藥使然, 治宜清滌爲先. 彼不之信, 反疑爲風氣, 付外科灼灸, 遂至筋不能伸而成錮疾. 孟英曰, 此證較金病輕逾十倍, 惜其惑於淺見, 致成終身之患, 良可嘆也! 獨怪謀利之徒, 假河間太乙針之名, 而妄施毒手, 擧國若狂, 竟有不惜重价, 求其一針, 隨以命殉之者, 吾目擊不少矣. 夫『內經』治病, 原有熨之一法, 然但可以疗寒濕凝滞之證, 河間原方, 惟二活·黃連加麝香·乳香耳, 主治風痺. 今乃托諸鬼神, 矜誇秘授, 云可治盡內傷外感四時十二經一切之病, 天下有是理乎? 況其所用之藥, 群集辛熱香竄之品, 点之以火, 定必傷陰, 一熨而吐血者有之, 其不可輕試於陰虛之體與挾熱之證也, 概可見矣. 吾友盛少雲之尊人卧雲先生, 誤於此而致周身潰爛, 卧床數載以亡. 仲聖焦骨傷筋之訓, 言猶在耳. 操醫朮者, 胡忍執炮烙之嚴刑, 欺世俗而罔利哉!

1-38 李某가 이전에 脘痛이 있어서 孟英이 자주 建中湯으로 치료하였다. 이번 가을에 다시 병이 생겨 다른 의원에게 진료를 받으니, 그가 溫補劑를 계속 먹었다는 얘기를 들은 적이 있는지라 다시 溫補劑를 주었으니 이는 병증을 깊이 생각해보지 않고 쉽게 孟英의 방을 흉내 낸 것이다. 그 약을 먹고 나니 귀가 들리지 않고 허벅지가 아프면서 배도 고프지 않고 대변이 통하지 않으니 孟英에게 보였다. 孟英이 말하기를 "暑邪內伏한데 補藥을 잘못 투여하여 이렇게 되었다. 먼저 清滌하여야 한다."고 하였는데 그가 믿지를 않고 風氣인가 하여 外科藥을 붙이고 뜸을 뜨니 곧 筋을 펼 수 없게 되고 고질병이 되었다. 孟英이 말하기를 "이 병증은 肺金病에 비하여 열 배나 무거운 병인데 淺見에 惑하여 終身의 병을 얻으니 참으로 안타깝다! 돈만 밝히는 무리들이 河間의 太乙針 이름을 빌어 毒手를 펼치는데 온 나라 사람들이 미쳐서 큰돈을 들여 침 맞고 죽은 자를 본 것이 한둘이 아니다. 『內經』의 治法에 熨法이 있는데 이는 寒濕凝滯病을 치료하는 법이다. 河間의 原方에 二活(羌活 獨活) 黃連 加 麝香 乳香이 있는데 이로써 風痺를 치료하였다. 이를 신령에게서 받은 秘方이라 하며 內傷外感 四季節 十二經絡의 모든 병을 고친다 하니 천하에 이런 이치가 있겠는가? 더군다나 그 쓰는 약들이 辛熱香竄藥들이니 모두 火氣로서 반드시 傷陰하게 되어 있다. 한번 뜸하여 토혈하는 자도 있어 陰虛한 사람이나 挾熱症에는 가벼이 써서는 안 된다. 내 친구 盛少雲의 부친 卧雲先生이 이렇게 잘못을 당하여 온 몸이 썩어 문드러져 누운 지 수년에 운명하였으니 仲景의 焦骨傷筋의 가르침이 여기에 있지 않는가? 醫術을 하는 자가 어찌 炮烙의 刑罰을 남에게 주어 세상을 속이고 재물을 탐한다는 말인가?"

- 熨法(뜸도 여기에 들어간다)이 있는데 이는 寒濕凝滯病을 치료하는 법이니, 뜸을 모든 병에 적용하는 것은 무리이다.

1-39 喬有南之侄甫五齡，發熱數日，兒醫與柴葛解肌湯一劑，肢搐而厥，目張不語．其母孀居，僅此一脈，偏求治疗，毫無寸效．所親徐和甫托王瘦石訪一擅幼科之長者，瘦石謂宜求善於外感者．蓋人有大小，病無二致，切勿舍大方而信專科，此喻嘉言活幼金針也．盍延孟英視之？徐從之．孟英曰，病是暑邪，治以風藥，熱得風而燄烈，津受爍以風騰，乃風藥引起肝風，再投俗尙驚風之劑，稚子根本不牢，而狂風不息，折撥堪虞．與王氏犀角地黃湯加羚羊角·生石膏·元蔘·桑葉·菊花·銀花·牡蠣·知母·麥冬·竹葉諸藥．數服而痊．（眉批，淸暑熱．熄肝風，方極平允.）

1-39 喬有南의 조카가 겨우 다섯 살인데 며칠간 발열이 있어 소아과 의원이 柴葛解肌湯 한 첩을 투여하였더니 사지가 뒤틀리고 차지면서 눈을 치뜨고 말을 하지 못하는데 그 어미는 과부로서 이 아이가 외아들인지라 널리 치료를 구하였으나 효과가 없었다. 그 친척 되는 徐和甫가 汪瘦石에게 소아를 잘 보는 의원을 찾아주기를 부탁하니, 瘦石이 말하기를 "마땅히 外感을 잘 보는 의원을 구하여야 하는데 어른이나 아이나 병의 이치는 다르지 않으니 어른에 쓰는 방이라 하여 버리고 아이의 방만 믿어서는 안 된다. 이는 喩嘉言이 소아를 치료한 원칙이라. 왜 孟英에게 보이지 않는가?" 하여 徐가 이를 따랐다. 孟英이 말하기를 "病은 暑邪이나 風藥으로 치료하였으니 熱이 風을 얻어 더 熾熱해져서 津液이 마르고 이에 따라 風은 더 세어져 肝風內動이 되었다. 여기에 다시 세간에서 잘 쓰는 驚風藥을 투여하였으니 소아는 원래 根本이 약한데 狂風이 식지 않으니 이를 어찌 견디겠는가?" 하고 王氏犀角地黃湯 加 羚羊角 生石膏 玄蔘 桑葉 菊花 金銀花 牡蠣 知母 麥門冬 竹葉 등의 약을 투여하니 몇 첩에 나았다.

淸暑熱 熄肝風하니 方이 극히 平允하다.

1-40 趙鐵珊乃郞子善，康康侯之婿也．因事抑鬱，凛寒發熱．湯某作血虛治，進以歸·芎·丹蔘之類，多劑不效，乃移榻康寓，延孟英診之．脈澀而兼沈弦以數，然舌無苔，口不渴，便溺如常，納谷稍減，惟左脇下及少腹，自覺梗塞不舒，按之亦無形迹．時欲撫摩，似乎稍適．曰，陰虛挾鬱，暑邪內伏．夫鬱則氣機不宣，伏暑無從走泄，遽投血藥，引之深入，血爲邪踞，更不流行，脇腹不舒，乃其眞諦．第病雖在血，而治宜淸氣爲先，氣得布

1-40 趙鐵珊의 아들 子善은 康康侯의 사위이다. 억울한 일을 당하여 추위로 떨고 열이나니 湯某 醫員이 血虛로 치료하여 당귀(當歸)·천궁(川芎)·단삼(丹蔘) 종류를 여러 첩 투여하였으나 효과가 없으니, 康康侯의 처소로 옮기고 孟英을 불러 진료케 하였다. 脈澀而沈弦而數하고 舌苔는 없는데 입은 마르지 않고 대소변은 평소와 같았다. 그러나 식사가 조금 줄고 왼쪽 옆구리 아래에서 아랫배까지 막힌 듯하나 누르면 형체가 없어지고 문질러주면 조금 편안해졌다. 孟英이 말하기를 "陰虛에 氣鬱한데 暑邪가 內伏된 것이다. 氣機가 鬱滯되어 통하지 않으니 伏邪가 빠져 나갈 길이 없는데 血藥을 투여하였으니 더욱 깊이 들어간 것이다. 血分에 邪氣가 머물러 氣機流行이 안되니 脅腹에 막힌 것이다. 무릇 병이 血分에 있어도 淸氣가 우선이니 氣가 宣

宣，熱象必露，瘀滯得行，厥疾始瘳．子善因目擊去年婦翁之恙，頗極欽服．連投清氣，熱果漸壯，譫妄不眠，口乾痰嗽．孟英曰，脈已轉爲弦滑，瘀血伏邪，皆有欲出之機，繼此當用涼血清瘀爲治，但恐旁觀詫異，事反掣肘，囑邀顧聽泉質之．顧亦云然．遂同定犀角地黃湯加味．而所親陳眉生·許小琴暨乃兄子勉，皆疑藥涼劑重，縱是熱證，豈無氷伏之虞？顧爲之再四開導，總不領解．適病者鼻衄大流，孟英笑曰，眞贓獲矣，諸公之疑，可否氷釋？渠舅氏陳谷人鹾尹云，證有疑似，原難主藥，鼻血如是，病情已露，毋庸再議．徑煎藥而飮之．次日，衄復至，苔色轉黑．孟英曰，三日不大便，瘀熱未能下行也．於前方加滑石·桃仁·木通·海蛇·竹瀝·石斛·銀花·知母·花粉之類．又二劑大便始行，黑如膠漆，三日間共下七十餘次而止．乃去木通·桃仁輩，加西洋參·麥冬以生液．病者疲憊已極，沈寐三晝夜，人皆危之．孟英曰，聽之，使其陰氣之來復，最是好機．醒後尙有微熱讝語，藥仍前法．又旬日，始解一次黑燥大便，而各恙悉退．惟口尙渴，與大劑甘涼以濡之．又旬日，大解甫得復行，色始不黑，乃用滋陰塡補而康．(眉批，此證不遇孟英必成虛損，訖無知其爲伏暑者，雖死亦不知前藥之誤也.)

布되면 熱象이 나타나고 瘀滯가 풀어지며 병이 낫기 시작할 것이다.” 하였다. 子善이 작년에 婦翁이 변을 당한 것을 본지라 순순히 이를 따라서 연달아 清氣劑를 투여하니 과연 열이 점차 심해지면서 헛소리를 하고 밤에 잠들지 못하며 입이 마르고 痰嗽를 하였다. 孟英이 말하기를 “맥이 이미 弦滑하니 이는 瘀血의 伏邪가 빠져나오는 것이니 마땅히 凉血淸瘀劑를 써야 한다. 다만 주위에서 다른 의견이 나오면 오히려 일을 그르치게 될 것이라.” 하고는 顧聽泉을 불러들여 이렇게 되지 않도록 보증케 하였다. 顧聽泉도 그렇게 여기고, 犀角地黃湯加味方으로 정하였다. 그러나 친척되는 陳眉生 許小琴과 兄 子勉이 약이 너무 寒涼하다 하고 또 병이 비록 熱證이나 어찌 氷伏의 염려가 없겠는가 하였다. 顧가 몇 번이나 설명했으나 모두 수긍하지 않았다. 마침 병자가 코피가 터져 크게 흐르니, 孟英이 웃으면서 말하기를 “이제 숨겨진 것이 나타났구나. 그대들의 의심이 이제 풀렸는가?” 하니 큰 外叔이 되는 陳谷人 監官이 말하기를 “病證이 비슷하여 약을 정하기 어려웠는데 코피가 이와 같아 病情이 나타났으니 다시 논의할 필요가 없다. 빨리 약을 탕전하여 마시게 하라.” 하였다. 다음날 다시 코피가 나고 舌苔가 검게 변하니 孟英이 말하기를 “사흘이나 대변을 못 보았으니 瘀熱이 빠질 수가 없다.” 하고는 前藥에다가 활석(滑石)·도인(桃仁)·목통(木通)·해차(海蛇)·죽력(竹瀝)·석고(石膏)·금은화(金銀花)·지모(知母)·천화분(天花粉)을 가하여 두 첩을 먹이니 색깔이 膠漆과 같은 검은 대변이 크게 나오는데 칠십여 차례나 나오고 멎었다. 다시 목통(木通)과 도인(桃仁) 종류를 빼고 서양삼(西洋蔘)과 맥문동(麥門冬)을 넣어 生津液하였다. 병자는 피로가 극히 심하여 사흘 밤낮을 잠만 자니 사람들이 위태하다 하였다. 孟英이 말하기를 “陰氣를 회복하는 데에는 잠이 제일 좋은 것이라.” 하였다. 잠을 깨고 난 후에도 微熱譫語 口渴이 있어 甘涼藥을 크게 투여하니 열흘이 되어 대변이 다시 크게 통하는데 그 색깔은 검지 아니하였다. 이어서 滋陰津液하여 건강해졌다.

이 증은 孟英이 아니었으면 필히 虛損證에 이르렀을 것이다. 伏暑를 모르는 의원이라면 병자가 죽더라도 역시 자기가 준 藥의 그릇됨을 모를 것이다.

1-41 一圃人, 詣孟英泣請救命, 詰其所以, 云, 家住清泰門內馬婆巷, 因本年二月十五日卯刻, 雷從地奮, 火藥局適當其衝, 墻垣廟宇, 一震泯然, 雖不傷人, 而附近民房, 撼搖如簸. 其時, 妻在睡中驚醒, 卽覺氣不舒暢, 半載以來, 漸至食減形消, 神疲汛少, 惟臥則其病如失, 藥治罔效, 或疑邪祟所憑, 祈禱厭鎭, 亦屬無靈, 敢乞手援, 幸無却焉. 孟英許之, 往見婦臥於榻, 神色言動, 固若無恙. 診畢, 病人云, 君欲睹我之疾也. 坐而起, 果卽面赤如火, 氣息如奔, 似不能接續者, 苟登圊溲便, 必賁逆欲死. 前所服藥, 破氣行血, 和肝補肺, 運脾納腎, 清火安神, 諸法具備, 輒如水投石. 孟英仿喻氏治厥巓疾之法用藥, 一劑知, 旬餘愈. (眉批, 仍是治肝之法.)

1-41 한 圃人이 孟英에게 와서 살려주기를 간청하였다. 그 까닭을 물어보니 "저는 清泰門 안의 馬婆巷에 살고 있습니다. 금년 2월 15일 卯時에 벼락이 火藥局에 떨어져서 담장과 집이 무너지고 일대가 크게 흔들렸습니다. 사람은 비록 상하지 아니하였으나 주변의 민가들도 키에 까불리듯이 흔들렸습니다. 그때에 처가 잠을 자다가 놀라서 기가 통하지 않은 지 반년이 지났는데 잠차 식사가 줄고 형체가 마르고 정신이 피곤한데 누우면 병이 없어진 듯하여 약으로 치료하였으나 효과가 없습니다. 혹시 귀신이 씌였나 하여 기도해 보았지만 소용이 없습니다. 부디 도와주시어 병을 없애주십시오." 하니 孟英이 수락하였다. 孟英이 가서 부인이 누운 것을 보니 神色言動이 별 이상이 없었다. 진찰이 끝나니 병인이 말하기를 "제 병을 보셨는가요?" 하고 일어나 앉는데 과연 얼굴이 붉고 숨을 식식거리며 몰아쉬는데 곧 숨이 끊어질 것 같고 변기에 변을 보는데도 기가 치밀어 올라서 죽을 것만 같았다. 전에 먹은 약들은 破氣行血 和肝補肺 運脾納腎 清火安神의 모든 법을 사용해보았으나 연못에 돌 던지는 격이었다. 孟英이 喻氏의 厥巓을 치료하는 방을 써서 한 첩에 효과가 있고 열흘이 되니 나았다.

治肝之法이다.

1-42 高若舟之庶母, 年逾花甲, 體豐善溏, 張某向用蔘·朮取效. 今秋患白痢, 張謂寒濕滯中, 仍與理中加減, 病遂日增, 因疑老年火衰, 蒸變無權, 前藥中復加附子, 白痢果減, 而腹脹且疼, 不食不溺, 噦逆發熱, 勢已危殆, 始迓孟英視之. 脈沈而滑數梗梗. 曰, 暑

1-42 高若舟의 庶母가 환갑이 넘었고 體格이 豊滿한데 설사를 잘 하였다. 張某가 인삼(人蔘)과 백출(白朮)을 사용하니 효과가 있었다. 이번 가을에 白痢가 있었는데 張某가 寒濕으로 滯하였다하여 理中湯加減을 주었으나 병은 더 심해졌다. 老年火衰하여 소화를 시킬 수 없는 것인가 하여 前藥에 부자(附子)를 가하니 白痢는 덜해졌으나 腹脹痛하고 不食不尿에 딸꾹질과 함께 열이 나니 병세가 자못 위중하였다. 孟英을 불러서 보게 하니 脈沈而滑數梗梗이라. 孟

熱未淸, 得無補藥早投乎? 與芩·連·杏·朴·曲·芍·滑·楝·銀花·海蛇·鷄內金之類. 一劑溺行痛減, 而痢下仍白. 其女爲屠西園之室, 乃云, 向服補藥, 白痢已止, 今服涼藥, 白痢復作, 蓋病本久寒, 涼藥不可再用矣. 孟英曰, 言頗近理, 使他醫聞之, 必改溫補, 但病機隱伏, 測識匪易, 前此之止, 非邪淨而止之止, 乃邪得補而不行之止, 邪氣止而不行, 是以痛脹欲死. 夫强止其痢, 遽截其瘧, 猶之乎新産後妄澀其惡露也. 世人但知其惡露之宜通, 而不知間有不可妄通者, 但知瘧痢之當止, 而不知邪未去而强止之, 其害較不止爲尤甚也! 今邪未淸滌, 而以溫補藥壅塞其流行之道, 以致邪不能出, 逆而上衝, 噦不能食, 此痢證之所畏. 吾以通降涼潤之劑, 搜邪掃濁, 惟恐其去之不速, 胡反以白痢復作爲憂, 豈欲留此垢滯於腹中, 冀得化脂膏而塡空隙, 何若是之寶惜而不愿其去耶? (眉批, 通達之論, 醫所宜知.) 幸若舟深信, 竟從孟英議. 尋愈.

英이 말하기를 "暑熱未淸한데 보약을 너무 일찍 쓰지 않고는 이러한 증이 생기겠는가?" 하고는 황금(黃芩)·황련(黃連)·행인(杏仁)·후박(厚朴)·신국(神麴)·작약(芍藥)·활석(滑石)·연실(楝實)·금은화(金銀花)·해차(海蛇: 해파리)·계내금(鷄內金) 종류를 쓰니 한 첩에 소변이 나오고 痛症이 줄면서 白痢가 나왔다. 그 딸이 屠西園의 妻인데 말하기를 "지난번에는 補藥을 먹으니 白痢가 멎었는데, 이번에는 凉藥을 먹으니 白痢가 다시 나왔습니다. 病本이 久寒이니 凉藥을 다시 써서는 안 될까 합니다." 하니, 孟英이 말하기를 "말하는 것이 이치에 맞는 것 같아 다른 의원이 들으면 필히 溫補劑를 쓸 것이라. 그러나 病機가 숨겨져 있어서 보아서는 알기 어렵다. 지난번에 白痢가 멎은 것은 邪氣가 없어져 멎은 것이 아니고 邪氣가 補를 받아 不行하게 된 것이고 邪氣는 멈추어 머무르니 이로써 腹痛脹이 생긴 것이다. 무릇 강제로 설사를 막거나, 학질을 떼거나 하는 것은 비유하자면 産後에 惡露가 나오는 것을 강제로 막는 것과 같다. 세상 사람들은 惡露를 통하게 하는 것만 알지 때에 따라서는 妄通하게 해서는 안 되는 경우도 있다는 것은 모른다. 瘧痢는 멈추게 해야 한다고만 알고 있지, 邪氣가 남아 있을 때에는 강제로 그치게 해서는 안 된다는 것은 모른다. 강제로 그치게 하는 害惡은 그냥 두는 것보다 더 심하다. 이번에는 邪氣가 남아 있는데도 溫補藥으로 氣가 流行하는 길을 막았으니 邪氣가 나갈 틈이 없어 거꾸로 上衝하여 딸꾹질이 나면서 밥을 먹을 수 없게 되었으니 이는 痢證이 꺼리는 것이다. 내가 通降凉潤之劑로써 邪氣를 씻어내었으나 邪氣가 나가는 속도가 빠르지 않은 것을 염려하지, 어찌 白痢가 다시 생긴 것을 염려하겠는가? 만약에 邪氣가 腹中에 滯하여 남아 있으면 脂膏로 변하여 腹中의 빈틈을 메울 것이니 이러한 脂膏가 아까워서 邪氣를 없애지 않겠는가?" 하였다. 다행히 若舟가 믿어주어서 孟英의 주장을 따르니 마침내 병이 나았다.

通達한 論理를 醫子는 마땅히 알아야 한다.

1-43 十八澗徐有堂室病痢, 醫作寒濕治, 廣服溫補之藥. 痢出覺冷, 遂謂沈寒, 改投燥熱. 半月後, 發熱無溺, 口渴不饑, 腹痛且脹, 巓痛不眠. 翁嘉順囑其求診於孟英. 察脈弦細, 沈取甚數, 舌絳無津, 肌肉盡削, 是暑熱膠錮, 陰氣受爍. 與北沙蔘·肉蓯蓉·芩·斛·楝·芍·銀花·桑葉·丹皮·阿膠, 合白頭翁湯爲劑. 次日, 各恙皆減, 痢出反熱. 有堂不解問故? 孟英曰, 熱證誤投熱藥, 熱結而大便不行者有之, 或熱勢奔迫, 而泄瀉如火者有之, 若誤服熱藥, 而痢出反冷者, 殊不多見也, 無怪醫者指爲久伏之沈寒. 吾以脈證蔘之, 顯爲暑熱. 然暑熱之邪, 本無形質, 其爲滯下也, 必挾身中有形之垢濁. 故治之之道, 最忌補澀壅滯之品. 設誤用之, 則邪得補而愈熾, 濁被壅而愈塞, 耗其眞液之灌漑, 阻其正氣之流行. 液耗則出艱, 氣阻則覺冷. 大凡有形之邪, 皆能阻氣機之周流, 如痰盛於中, 胸頭覺冷, 積滯於腑, 臍下欲熨之類, 皆非眞冷, 人不易識, 吾曾治愈多人矣. 徐極嘆服, 仍議育陰涤熱, 病果漸瘳.

1-43 十八澗 徐有堂의 妻가 痢疾이 있으니 醫員이 寒濕이라 하여 溫補藥으로 치료하였다. 痢가 나가면 寒氣를 느껴 醫員이 다시 沈寒이라 하여 燥熱藥을 투여하니 보름이 되었는데 열이 나고 소변은 나오지 않으며 갈증이 나고 배가 고파지지 않으니 腹脹痛이 생기고 정수리가 아파 잠을 잘 수가 없었다. 翁嘉順이 孟英에게 치료를 구하여 보니 脈弦細 沈取甚數하고 혀가 붉은데 진액이 말라서 없고 肌肉이 모두 마르니 이는 暑熱이 膠着하여 陰液을 말린 것이라. 北沙蔘 肉蓯蓉 黃芩 石斛 楝實 芍藥 金銀花 桑葉 牧丹皮 阿膠 合 白頭翁湯을 투여하니 다음날 바로 병증이 덜해지는데 설사가 나가면서 熱이 났다. 有堂이 이를 이해하지 못하고 그 까닭을 물어보니 孟英이 말하기를 "熱證에 熱藥을 잘못 쓰면 熱結이 되어 대변이 나오지 않는 자도 있고, 혹은 熱勢가 치밀어서 뜨거운 설사를 하는 사람도 있다. 그러나 熱藥을 잘못 먹어 설사가 나갈 때에 열이 나는 자는 그리 많지 않다. 醫員이 沈寒이 오래 되었다고 할 만도 하다. 내가 脈證을 參合해보면 이는 暑熱이다. 暑熱의 邪氣는 본래 無形으로서 滯下의 성질이 있어 身中에서는 有形의 垢濁으로 변한다. 따라서 治法은 補澀壅滯藥을 제일 忌하니, 이를 잘못 쓰면 邪氣를 補하게 되어 邪氣는 더욱 盛해지고, 濁氣가 壅滯되어 津液을 소모시키고, 正氣流行을 막는다. 이에 따라 津液이 소모되어 나오기 어렵고 氣阻되니 寒氣를 느끼게 된다. 무릇 有形의 邪氣는 氣機의 흐름을 막으니 중초에 痰이 盛하면 가슴과 머리가 차지고 腑에 積滯되어 臍下에 뜸으로 따뜻하게 덥히기를 원하나 이는 眞冷이 아니다. 사람들이 이를 알기가 쉽지 않으나 나는 일찍이 이런 병증을 많이 고쳤다." 하니 徐가 歎服하였다. 이어서 育陰滌熱하니 병이 과연 나았다.

• 少陽人 身熱 頭痛泄瀉로 보면 地黃白虎湯을 사용하여 中焦의 濕熱을 蕩滌하면서 地黃으로 滋陰할 수 있다.

1-44 蕭某素患痰多, 常服六君子湯, 偶延孟英診之. 脈細數而兼弦滑. 曰, 六君子湯亟

1-44 蕭某가 평소에 痰이 많아 六君子湯을 常服하였는데 孟英을 만나게 되어 진찰을 받았다. 脈細數而弦滑하니, 孟

當屏絶，病由陰虧火盛，津液受灼而成痰，須服壯水之劑，庶可杜患將來．蕭因向吸鴉片煙，自疑虛寒，滋陰不敢頻服．繼患咽痛，專科治而不效，仍乞診於孟英．因謂曰，早從吾策，奚至是耶！此陰虛於下，陽浮於上，喉科藥不可試也．大劑育陰潛陽，其痛日瘥，而喉腭皆形白腐．孟英曰，吸煙旣久，毒氣斯熏蒸之故耳．令吹錫類散，始得漸退．愈後復患滯下．孟英曰，今秋痢雖盛行，而此獨異於人，切勿以痢藥治之．蓋火迫津液，結爲痰飮，醸以煙毒，薰成喉患．吾以燃犀之照，而投激濁揚淸之治，病雖愈矣，內蘊之痰濁尙多，奈向來爲溫補藥所禁，錮於腸胃曲折之間，而不得出，今廣投壯水之劑，不啻決江河而滌陳莝，豈可與時行暑熱之痢同年而語耶！治不易法，食不減餐，日數十行，精神反加．逾月之後，大解始正．計服甘涼約二百劑，肌肉復充，痰患若失．

英이 말하기를 “六君子湯을 빨리 끊어야 한다. 病은 陰虛火盛하여 津液이 졸여져 痰이 된 것이니 壯水之劑를 복용하여야 하며, 그러면 장래의 화를 막을 수 있다.” 하였다. 蕭某가 평소에 아편을 피워서 스스로 虛寒이라 여기어 滋陰劑를 감히 먹으려 하지 않았다. 咽痛이 계속되어 전문 의원의 치료를 받았으나 효과가 없어 孟英에게 치료를 원하였다. 孟英이 말하기를 “일찍이 내 말을 따랐다면 어찌 이렇게 되었겠는가? 그대의 병은 下焦에 陰이 虛하여 虛陽이 上浮한 것이니 喉科藥은 먹어서는 안 된다.” 하고는 育陰潛陽하는 약을 주니 咽痛은 날이 갈수록 좋아지나 인후와 턱안부분이 白腐와 같이 헐었다. 孟英이 말하기를 “아편을 피운 지가 오래되어 毒氣가 薰蒸한 까닭이라.” 하고는 錫類散을 흡입케 하니 병이 점차 물러갔다. 나은 후에 다시 滯下가 생기니 孟英이 말하기를 “금년 가을에는 痢疾이 유행하나 사람에 따라 증세가 다르니 痢藥으로 다스려서는 안 된다. 무릇 火가 津液을 몰면 痰飮이 되니 煙毒이 薰蒸하여 喉患이 되는 것이라. 내가 이제 무소의 뿔에 불을 붙여 흐림을 헤치고 맑게 보아(燃犀之照) 병을 고쳤으나 痰濁이 쌓여 溫補藥으로 인하여 腸胃의 구석구석에 박혀 나오지를 않으니 이제 壯水之劑를 널리 투여하여 江河를 헤치고 묵은 때를 씻어낼 것이니 어찌 금년의 痢疾과 같은 법으로 治할 수 있다는 말인가?” 하고 치료에 법도를 바꾸지 아니하였다. 병자는 식사량도 줄지 않았는데 하루에도 수십 번 대변을 보아도 정신은 더욱 맑아졌다. 한 달이 되어 대변도 정상이 되었다. 이때까지 쓴 甘涼藥이 이백 첩이 되니 肌肉이 충실해지고 痰患이 없어졌다.

1-45 孫位申患感，證見耳聾．醫者泥於少陽小柴胡之例，聾益甚．孟英視之，曰，伏暑也，與傷寒治法何涉？改投淸肺之藥，聾減病安，將進善後法矣．忽一日，耳復聾，孟英診之，莫測其故．因詰食物，云，昨日曾吃藕粉一碗．孟英

1-45 孫位申이 감기가 있는데 耳聾證이 있는지라 醫員이 少陽柴胡劑를 쓰니 耳聾이 더욱 심해졌다. 孟英이 보더니 “伏暑라. 傷寒治法과 무슨 관계가 있는가?” 하고는 方을 바꾸어 淸肺藥을 주니 耳聾이 덜해지고 병이 편안케 되었다. 이어서 조리를 잘 하고 있는데 갑자기 耳聾이 다시 재발하여 孟英이 진찰하여도 그 까닭을 알 수가 없었다. 먹은 것을 캐물어보니 말하기를 “어제 藕粉 한 그릇을 먹었노라.”

曰, 是矣. 肆間藕粉罕眞, 每以他粉摻混, 此必葛粉耳! 不啻誤服小柴胡一劑, 復投肅清肺胃藥尋愈. 錄此以見其審證周詳, 所謂無微不入也.

하니 孟英이 말하기를 "그렇지. 시장에 眞品 藕粉이 드무니 매번 다른 것과 섞어서 판다. 필히 葛粉일 것이니 小柴胡湯 한 첩을 잘못 먹은 것과 같다." 하고는 다시 淸肅肺胃藥을 주니 마침내 나았다. 이 醫案을 기록하여 審證이 자세한 것을 보여주니 말 그대로 사소한 것도 살피지 않는 것이 없었다.

- 藕粉(蓮根가루)은 滋陰하나 葛粉은 葛根가루로서 發散하는 성질이 있다.

1-46 顧宗武偶患微寒發熱, 醫進溫散法, 熱雖退, 而不饑不大便. 復用平胃散數帖, 腹漸脹而偏於右, 尙疑其中氣之虛寒也, 遂與溫運燥補諸藥, 脹乃日增, 杳不進谷. 或謂恐屬癰瘍, 因招外科連某診之, 作脇疽治, 病如故. 黃某作腸癰論, 以大黃瀉之, 亦不應. 嚴某謂脇疽部位不對, 腸癰證据不符, 作內疝治, 仿子和活人之法, 及當歸龍荟丸相間而投, 亦無效, (眉批, 雜藥亂投, 一何可笑.) 乃延孟英視之. 脈極弦細而促, 舌絳小渴, 小溲赤少, 飮而不食者月餘矣, 證實脈虛, 堅持不治. 其家問曰, 此證究是何病? 乞爲指示. 孟英曰, 据述病患素愼起居, 而薄滋味, 顯非停滯與癰疽之患, 良由暑濕內蘊, 勢欲外泄, 是以初起有微寒發熱之候. 誤與風寒藥, 熱雖暫退於表, 邪仍伏處乎中, 不饑不便, 肺胃失其下行, 再加辛燥溫補, 氣機更形窒滯, 邪伏永無出路. 津液潛消, 䐜脹日甚, 以氣血流行之臟腑, 爲暑濕割踞之窠

1-46 顧宗武가 微寒發熱이 있어 의원이 溫散法을 쓰니 열은 물러갔으나 배가 고프지 않고 대변도 통하지 않으니 다시 平胃散을 몇 첩 복용하였다. 배가 오른쪽으로 漸脹하니 中氣虛寒을 의심하여 溫運燥補藥을 투여하니 腹脹은 더 심하여져 식사를 전혀 못하게 되었다. 或者는 癰瘍인가 하여 의원에게 연달아 진료를 받아 脅疽의 치료도 받았으나 병은 차도가 없고, 黃某는 癰瘍이라 하여 대황(大黃)을 투여하였으나 역시 효과가 없고, 嚴某는 脅疽部位도 맞지 않고 腸癰도 證과 맞지 않으니 內疝으로 보아 子和의 活人法으로 當歸龍薈丸을 투여하였으나 역시 효과가 없었다. 이에 孟英을 초빙하여 보니 脈極弦細而促하고 혀는 붉고 갈증이 나며 소변은 붉고 그 양도 적은데 물만 마시고 식사는 못한 지가 한 달이 되니, 實證에 虛脈이 나오는지라. 孟英이 치료할 수 없다 하고 診療를 固辭하였다. 그 집안사람들이 묻기를 "이 병이 무엇인지 가르쳐 주십시오." 하니, 孟英이 말하기를 "말하자면 病人은 원래 起居에 조심하고 음식을 담백하게 하니 停滯나 腸癰의 병이 아니다. 暑濕이 內蘊하여 邪氣가 外泄하려는데 이것이 초기에 微寒發熱로 나타난 것이다. 이때 風寒藥을 잘못 투여하니 熱이 表에서 잠시 물러간 듯하나 邪氣는 내부로 더욱 숨어들어 不飢不大便하고 肺胃의 氣運이 下行하지 못하게 되었는데, 다시 辛燥藥으로 溫補하니 氣機는 더욱 막히고 伏邪는 빠져나갈 길이 없어 진액은 마르고 䐜脹이 더 심해진 것이다. 氣血이 流行되어야 할 臟腑에 暑濕이 들어앉은 꼴이 되었으니 補를

巢，補之不可，攻之不能，病雖不在膏肓，盧扁望而驚走．逾旬徑殁．

할 수도 없고 攻도 할 수 없는 지경이다. 병이 비록 膏肓에 들지는 않았으나 扁鵲이 齊桓公의 병을 보고 놀라 달아난 것과 같다." 하였는데 열흘이 되어 결국 죽었다.

雜藥을 亂投한 것이니 어찌 웃고 넘길 일이겠는가.

1-47 黃蓮泉家戚嫗病痢，朱某以其年老，而爲舍病顧虛之法爲治，漸至少腹結块，攻痛異常，大渴無溺，杳不知饑，晝夜百餘行，五色幷見，呼號欲絶，始延孟英診之．脈至沈滑而數，因謂曰，縱然暑濕深受，見證奚至是耶？此必溫補所醸而！夫痢疾古稱滞下，明指欲下而澀滞塞不通也，顧名思義，豈可以守補之品，更滞其氣？燥烈之藥，再助其虐乎？少腹聚氣如瘕，痢證初起，因於停滞者有之，今見於七八日之後，時欲衝逆，按之不硬，則顯非停滞之可擬，實爲藥劑之誤投，以致邪濁蟠踞，滋蔓難圖．及檢所服諸方，果是蔘·朮·薑·萸·附·桂·粟殼·故紙·川椒·烏梅等一派與病剌謬之藥．孟英曰，彼豈仇於汝哉？畏老而補之，見痢而止之，亦未嘗不煞費苦心，而欲汝病之卽愈，惜徒有欲愈之心，未明致愈之道，是但知年老元虛，不聞邪實則實？彼亦年近古稀，懸壺多載，竟畢世沈迷於立齋·景岳諸書，良可嘆也！豈造化果假權於若輩乎？不然何彼書，彼術之風行哉！戚云，壬寅之病，賴君再生，今乃一誤至此，恐仙丹不能救矣．孟英曰，幸未嘔噦，尙可希冀一二．遂與

1-47 黃蓮泉의 집안 할머니가 이질이 있는데 朱某가 病證은 보지 않고 虛로 治하니 아랫배에 덩어리가 잡히고 통증이 심한데 갈증이 나면서 소변은 나오지 않고 배도 고파지지 않고 밤낮으로 백여 차례나 五色의 痢疾이 있으며 숨이 끊어질 듯하니 孟英을 초빙하여 보게 되었다. 脈沈滑而數하니 말하기를 "暑熱이 깊이 들어간 것 같은데 病證이 왜 이렇게 나타나는가? 이는 반드시 溫補藥을 쓴 것이다. 痢疾의 옛 이름은 滯下인데 이는 대변을 보고 싶으나 막혀서 나오지 않는 것이라. 이름을 보면 그 뜻을 알 수 있는데 어찌 守補藥으로 막고 燥熱藥으로 더 심하게 한다는 말인가? 지금 少腹에 氣가 癥瘕와 같이 모여 있다. 痢證 初期에 停滯가 나타나는 것인데, 칠팔일이 지난 지금에 때때로 衝逆하며 눌러도 단단하지 않으니 이는 停滯證이 아니고 실로 약을 잘못 써서 邪氣가 더욱 만연해진 것으로서 쉽게 도모하기가 어렵겠다." 하고는 그 동안 먹은 방들을 보니 과연 인삼(人蔘)·백출(白朮)·건강(乾薑)·오수유(吳茱萸)·부자(附子)·육계(肉桂)·앵속각(罌粟殼)·파고지(破古紙)·천초(川椒)·오매(烏梅) 등 병을 더 심하게 하는 약들이었다. 孟英이 말하기를 "그 의원이 당신에게 무슨 원수가 있는가? 늙었다 하여 補하고 이질이 있다 하여 막으니 이는 돈 쓰게 하고 마음 고생시키고도 그대의 병을 바로 낫게 할 마음은 없는 것이라. 또 병을 고치고자 하는 마음이 있더라도 治病의 길에 밝지 못하여 年老元虛만 알고 邪盛則實은 들어보지 못한 의원이로다. 그 의원도 또한 나이가 古稀에 가깝고 醫業도 다년간 하였을 터인데 마침내 立齋와 景岳의 책에 迷惑되니 참으로 안타깝다. 어찌 하늘이 이런 무리에게 權衡을 주는가? 아니면 그들(立齋와 景岳)의 책과 醫術이 세상에 유행하는가?" 하니 그 친척이 말하기를 "임

蓯蓉·楝·芍·芩·連·橘·斛·楂·曲·元胡·綠梅·鼈甲·鷄金·鼠矢·海蛇，出入互用，數帖漸安. 繼加駐車丸吞服，逾月始健.（眉批，痢疾初起卽補，變成噤口者有之，延爲休息者有之，邪因補而固結不解，雖有明手，無如之何，良可嘆恨.）

인년(1842)에는 그대 덕분에 살아났는데 이제 약을 한번 잘못 써서 이 지경이 되었으니 仙丹이라도 구할 수 없을까 근심이다.” 하였다. 孟英이 말하기를 “다행히 아직 구토와 딸꾹질이 없으니 그래도 희망이 十中一二는 있다.”하고는 육종용(肉蓯蓉)·연실(楝實)·작약(芍藥)·황금(黃芩)·황련(黃連)·귤피(橘皮)·석곡(石斛)·신국(神麴)·현호색(玄胡索)·녹매(綠梅)·별갑(鼈甲)·계내금(鷄內金)·서시(鼠屎)·해차(海蛇)를 바꾸어 가며 쓰니 몇 첩에 편안해지고 이어서 駐車丸을 加하여 복용하니 한 달이 되어 건강해졌다.

痢疾初期에 補하면 噤口痢가 되는 자도 있고 休息痢가 되는 자도 있다. 邪氣가 補를 받아 固結不解하면 미록 名醫가 있어도 어찌 할 수 없으니 참으로 탄식할 일이다.

• 舟車丸: 峻瀉逐水藥으로 구성은 黑丑 甘遂 芫花 大戟 大黃 靑皮 陳皮 檳榔 輕粉이다.

1-48 周某患瘧，間二日而作，寒少熱多. 醫謂老年三瘧，放手溫補，漸至杳不進谷. 所親李石泉孝廉囑延孟英診之，脈細硬如弦，毫無胃氣，右尺洪數，舌色光絳，大渴溺滴. 曰，此足少陰暑瘧也，廣服溫補，津液盡劫，欲以草木生之，事不及矣. 世但知治瘧不善有三患，邪留肝絡則爲瘧母，戕及脾元則成瘧鼓，耗乎腎陰則爲瘧勞. 而此證以藥助邪，邪將劫命，求轉三患，亦不能得. 所謂熱得補而更熾，陰受爍以速亡，陰愈亡而邪愈熾，何殊炮烙之刑，病者何辜? 可慘! 可慘! 逾日果歿. 特錄以爲戒，醫者鑑之.

1-48 周某가 瘧疾을 앓는데 이틀마다 발작하여 寒少熱多한데 醫員이 老年의 三年 묵은 瘧疾이라 하여 멋대로 溫補하니 점차 식사를 못하게 되었다. 그와 가까이 지내는 李石泉 孝廉이 孟英에 부탁하여 보아주기를 청하여 진찰하니 脈細硬如弦하여 胃氣가 조금도 없고 右尺脈은 洪數하고 舌色은 光絳하며 갈증이 나고 소변은 방울이 되어 떨어졌다. 孟英이 말하기를 “이는 足少陰의 暑瘧이라. 溫補藥을 많이 먹어 津液이 이미 마르니 草木이 돕고자 하나 늦었다. 世間에서는 학질을 치료하다가 잘못되어 三患이 생길까 하여 꺼린다. 즉 邪氣가 肝經에 남게 되면 瘧母가 되고, 脾元을 상하면 瘧鼓가 되고, 腎陰을 消耗하면 瘧勞가 된다고 한다. 그러니 이 증을 약으로 다스리다가 邪氣를 돕게 되면 邪氣가 생명을 뺏을 수도 있으니 三患證을 구하려 해도 어찌 할 수가 없게 된다. 소위 邪熱에 補하면 더욱 熾盛하고, 陰이 졸여지면 더욱 빨리 없어지니, 陰이 消耗될수록 邪氣는 더욱 盛하게 된다. 炮烙之刑과 무엇이 다른가! 병자가 무슨 죄인가? 참으로 안타깝구나!” 하였는데 다음날 과연 병자는 운명하였다. 특히 이 사실을 기록하여 戒로 남기니

醫者는 살필지어다.

1-49 一老廣文，俸滿來省驗看．患眩暈，醫謂上虛，進以蔘·芪等藥，因而不食不便，煩躁氣逆．孟英診曰，下虛之證，誤補其上，氣分實而不降，先當治藥，然後疗病．與梔·豉·芩·桔·枳·橘·菀·貝．一劑粥進便行，嗣用滋陰熄風法而愈．

1-49 한 연로한 教授가 俸祿을 받을 날짜가 되어 省으로 들어와 內譯을 살피던 중에 眩暈이 있으니 醫員이 上虛라 하여 인삼(人蔘)·황기(黃芪) 등의 약을 주었다. 그런데 이로 인하여 식사도 못하고 대변도 나오지 않으며 煩躁하고 氣逆하게 되었다. 孟英이 진찰하더니 말하기를 "下虛證이다. 잘못 上을 補하여 氣分이 實하게 되어 下降하지 못하니 먼저 약을 잘못 쓴 것을 治하고 그리고 病을 治하여야 한다." 하고는 치자(梔子)·향시(香豉)·황금(黃芩)·길경(桔梗)·지각(枳殼)·귤피(橘皮)·자완(紫菀)·패모(貝母)로 한 첩을 주니 죽을 먹게 되고 대변도 통하여 이어서 滋陰熄風하여 나았다.

1-50 上虞陳茂才，患頭痛，三日一發，發則惡寒，多藥不效，飲食漸減．或擬大劑薑·附，或議須投金石．葛仲信囑其質於孟英．察其脈弦，重按則滑．曰，熱暑深入厥陰也．溫補皆爲戈戟，與左金加·楝·芍·梔·桑·羚·丹·菊·橘爲劑，煎呑當歸龍荟丸．三服而減，旬日卽痊．

1-50 上虞 陳茂才가 두통이 사흘마다 발작하는데 발작하면 惡寒이 있어 여러 약을 먹었으나 효과가 없었다. 음식을 점점 못 먹게 되니 或者는 건강(乾薑)·부자(附子)를 주고，或者는 金石藥을 주어서，葛仲信이 孟英에게 부탁하여 보게 하였다. 孟英이 脈을 살펴보니 脈弦하고 重按하면 滑脈이 나타나니 말하기를 "暑熱이 厥陰에 있는데 溫補하여 害가 된 것이다."하고는 左金丸 加 楝實 芍藥 梔子 桑葉 羚羊角 牧丹皮 菊花 橘皮로 方藥을 만들어 當歸龍薈丸과 같이 먹게 하니 세 첩에 병증이 줄고 열흘에 나았다.

1-51 關潁庵，患寒熱，醫者泥於今歲之司天在泉，率投溫燥，以致壯熱不休．阮某用小柴胡和解之治，遂自汗神昏，苔黑舌强，肢掣不語，唇茧齒焦．張某謂斑疹不透，擬進角刺·荊·蒡，越醫指爲格陽假熱，欲以附子引火歸元，(眉批，因前醫之誤，而始思轉計，已非良醫所爲，況明睹溫燥表散之害，而仍蹈覆轍，焉足云醫.) 許芷卿診知爲伏暑，而病家疑便溏不可服凉藥，復逆孟英診

1-51 關潁庵이 寒熱이 있는데 의원이 今年의 運氣에 매여 가볍게 溫補劑를 투여하니 壯熱이 그치지 않게 되었다. 阮某가 和解法의 小柴胡湯을 사용하니 自汗神昏에 舌苔는 검게 되고 혀가 굳어지고 사지가 당겨지면서 말을 못하고 입술과 잇몸이 윤기를 잃고 말라 들어갔다. 張某는 斑疹이 透疹되지 않는다 하여 조각자(皁角子)·형개(荊芥)·방풍(防風)을 투여하고，越醫는 格陽假熱로 虛熱이 뜬다 하여 부자(附子)로써 引火歸元하고자 하였다. 許芷卿이 伏暑인 줄 알았으나，病者는 설사에 凉藥을 먹기를 꺼리어 孟英을 초빙하여 보게 하였다. 孟英이 말하기를 "體質이 陰虛한데 熱邪失淸하니 津液을 쉽게 소모시킬 것인데 다행히 溏泄이

之. 曰, 陰虛之體, 熱邪失淸, 最易劫液, 幸得溏泄, 邪氣尙有出路, 正宜乘此一線生機, 迎而導之, 切勿遲疑. 遂與芷卿商投王晉三犀角地黃湯, 加知·麥·花粉·西洋蔘·元蔘·貝·斛之類. 大劑服八九日, 甫得轉機. 續與甘涼充液, 六七劑, 忽大汗如雨者一夜, 人皆疑其虛脫. 孟英曰, 此陰氣復而邪氣解也, 切勿驚惶. 嗣後果漸安谷, 投以滋補而愈. 繼有陳菊人明府乃郎, 病較輕於此, 因畏犀角不敢服, 竟至不救, 豈不惜哉.

있어 邪氣가 出路가 있으니 이로써 한 줄기 生機를 이끌어 낼 수 있겠다. 더 이상 의심하지 말라." 하고는 許芷卿과 상의하여 晉三犀角地黃湯 加 知母 麥門冬 天花粉 西洋蔘 玄蔘 貝母 石斛 등을 八九日 크게 복용시키니 병이 호전되고 이어서 甘涼藥 六七 첩으로 充液시키니 갑자기 밤에 땀이 비와 같이 많이 쏟아졌다. 사람들이 虛脫을 의심하나 孟英이 말하기를 "이는 陰氣가 회복되고 邪氣가 풀어지는 것이니 놀라지 말라." 하였다. 病者가 점차 식사를 하게 되니 滋補藥을 투여하여 나았다. 또 陳菊人 太守의 아들은 이보다 병이 가벼웠는데 서각(犀角)을 복용치 않으려 하여 마침내 구할 수가 없었으니 참으로 안타깝다.

1-52 余某年三十餘, 發熱數日. 醫投涼解之法, 遂嘔吐自汗, 肢冷神疲. 亟延孟英診之. 脈微弱. 曰, 內傷也, 豈可視同伏暑, 而一概治之, 徑不詳辨其證耶! 與黃芪建中湯去飴, 加龍骨·生薑·茯苓·橘皮, 投劑卽安. 續加蔘·朮, 逾旬而愈.

1-52 余某가 서른이 넘었는데 수일간 열이 났다. 醫員이 涼解藥을 투여하니 구토하면서 땀이 나고 사지가 차게 되고 정신이 아득하여 급히 孟英을 불러 보게 하였다. 脈微弱하니 孟英이 말하기를 "內傷이라. 어찌 伏暑의 治法을 쓰는가? 辨證을 세밀하게 할 수는 없는 것인가?" 하고는 黃芪建中湯 去飴糖 加龍骨 生薑 茯苓 橘皮를 투여하니 곧 편안해지고 이어서 인삼(人蔘)과 백출(白朮)을 가하니 열흘이 되어 나았다.

• 建中湯에서 飴糖을 去하니 桂枝湯의 뜻으로서 땀을 많이 흘린 데에 대하여 榮衛를 調和함이다.

1-53 錢氏婦, 懷孕四月, 而患寒熱如瘧. 醫與發散安胎, 乃至舌黑神昏, 大渴便泄, 臭痰頻吐, 腰腹痛墜, 人皆不能措手. 孟英診曰, 伏暑失於淸解, 舌雖黑而脈形滑數, 痰雖臭而氣息調和, 是胎尙未壞, 猶可治也. 重用氣血兩淸之藥, 五劑而安, 糜粥漸進, 腰腹皆舒, 胎亦躍躍.

1-53 錢氏의 며느리가 임신 4개월인데 瘧疾과 같은 寒熱이 있어 醫員이 發散安胎藥을 투여하였더니 舌苔가 검게 되고 정신이 혼미하면서 갈증에 설사가 나며 냄새 나는 담을 자주 토하고 허리와 아랫배에 떨어질 것 같은 통증이 생기니 사람들이 어찌 할 바를 몰랐다. 孟英이 진찰하더니 말하기를 "伏暑인데 淸解의 시기를 놓쳤다. 비록 舌苔가 검으나 脈滑數하고 담에서 냄새가 나나 숨이 고르니 胎兒는 상하지 아니하고 치료할 수가 있겠다." 하고는 氣血兩淸藥을 重用하여 다섯 첩을 먹게 하니 편안해지고 점차 죽을

먹게 되니 腰腹痛이 가라앉고 태아 역시 편안하였다.

1-54 方氏女, 久患泄瀉脘痛, 間兼齒痛, 汛事不調, 極其畏熱, 治不能愈. 上年初夏, 所親崔映溪爲延孟英診之. 體豊脈不甚顯, 而隱隱然弦且滑焉. 曰, 此肝强痰盛耳. 然病根深錮, 不可再行妄補. 渠母云, 溏泄十餘年, 本元虛極, 廣服培補, 尙無寸效, 再攻其病, 豈不可虞? 孟英曰, 非然也. 今之醫者, 每以漫無着落之虛字, 括盡天下一切之病, 動手輒補, 擧國如狂, 目擊心傷, 可勝浩嘆! 且所謂虛者, 不外乎陰與陽也. 今肌肉不瘦, 冬不知寒, 是陰虛乎? 抑陽虛乎? 只因久瀉, 遂不察其脈證, 而僉疑爲虛寒之病矣. 須知痰之爲病, 最頑且幻, 益以風陽, 性尤善變, 治必先去其病, 而後補其虛不爲晩也. (眉批, 凡病皆宜如此, 不獨痰飮爲然.) 否則, 養癰爲患, 不但徒弗蔘藥耳. 母不之信, 遍訪醫疗, 千方一律, 無非補藥. 至今秋頸下起一痰核, 黃某敷之始平. 更以大劑溫補, 連投百日, 忽吐瀉膠痰斗餘而亡. 予按, 此痰飮滋蔓, 木土相仇, 久則我不敵彼, 而潰敗決裂, 設早從孟英之言, 斷不遽死於今日也.

1-54 方氏 女人이 泄瀉와 脘痛이 있으며 간혹 齒痛을 겸하고 月經不調에 더운 곳을 싫어한지가 오래 되었는데 고칠 수가 없었다. 지난 해 초여름에 친척 되는 崔映溪가 孟英을 초빙하여 진료를 보게 하였다. 孟英이 보니 체격이 풍만한데 맥은 뚜렷하지 않고 은은히 弦滑하니 "이는 肝强痰盛이다. 그러나 병의 뿌리가 깊으니 가벼이 補해서는 안 된다." 하였다. 어떤 이가 있다가 "설사가 10년을 넘었으니 本元極虛하여 培補藥을 널리 먹었어도 효과가 없었는데 이제 다시 攻法을 쓴다 하니 어찌 염려가 되지 않겠는가?" 하니, 孟英이 말하기를 "그렇지 않다. 지금의 의원들은 매번 겉으로 뚜렷이 나타나지 않는 虛字에 매여 모든 천하의 병에 걸핏하면 補하여 온 나라가 補藥에 미친 것 같으니 이를 볼 때마다 마음이 상하여 참으로 可歎스럽다. 소위 말하는 虛라는 것은 陰虛 陽虛에 지나지 않는다. 이제 肌肉이 마르지 않고 겨울에 추위를 모른다면 이는 陰虛인가 陽虛인가? 단지 脈證을 살피지도 않고 久瀉라 하여 虛寒의 病이라 하는가? 痰病은 끈질기고 또한 실체를 보기도 어렵고 風陽에 더 심해지며 잘 변하는 성질이 있으니, 반드시 병을 먼저 제거한 후에 補하여야 하니 이를 간과해서는 안 된다. 그러지 아니하면 後患을 키우며 인삼(人蔘)과 황기(黃芪)를 허비할 뿐이다." 하였다. 그 어미가 이를 믿지 않고 의원들을 널리 방문하여 약을 구하니 하나같이 補藥 아닌 것이 없었다. 금년 가을이 되어 목 아래에 痰核이 생기니 黃某가 약을 붙이고 다시 크게 溫補하는 것이 백일에 이르렀는데, 갑자기 膠痰을 한 말이나 토하고 죽었다. 내가 이번의 痰飮極盛 木土相剋한 것을 보니, 이것이 오래되면 나도 痰飮을 당하지 못하여 潰敗決裂될 것이라. 일찍이 孟英의 말을 따랐다면 오늘과 같이 갑자기 죽는 일은 없었을 것이다.

무릇 病은 이와 같은 것이니 痰飮만 그런 것이 아니다.

1-55 康康侯司馬之夫人, 泄

1-55 康康侯 司馬의 夫人이 설사가 있은 지 수년이 되어

瀉頻年, 納食甚少, 稍投燥烈. 咽喉卽疼, 治經多手, 不能獲效. 孟英診曰, 脾虛飮滯, 肝盛風生之候也. 用蔘·朮·橘·半·桂·苓·楝·芍·木瓜·蒺藜. (健脾滌飮平肝, 絲絲入扣.) 投之漸愈. 今冬又患眩暈頭汗, 面熱肢冷, 心頭似絞, 呻吟欲絶. 孟英以石英·莪蓉·牡蠣·綠萼梅·苓·蒺·楝·芍·施覆爲方, (仍是柔肝滌飮之法.) 竟劑而康.

식사량도 크게 감소하여 燥熱藥을 조금 복용하였더니 咽喉痛이 생겼는데 여러 의원이 치료하였으나 효과가 없었다. 孟英이 진찰하더니 말하기를 "脾가 虛하여 飮滯한데 肝木이 盛하여 風이 생긴 것이다." 하고는 인삼(人蔘)·백출(白朮)·귤피(橘皮)·반하(半夏)·육계(肉桂)·연실(楝實)·작약(芍藥)·목과(木瓜)·백질려(白蒺藜) (健脾滌飮平肝하니 쓰는 약마다 법도에 맞아 효과가 있다.) 를 투여하니 점차 나아졌다. 이번 겨울에 머리가 어지럽고 땀이 나며 얼굴은 붉으나 사지는 차고 가슴이 조이는 듯하여 신음소리에 죽고 싶을 정도가 되니 孟英이 석영(石英)·모려(牡蠣)·녹악매(綠萼梅)·복령(茯苓)·백질려(白蒺藜)·연실(楝實)·작약(芍藥)·선복화(旋覆花)로 방을 만들고 투여하니 건강해졌다. (柔肝滌飮之法이다.)

• 人蔘 白朮 橘皮 半夏 肉桂 楝實 芍藥 木瓜 白蒺藜는 六君子湯(人蔘 白朮 橘皮 半夏)으로 健脾滌痰하고 楝實 芍藥 白蒺藜으로 平肝한 것이다.

1-56 盛墨莊冬患間瘧, 因腹脹畏寒, 自服神曲·薑湯, 勢益甚, 延孟英視之, 曰, 暑濕內伏也. 以黃連·枳·朴·梔·芩·杏·貝·知·斛·旋·橘·蘭草等爲劑, (淸暑滲濕而無燥烈之弊, 洵妙方也.) 蘆菔煮湯煎藥, 三啜而瘳.

1-56 盛墨莊이 겨울에 間瘧이 있어 腹脹에 추위를 싫어하니 스스로 神麴薑湯을 만들어 먹었는데 병세가 더욱 심해져 孟英으로 보게 하였다. 孟英이 말하기를 "暑濕內伏이라." 하고는 황련(黃連)·지실(枳實)·후박(厚朴)·치자(梔子)·황금(黃芩)·행인(杏仁)·패모(貝母)·지모(知母)·석곡(石斛)·선복화(旋覆花)·귤피(橘皮)·난초(蘭草) 등으로 약을 만들어 무(蘆菔) 삶은 물에 전탕하여 먹게 하니 세 첩에 나았다.

淸暑滲濕하며 燥熱의 폐가 없다.

1-57 鮑繼仲患哮, 每發於冬, 醫作虛寒治更劇. 孟英診之, 脈滑苔厚, 溺赤痰濃. 與知母·花粉·冬瓜子·杏·貝·茯苓·滑石·梔子·石斛而安. 孫渭川令侄亦患此, 氣逆欲死. 孟英視之, 口渴頭汗, 二便不行. 徑與生石膏·橘·貝·桂·苓·知母·花粉·杏·菀·海蛇等藥而愈. 一

1- 57 鮑繼仲이 겨울이 되면 매번 哮喘이 생기는데 醫員이 虛寒으로 치료하여 병세가 더욱 심해졌다. 孟英이 진찰하니 脈滑 舌苔厚에 소변이 붉고 痰이 짙어 지모(知母)·천화분(天花粉)·동과자(冬瓜子)·행인(杏仁)·패모(貝母)·복령(茯苓)·활석(滑石)·치자(梔子)·석곡(石斛)을 투여하니 편안해졌다. 孫渭川의 조카가 역시 이와 같은 병이 있었는데 氣逆으로 죽고 싶은지라 孟英이 보니 입이 마르고 머리에 땀이 나며 大小便이 通하지 않으니 바로 생석고(生石膏)·

耳姓回婦病哮, 自以爲寒, 頻飮燒酒, 不但病加, 更兼嘔吐泄瀉, 兩脚筋掣, 旣不能臥, 又不能坐. 孟英診曰, 口苦而渴乎? 泄出如火乎? 小溲不行乎? 痰粘且韌乎? 病者云, 誠如君言, 想爲寒太重使然. 孟英曰, 汝何愚耶! 見證如是, 猶謂受寒, 設遇他醫, 必然承敎, 況當此小寒之候, 而哮喘與霍亂, 世俗無不硬指爲寒者, 誤投薑·附, 汝命休矣! 與北沙蔘·生薏仁·冬瓜子·絲瓜絡·竹茹·石斛·枇杷葉·貝母·知母·梔子·蘆根·橄欖·海蛇·蘆菔汁爲方, 一劑知, 二劑已. (眉批, 哮症乃熱痰伏於肺絡也. 至冬則熱爲寒束, 故應時而發. 古人治法, 於未寒時, 先以滾痰丸下之, 使冬時無熱可束則愈. 但其法太峻, 人多不敢用. 今孟英以輕淸通透之品, 搜絡中之伏痰, 斯有利而無弊, 眞可補古人之所未及.)

귤피(橘皮)·패모(貝母)·육계(肉桂)·복령(茯苓)·지모(知母)·천화분(天花粉)·행인(杏仁)·자완(紫菀)·해차(海蛇) 等의 약을 주니 나았다. 귀가 하나인 回氏 婦人이 哮病이 있는데 스스로 寒으로 여겨 燒酒를 자주 마셨으나 병이 더할 뿐만 아니고 嘔吐와 泄瀉가 있으며 양 다리가 掣攣하여 누울 수도 앉을 수도 없었다. 孟英이 진찰하면서 묻기를 "입이 쓰면서 마르지 않는가? 설사하면 항문이 뜨겁지 않은가? 소변이 안 나오지 않는가? 痰이 끈끈하면서 질기지 않은가?" 하니, 병자가 "과연 말씀하시는 것과 같습니다. 아마도 寒邪가 太重한 듯합니다." 하였다. 孟英이 말하기를 "어찌 이리 어리석은가! 證을 이와 같이 보고도 寒邪라고 말하다니. 만약 다른 의원을 만났다면 반드시 이와 같이 말하리라. 하물며 寒證이 조금 보이고 哮喘과 霍亂이 있으면 世間에서는 寒으로 因한 것이라 굳게 여기고 乾薑 附子를 투여하니 너의 목숨은 끝났을 것이라." 하고는 북사삼(北沙蔘)·생의이인(生薏苡仁)·동과자(冬瓜子)·사과락(絲瓜絡)·죽여(竹茹)·석곡(石斛)·비파엽(枇杷葉)·패모(貝母)·지모(知母)·치자(梔子)·노근(蘆根)·감람(橄欖)·해차(海蛇)·무즙으로 방을 지어 투약하니 한 첩에 효과가 있고 두 첩에 나았다.

哮症은 熱痰이 肺絡에 있는데, 겨울이 되면 熱痰이 寒氣에 막혀 때가 되면 發하는 것이다. 古人의 治法은 추위가 닥치기 전에 滾痰丸으로 下하면 겨울이 되어도 막힐 熱痰이 없으니 낫는 것이다. 그러나 이 法이 너무 峻하여 사람들이 감히 쓰지 않는다. 이제 孟英이 輕淸通透藥으로 肺絡의 伏痰을 찾아내니 이 방법은 有利하면서도 弊가 없으니 진실로 古人들이 미치지 못한 것을 보충하였다.

1-58 吳蕓閣因壯年時患霉瘡, 過服寒涼之藥, 瘡雖愈, 陽氣傷殘, 虛寒病起, 改投溫補, 如金液丹·大造丸之類, 始得獲安. 奈醫者昧於藥爲補偏救弊而設, 漫無節制, 率以爲常, 馴至血溢於上, 便瀉於下,

1-58 吳芸閣이 壯年에 梅瘡을 앓았는데 寒涼藥을 많이 먹어서 비록 병은 나았으나 陽氣가 傷하여 虛寒病이 일어나니 金液丹[6], 大造丸과 같은 溫補藥을 복용하여 처음에는 편안하였다. 어떤 用藥에 어두운 醫員은 補偏救弊한다 하여 무절제하게 아무 때나 補藥을 투여하니 위로는 토혈하고 아래로는 설사하면서 식사가 줄고 담이 많아 哮喘으로

6) 治 沈寒固冷 鉛汞 硫黃 朱砂

食少痰多，喘逆碍臥，兩足不能屈伸．童某猶云寒濕爲患，進以苓薑朮桂湯多劑，勢益劇，且溲漸少，而色綠如膽汁，醫皆不明其故．延孟英診之，脈弦硬無情．曰，從前寒藥戕陽，今則熱藥竭陰矣．胃中津液，皆灼爍以爲痰，五臟咸失所養，而見證如上，水源欲絶，小溲自然漸少，木火內焚，乃露東方之色，與章虛谷之所治暑結厥陰，用來復丹攻其邪從溺出，而見深碧之色者，　彼實此虛，判分天壤，恐和緩再來，亦難爲力矣！尋果歿．

눕지도 못하고 양 다리를 屈伸할 수도 없게 되었다. 童某는 寒濕으로 病이 났다 하여 苓薑朮桂湯을 여러 첩 투여하니 병세는 더 심해져 소변이 줄고 그 색이 膽汁과 같이 푸르게 되었는데 醫員들이 그 원인을 알 수 없었다. 孟英이 진찰하니 脈弦硬無情이라, 말하기를 "종전의 寒藥은 陽氣를 傷하였는데 이번의 熱藥은 陰氣를 傷하였다. 胃中의 津液이 졸여져 모두 痰이 되었으니 五臟이 모두 滋養을 받지 못하여 이와 같은 증이 나타난 것이다. 水源이 끊어지니 小便이 자연히 줄고 木火內焚하여 東方의 色이 나타난 것이라. 章虛谷(淸代 醫家)의 方을 주니 暑邪가 厥陰에 들어가 맺히고, 來復丹[7]으로 邪氣를 攻하여 小便으로 내보내려 하니 小便에 짙은 푸른색이 나타난 것이다. 邪氣는 實하고 本은 虛하여 그 세력의 차이가 天壤의 差가 있으니, 비록 和緩(秦 名醫)이 다시 온다 하여도 어려울 것이다." 하였는데 병자는 과연 죽었다.

1-59 戴氏婦，年五十六歲，仲冬患感，初服楊某歸·柴·丹蔘藥一劑，繼服朱某乾薑·蒼朮·厚朴藥五劑，遂崩血一陣．謂其熱入血室，不可治矣．(眉批，卽熱入血室，亦豈不可治之證？可見此人幷不知熱入血室爲何病，　第妄指其名耳!) 始延孟英診之．脈形空軟促數，苔黑舌絳，足冷而强，息微善笑，詢其汛斷逾十載．曰，冬溫失於淸解，　營血暴脫於下，豈可與熱入血室同年而語耶！必由誤服熱藥所致，因檢所服各方而嘆曰，小柴胡湯與冬溫何涉？卽以傷寒而論，亦不能初感卽投，　況以丹蔘代人蔘，尤爲悖謬．夫人蔘補氣，丹蔘行血，主治天淵，不論風寒暑

1-59 戴氏 婦人이 56세인데 한겨울에 감기가 들어 처음에는 楊某가 주는 당귀(當歸)·시호(柴胡)·단삼(丹蔘)을 한 첩 먹고 이어서 朱某가 주는 건강(乾薑)·창출(蒼朮)·후박(厚朴)을 다섯 첩 먹으니 血崩이 생겼는데 熱入血室이라 하며 不治라 하니 孟英에게 진찰을 받게 되었다. 脈形이 空軟促數하며 舌苔가 검고 혀는 붉으며 발이 차고 뻣뻣한데 숨 쉬는 것은 약하고 웃기를 잘 하였다. 月經을 물으니 끊어진 지 10년이 넘었다 하니, 孟英이 말하기를 "冬溫이 淸解의 시기를 놓쳐 아래로 營血이 暴脫한 것인데 어찌 熱入血室이라 하는가? 반드시 熱藥을 잘못 먹은 탓일 것이다." 하고 그간 먹은 약을 검사해보더니 탄식하며 말하기를 "小柴胡湯과 冬溫이 무슨 관계인가? 傷寒論으로 보더라도 傷寒 初期에는 쓰지 못하는 약이다. 더구나 단삼(丹蔘)을 인삼(人蔘) 대신으로 쓰니 이는 더욱 잘못된 것이다. 대저 인삼(人蔘)은 補氣하고 단삼(丹蔘)은 行血하니 主治는 하늘과 땅만큼 다른 것이다. 風寒暑濕을 따질 것 없이 傷寒 初에는 血藥을 禁하는 것이니 너무 빨리 쓰면 邪氣를 깊이

7) 硫黃 硝石으로서 沈寒固冷에 陽氣를 回復한다.

濕各氣初感，皆禁用血藥，爲其早用反致引邪深入也．旣引而入，再誤於辛熱燥烈之數投，焉得不將僅存無几之血，逼迫而使之盡脫於下乎？女人以血爲主，天癸旣絶，無病者尙不宜有所漏泄，況溫邪方熾，而陰從下脫，可不畏哉！病家再四求治．孟英與西洋蔘·蓯蓉·生地·犀角·石斛·生芍·銀花·知母·麥冬·甘草·蔗漿·童溺．兩劑足溫舌潤，得解醬糞，脈數漸減而軟益甚，乃去犀角，加高麗蔘．數帖脈漸和，熱退進粥，隨以調補，幸得向安．

끌고 들어가기 때문이라. 이미 邪氣가 깊이 들어갔는데 다시 辛熱燥熱藥을 수차례 투여하니 어찌 血이 肌肉에 보존되지 않고 아래로 빠져 나가지 않겠는가? 女人은 血을 爲主로 하니 天癸가 이미 없어져 병이 없는 사람도 血을 漏泄하는 것이 마땅치 않은데 하물며 溫邪가 極盛한데 陰血이 아래로 나가니 어찌 두렵지 않겠는가?" 하였는데 병자가 몇 번이나 구해주기를 청하였다. 孟英이 서양삼(西洋蔘)·육종용(肉蓯蓉)·생지황(生地黃)·서각(犀角)·석곡(石斛)·생작약(生芍藥)·금은화(金銀花)·지모(知母)·맥문동(麥門冬)·감초(甘草)·사탕수수즙·동뇨(童尿)로 두 첩을 투여하니 발이 따뜻해지고 혀가 윤택해지면서 대변이 나오고 脈이 점차 느려지면서 軟해졌다. 다시 서각(犀角)을 빼고 고려삼(高麗蔘)을 加하여 여러 첩 투여하니 脈이 調和되면서 熱이 물러가고 죽을 먹게 되었다. 이어서 조리하여 다행히 편안해지게 되었다.

熱入血室이 어찌 不治인가? 이 사람들은 熱入血室이 무슨 병인지도 모르고 그 이름만 들먹일 뿐이다.

1-60 王開榮素患痰嗽，兼有紅證．今冬病頭痛發熱，渴飮不饑，便溏溺少，譫語神昏，自述胸中冷氣上衝．醫見其面赤痰喘，欲投附·桂·黑錫丹等藥．所親翁嘉順囑勿輕服，爲延孟英診之．脈滑且數．曰，溫邪挾宿飮上逆，法當淸解．與北沙蔘·冬瓜子·知母·滑石·花粉·石菖蒲·貝母·杏仁·蘆根·葱白·淡豉·竹瀝．二劑後面赤退，乃去葱·豉．加麥冬·桑葉·枇杷葉，數帖熱去瀉減，譫語止，頭痛息，喘定神淸．乃裁菖·滑，加梨汁·地栗·海蛇．服數日，痰漸少，谷漸安，渴止溺行，始進養陰之法，遂以霍然．（眉批，此人肺氣素不淸

1-60 王開榮이 평소에 痰嗽와 紅證이 있는데 이번 겨울에 頭痛과 發熱에 갈증이 나고 배는 고파지지 않고 설사에 소변은 줄어들고 譫語神昏이 있으며 가슴으로 찬 기운이 上衝한다고 스스로 말하였다. 醫員이 그가 얼굴이 붉고 痰喘하니 桂附黑石丹을 투여하려 하였다. 친구 되는 翁嘉順이 가벼이 약을 먹지 말라 하고는 孟英을 불러 진찰을 받게 하였다. 脈滑數하니 孟英이 말하기를 "溫邪가 宿飮을 만나 上逆하니 淸解하여야 한다." 하고는 북사삼(北沙蔘)·동과자(冬瓜子)·지모(知母)·활석(滑石)·천화분(天花粉)·석창포(石菖蒲)·패모(貝母)·행인(杏仁)·노근(蘆根)·총백(蔥白)·담두시(淡豆豉)·죽력(竹瀝) 두 첩을 쓰니 面赤이 없어졌다. 이어서 去 蔥白 加 麥門冬 桑葉 枇杷葉 하여 여러 첩 투여하니 열이 없어지면서 설사가 줄고 譫語도 멎고 頭痛과 기침이 사라지고 정신도 맑아졌다. 다시 葛根 滑石 加 梨汁 地栗(黑三稜) 海蛇(해파리)를 수일 간 복용하니 痰이 줄며 식

肅，又兼陰虛挾飲，故感受溫邪，彌見轇轕，非此始終如法施治，殊難奏效也.）

사도 하게 되고 口渴이 멎고 소변이 나왔다. 이어서 養陰法을 시행하니 확연히 좋아졌다.

이 환자는 평소에 肺氣 不淸肅 陰虛挾陰한데 溫邪를 感受하여 病證이 亂雜하게 나타난 것이니 始終 法대로 치료하지 않았다면 효과를 보기가 어려웠을 것이다.

1-61 石子章患腹脹，朱某與大劑溫補之藥，殊若相安．孟英見而非之．彼云，服之略不助脹，正須多服圖痊，君何疑焉？孟英曰，形瘦脈數，舌色乾紅，此爲陰虛熱脹，昔年范次侯室暨楊改如君之恙，皆類此，醫咸攻補遍施，病無小效．吾以極苦泄熱·微辛通絡之法投之，應手而瘳．今子病初起時脹不碍食，證非氣分可知，而溫補不助脹，遂服之不疑．不知陰愈耗，絡愈痺，脹雖不加，而肌愈削，脈愈數，乾嗆氣急，與女子之風消息賁何以異耶？尋果不起．予按，喻氏始信男子亦有血蠱證，可見男女雖別，而異中有同，同中有異，臨證者不可膠柱以鼓瑟也.

1-61 石子章이 腹脹이 있어서 朱某가 溫補藥을 크게 투여하니 편안해지는 것 같았다. 孟英이 보더니 아니라고 하자 石이 말하기를 “약을 먹어서 腹脹이 더하지 않으니 약을 더 먹으면 나을 것 같다. 그대는 무엇을 의심하는가?” 하니, 孟英이 말하기를 “形體가 마르는데 脈數하고 舌色은 乾紅하니 이는 陰虛熱脹이라. 지난해에 范次侯의 婦人과 楊改之가 그대와 같은 병이 있었는데 醫員이 攻補藥를 두루 투여하였으니 병에 차도가 없었다. 내가 苦味의 藥劑로 熱을 泄하고 微辛味의 通絡藥을 투여하니 나았다. 그대의 병은 처음에는 腹脹이 있어도 식사에는 크게 지장을 받지는 않았으니 氣分의 病이 아니라는 것을 알 수 있다. 溫補藥이 脹을 더하지 않는다 하여 계속 먹으려 하나 陰液이 마르면 絡脈도 막힐 것이니 腹脹이 더 하지 않더라도 肌肉이 마르고 脈數하고 마른기침에 숨이 가빠지게 될 것이니, 女人의 가녀린 바람으로 센 기운을 꺾으려 하는 것과 무엇이 다르겠는가?” 하였는데 과연 병자가 회복하지 못하였다. 내가 喩昌이 처음으로 말한 男子亦有血蠱證을 살펴보니 남녀가 서로 증이 다른데 異中有同하고 同中有異하니 臨證 時에 여기에 얽매여서는 안 될 것이다.

1-62 沈某患脘痛嘔吐，二便秘澀，諸治不效，請孟英視之．脈弦軟，苔黃膩．曰，此飮證也，豈沈湎於酒乎？沈云，素不飮酒，性嗜茶耳．然恐茶寒致病，向以武彝紅葉，熬濃而飮，諒無害焉？孟英曰，茶雖涼而味淸氣降，性不停留，惟蒸遏爲紅，味變甘濁，全失肅淸之氣，遂爲釀疾之媒，較彼

1-62 沈某가 腹痛 嘔吐가 있으며 대소변이 잘 통하지 아니하여 치료를 받았으나 효과가 없어서 孟英을 청하여 보았다. 脈弦軟에 舌苔는 黃膩하니 孟英이 말하기를 “飮證이라. 술을 좋아하는가?” 하고 물으니, 답하기를 “술은 좋아하지 않으나 茶를 좋아한다. 그러나 茶가 寒性이라 병에 이를 것 같아 武彝 紅茶를 진하게 고아서 마시니 害가 없지 않겠는가?” 하였다. 孟英이 말하기를 “茶가 性涼하고 味淸氣降하여 오래 머무르지 아니하는데 이를 蒸하여 紅茶가

曲蘖，殆一間耳．醫者不察，僅知嘔吐爲寒，薑·萸·沈·附，不特與病相反，抑且更煽風陽，飲藉風騰，但升不降，是以上不能納，下不得通，宛似關格，然非陰枯陽結之候也．以連·楝·梔·芩·施覆·竹茹·枇杷葉·橘·半·苓·澤·蛤殼·荷莖·生薑衣爲方，送服震靈丹．數劑而平，匝月而起．（眉批，次上有停飲，下元虛寒，故用藥如此.）

되면 味가 甘濁으로 변하게 되니 肅清之氣를 잃어버려 질환을 키우게 된다. 이는 술과 비교하여도 별 차이가 없다. 醫員이 이를 살피지 않고 嘔吐는 寒에서 起因한다 하여 생강(生薑)·오수유(吳茱萸)·침향(沈香)·부자(附子)를 가리지 않고 쓰니, 이는 병과 상반되어 도리어 風陽을 煽動하거나 風騰하여 氣升하기만 하고 不降하니 위로는 식사를 할 수 없고 아래로는 불통하게 하니 關格과 같이 된다. 이것이 陰固陽結의 증후가 아니겠는가?" 하고는 황련(黃連)·연실(楝實)·황금(黃芩)·선복화(旋覆花)·죽여(竹茹)·비파엽(枇杷葉)·귤피(橘皮)·반하(半夏)·복령(茯苓)·택사(澤瀉)·합곡(蛤殼: 海蛤)·하경(荷梗)·생강피(生薑皮)로 방을 만들고 震靈丹과 같이 복용케 하니 몇 첩에 편안해지고 한 달이 되어 일어났다.

이는 上有停飮 下元虛寒한 것이니 用藥이 이와 같다.

1-63 石芷卿，驟患腹脹，旬日後臍間出膿．（濕熱積於小腸.）外科視爲腸癰，與溫補內托之藥，（眉批，腸癰無溫補內托之法.）遂咳嗽不眠，腹中絞痛異常，痰色紅綠，大便不行，乃延孟英商之．脈弦細以數，舌絳而大渴，曰，察脈候是眞陰大虛之證．（乃眞陰爲熱藥所耗，非本如是也.）芪·桂·歸·朮，皆爲禁劑．以甘露飮加西洋蔘·花粉·貝母·杏仁·冬瓜子投之．痰咳卽安．（眉批，淸其上源而下流自淸，亦喩氏法也.）外科謂此恙最忌泄瀉，潤藥不宜多服，此何恙也？（而以爲最忌泄瀉，眞囈語也.）孟英曰，陰虛液燥，津不易生，雖求其瀉，不可得也，惡可拘泥一偏，而不知通變哉？仍以前法去杏·貝·花粉，加知母·百

1-63 石芷卿이 갑자기 腹脹이 생겨 열흘이 되니 배꼽에서 膿이 나왔다. (小腸에 濕熱이 쌓인 것이다.) 外科 醫員이 腸癰이라 하여 溫補內托藥을 주었는데 咳嗽에다가 잠을 들 수 없고 배가 끊어질 듯 아프고 痰의 색깔은 붉고 푸르며 大便이 막히니 孟英에게 상의하였다. 脈弦細數하고 혀가 붉고 갈증이 나니 孟英이 말하기를 "脈을 보니 이는 眞陰大虛證이다. (熱藥으로 眞陰이 소모된 것으로 本이 이와 같았던 것은 아니다.) 황기(黃芪)·백출(白朮)·당귀(當歸)·육계(肉桂)는 禁藥이라." 하고는 甘露飮 加 西洋蔘 天花粉 貝母 杏仁 冬瓜子를 투여하니 痰咳가 즉시 가라앉았다. 外科 醫員이 말하기를 이 병에는 설사를 제일로 忌하여 潤藥을 많이 먹어서는 안된다 하니, 孟英이 말하기를 "陰虛液燥한데 津液은 쉽게 생기는 것이 아니니 설사를 하고 싶어도 할 수 없는 지경이다. 어찌 알량한 지식에 매여 變通할 줄 모르는가?" 하고는 前方에서 去 杏仁 貝母 天花粉 加 知母 百合 合歡皮로 方을 만들고 老醫 朱嵩年에게 外敷藥으로 外治하게 하였다. 이 법대로 치료하니 점차 편안해졌다. 오래되어 배꼽의 딱지가 떨어지고 소아의 배꼽같이 되어 배꼽

合·合歡爲方. 并囑其另邀老醫朱嵩年敷治其外. 如法施之, 果漸向安. 久之當臍痂落, 如小兒蛻臍帶狀, 臍內新肉瑩然而愈.

안에 새살이 돋아나고 나았다.

腸癰 治法에 溫補內托法이라는 것은 없다.

清其上源하면 下流自淸하니 역시 喩氏의 治法이다.

1-64 袁某患噫, 聲聞於鄰. 俞某與理中湯, 曁施覆代赭湯皆不效. 孟英診之, 尺中虛大, 乃詰之曰, 爾覺氣自少腹上衝乎? 病者云, 誠然. 孟英曰, 此病在下焦. 用胡桃肉·故紙·韭子·菟絲·小茴·鹿角霜·枸杞·當歸·茯苓·覆盆·龍齒·牡蠣. 服一劑, 其衝氣卽至喉而止, 不作聲爲噫矣. 再劑寂然. 多服竟愈.

1-64 袁某가 트림(噫)을 하는데 그 소리가 인근에 다 들렸다. 兪某가 理中湯 合 旋覆代赭湯을 주었으나 효과가 없었다. 孟英이 진찰하니 尺脈이 虛大하여 묻기를 "氣가 少腹에서 上衝하는 것을 아는가?" 하니 병자가 과연 그렇다 하였다. 孟英이 말하기를 "이 병은 下焦에 있는 것이다." 하고는 호도육(胡桃肉)·파고지(破古紙)·구자(韭子)·토사자(菟絲子)·소회향(小茴香)·녹각상(鹿角霜)·구기자(枸杞子)·당귀(當歸)·복령(茯苓)·복분자(覆盆子)·용치(龍齒)·모려(牡蠣)로 한 첩을 먹게 하니 咽喉에 올라오던 衝氣가 멎고 트림 소리가 나지 않게 되었고, 두 첩을 먹으니 조용해지고 여러 첩을 먹어 나았다.

1-65 沈春暘之母, 偶患咽喉微痛, 服輕淸藥一劑, 卽覺稍安, 且起居作勞如常. 第五日猶操針鑿至四鼓, 第六日忽云坐立不支, 甫就榻, 卽昏沈如寐. 亟延王瘦石視之, 用犀角地黃湯, 化萬氏牛黃丸灌之, 繼邀徐小坡, 亦主是湯, 云恐無濟. 乃邀孟英決之. 切其脈左數右滑, 皆極虛軟. 曰, 王·徐所見極是, 但雖感冬溫, 邪尙輕微, 因積勞久虛之體, 肝陽內動, 爍液成痰, 逆升而厥, 儼似溫邪內陷之候. 方中犀角靖內風, 牛黃化痰熱, 不妨借用, 病可無虞, 今日不必再投藥餌矣. 翼日復診, 神氣雖淸, 苔色將黑. 孟英與肅肺蠲痰, 息風充液之劑, 熱退而苔色松浮. 孟英曰, 舌將蛻矣. 仍與

1-65 沈春暘의 모친이 咽喉에 微痛이 있어 輕淸藥 한 첩을 먹으니 바로 편안해져 생활하고 일하는 것이 평시와 같았다. 5일째 되는 날 四鼓까지 바느질을 하였는데, 6일째 되는 날 동작이 不安하여 침상으로 가서 바로 잠자듯이 昏沈하였다. 급히 王瘦石을 불러 보게 하니 犀角地黃湯을 化裁한 萬氏牛黃丸을 흘려 넣고 이어 徐小波를 불러 탕약을 주관케 하였으나 이를 감당할 수 없다 하여 孟英을 불러 결정하게 하였다. 孟英이 脈을 보니 左脈數 右脈滑 한데 左右脈이 모두 虛軟하여 말하기를 "王·徐의 소견이 맞다. 그러나 비록 冬溫에 邪氣가 가벼우나 피로가 쌓여 虛해졌는데 肝陽이 內動하여 津液이 졸여져 痰이 되고 逆升하여 厥證이 나타난 것이니 溫邪內陷의 證候와 같다. 방 중에 犀角은 內風을, 牛黃은 痰熱을 다스리니 이 방을 써도 된다. 병은 근심할 것이 없겠다. 오늘은 다른 약을 투여할 필요가 없다." 하고 다음날 다시 진찰하니 정신은 맑으나 舌苔가 검게 되어 孟英이 肅肺蠲痰 息風充液藥을 주니 열이 가라앉고 舌苔가 松浮色(송화 가루가 물에 뜬 것 같은 색)

前藥, 越宿視之, 苔果盡退, 宛如脫液之舌, 且嘔惡時作, 大解未行. 孟英於甘潤生津藥內, 仍佐竹茹·竹瀝·柿蔕·海蛇. 數劑嘔止便行, 而舌上忽布白腐之苔, (此濕熱熏蒸於肺也.) 以及齒齦唇頰, 滿口遍生, 揩拭不去, 人皆異之. 孟英堅守肅淸肺胃, 仍佐茹·瀝, 加橄欖·銀花·建蘭葉. 數劑白腐漸以脫下, 舌色始露, 惟啜粥則胸次梗梗不舒, 夜不成寐. 孟英曰, 胃汁不充, 熱痰未淨也. 仍守前議. 病家疑之, 復商於瘦石, 瘦石云, 勿論其他, 卽如滿口腐苔, 酷似小兒鵝白, 大方證甚屬罕見, 苟胸無學識者見之, 必按劍而詫, 今醫者有不惑之智, 而病家乃中道生疑, 豈求愈之道耶? 沈大愧服, 一遵孟英設法, 旣而吐痰漸少, 納谷頗適, 兩脇又添辣痛. 孟英診脈左關弦數, 曰, 必犯忿怒矣. 詰之果然. 加梔·楝·旱蓮·女貞·生白芍·綠萼梅等. 數服各恙皆安, 膚蛻如片, 而右腿腫痛不能屈伸, 或疑風氣, 思用艾灸, 孟英急止之曰, 此陰虧耳, 誤灸必成廢疾, 吾以妙藥奉贈, 但不許速效也. 疏方以西洋蔘·熟地黃·蓯蓉·桑椹·石斛·木瓜·歸·芍·二冬·杞·菊·楝實·牛膝, 加無核白葡萄乾爲劑, 久服果得向愈. 越三載以他疾終.

이 되었다. 孟英이 말하기를 "이는 舌苔가 벗겨지려는 것이다." 하고는 前藥을 다시 주었다. 하루 밤이 지나니 과연 舌苔가 벗겨지고 완연히 脫液舌이 나타났는데, 惡心嘔吐가 일어나고 대변도 통하지 아니하였다. 孟英이 甘潤生津藥에 죽여(竹茹)·죽력(竹瀝)·시체(柿蔕)·해차(海蛇)를 넣어 몇 첩을 주니 구역질이 멎고 대변이 통하고, 舌上에 白腐苔가 생기면서 잇몸과 입술 뺨으로 전부 퍼져나가서 닦아내도 소용이 없었다. 사람들이 모두 이상하게 생각하였다. (이는 濕熱이 肺를 薰蒸한 것이다.) 孟英이 肅淸肺胃法을 지켜 죽여(竹茹)·죽력(竹瀝)으로 佐하고 감람(橄欖)·금은화(金銀花)·건란엽(建蘭葉)을 가하여 몇 첩을 더 복용하게 하니 白腐苔가 벗겨지면서 舌色이 나타났다. 그러나 죽만 먹고 있으나 가슴이 갑갑하여 막힌 듯하고 밤에는 잠을 못 이루니 孟英이 말하기를 "胃汁이 充滿하지 않고 熱痰도 未淨이라." 하고는 前方을 고수하였다. 病者가 의아하게 생각하여 瘦石에게 상의하니 瘦石이 말하기를 "다른 말 하지 말라. 입에 전부 腐苔가 낀 것은 소아의 鵝口瘡과 같아 보이나 어른에게도 가끔 이런 증이 나타나니 學識이 모자란 사람이 보면 모든 것을 살피고도 이에 속을 것이다. 지금 醫員이 不惑之智를 갖고 있는데도 病者가 中道에 의심을 품는다면 어찌 병이 낫겠는가?" 하니 沈이 크게 부끄러워하며 수긍하고 孟英의 치법을 따랐다. 吐痰도 줄어들고 식사량도 늘어나는데 양 옆구리에 刺痛이 생겨 孟英이 진맥하니 左關脈 弦數하여 말하기를 "반드시 怒에서 온 것이라." 하고 물으니 과연 그러하였다. 다시 치자(梔子)·연실(楝實)·한련초(旱蓮草)·여정자(女貞子)·생백작(生白芍)·녹악매(綠萼梅)를 가하여 몇 첩 복용하니 편안해졌다. 피부 껍질이 조각조각 벗겨지며 떨어지고 오른쪽 다리가 붓고 아프면서 屈伸을 할 수 없게 되니 風인가 하여 쑥뜸을 하려고 하였다. 孟英이 급히 말리며 말하기를 "이는 陰虛이니 뜸을 하면 반드시 廢疾이 된다. 나에게 묘약이 있어 줄 것이니 速效를 바라지는 말라."하고는 서양삼(西洋蔘)·숙지황(熟地黃)·육종용(肉蓯蓉)·상심(桑椹)·석곡(石斛)·목과(木瓜)·당귀

(當歸)·작약(芍藥)·천문동(天門冬)·맥문동(麥門冬)·구기자(枸杞子)·국화(菊花)·연실(楝實)·우슬(牛膝)에 무핵백포도건(無核白蒲桃乾)을 넣고 약을 만들어 久服하게 하니 점차 나았다. 이후 3년이 지나 다른 병으로 죽었다.

- 無核白蒲桃乾: 씨 없는 청포도를 말린 건포도. 『漢書』에서는 葡萄를 蒲桃로 表記하였다. 孟英은 건포도를 구기자에 버금가는 약재라 하였다.

1-66 孫執中於春前四日, 忽患鼻衄如注, 諸法莫塞. 夤夜請孟英視之. 脈弦而數. 曰, 冬暖氣泄, 天令不主閉藏, 今晩雷聲大振, 人身應之, 肝陽乃動, 血亦隨而上溢, 不可以其體肥頭汗, 畏虛脫而進溫補也. 投以元蔘·生地·犀角·牡蠣·知母·生白芍·牛膝·茯苓·側柏葉·童溺諸藥. 一劑知, 二劑已. 旣而脇痛流乳, 人皆異之. 孟英與甘露飮加女貞·旱蓮·龜板·鼈甲·牡蠣而瘳.

1-66 孫執中이 立春 4일 전에 코피가 크게 나오는데 막을 수가 없어 심야에 孟英을 청하여 보게 하였다. 脈弦數하니 孟英이 말하기를 "겨울날씨가 따뜻하여 氣泄하니 天令이 閉藏을 主하지 못하였는데 이제 늦게 천둥이 쳐 대지를 흔드니 人身이 이에 응하여 肝陽內動하고 血이 따라서 上溢한 것이다. 身體가 肥한데 頭汗出하여 虛脫이 생기면 안되니 溫補藥을 먹어서는 안 된다." 하고는 현삼(玄蔘)·생지황(生地黃)·서각(犀角)·모려(牡蠣)·지모(知母)·생백작약(生白芍藥)·우슬(牛膝)·복령(茯苓)·측백엽(側柏葉)·동뇨(童尿)로 투약하니 한 첩에 효과가 있고 두 첩에 나았다. 다시 脇痛이 있고 젖이 나오니 사람들이 기이하게 생각하였다. 孟英이 甘露飮 加 女貞子 旱蓮草 龜板 鼈甲 牡蠣를 주어 치료하였다.

王氏醫案續編 卷二

原名 仁術志

古杭 王士雄孟英醫案

秀水盛 銞少雲 錢塘 周鑅光遠 續輯

2-1 莊芝階舍人之外孫汪震官, 春前陡患赤痢. 孟英診之, 脈滑數而沈, 面赤苔黃, 手足冷過肘膝, 當臍硬痛, 小溲澀少, 伏熱爲病也. 與大劑芩·連·梔·楝·滑石·丹皮·砂仁·延胡·楂·曲·銀花·草決明等藥. (此大實證也, 何不加大黃蕩滌之.) 兩服手足漸溫, (淸熱之效.) 而脚背紅腫起疱如蒲桃大一二十枚. (濕熱下注也. 若於前方加大黃蕩滌, 當不至此.) 四服後腹痛減, 苔退而渴, 於原方去楂·曲·砂仁, 加白頭翁·赤芍·海蛇. 旬日後, 痢色轉白, 而腿筋抽痛. 乃去丹皮·滑石·赤芍, 加鷄金·橘紅·生苡·石斛. (熱久傷陰也, 古人急下存陰之法, 原以防此, 救法好.) 兩服痛止溲長, 糞色亦正, 脚疱潰黃水而平, 谷食遂安. 改用養胃陰淸餘熱之法而愈. (合法.) 聞孟英治此證, 每劑銀花輒兩許, 尙須半月而瘳, 設病在他家, 焉能如此恪信. 苟遇別手, 斷無如此重劑,

2-1 莊芝階 舍人의 외손자 汪震官이 立春 前에 갑자기 赤痢가 생겨 孟英이 진찰하였다. 脈 滑數而沈하고 얼굴이 붉으며 舌苔는 누렇고 手足이 肘膝을 넘어서 冷하고,[8] 배꼽 주위가 아프고 小便이 澀少하니 伏熱이 병이 된 것이다. 황금(黃芩)·황련(黃連)·치자(梔子)·연실(楝實)·활석(滑石)·목단피(牧丹皮)·사인(砂仁)·현호색(玄胡索)·산사(山楂)·신국(神麴)·금은화(金銀花)·초결명(草決明)으로 약을 지어 주니 (이는 大實證인데 왜 大黃으로 蕩滌하지 않는가?) 두 첩에 手足에 점차 溫氣가 돌았으나(淸熱한 효과이다.), 다리와 등에 포도알과 같은 수포가 10~20개 정도 돋아 올랐다. (濕熱이 下注한 것이다. 前方에 大黃을 加하여 蕩滌하였다면 이 지경에 이르지는 않았을 것이다.) 네 첩을 먹고 나니 복통이 줄고 舌苔가 벗겨지며 口渴이 생겨 原方에서 산사(山楂)·신국(神麴)·사인(砂仁)을 去하고, 백두옹(白頭翁)·적작약(赤芍藥)·해차(海蛇)를 加하여 복용하니 10일 후에 痢色이 희게 변하며 허벅지에 통증이 생겼다. (熱久傷陰한 것이다. 古人의 急下存陰法은 이를 방지하고자 한 것이다.) 다시 목단피(牧丹皮)·활석(滑石)·적작약(赤芍藥)을 去하고, 계내금(鷄內金)·귤홍(橘紅)·생의이인(生薏苡仁)·석곡(石斛)을 加하여 두 첩을 먹으니 통증이 멎고 소변이 길게 나오며 大便色이 정상으로 되고 다리의 水疱도 가라앉고 식사를 하게 되면서 편안해졌다. 이어서 養胃陰 淸餘熱하여 나았다. 孟英이

8) 陽盛格陰 眞熱假寒이다.

況在冬春之交，誠古所未有之痢案，後人恐難企及.（眉批，此案步步合法，特少一番蕩滌之功，故覺少延時日耳. 然涼劑已畏其寒，昔加蕩滌之品，必不敢服，此治病之所以難也.）

이 證을 치료한 것을 들으니 매 첩마다 금은화(金銀花) 한 냥을 써서 보름 정도에 치료하였는데 병자가 다른 집이었다면 어찌 이렇게 각별하게 믿었겠는가? 또 다른 의원이라면 이렇게 많은 양의 重劑를 쓰지 않았을 것이다. 더구나 겨울에서 봄으로 바뀌는 환절기에 痢證을 다룬 옛 醫案이 많지 않아 후인이 치료하기 어려울까 하여 기록하여 글을 남긴다.

이 醫案은 모든 것이 法度에 맞으나, 한 번 蕩滌을 하지 않아 치료기간이 좀 길어진 것이다. 그러나 涼藥을 쓰고 나면 畏寒證이 생기는데 여기에 탕척하는 약재를 넣으면 감히 약을 먹지 않으려 할 것이라. 이것이 治病의 어려움이다.

2-2 吳馥齋室，新產後嘔吐不止，湯水不能下咽，頭痛痰多，苔色白滑. 孟英用蘇梗·橘·半·吳萸·茯苓·施覆·薑皮·柿蔕·紫石英·竹茹. 一劑知，二劑已.（此痰飲挾肝氣上逆也，故方以降氣滌飲爲治.）

2-2 吳馥齋의 婦人이 出產 후에 嘔吐가 멎지 않고 더운 물도 삼킬 수가 없으며 頭痛에 痰이 많고 舌苔가 白滑하니 孟英이 소경(蘇梗)·귤피(橘皮)·반하(半夏)·오수유(吳茱萸)·복령(茯苓)·선복화(旋覆花)·생강피(生薑皮)·시체(柿蔕)·자석영(磁石英)·죽여(竹茹)로 약을 만들어 한 첩을 투여하니 효과가 있고 두 첩에 나았다.

이는 痰飮에 肝氣上逆이 겹친 것이다. 降氣하고 痰飮을 去하는 治方이다.

• 蘇梗 柿蔕 竹茹로 止嘔하고, 橘皮 半夏 旋覆花 茯苓 으로 去痰하고, 吳茱萸로 肝氣上逆의 嘔吐와 頭痛을 治하였다.

2-3 鄭嫗患咳嗽，自覺痰從腰下而起，吐出甚冷. 醫作腎虛水泛治，漸至咽喉阻塞，飲食碍進，卽勉强咽之，而胸次梗不能下，便溏溲頻，無一人不從虛論. 孟英診曰，脈雖不甚有力，右部微有弦滑，苔色黃膩，豈屬虛證? 以葦莖湯合雪羹，加貝母·知母·花粉·竹茹·麥冬·枇杷葉·柿蔕等藥，進十餘劑而痊.（眉批，此證明明虛寒，何以作虛寒治不效? 蓋虛

2-3 鄭 할머니가 痰嗽가 있는데 스스로 痰이 허리 아래에서 올라오는 것을 느끼고 痰出하면 춥다고 하니 醫員이 腎虛水泛으로 보고 치료하였는데 점차 咽喉가 막히고 음식을 못 먹게 되었다. 억지로 삼키려 하면 가슴이 더 막혀 내려보낼 수가 없고 大便溏 小便數하니 모두가 虛證이라 하였다. 孟英이 진찰하더니 "脈이 비록 有力하지는 않으나 右脈이 微弦滑하고 舌苔가 黃膩하니 어찌 虛證이겠는가?" 하고는 葦莖湯 合 雪羹(黑三稜) 加 貝母 知母 天花粉 竹茹 麥門冬 枇杷葉 柿蔕 등의 약을 투여하니 열 첩에 나았다.

이 證은 虛寒이 분명한데 왜 虛寒으로 치료하였는데 효과가 없

寒乃此人之本體, 而痰咳乃新受之外邪, 不治其邪, 而專補其虛, 則邪無出路, 以致積補生熱, 此舌苔之所以黃膩也. 孟英以清熱化痰爲治, 尙是一半治病, 一半治藥誤也.)

었는가? 虛寒은 병자의 本이고 痰咳는 새로 들어온 外邪이라. 邪氣를 治하지 않고 補虛하니 邪氣가 出路가 없어 補를 얻어 生熱하여 舌苔黃膩가 된 것이다. 孟英이 淸熱化痰으로 치료하니 절반은 治病한 것이고, 나머지 절반은 약을 잘못 쓴 것을 치료한 것이다.

- 葦莖湯: 肺癰 身有微熱 咳嗽痰多에 淸肺化痰 逐瘀排膿한다. 구성은 葦莖 薏苡仁 冬瓜仁 桃仁이다. 肺熱을 淸하고 痰을 삭힌다.

2-4 滿洲少婦, 懷妊漏血, 醫投補藥漏如故. 間或不漏則吐血, 延逾二載, 腹中漸動, 孕已無疑, 然血久溢於上下, 甚至納食卽吐, 多醫不能治. 孟英診之, 脈滑數有力, 是氣實而血熱也, 證不屬虛, 補藥反能助病, 愈補愈漏. 胎無血蔭而不長, 其所以不墜者, 氣分堅實耳. 與大劑淸營藥, 血溢遂止, 而稀沫頻吐, 得飮卽嘔, 口渴心忡, 氣短似促. 乃用西洋蔘·麥冬·知母·石斛·枇杷葉·竹茹·柿蔕·生白芍·木瓜, 重加烏梅, 投之, (淸肺柔肝, 益氣生津, 與證針鋒相對.) 覆杯卽安, 次日能吃飯矣.

2-4 滿洲에서 온 젊은 부인이 임신 중인데 漏血이 있어 醫員이 補藥을 투여하였으나 漏血이 여전하고 간혹 漏血하지 않으면 吐血한 지가 두 달이 되었다. 胎動이 있으니 임신이 분명한데 上下로 失血하고 식사를 하면 吐하니 醫員들이 不治라 하였다. 孟英이 진찰해보니 脈滑數有力하여 말하기를 "이는 氣實血熱이라. 病證이 虛證이 아닌데 補藥을 주어 오히려 病을 도우니 補할수록 漏血이 더 심해지는 것이다. 胎兒는 血의 滋養을 받지 않으면 크지 않는데 落胎가 되지 않는 것은 氣分이 堅實하기 때문이다." 하고는 淸營藥을 크게 투여하니 血溢이 멎었다. 그러나 白沫을 자주 토하며 물을 먹어도 吐하고 갈증이 나고 가슴이 갑갑하며 숨이 짧고 가쁘니 서양삼(西洋蔘)·맥문동(麥門冬)·지모(知母)·석곡(石斛)·비파엽(枇杷葉)·죽여(竹茹)·시체(柿蔕)·생박작약(生白芍藥)·목과(木瓜)에다가 오매(烏梅)를 (淸肺柔肝 益氣生津하니 병증과 딱 맞다.) 넣어 투약하니 먹자마자 바로 편안해지고 다음날 식사를 하게 되었다.

2-5 珠小輝太守令嬡, 驟患頤腫, 連及唇鼻, (此俗所謂蝦蟆瘟也.) 乃至口不能開, 舌不得出. 孟英視之曰, 溫毒也. 用射干·山豆根·馬勃·羚羊·薄荷·銀花·貝母·花粉·杏仁·竹黃爲劑, (仿普濟消毒飮意.) 幷以紫雪搽於唇內, 錫類散吹入咽喉, 外將橄欖核磨涂腫處. 果吐韧涎而腫漸消, 詰朝卽啜

2-5 珠小輝 태수의 딸이 갑자기 턱에 종기가 생겨 입술과 코에까지 번져서 입을 열 수도 혀를 내밀 수도 없었다. 孟英이 보더니 "溫毒이라." (世間에서 말하는 蝦蟆(하마)溫이다.) 하고는, 사간(射干)·산두근(山豆根)·마발(馬勃)·영양각(羚羊角)·박하(薄荷)·금은화(金銀花)·패모(貝母)·천화분(天花粉)·행인(杏仁)·죽황(竹黃) (이는 普濟消毒飮의 뜻이다.)을 湯煎하여 먹이고 紫雪丹을 입술에 칠하고, 錫類散을 咽喉에 불어넣고, 橄欖核을 갈아 종기가 난 곳에 붙이니 질긴 膠涎을 吐하면서 종기가 점차 가라앉았다. 아침이 되어

稀粥, 數日而愈.

묽은 죽을 먹고는 며칠 후에 나았다.

2-6 一男子患便血, 醫投溫補, 血雖止而反泄瀉浮腫, 延及半年. 孟英診之, 脈數舌絳, 曰, 此病原屬濕熱, 溫補翻傷陰液. 與芩·連·梔·芍·桑葉·丹皮·銀花·石斛·楝實·冬瓜皮·鼈甲·鷄金等藥, 旬餘而愈.

2-6 한 남자가 便血이 있어 의원이 溫補劑를 주었더니 便血은 멎었으나 泄瀉와 浮腫이 생긴 지 반년이 되었는데 孟英이 진찰하게 되었다. 脈數舌絳하니 孟英이 말하기를 "병의 근본은 濕熱인데 溫補하여 오히려 陰液을 傷하였다." 하고는 황금(黃芩)·황련(黃連)·치자(梔子)·작약(芍藥)·상엽(桑葉)·목단피(牧丹皮)·금은화(金銀花)·석곡(石斛)·연실(楝實)·동과피(冬瓜皮)·별갑(鼈甲)·계내금(鷄內金) 등의 약을 주니 열흘이 되어 나았다.

2-7 陸厚甫室, 陳芷潯主事之女也. 産後經旬, 偶發脘痛, 專科用溫補藥. (脘痛何以投溫補, 不問可知其誤矣.) 因寒熱氣逆, 自汗不寐, 登圊不能解, 而臥則稀水自流, 口渴善嘔, 杳不納谷, 僉云不起矣. 乃父速孟英診之, 脈弦數而滑, 曰, 本屬陰虧, 肝陽侮胃, 誤投溫補澀滯之劑, (産後肝血大虧, 所以陰虛, 肝失血養, 故陽獨盛.) 氣機全不下降, 以致諸證蜂起, 醫者見而却走, 是未明其故也. 與沙蔘·竹茹·楝實·延胡·梔·連·橘·貝·杏·斛·枇杷葉. 爲肅肺以和肝胃法, 覆杯卽安. 但少腹隱隱作痛, 於前方去杏·貝·竹茹, 加知母·花粉·蓯蓉·白芍·橘核·海蛇. 乃解宿垢而瘳.

2-7 陸厚甫의 妻는 陳芷潯의 딸인데 産後 열흘이 지나 脘痛이 생겨 溫補劑를 복용하였다. (脘痛에 웬 溫補劑인가? 물어볼 것도 없이 약을 잘못 쓴 것이다.) 寒熱往來에 氣逆하고 땀이 나며 잠을 이룰 수 없고 大便이 通하지 않으며 누우면 묽은 침이 입에서 흘러내리고 갈증에 구역질이 나니 마침내 식사를 할 수 없게 되어 모두들 不治라 하였다. 그 아버지가 급히 孟英을 불러 진찰을 받게 하니 脈弦數而滑하여 孟英이 말하기를 "본래 陰虛하여 肝陽侮胃한데, (産後에 肝血大虛하여 陰虛가 되었는데 肝이 血養을 못하게 되니 獨陰이 盛한 것이다.) 溫補澀滯藥을 잘못 투여하니 氣機가 下降하지 못하여 여러 병증이 나타난 것인데, 의원들이 그 까닭을 몰라 모두 달아난 것이다." 하고는 사삼(沙蔘)·죽여(竹茹)·연실(楝實)·현호색(玄胡索)·치자(梔子)·황련(黃連)·귤피(橘皮)·패모(貝母)·행인(杏仁)·석곡(石斛)·비파엽(枇杷葉)으로 肅肺 調和肝胃하니 약을 복용하자마자 곧 편안해졌다. 단 少腹에 은은히 통증이 있어 前方 去 杏仁 貝母 加 知母 天花粉 肉蓯蓉 白芍藥 橘核 海蛇(해파리)를 주니 宿便이 풀어지면서 나았다.

2-8 周子朝患惡寒頭痛發熱, 酷似傷寒, 而兼心下痛脹. 孟英脈之, 右部沈滑, 苔黃不渴, 溲如蘇木汁. 先以葱豉湯加梔·連·杏·貝·蔞·橘爲方. (先解表.) 服後微汗, 而不惡寒反惡

2-8 周子朝가 惡寒頭痛發熱이 있어 傷寒과 흡사하고 心下가 痛脹하여 孟英이 脈을 보니 右脈沈滑에 舌苔가 누렇고 渴症은 없는데 小便이 蘇木汁과 같이 붉으니 葱豉湯 加 梔子 黃連 杏仁 貝母 瓜蔞 橘皮로 처방하니 (先解表한 것이다.) 복용 후 微汗 不惡寒하여 조금 따뜻해졌으나 氣逆이 심하였다. 孟英이 말하기를 "客邪가 풀어지는 것이다. 이제

熱，雖湯飲略溫，卽氣逆欲死．孟英曰，客邪解矣，淸其痰熱可也．予知母·花粉·杏·貝·旋·滑·斛·橘·杷·茹·茅根·蘆根·地栗·海蛇等藥．（後淸裏．）果吐膠痰甚多，而納食漸復，惟動則欲喘，於肅上之中佐以滋下，爲善後而痊．

는 痰熱을 淸해도 되겠다." 하고는 지모(知母)·천화분(天花粉)·행인(杏仁)·패모(貝母)·선복화(旋覆花)·활석(滑石)·석곡(石斛)·귤피(橘皮)·비파엽(枇杷葉)·죽여(竹茹)·백모근(白茅根)·노근(蘆根)·지율(地栗)·해차(海蛇) 등을 투여하니 (後淸裏한 것이다.) 과연 膠痰을 많이 吐하고 식사를 하게 되었다. 그러나 움직이면 喘咳가 있어 肅上 滋下하고 조리를 하여 병이 나았다.

2-9 濮樹堂室，懷妊五月患春溫，口渴善嘔，壯熱無汗，旬日後始浼孟英視之．見其煩躁譫語，苔黃不燥．曰，痰熱阻氣也，病不傳營，血藥禁用．試令按其胸次，果然堅痛，而大解仍行，法當開上．用小陷胸加石菖蒲·枳實·杏·貝·茹·鬱·梔·翹等藥，蘆菔湯煎服．服二劑神情卽安，四帖心下豁然，惟心腹如烙，嘔吐不納，改投大劑甘寒加烏梅，頻啜漸康，秋間得子亦無恙．（眉批，孟英於溫熱痰飲，獨有心得，遇此等證，如摧枯拉朽，合觀諸案，可以得治溫病之法．）

2-9 濮樹堂의 妻가 임신 5개월인데 春溫을 앓아 갈증이 나고 잘 토하며 열이 심한데 땀이 나지 않으니 열흘이 되어 孟英을 초빙하여 보았다. 煩燥 譫語에 舌苔는 누렇게 되었으나 건조하지 않으니 孟英이 말하기를 "痰熱이 氣를 막고 있으나 아직 邪氣가 營分에 들지는 않았으니 血藥을 써서는 안 된다."하고 胸次를 눌러보니 과연 堅痛이 있었다. 大便을 通하게 하려면 肺氣를 通하게 하여야 하기에 小陷胸湯 加 石菖蒲 枳實 杏仁 貝母 竹茹 鬱金 梔子 連翹 등의 약을 蘆菔湯에 煎湯하게 하여 두 첩을 복용시키니 정신이 안정되고 네 첩에 가슴이 시원하게 통하였다. 그래도 心腹이 뜨거워 구토하고 식사를 할 수 없으니 甘寒藥에 烏梅를 가하여 자주 마시게 하니 점차 건강을 되찾았다. 가을에 아들을 생산하였는데 별 탈이 없었다.

孟英이 溫熱痰飲에 깊이 통달하여서 위와 같은 병증을 만나면 매우 쉽게 치료하니 여러 醫案을 종합해서 보면 溫病의 治法을 얻을 수 있다.

2-10 胡振華以花甲之年，患溺後出血水甚痛，自云溲頗長激，似非火證．孟英察脈有滑數之象．與元蔘·生地·犀角·梔·楝·槐蕊·側柏·知母·花粉·石斛·銀花·甘草梢·綠豆等藥，旬日而痊．逾四載以他疾終．

2-10 胡振華가 연세 花甲인데 소변을 보고나서 피가 섞여 나오는데 痛症이 심하였다. 그러나 小便이 길게 나오니 火證은 아닌 것 같다고 하였다. 孟英이 보니 脈滑數하여 현삼(玄蔘)·생지황(生地黃)·서각(犀角)·치자(梔子)·연실(楝實)·회화(槐花)·측백(側柏)·지모(知母)·천화분(天花粉)·석곡(石斛)·금은화(金銀花)·감초초(甘草梢)·녹두(綠豆) 등으로 투약하니 열흘이 되어 나았다. 이후 4년이 지나 다른 병으로 죽었다.

• 熱淋이다.

2-11 管氏婦，自去秋患赤痢，多醫罔效，延至暮春．孟英診脈弦數，苔黃渴飮，腹脹而墜，五熱夜甚．用白頭翁湯合金铃子散，加：芩·芍·梔·斛，吞駐車丸．浹旬而愈．

2-11 管氏 婦人이 지난 가을부터 赤痢가 있는데 여러 의원이 치료하였으나 효과가 없어서 늦봄까지 앓았다. 孟英이 보니 脈弦數 舌苔黃 渴飮 腹墜脹한데 밤에 더 심하게 열이나니 白頭翁湯 合 金鈴子散 加 黃芩 芍藥 梔子 石斛하여 舟車丸과 같이 복용시키니 열흘이 되어 나았다.

2-12 濮樹堂室病，孟英甫爲參愈，而樹堂繼焉．起卽四肢厥逆，脈伏惡寒，發熱頭痛，左爲甚，惟口渴．因與葱豉二帖．(解表.) 熱雖退，脈仍伏，四肢冷過肘膝，大解頻行，人皆疑爲虛寒．孟英曰，此證儼似陰厥，然渴飮溲赤，眞情已露，豈可泥於一起卽厥，而必定其爲寒乎? 俓投涼解，熱果復發，而肢冷脈伏如故．幸病者堅信，服藥不疑．至第七日，大便瀉出紅水，溺則管痛，嘔惡煩躁，徹夜不瞑，人更危之．孟英曰，熱邪旣已下行，可望轉機．以白頭翁湯加銀花·通草·芩·芍·茹·滑·知·斛·梔·楝·羚角之類．投三日紅水始止，四肢漸和，頗有昏瞀譫語，用王氏犀角地黃湯一劑．四肢熱而脈顯滑數，苔轉灰黃，大渴遺溺，病人自述如臥烘箱上．於昨方加入元蔘·銀花·竹葉·生石膏·知·貝·梔·斛．服一劑，夜間卽安寐，而苔轉黑燥，於昨方復加花粉．服一劑，熱退而頭面汗多，(陽越於上.) 懶言倦寐，小溲欲解不通．(陰虛於下.) 諸戚友咸以爲危，(病已將愈，何危之有?) 各擧所知，而群醫僉云挽救不及，病家皇皇．孟英曰，此證幸初起卽予

2-12 濮樹堂의 부인이 孟英의 도움으로 치유가 되었는데, 이번에는 樹堂이 병이 생겼다. 일어나면 四肢가 싸늘하게 차고 脈은 잡히지 않으며 惡寒發熱에 左側頭痛이 甚하고 갈증이 나서 葱豉湯 두 첩을 주니 열은 비록 물러갔으나 여전히 脈이 잡히지 않고 肘膝을 넘어 四肢가 차고 대변을 자주 보니 사람들이 虛寒으로 여겼다. 孟英이 말하기를 “이 증은 陰厥證과 같이 보이나 갈증에 소변이 붉은 것이 眞情을 나타내니 일어날 때 사지가 차다하여 어찌 寒證이라 할 수 있겠는가?” 하고 涼解藥을 투여하니 과연 열이 재발하는데 四肢厥冷 脈伏은 여전하였다. 다행히 병자가 굳게 믿고 약을 의심하지 않았다. 이레가 되니 大便에 紅水를 瀉出하고 小便볼 때에 음경이 아프며 구역질이 나고 煩躁하여 밤새도록 잠을 잘 수가 없게 되니 사람들이 모두 위태하다 하였다. 孟英이 말하기를 “熱邪가 下行하여 아래로 빠져 나갔으니 이제 병이 호전될 것이다.” 하고는 白頭翁湯 加 金銀花 通草 黃芩 芍藥 竹茹 滑石 知母 石斛 梔子 楝實 羚羊角 등을 투여하니 사흘이 되어 紅水가 멎고 사지가 조금 풀렸으나 아직도 정신이 혼미하고 헛소리를 하였다. 다시 王氏犀角地黃湯을 한 첩 투여하니 四肢가 뜨거워지고 脈滑數하며 舌苔는 灰黃色으로 변하고 갈증에 소변이 절로 나오는데 病人이 스스로 뜨거운 상자 안에 있는 것 같다고 하였다. 前方에다 현삼(玄蔘)·금은화(金銀花)·죽엽(竹葉)·생석고(生石膏)·지모(知母)·패모(貝母)·치자(梔子)·석곡(石斛)을 가하여 한 첩을 먹으니 밤에 잠을 잘 수 있고 舌苔가 黑燥로 변하였다. 다시 천화분(天花粉)을 넣어 한 첩을 먹으니 熱이 물러가고 얼굴에 땀이 흥건히 흘러내리는데 (陽越于上이다.) 말을 하지 못하고 늘어지니 소변도 나오지 않아 (陰虛于下이다). 여러 친지들이 위태하다 하고는 각자

診視，得盡力以爲死里求生之擧，非比他人之病，皆因誤治致危．然不明言其險者，恐病家惶惑，而筑室於道旁也．今生機已得，不過邪去而眞陰未復，但當恪守予法，自然水到渠成，切勿二三其德，以致爲山虧簣．賴有一二知音，竟從孟英議．服西洋蔘·生地·蓯蓉·麥冬·楝·芍·知·斛藥．一劑溺行索粥，再服黑苔退，三服而神淸音朗，舌潤津回，唯有韌痰不能吐，左偏頭微痛．於原方加二至·桑·菊·貝母·牡蠣．又服五劑，得解硬矢一次，各恙始安，眠食漸適而瘳．(眉批，凡厥逆脈伏之證，其熱深藏，多不易解，非卓識定力，不感於證，亦必搖於衆議矣.)

가 의원들을 불러왔으나 모두 이미 늦었다 하며 구할 수 없다 하였다. (병이 이제 나으려 하는데 무슨 위급인가?) 病人이 당황해하니 孟英이 말하기를 "이 증은 다행히도 병 초기에 내가 보게 되어 힘써 死中求生하였다. 다른 사람이 병을 誤治하여 위급한 지경에 이르는 것에 비할 바가 아니다. 내가 모든 것을 말하지 않은 것은 病人이 당황하여 다른 방도를 찾을까를 염려하여서이다. 이제 生機를 얻었으니 祛邪하고 眞陰을 회복하면 된다. 각별히 내가 이른 것을 지키면 陰液이 채워질 것이니 지금까지 들인 공을 무너뜨리지 말라." 하였다. 주위 친지들도 孟英의 의견을 따랐다. 서양삼(西洋蔘)·생지황(生地黃)·육종용(肉蓯蓉)·맥문동(麥門冬)·연실(楝實)·작약(芍藥)·지모(知母)·석곡(石斛)을 한 첩 복용시키니 소변이 나오고 죽을 찾게 되고, 다시 한 첩을 복용하니 黑苔가 없어지고, 세 첩에 정신이 맑아지고 성음이 또렷하며 혀에 潤氣가 돌고 진액이 되돌아 왔다. 오직 膠痰을 吐하지 못하고 左側에 偏頭痛이 조금 있어 原方 加 二至(女貞子 旱蓮草) 桑葉 菊花 貝母 牡蠣하여 다섯 첩 복용하니 굳은 대변이 나오고 병증이 편안하게 되었다. 이후 잠과 식사를 적절히 조리하여 나았다.

厥逆脈伏證은 그 熱이 深藏되어 있어 많은 의원들이 이를 모른다. 식견이 탁월하고 외부로 나타나는 병증에 惑하지 않는 사람이 아니면 뭇 사람들의 의견에 좇아 흔들리게 마련이다.

2-13 陳足甫溲後見血，管痛異常，減餐氣短．孟英以元蔘·生地·知母·楝實·銀花·側柏葉·梔子·桑葉·丹皮·綠豆爲方，藕湯煎服．二劑病大減，乃去丹皮·柏葉，加西洋蔘·熟地，服之而痊．

2-13 陳足甫가 小便을 보고나면 피가 보이고 莖痛이 있으며 식사가 줄고 숨이 차니 孟英이 현삼(玄蔘)·생지황(生地黃)·지모(知母)·연실(楝實)·금은화(金銀花)·측백엽(側柏葉)·치자(梔子)·상엽(桑葉)·목단피(牧丹皮)·녹두(綠豆)로 方을 만들고 蓮根湯으로 煎湯하여 두 첩을 복용시키니 병이 크게 호전되어 去 牧丹皮 側柏葉 加 西洋蔘 熟地黃하여 복용시키니 나았다.

2-14 王開榮偶患腹中絞痛，(伏暑在內.) 自服治痧諸藥，而大便瀉血如注．(香燥可以益熱.) 孟英診之，左頗和，右

2-14 王開榮이 배가 쥐어짜듯이 아파서 (伏暑在內이다.) 痧藥을 스스로 지어 먹었더니 (香燥益熱하다.) 便血이 쏟아져 나왔다. 孟英이 보니 左脈은 和한데 右關尺脈이 弦大而

關尺弦大而滑，(弦滑者痰也，大者熱也.) 面色油紅，喘逆不寐. 與葦莖湯合金鈴子散，加銀花·側柏葉·梔·斛·芩·連. 二劑後，面紅退，血亦止，乃裁柏葉·銀花，加雪羹·枯荷杆. 又二帖始發熱，一夜得大汗周時，而腹之痛脹，爽然若失，卽能安寐進粥. 改投沙蔘·知母·花粉·桑葉·杷葉·石斛·白芍·橘絡·杏仁·冬瓜子·茅根·荷杆. 三帖大解行，而脈柔安谷.

滑 (弦滑者 痰也，大者 熱也.) 하고 面色이 붉고 기침이 나서 잠을 잘 수 없으니 葦莖湯 合 金鈴子散 加 金銀花 側柏葉 梔子 石斛 黃芩 黃連으로 두 첩을 주니 얼굴의 붉은 색이 사라지고 出血도 멎었다. 다시 側柏葉 金銀花 加 黑三稜 枯荷杆(마른 蓮줄기)을 두 첩 투여하니 열이 나고 밤새 땀이 흥건히 흘러내렸는데 腹脹痛이 사라지고 상쾌하여 잠을 자고 죽을 먹게 되었다. 다시 사삼(沙蔘)·지모(知母)·천화분(天花粉)·상엽(桑葉)·비파엽(枇杷葉)·석곡(石斛)·백작약(白芍藥)·귤락(橘絡)·행인(杏仁)·동과자(冬瓜子)·백모근(白茅根)·하간(荷杆)을 세 첩 투여하니 大便이 通하면서 脈이 調和되고 식사를 제대로 하게 되었다.

2-15 陳叟，久患痰嗽氣逆. (肺氣不淸.) 夏初因惡寒，熱結在肺. 自服理中湯，遂痰中帶血，氣喘而厥，二便不通，冷汗腹脹. 孟按察脈洪大，按腹如烙. 與葦莖湯加梔·楝·旋·貝·花粉·海蛇，外以田螺·大蒜·車前草搗貼臍下，卽溺行而平.

2-15 陳叟가 痰嗽氣逆(肺氣不淸.)을 오래 앓았는데 초여름에 惡寒 (肺의 熱結.)이 있어 스스로 理中湯을 지어 먹으니 痰에 피가 섞여 나오고 기침과 사지가 차게 되고 大小便이 통하지 않으면서 식은땀이 나고 腹脹이 생겼다. 孟英이 보니 脈洪大하고 배를 만지니 뜨거워서 葦莖湯 加 梔子 楝實 旋覆花 貝母 天花粉 海蛇를 복용시키고 배꼽 아래에 전라(田螺)·마늘·차전초(車前草)를 갈아 붙이게 하니 소변이 나오면서 병이 가라앉았다.

2-16 高某，患兩膝後筋絡痠疼，(血不養筋.) 略不紅腫，臥則痛不可當，徹夜危坐. 孟英切脈虛細，苔色黃膩，咽燥溺赤. 與知·斛·梔·楝·牛膝·豆卷·桂枝·竹瀝爲方，送虎潛丸. (陰虛於下，火炎於上，煎劑以治其上，丸藥以培其下，井井有法.) 旬日而瘳.

2-16 高某가 양 무릎 뒤의 筋絡이 酸痛한데 紅腫은 甚하지 않으나 누우면 痛症을 참을 수가 없어 앉아서 밤을 새웠다. (血不養筋.) 孟英이 보니 脈虛細하고 舌苔는 누렇고 두꺼운데 목이 마르고 소변이 붉게 나와서(陰虛于下 火炎于上) 지모(知母)·석곡(石斛)·치자(梔子)·연실(楝實)·우슬(牛膝)·계지(桂枝)·죽력(竹瀝)으로 方을 만들고 虎潛丸과 (煎劑는 上部를 治하고 丸藥은 下部를 培하니 모든 것이 法度에 맞다.) 같이 복용시키니 열흘이 되어 나았다.

2-17 楊某方作事，不知背後有人潛立，回顧失驚，遂不言不食，不寐不便，別無他苦. 孟英按脈沈弦. 以石菖蒲·遠志·琥珀·膽星·旋·貝·竹黃·杏仁·省頭草·羚羊角爲劑，化服

2-17 楊某가 뒤에 누가 조용히 서 있는 줄 모르고 일을 하다가 고개를 돌려 돌아보고는 깜짝 놀랐는데, 이후로 不言不食 不寐不便하나 다른 탈은 없었다. 孟英이 보니 脈沈弦하여 석창포(石菖蒲)·원지(遠志)·호박(琥珀)·담남성(膽南星)·선복화(旋覆花)·패모(貝母)·죽황(竹黃)·행인(杏仁)·성두초(省頭草)·영양각(羚羊角)을 煎湯하여 蘇合香丸과 같이

蘇合香丸. 二帖大解行而啜粥, 夜得寐而能言. 復與調氣寧神蠲飮藥, 數日霍然.

복용시키니 두 첩에 대변이 통하면서 식사를 하고 잠을 잘 수 있으며 말을 하게 되었다. 다시 調氣寧神蠲飮藥을 주니 며칠 만에 나았다.

• 驚則氣亂 恐則氣下하니 痰이 氣虛한 틈을 타서 淸道를 鬱閉시키니 이 증이 생긴 것이다. 通閉結 鎭驚恐하여 치유시킨 것이다.

2-18 趙聽樵令妹, 每汛至則腹脹嘔吐, (肝氣逆.) 腰脊痠疼, 兩腿腫痛, 筋掣脘疼, 甚至痙厥, 肝血虛. 多藥不效. 孟英以金鈴子散合左金, 加二陳·竹茹·枳實·桂·苓, 數劑而愈. 續用蓯蓉·菟絲·淫羊·杜衝·桑椹·木瓜·續斷·香附·歸·芍·茴·楝調之. (養血不用地黃, 避其膩也, 斯爲收用, 補之利而去其弊.) 汛至如期, 略無痛苦, 初冬適楊子朴, 尋卽受孕. (眉批, 俱肝氣橫逆之證, 其發於汛期者, 肝失所養也. 孟英先平肝驅痰, 而後養血柔肝, 亦先標後本之法.)

2-18 趙聽樵의 누이가 月經 때마다 腹脹에 嘔吐하고 (肝氣逆.) 허리와 등이 아프고 양 허벅지가 붓고 아프며 근육이 땅기고 복통이 있는데 심하면 痙厥에 이르러 여러 약을 먹었으나 효과가 없었다. 孟英이 金鈴子散 合 左金丸 加 二陳(半夏 陳皮) 竹茹 枳實 桂枝 茯苓을 여러 첩 투여하니 나았다. 이어서 육종용(肉蓯蓉)·토사자(菟絲子)·음양곽(淫羊藿)·두충(杜衝)·상심(桑椹)·목과(木瓜)·속단(續斷)·향부자(香附子)·당귀(當歸)·작약(芍藥)·회향(茴香)·연실(楝實)로 조리하니 (養血不用地黃, 避其膩也, 斯爲收用, 補之利而去其弊.) 월경이 때맞추어 나오게 되고 월경통도 없어졌다. 초겨울에 楊子朴에 시집가서도 계속 복용하니 임신하였다.

肝氣橫逆證이니 월경 때가 되어 이 증이 發하는 것은 肝失所養한 탓이다. 孟英이 先 平肝驅痰하고 後 養血柔肝하니 先標後本의 治法이다.

2-19 濮東明令孫女, 素稟陰虛, 時發夜熱, 少餐不寐. 仲夏, 患感發疹, (肺熱.) 汛不當期而至. (血熱.) 孟英用犀·羚·知·貝·石膏·生地·梔·翹·花粉·甘草·竹葉·蘆根等藥. 疹透神淸, 唯鼻燥異常, (肺中餘血.) 吸氣入喉, 辣痛難忍, 甚至肢冷. 復於方中加元蔘·竹茹·菊葉·荷杆. 各恙始減, 而心忡吐沫, (血因熱而虛.) 徹夜不瞑, 渴汗便瀉. 改投西洋蔘·生地·麥冬·小麥·竹葉·黃連·眞珠·百合·貝母·石斛·牡蠣·龜

2-19 濮東明의 손녀가 체질이 陰虛하여 야간에 발열하며 식사량이 적고 밤에 잠을 잘 수가 없는데, 한여름에 감기가 들어 發疹이 있고 (肺熱.) 월경이 때가 아닌데 빨리 나왔다. (血熱.) 孟英이 서각(犀角)·영양각(羚羊角)·지모(知母)·패모(貝母)·석고(石膏)·생지황(生地黃)·치자(梔子)·연교(連翹)·천화분(天花粉)·감초(甘草)·죽엽(竹葉)·노근(蘆根) 등의 약을 주니 疹透神淸하나 코가 말라서 숨을 들이키면 刺痛이 甚하고 (肺中餘熱.) 四肢冷에 이르렀다. 다시 方中에 현삼(玄蔘)·죽여(竹茹)·국엽(菊葉)·하간(荷杆)을 넣어주니 병증이 덜해졌는데 가슴이 뛰고 거품을 토하며 밤새도록 잠을 자지 아니하고 갈증과 땀이 나면서 泄瀉까지 있었다. 다시 방을 바꾸어 서양삼(西洋蔘)·생지황(生地黃)·맥문

版·蔗汁諸藥而愈. 季秋適姚益齋爲室. (眉批, 病不甚重, 治亦合法, 而難收捷效者, 以陰虛之體, 不勝溫熱之氣也. 此卽四損不可正治之例, 設治不如法, 則危矣.)

동(麥門冬)·소맥(小麥)·죽엽(竹葉)·황련(黃連)·진주(眞珠)·백합(百合)·패모(貝母)·석곡(石斛)·모려(牡蠣)·귀판(龜板)·자즙(蔗汁)을 투여하니 병이 나았다. 늦가을에 姚益齋에 시집갔다.

치법이 법도에 맞았으나 병증이 심하지 않은데도 효과가 바로 나지 않는 경우는 체질이 陰虛하여 溫熱之氣를 감당할 수 없어서이다. 이는 四損不可正治의 예로서 법도에 맞게 치료하지 아니하면 위태하다.

2-20 金亞伯廷尉簉室. 産後惡露不行, 渴瀉痰多. 孟英以北沙蔘·滑石·生薏苡·生扁豆·蛤殼·豆卷·石斛·竹茹·枇杷葉·琥珀·茯苓等藥, 數劑而愈.

2-20 金亞伯 廷尉의 妾이 출산 후에 惡露가 나오지 않고 갈증에 설사가 있으며 痰이 많았다. 孟英이 북사삼(北沙蔘)·활석(滑石)·생의이인(生薏苡仁)·생편두(生扁豆)·해합각(海蛤殼)·대두황권(大豆黃卷)·석곡(石斛)·죽여(竹茹)·비파엽(枇杷葉)·호박(琥珀)·복령(茯苓) 등을 몇 첩 투여하니 나았다.

2-21 顧竹如孝廉令嫒, 患感十餘日, 耳聾不語, 昏不識人. (眉批, 葉氏云, 溫邪中人, 首先犯肺, 其次則入心, 正此病也.) 而客未入室, 彼反先知, (熱極而神外越.) 醫以爲祟. 凡犀角地黃·牛黃淸心·復脈等湯, 遍服無效. (藥不誤, 特病重藥輕耳.) 已摒擋後事矣. 所親濮根厓囑延診於孟英, 脈至滑數, 舌不能伸, 苔色黃膩, 遺溺便秘, 目不交睫者已四晝夜, (下證已悉備.) 胸腹按之不柔. 與白虎湯去米·草, 加石菖蒲·元蔘·犀角·鼈甲·花粉·杏仁·竹葉·竹黃·竹瀝. 投一劑卽譫語滔滔. 渠父母疑藥不對病, 孟英曰, 不語者欲其語, 是轉機也. 再投之, 大渴而喜極熱之飮, 又疑涼藥非宜. 孟英姑應之曰, 再服一劑, 更方可也.

2-21 顧竹如 孝廉의 딸이 감기에 걸려 열흘이 되었는데 귀가 들리지 않고 말을 못하며 정신이 몽롱하여 사람을 알아보지 못하였다. 그런데 외부 사람이 방에 미처 들어오기도 전에 먼저 밖에 사람이 오는 것을 알아채니 (熱極하여 神外越한 것이다.) 의원들이 귀신이 들었다하고는 犀角地黃湯 牛黃淸心丸 復脈湯 등을 두루 투여하였으나 효과가 없어 죽은 사람을 처리할 일만 남게 되었다. (약이 틀린 것은 아니나 병이 무거운데 비하여 약이 가볍다.) 친우되는 濮根厓가 孟英에게 청하여 진료를 보게 하니 脈滑數 舌不能伸 舌苔黃膩 遺尿便秘한데 나흘째 잠을 못 자고 腹診하여 눌러보니 단단하였다. (下證이 모두 갖추어졌다.) 白虎湯 去 粳米 甘草 加 石菖蒲 玄蔘 犀角 龜甲 天花粉 杏仁 竹葉 竹黃 竹瀝으로 한 첩 투여하니 헛소리가 줄줄 나와서 그 부모가 약이 맞지 않는 것인가 의아하게 생각하였다. 孟英이 말하기를 "말 못하는 자가 이제 말하고자 하니 병이 호전되는 것이다." 하고는 다시 약을 투여하니 갈증이 나면서도 뜨거운 물을 마시고자 하니 그 부모가 너무 찬 약을 쓰는 것이 아닌가 의심하였다. 孟英이 다시 응대하기를 "약을 써 보니

三投之，痰果漸吐．四劑後舌伸便下，神識漸淸．乃去菖蒲·石膏·犀角·鼈甲，加生地·石斛·麥冬·貝母數帖．（溫病後陰必耗竭，宜急救其陰，轉方甚合法．）熱盡退，而痰味甚咸．又去杏·貝·竹黃，加西洋蔘·牡蠣·龜板·蓯蓉，服之痊愈．（眉批，雖不用下劑，而通經透絡之品，大劑用之，　亦足以蕩滌邪穢．）逾年失怙，繼遭祝融，鬱損情懷，誤投溫補，至戊申年殞．

이 방이 맞다.” 하고 세 번째 투여하니 痰을 조금씩 토하였다. 네 번째 첩을 투여하니 舌伸하고 대변이 나오면서 정신이 맑아졌다. 去 石菖蒲 石膏 犀角 鼈甲 加 生地黃 石斛 麥門冬 貝母하여 몇 첩을 투여하니 열이 물러가고 담도 줄어들었다. 다시 去 杏仁 貝母 竹黃 加 西洋蔘 牡蠣 龜板 肉蓯蓉하여 투여하니 병이 나았다. 해를 넘겨 아버지를 잃고 다시 화재를 만나 우울한 情懷가 쌓였는데 溫補劑를 투여하니 무신년(1848)에 죽었다.

葉氏(葉天士)가 한 말 중에 溫邪中人 首先犯肺하고 그 다음에는 入心한다고 하였는데 바로 이를 가리킨 것이다. 비록 下劑는 사용하지 않았으나 通經透絡藥을 많이 사용하였으니 邪穢를 蕩滌하기에 충분하다.

2-22 邵魚竹給諫患感，楊某作瘧治不應，始逆孟英診之．脈軟汗多，（熱爲濕所持，故脈軟．）熱不甚壯，苔色厚膩，嘔惡煩躁，痰多腿酸，顯是濕溫．因謂其令郎子旄曰，濕溫者，濕蘊久而從時令之感以化熱也．不可從表治，更勿畏虛率補．與宣解一劑，各恙頗減．奈衆楚交咻，謂病由心力勞瘁而來，況汗多防脫，豈可罔顧本原？群醫附和．遂服蔘·歸·熟地之藥，（增濕益熱，宜乎不救．）病日以劇.最後吳古年診之云，此濕溫也，何妄投補劑？然已末從挽救，交十四日而殞，始悔不從王議．

2-22 邵魚竹 給諫이 감기에 걸렸는데 楊某가 瘧疾로 치료하였으나 효과가 없어 孟英을 초빙하여 보게 하였다. 脈軟하고 (열이 습에 갇혀 脈軟이 된 것이다.) 땀이 많이 나면서 열은 심하지 않고 舌苔가 厚膩하고 구역질에 煩躁하고 痰이 많고 허벅지가 시큰하니 濕溫이 분명하였다. 그의 아들 子旄에게 이르기를 “濕溫이라는 것은 오래 되면 時令을 따라 熱로 변하니 表治를 하여서는 안 되고 虛하다 하여 경솔하게 補해서도 안 된다.” 하고는 宣解劑를 한 첩 투여하니 병증이 많이 줄었다. 주위의 여러 의원들이 병이 心身이 過勞하여 온 것인데 항차 汗多하여 脫證이 생기려 하니 本原을 돌보지 않으면 안 된다고 하니, 이 사람들의 의견에 따라 인삼(人蔘)·당귀(當歸)·숙지황(熟地黃)을 쓰니 병이 더욱 심해졌다. (增濕益熱하니 구할 수 없는 지경에 이르렀다.) 마지막에 吳古年이 보더니 “이는 濕溫이라. 어찌 망녕되이 補藥을 투여하였다는 말인가?” 하였으나 결국 구해내지 못하고 40일이 되어 운명하니 孟英의 주장을 따르지 않은 것을 후회할 뿐이었다.

2-23 康康侯司馬之夫人，久傷謀慮，心火外浮，面赤齒疼，因啖西瓜，遂脘悶不舒，喜得熱按，泄瀉不饑，自覺舌厚數

2-23 康康侯 司馬의 夫人이 오랫동안 謀慮에 傷하여 心火外浮 面赤齒疼하였는데 수박을 먹고는 곧 脘腹이 그득하며 氣機不暢하고 따뜻하게 만져주면 편안하고 泄瀉不飢하며

寸，苔色灰膩.（此寒濕鬱閉其熱也，用辛通淡滲之劑，斯愈矣.）孟英與厚朴·滑石·葱白·薤白·枇杷葉·橘皮·薄荷·施覆·省頭草. 一劑霍然.

舌厚數寸 舌苔灰膩하니 (이는 寒濕鬱閉 化熱한 것이니 辛通淡滲藥을 쓰면 치유된다.) 孟英이 후박(厚朴)·활석(滑石)·총백(葱白)·해백(薤白)·비파엽(枇杷葉)·귤피(橘皮)·박하(薄荷)·선복화(旋覆花)·성두초(省頭草) 한 첩을 주니 나았다.

2-24 葉杏江仲郎，患發熱泄瀉，（肺移熱於大腸.）醫治十七日不效，骨瘦如豺，音嘶氣逆. 所親許芷卿荐孟英診之. 脈數大渴，汗多苔黃. 以竹葉石膏湯加減，十餘劑漸以向愈. 大便反極堅燥，繼與滋養而康.

2-24 葉杏江 仲郎이 發熱泄瀉가 있는데 의원이 17일이나 치료하였으나 효과가 없어 몸이 장작같이 마르고 쉰 목소리가 나면서 氣逆하니 그와 잘 알고지내는 許芷卿이 孟英을 천거하여 보게 되었다. 脈數大渴 汗多苔黃하니 竹葉石膏湯 加減을 열 첩 투여하니 점차 나아졌다. 대변은 오히려 堅燥하여 滋養藥을 주니 건강해졌다.

2-25 張某患發熱，醫知其非寒邪也，用清解藥數帖，腿痛異常，身面漸黃. 孟英診之，脈滑實，腹脹口乾. 與茵陳大黃湯. 兩劑便行，而各恙霍然.

2-25 張某가 열이 나는데 의원이 寒邪가 아니라 하며 淸解藥을 몇 첩 썼으나 허벅지가 아프고 온몸과 얼굴이 누렇게 되어 孟英이 보았다. 脈滑數 腹脹口乾하니 茵蔯大黃湯 두 첩에 대변이 나오고 병증이 확연하게 호전되었다.

2-26 魏女患脚腫嘔吐，寒熱便秘，孟英與龍膽瀉肝湯而立效. 繼有孫氏婦患此，亦以是藥獲痊.（眉批，此亦肝經鬱熱之證，孟英善於調肝，故應手輒效.）

2-26 魏女가 다리가 붓고 吐하며 寒熱과 便秘가 있어 孟英이 龍膽瀉肝湯을 주니 즉효하였다. 이어서 孫氏 婦人이 같은 병이 있었는데 역시 같은 약으로 치유하였다.

이는 肝經鬱熱證이니 孟英이 調肝하여 바로 효과가 난 것이다.

2-27 馮媼患左目胞起瘰，繼而痛及眉棱·額角·巔頂，腦後筋掣難忍. 醫投風劑，其勢孔亟. 孟英診脈弦勁，舌絳不饑. 與固本合二至·桑·菊·犀·羚·元蔘·牡蠣·鼈甲·白芍·知母·石斛·丹皮·細茶等，出入互用，匝月始愈.

2-27 馮 할머니가 왼쪽 眼胞에 瘰가 생겼는데 통증이 생기면서 眉稜骨 額角 顚頂 腦後로 번져나가는데 근육도 땅겨 통증이 참을 수 없이 심하였다. 의원이 風藥을 투여하니 병세가 더욱 심하여졌다. 孟英이 보니 脈弦勁 舌絳不飢하여 古本湯 合 二至(旱蓮草 女貞子) 桑葉 菊花 犀角 羚羊角 玄蔘 牡蠣 龜甲 白芍藥 知母 石斛 牧丹皮 細茶 등을 번갈아가며 쓰니 한 달이 되어 나았다.

2-28 濮媼於酷熱之秋，渾身生瘤如疔，痛楚難堪，小溲或秘或頻，大便登圊則努掙不下，臥則不能收攝，人皆謂其虛也.（未聞虛而生瘤者.）孟英診脈

2-28 濮 할머니가 뜨거운 가을 날씨에 온몸에 부스럼이 생겼는데 그 뿌리가 깊어 통증을 참기 어려웠다. 소변은 나오지 않다가도 또 자주 보고 대변은 힘을 쓰나 잘 나오지 않고 잠도 잘 들지를 못하였다. 사람들이 虛證이라 하였다. (虛證에 부스럼이 생기는 것은 보지를 못하였다.) 孟英이

滑數，舌紫苔黃而渴．與白虎湯加花粉·竹葉·梔子·白薇·紫菀·石斛·黃柏．十餘劑而痊．

보니 脈滑數하며 舌色은 紫色이고 舌苔는 누런色에 갈증이 있으니 白虎湯 加 天花粉 竹葉 梔子 白薇 紫菀 石斛 黃柏 열 첩을 투여하여 나았다.

2-29 姚小蘅太史令侄女，初秋患寒熱而汛適至，醫用正氣散二帖，遂壯熱狂煩，目赤譫語，甚至欲刎欲縊，勢不可制．孟英按脈洪滑且數，苔色乾黃尖絳，脘悶，腹脹拒按，畏明口渴，氣逆痰多．與桃仁承氣湯加犀角·石膏·知母·花粉·竹瀝·甘菊．（照熱入血室例治．）人謂熱雖熾而汛尚行，何必大破其血而又加以極寒之藥哉？孟英曰，叟勿過慮，恐一二劑尚不足以濟事．果服兩大劑始得大便，而神清苔化，目赤亦退．改用甘寒以清之．繼而又不更衣，即脈滑苔黃而腹脹，更與小承氣湯二帖，便行而各恙遄已．數日後，又如此，仍投小承氣湯二帖．凡前後六投下劑，才得波浪不興，漸以清養而瘳．季秋適江右上高令孫明府之子沛堂爲室．

2-29 姚小蘅 太史令의 조카가 초가을에 寒熱往來가 있는데 때마침 월경이 이르니 의원이 正氣散 두 첩을 썼으나 열이 심하고 狂煩하며 눈이 붉어지고 헛소리까지 하며 심지어는 목매어 죽으려 하였으나 그 힘을 당할 수가 없었다. 孟英이 보니 脈滑數한데 舌苔는 乾黃하고 舌尖은 붉고 脘悶腹脹拒按하며 밝은 곳을 싫어하고 갈증이 있으며 氣逆痰多하니 桃仁承氣湯 加 犀角 石膏 知母 天花粉 竹瀝 甘菊을 투여하였다.（熱入血室의 治法이다.）사람들이 말하기를 비록 熱이 盛하나 월경이 이르는데 왜 破血하면서 또 極寒藥을 쓰는가 하였다. 孟英이 말하기를 “그대들은 과히 염려하지 말라. 한두 첩으로도 부족할까 한다.” 하였다. 과연 두 첩을 먹으니 대변이 나오면서 정신이 맑아지고 舌苔가 생기면서 目赤 역시 물러가니 甘寒藥으로 바꾸어 清熱하였다. 다시 또 대변을 보지 못하면서 脈滑 舌苔黃 腹脹하여 小承氣湯 두 첩을 주니 대변이 나오면서 병증이 급속히 물러갔다. 수일 후 다시 이와 같으니 小承氣湯 두 첩을 또 투여하였다. 전후 모두 6첩의 下劑를 썼으나 별다른 변고가 없이 清養하여 나았다. 늦가을에 江右上의 손자이자 明府의 아들인 沛堂에게 시집갔다.

2-30 董曉書令正，素患脘痛，甚至暈厥．今秋病腰痛腿木，胸悶氣逆，不能臥．胡某進溫補藥而喘汗欲脫，杳不思谷．孟英切脈虛細中兼有弦滑，舌絳而渴，乃陰虛挾痰耳．與沙蔘·蓯蓉·木瓜·石斛·蛤殼·蒺藜·石英·茯苓·紫菀·杏仁·楝實·首烏·牛膝諸藥．（滋陰調肝而不膩，祛飲利痰而不燥，此孟英獨得之秘．）旬日而安．繼加熟地黃服之全愈．

2-30 董曉書 令正이 평소에 脘痛이 있어 심하면 昏厥하였는데 이번 가을에 腰痛과 허벅지가 뻣뻣하게 되고 胸悶氣逆하여 잠을 잘 수가 없었다. 胡某가 溫補藥을 주니 기침과 땀이 많이 나며 식욕도 없어졌다. 孟英이 脈을 보니 虛細中에 弦滑하고 혀는 붉은데 갈증이 있으니 陰虛挾痰이라. 사삼(沙蔘)·육종용(肉蓯蓉)·목과(木瓜)·석곡(石斛)·해합각(海蛤殼)·백질려(白蒺藜)·자석영(紫石英)·복령(茯苓)·자완(紫菀)·행인(杏仁)·연실(楝實)·하수오(何首烏)·우슬(牛膝)（滋陰調肝하되 不膩하고 祛飮利痰하되 不燥하니 孟英의 獨特한 用藥法이다.）등의 약을 주니 열흘이 되어 평안해졌다. 이어서 熟地黃을 가하여 복용하고 나았다.

2-31 王葦塘患滯下，醫投枳·朴·檳·楂之藥. 數服後，肢冷自汗，杳不進谷，脘悶腹痛，小溲牽疼，擧家惶惶. 孟英視脈細澀，舌絳無津，是高年陰虧，伏暑傷液，況平昔茹素，胃汁不充，加以燥熱之藥，津何以堪? 因與沙蔘·銀花·蓯蓉·白芍·石斛·木瓜·甘草·楝實·扁豆花·鮮稻頭. (滋陰養液，兼調肝氣.) 數劑痛悶漸去，汗止肢溫. 乃加生地·阿膠·麥冬·柿餅·葡萄乾等以滋之. 居然而痢止餐加，惟舌色至匝月始津潤復常，陰液之難充也如此.

2-31 王葦塘이 滯下가 있어 의원이 지실(枳實)·후박(厚朴)·빈랑(檳榔)·산사(山楂)를 투여하였는데 몇 첩 먹고는 사지가 차게 식고 땀이 나면서 식사를 할 수 없고 脘悶腹痛에 小便볼 때 아프니 집안사람 모두가 당황하였다. 孟英이 보니 脈細澀하고 혀는 붉은데 진액이 말랐으니 말하기를 "이는 나이가 많아 陰虧하고 伏暑로 傷液한 것이다. 또 평소에 淡泊한 음식을 먹어 胃汁이 不充한데 燥熱藥을 주었으니 津液이 어찌 감당하겠는가?" 하고는 사삼(沙蔘)·금은화(金銀花)·육종용(肉蓯蓉)·백작약(白芍藥)·석곡(石斛)·목과(木瓜)·감초(甘草)·연실(楝實)·편두화(扁豆花)·선도두(鮮稻頭)를 (滋陰養液 兼調肝氣하는 약이다.) 몇 첩 투여하니 脘痛胸悶이 점차 사라지고 땀도 멎고 몸도 따뜻해졌다. 다시 생지황(生地黃)·아교(阿膠)·맥문동(麥門冬)·시병(柿餅)·건포도(乾葡萄) 등을 가하여 滋陰하니 설사가 멎고 식사도 증가하였다. 한 달이 되어서 舌色이 돌아오고 혀도 윤택하게 되니 陰液을 보충하는 것이 이렇게 어려운 것이다.

2-32 沈綏齋令堂，患滯下色白，醫與溫運，病勢日劇，腹脹昏瞀，湯飲不下，孟英診爲伏暑. 用芩·連·滑·朴等藥. 沈疑高年，且素患脘痛，豈可輒用苦寒. 孟英再四剖陳，始服半劑，病果大減，不數帖卽愈. 按此等證甚多，奈執迷不悟者，雖剴切言之，不能解其惑，亦可哀也已.

2-32 沈綏齋의 모친이 滯下가 있는데 대변의 색이 희어서 의원이 溫運藥을 주었다. 그러니 병세가 나날이 심하여져 腹脹昏瞀하고 탕약도 넘기지 못할 지경이 되었다. 孟英이 진찰하고는 伏暑라 하고 황금(黃芩)·황련(黃連)·활석(滑石)·후박(厚朴)의 약을 투여하려 하였다. 沈綏齋가 모친이 연세가 많고 평소에 脘痛이 있어 苦寒藥을 쓰는 것을 꺼려하였으나, 孟英이 여러 번 설명하고 반 첩을 투여하니 병세가 크게 줄어들고 이어서 몇 첩을 쓰니 바로 병이 나았다. 이와 같은 증은 많이 볼 수 있으나 어리석어 바른 말을 해주어도 깨치지 못하는 자들이 있어 참으로 안타깝다.

2-33 一叟患滯下，色白不粘，不饑不渴，腹微痛而不脹. 孟英切脈遲微. 進大劑眞武湯加人蔘而愈.

2-33 한 노인이 滯下가 있는데 便色이 희되 끈적이지 않고 不飢不渴에 배는 조금 아프나 腹脹은 없었다. 孟英이 보니 脈遲微하여 眞武湯 加 人蔘을 주니 나았다.

2-34 程秋霞之子患腦漏，(肺移熱於肝.) 醫與辛夷·蒼耳之藥，(方書所載不過如此.)

2-34 程秋霞의 아들이 腦漏를(肺移熱于肝.) 앓았다. 의원이 신이화(辛夷花)·창이자(蒼耳子) 등의 약을 투여하였으나 점차 寒熱往來하게 되어 시호(柴胡)·갈근(葛根)·강활(羌

漸有寒熱. 改用柴·葛·薑·防數帖, 遂至寒熱日發數次, 神昏自汗, 勢甚可危. 孟英用竹葉石膏湯一劑, (肅淸肺氣.) 寒熱退而神淸進粥. 繼以甘涼淸肅, 復投滋潤塡陰, (上病取下.) 旬日而愈.

活)·방풍(防風)으로 바꾸어 몇 첩 투여하였더니 寒熱이 하루 수차례가 일어나고 心昏自汗하니 병세가 자못 심하였다. 孟英이 竹葉石膏湯 (肅淸肺氣) 한 첩을 쓰니 寒熱이 물러가고 정신이 맑아지면서 죽을 먹게 되었다. 계속하여 甘涼劑로 淸肅하고 滋潤劑로 塡陰하니 열흘이 되어 건강해졌다.

• 腦漏: 축농증, 부비동염.

2-35 朱浚宣令堂患滯下, 醫聞白色, 而與升提溫補. 旬日後, 肢冷自汗, 液脫肛墜. 群醫束手, 慮其虛脫. 因浼濮樹堂乞診於孟英. 曰, 藥誤耳. 與大劑行氣·蠲痰·淸熱之藥, 果漸吐痰而痢愈. 又其令弟同時患此, 五色幷見, 神昏肢搐, 大渴莖腫, 腹痛夜熱, 危險異常. 孟英察脈細數, 與白頭翁湯加犀角·生地·銀花·石斛·楝實·延胡·芩·連·滑石·丹皮·木通·甘草梢等藥. 三帖後, 熱退神淸, 溺行搐止, 乃去犀角·甘梢·丹皮·滑石·木通, 加砂仁拌炒熟地·山楂炭. 服之漸安, 半月而愈.

2-35 朱浚宣의 모친이 滯下가 있는데 의원이 便色이 희다는 얘기를 듣고는 升提溫補藥을 주었는데, 열흘이 되자 사지가 싸늘하게 되면서 땀이 나고 津液이 脫하고 脫肛이 생겼는데 의원들이 어찌 할 수가 없었다. 虛脫을 염려하여 濮樹堂을 통하여 孟英에게 진료를 청하였다. 孟英이 보더니 "이는 약을 잘못 쓴 탓이다."하고는 行氣蠲痰淸熱藥을 크게 쓰니 痰을 토하면서 설사가 멎었다. 그 동생이 같은 병을 앓아 五色痢가 나오면서 정신이 혼미하고 사지가 뒤틀리면서 갈증이 나고 음경이 아프고 腹痛에 熱까지 나서 심히 위험하였다. 孟英이 보니 脈細數한지라. 白頭翁湯 加 犀角 生地黃 金銀花 石斛 楝實 玄胡索 黃芩 黃連 滑石 牧丹皮 木通 甘草梢 등의 약을 세 첩 투여하니 열이 물러나고 정신이 맑아지면서 소변이 나오고 사지 뒤틀림도 멎었다. 다시 去 犀角 甘草梢 牧丹皮 滑石 木通 加 砂仁拌炒熟地黃 山楂炭하여 투여하니 점차 편안해지고 보름이 지나 나았다.

2-36 姚小蘅大令患瘧, 寒微熱甚, 日作二次. 汪某與柴胡湯藥二帖, 勢遂劇, 舌絳大渴, 小溲全無. 孟英曰, 津欲涸矣. 與西洋蔘·生地·知母·花粉·石斛·麥冬·梔子·百合·竹葉投之. 五劑而瘧止. 越三載以他疾終. 其簉室同時患此, 嘔吐脇痛, 畏寒不渴, 苔色微白. 孟英與小柴胡湯, 三飮而瘳.

2-36 姚小蘅 大令이 학질이 있는데 寒微熱甚하여 하루 두 차례 發하였다. 汪某가 柴胡藥을 두 첩 주었는데 병세가 더욱 심하여져 혀는 붉게 되고 갈증이 나며 소변이 전혀 나오지 않게 되었다. 孟英이 말하기를 "津液이 다 말라버린 것이다." 하고는 서양삼(西洋蔘)·생지황(生地黃)·지모(知母)·천화분(天花粉)·석곡(石斛)·맥문동(麥門冬)·치자(梔子)·백합(百合)·죽엽(竹葉)을 다섯 첩 투여하니 학질이 멎었다. 그리고 삼년이 지나 다른 병으로 죽었다. 그의 妾室이 동시에 같은 병을 앓았는데 吐하고 옆구리가 아프며 추위를

타고 갈증은 없고 舌苔가 조금 희니 孟英이 小柴胡湯 세 첩을 주어 나았다.

2-37 孫渭川年逾七旬, 脈象六陰, 按之如無, 偶患音嘶痰嗽, 舌絳無津. 孟英用甘涼清潤法, 音開而嗽不已, 仍與前藥, 轉爲滯下, 色醬溺赤, 臍旁堅硬, 按之趯趯, 舌猶枯絳, 渴飮不饑, 人皆危之. 孟英曰, 藏熱由府而出, (此言甚精.) 痢不足慮, 第高年陰液難充, 不能舍涼潤以爲方, 苟犯溫燥, 其敗可必. 幸渠家平素恪信, 竟服犀角·地黃·知母·銀花·蓯蓉·花粉·麥冬·白芍·石斛·楝實等藥. 十餘劑痢止, 而臍旁柔軟. 因去犀角, 加西洋蔘. 又服兩旬, 始解燥矢, 而溲澈胃蘇. 又服半月, 復得暢解, 舌亦潤澤而愈.

2-37 孫渭川이 연세 칠십을 넘었는데 六陰脈象[9]이 나타나고 누르면 맥이 없는 것 같았다. 목소리가 쉬고 痰嗽가 있으며 혀는 붉고 진액이 없어 孟英이 甘涼淸潤法을 쓰니 목소리는 나오나 기침은 그치지 않았다. 前藥을 다시 주니 滯下가 생기며 便色이 醬과 같고 소변이 붉은데 배꼽 주위가 단단하여 누르면 튀어 오르고 혀는 붉으나 윤기가 없고 갈증이 나 물을 많이 마시면서도 배는 고파지지 않으니 사람들이 모두 위태하다 하였다. 孟英이 말하기를 "六腑에 갇힌 열이 빠져나오는 것이니 염려하지 않아도 된다. (이 말은 매우 바른 말이다.) 나이가 많아 陰液을 채우기가 어려우니 涼潤方을 계속 쓰지 않을 수 없다. 만약에 溫燥藥을 쓰게 되면 반드시 실패할 것이다." 하였다. 다행히 이 집에서는 평소에 孟英을 믿어왔던지라 서각(犀角)·지황(地黃)·지모(知母)·금은화(金銀花)·육종용(肉蓯蓉)·천화분(天花粉)·맥문동(麥門冬)·백작약(白芍藥)·석곡(石斛)·연실(楝實) 등의 약을 열 첩 복용하니 설사가 멎고 배꼽 주위가 부드러워졌다. 이어서 犀角을 빼고 西洋蔘을 가하여 열흘을 더 복용하니 燥屎가 풀어지면서 소변도 맑아지고 胃氣가 살아났다. 보름을 더 복용하여 대소변이 완전히 풀어지면서 혀도 윤택해지고 나았다.

2-38 王耕藍室, 素患脘痛, 近發寒熱, (此肝鬱之證, 非瘧也.) 醫與溫補, 漸至胸痞嘔呃, 譫語神昏, 舌絳面赤, 足冷自汗, 瘧仍不休. 孟英用元蔘·犀角·石膏·石菖蒲·連翹·杏仁·貝母·施覆·竹茹·枇杷葉·竹黃·柿蔕·竹瀝·鬱金諸藥, (全是救溫補之誤, 而開鬱降氣化痰, 故本病亦愈.) 化服萬氏牛黃淸心丸. 數服而愈.

2-38 王耕藍의 처가 평소에 脘痛이 있었는데 근래에 寒熱이 생겼다. (이는 肝鬱證으로 瘧이 아니다.) 의원이 溫補藥을 주니 점차 가슴이 갑갑해 구역과 딸꾹질이 나고 헛소리에 정신이 혼미하고 혀와 얼굴이 붉게 되고 발이 차지면서 땀이 나고 寒熱이 쉬지 않고 發하였다. 孟英이 현삼(玄蔘)·서각(犀角)·석고(石膏)·석창포(石菖蒲)·연교(連翹)·행인(杏仁)·패모(貝母)·선복화(旋覆花)·죽여(竹茹)·비파엽(枇杷葉)·죽황(竹黃)·시체(柿蔕)·죽력(竹瀝)·울금(鬱金) 등의 약을 萬氏牛黃淸心丸 (이는 溫補藥의 폐단을 없애고 開鬱降氣化痰하

9) 沈 遲 細 小 澀 結의 六陰脈

는 것이니 本病도 역시 낫게 한다.) 과 같이 주니 몇 번 복용하여 나았다.

2-39 潘祥行在外患瘧, 買舟歸, 就孟英視. 曰, 苔膩脈軟, 伏邪所化, 不與正瘧同科, 風寒藥一味不可犯, 薑棗湯一滴不可啜. 與知·芩·橘·半·滑·朴·杏·斛·花粉·省頭草. 一劑而病若失. 此等案極多, 姑載一二.

2-39 潘祥行이 외지에 나갔다가 瘧疾에 걸려 바로 배를 세내어 타고 돌아와서 바로 孟英에게 보였다. 孟英이 말하기를 "舌苔가 膩하고 脈軟하니 伏邪가 변화하여 생긴 것이라서 正瘧과 같이 다룰 수는 없다. 風寒藥 하나라도 쓰면 안 되고, 薑棗湯 한 방울이라도 마시면 안 된다." 하고는 지모(知母)·황금(黃芩)·귤피(橘皮)·반하(半夏)·후박(厚朴)·행인(杏仁)·석고(石膏)·천화분(天花粉)·성두초(省頭草) 한 첩을 주니 病苦가 사라졌다. 이와 같은 의안이 극히 많으나 여기에 한두 개만 싣는다.

2-40 張與之令堂, 久患痰嗽碍臥, 素不投補藥. 孟英偶持其脈, 曰, 非補不可. 與大劑熟地藥, 一飲而睡. 與之曰, 吾母有十七載不能服熟地矣, 君何所見而重用頗投? 孟英曰, 脈細痰咸, 陰虛水泛, 非此不爲功. 從前服之增病者, 想必雜以蔘·朮之助氣. 昔人云, 勿執一藥以論方, 故處方者貴於用藥能恰當病情, 而取舍得宜也.

2-40 張與之의 모친이 평소에 痰嗽를 앓아 잠을 잘 수가 없었는데 補藥을 먹지를 않았다. 孟英이 그 맥을 볼 기회가 있어 보고 말하기를 "이는 補藥이 아니면 불가하다."고 하고는 숙지황(熟地黃)이 든 약을 크게 지어주니 한 번 복용하고는 잠을 잘 수 있었다. 與之가 "내 어머니가 17년 동안 숙지황(熟地黃)이 든 補藥을 먹지를 않았는데 그대는 어찌 알고 숙지황(熟地黃)을 크게 썼는가?" 하고 물으니, 孟英이 답하기를 "脈細하고 痰이 가득하니 이는 陰虛水泛이라. 이는 숙지황(熟地黃)이 아니면 효과를 볼 수가 없다. 이전에 熟地黃을 먹고 병이 더하였을 때에 의원들이 반드시 인삼(人蔘)과 백출(白朮)을 넣어서 邪氣를 더 조장하였을 것이다. 古人이 말하기를 한 가지 약에 집착하여 방을 논하지 말라 하였는데, 이는 처방을 만드는 의원은 약이 病情에 맞는가를 보아서 적절하게 取捨選擇할 뿐이라는 뜻이다." 하였다.

2-41 陳足甫室, 懷妊九月而患瘧, 目不能瞑, 口渴自汗, 便溏氣短, 醫進育陰淸解法, 數劑不應. 改用小柴胡一帖, 而咽疼舌黑, 心頭絞痛. 乃翁仰山聞之, 疑其胎壞, 延孟英過診. 曰, 右脈洪滑, 雖舌黑

2-41 陳足甫의 妻가 임신 9개월인데 瘧疾을 앓아 눈을 뜰 수 없으며 입이 마르고 땀이 나며 설사에 숨이 가빠서 의원이 育陰滋養法을 사용하여 약을 여러 첩 투약하였으나 효과가 없었다. 다시 小柴胡湯으로 바꾸어 약을 쓰니 한 첩을 먹자 바로 咽疼이 생기고 혀가 검게 되며 가슴이 쥐어짜듯이 아팠다. 翁仰山이 이를 듣고 태아가 상할까 염려

而胎固無恙也. 病由伏暑, 育陰嫌其滋膩, 小柴胡乃正瘧之主方, 古人謂爲和劑, 須知是傷寒之和劑, 在溫暑等證, 不特手足異經, 而人蔘·半夏·薑·棗皆不可輕用之藥, 雖有黃芩之苦寒, 而仲聖於傷寒之治, 猶有渴者去半夏, 加栝蔞根之文, 古人立方之嚴密, 何後人不加體察耶? (眉批, 瘧亦分經而治, 若陽明瘧, 正以白虎湯爲主劑, 豈有專守一小柴胡而能愈病者.) 投以竹葉石膏湯, 四劑瘧止便秘, 口渴不休. 與甘涼濡潤法數帖, 忽腹鳴泄瀉, 或疑寒涼所致, 孟英曰, 吾當以涼藥解之. 人莫識其意, 問難終朝語多不備錄. 果以白頭翁湯, 兩啜而愈. 迨季秋娩後, 發熱不蒸乳, 惡露淡且少, 家人欲用生化湯. 孟英急止之曰, 血去陰更傷, 豈可妄疑瘀停而攻之. 與西洋蔘·生地·茯苓·石斛·女貞·旱蓮·甘草爲大劑, 數日而安. 繼因觸怒, 少腹聚氣如瘕, 痠痛夜甚, 人又疑爲涼藥凝瘀所致. 孟英力爲辨析, 與橘核·橘葉·橘絡·楝實·蓯蓉·木香·梔炭·烏藥·絲瓜絡·海蛇·藕·石斛·兩頭尖等藥, 外以葱頭搗爛貼之. 兩帖後, 腹中雷鳴, 周身汗出而痛止. 人見其汗, 慮其虛脫, 急追孟英視之, 曰, 此氣行而病解矣. 但脈形細數, 陰津大傷, 苔黃苦渴, 亟宜潤補. 奈樞機窒滯, 滋膩難投, 且以濡養八脈爲法. 服之各恙皆蠲, 眠食漸適. 緣

되어 孟英을 초빙하여 보게 하였다. 孟英이 말하기를 "右脈洪滑하니 혀가 검게 되었으나 태아는 무사하다. 병이 伏暑에서 온 것이니 滋膩한 育陰藥은 피하여야 한다. 小柴胡湯이 正瘧을 치료하는 主 處方이기는 하다. 古人이 이를 和劑라 하였는데 이는 傷寒病에 쓰이는 和劑이다. 濕暑 등은 手足經의 병과는 다르니 인삼(人蔘)·반하(半夏)·생강(生薑)·대조(大棗)는 가벼이 쓸 수가 없다. 黃芩의 苦寒한 藥味가 있어 仲景께서는 傷寒의 치료에 사용하였다 하나, 有渴者去半夏加栝蔞根의 문장이 있다. 古人은 方을 씀에 엄밀하였으니, 어찌 後人이 이를 살피지 않겠는가?" 하고는 竹葉石膏湯 네 첩을 투여하니 瘧疾이 그쳤는데 便秘가 생기고 口渴이 계속 있었다. 甘涼濡潤法의 약을 여러 첩 투여하니 갑자기 腹鳴泄瀉가 생겼다. 어떤 사람이 寒涼藥을 쓴 까닭이라 하니 孟英이 "이는 내가 涼藥으로써 풀어 내리는 것이다." 하였다. 사람들이 그 뜻을 몰라서 질문이 아침까지 이어져 그 말을 다 기록할 수가 없었다. 이어서 白頭翁湯 두 첩을 써서 병이 나았다. 늦가을에 출산하고 나서 發熱하면서 젖이 나오지 않고 惡露가 淡少하니 집안사람들이 生化湯을 쓰고자 하였다. 孟英이 급히 말리며 말하기를 "失血하였는데 다시 傷陰하려 하니 어찌 瘀血을 의심하여 攻法을 쓰는가?" 하고는 서양삼(西洋蔘)·생지황(生地黃)·복령(茯苓)·석곡(石斛)·여정자(女貞子)·한련초(旱蓮草)·감초(甘草)의 大劑를 지어 주니 며칠이 지나 편안해졌다. 다시 怒氣에 感觸되어 少腹에 氣結하고 癥瘕와 같이 되니 痠痛이 밤새도록 심하였다. 사람들이 寒涼藥을 지나치게 써서 瘀血이 되었다고 의심하니 孟英이 극력 이치를 밝혀 설명하고는 귤핵(橘核)·귤엽(橘葉)·귤락(橘絡)·연실(楝實)·육종용(肉蓯蓉)·목향(木香)·치자탄(梔子炭)·오약(烏藥)·사과락(絲瓜絡)·해차(海蛇)·연우(蓮藕)·석곡(石斛)·양두첨(兩頭尖) 등의 약을 투여하고 밖으로는 파뿌리를 갈아 붙이니 두 첩에 腹中에 雷鳴하고 전신에 땀이 나면서 통증이 멎었다. 사람들이 땀이 나는 것을 보고는 虛脫을 염려하여 급히 孟英을 다시 불러 보게 하였다. 孟英이 보더니 "이는 氣

平素多鬱，易犯痧氣，頻發脘痛，屢次反復．孟英竭力圖維，幸得轉危爲安，漸投滋補而愈．

가 通하여 병이 풀리려는 것이다. 단 脈細數하니 陰津이 크게 傷하였고 舌苔가 누렇게 마르고 갈증이 나니 마땅히 補潤하여야 한다. 氣機가 막혀 滋膩한 약재는 쓰기가 어려우니 濡養八脈法을 써야 하겠다." 하였다. 과연 복용하니 모든 병증이 사라지고 식사와 수면도 점차 회복되었다. 그러나 평소에 氣機가 鬱滯되어 痧氣에 쉽게 감촉되고 脘痛이 생기기를 여러번 반복하였으나 孟英이 극력 힘써 위험에서 벗어나 편안하게 되고 점차 滋補藥을 투여하여 나았다.

瘧 역시 分經하여 치료하는 것이니, 陽明瘧은 白虎湯이 主劑가 되는 것이다. 어찌 小柴胡湯 하나만으로 병자를 고치겠는가?

- 痧: 장염 보는 룰데라.
- 兩頭尖: "꿩의바람꽃"으로 止痛 散風寒 消癰腫한다.

2-42 胡季權之子珍官，甫六歲，目患內障，繼則夜熱痰嗽，小溲過多，醫作童損治．服滋補數月，病日以甚．孟英持脈右大，口渴苔黃，曰，伏熱在肺，法當清解．及詳詰其因，始言病起痞後，蓋餘邪未淨，而投補太早．與滑石·知母·花粉·桑葉·茅根·枇杷葉·蘆根·冬瓜子·杏仁．服二劑，遍身發出斑塊．又二劑，斑退苔化，乃去滑石，加沙蔘餌之，其熱頭面先退，次退四肢，以及胸背，又數日甫退於腹，人皆詫其熱退之異．孟英謂熱伏既久，復爲半年之補藥，膩滯於其間，焉能一旦盡滌？其勢必漸清而漸去也．熱退既淨，溺亦有節，痰嗽遂蠲，餐加肌潤，而內障亦漸除矣．

2-42 胡季權의 아들 珍官이 겨우 6살인데 內障의 눈병이 있고 밤에 열이 나고 痰嗽가 있으며 소변이 많이 나왔다. 醫員이 아이가 傷할까 하여 滋補藥을 몇 달 복용시켰는데 병이 더 심해졌다. 孟英이 맥을 보니 右大하고 口渴에 舌苔가 누런색이니 말하기를 "伏熱이 肺에 있으니 淸解하여야 한다." 하였다. 다시 병의 원인을 캐묻고는 말하기를 "처음에 瘑疹이 있었는데 餘熱이 없어지기 전에 補藥을 너무 빨리 투여한 탓이다." 하고는 활석(滑石)·지모(知母)·천화분(天花粉)·상엽(桑葉)·백모근(白茅根)·비파엽(枇杷葉)·노근(蘆根)·동과자(冬瓜子)·행인(杏仁)으로 두 첩을 복용시키니 전신에 斑疹 덩어리가 透疹하고, 다시 두 첩을 투여하니 斑疹이 苔化되었다. 이어서 去滑石 加沙蔘하여 복용시키니 열이 頭面에서 부터 시작하여 四肢 및 胸背에서 물러나고 며칠 후에는 腹에서 열이 사라졌다. 사람들이 열이 차츰 사라지는 것을 기이하게 여겨 까닭을 물으니, 孟英이 말하기를 "熱伏이 오래되고 다시 반 년 간의 補藥이 그 사이 膩滯되었으니 어찌 하루아침에 다 씻어낼 수 있겠는가? 그 세력이 점차적으로 물러나는 것이다." 하였다. 열이 물러가고 소변이 정상으로 되니 痰嗽도 없어지고 식사를 하

게 되어 肌肉이 돋아나니 눈의 內障도 점차 사라졌다.

2-43 顧奏雲季秋患感, 醫作虛治, 補及旬日, 舌卷痙厥, 腰以下不能略動, 危在須臾. 所親石誦羲延孟英設死里求生之策, 察脈虛促欲絶. 先灌紫雪一錢, 隨溉犀角地黃湯二大劑服下. 厥雖止而舌腭滿黑, 目赤如鳩, 仍用前湯. 三日間計服犀角兩許, 黑苔漸退, 神識乃淸, 而呃忒頻作, 人猶疑其虛也. 孟英曰, 營熱雖解, 氣道未肅耳. 以犀角·元蔘·石花·連翹·銀花·竹茹·知母·花粉·貝母·竹葉爲方服之. 次日卽下黑韌矢甚多, 而呃忒止. 又三劑, 連解膠黑矢四次, 舌色始潤, 略進米飮, 腿能稍動, 而臀已磨穿矣. 與甘潤育陰藥, 續解黑矢又五次, 便溺之色始正. 投以滋養, 日漸向安. 已酉擧於鄕. 其弟翰雲, 患左脖間腫硬而疼, 暮熱溺赤, 舌絳而渴. 孟英按脈細數, (陰虛血熱.) 徑用西洋蔘·生地·麥冬·楝實·知母·花粉·銀花·連翹·甘草·黃柏等藥, 服旬餘而愈.

2-43 顧奏雲이 늦가을에 감기가 걸렸는데 의원이 虛症이라 하여 補法을 쓰기를 열흘이 되었다. 혀가 말려들고 痙厥이 생기며 허리 아래를 움직일 수 없으니 위험이 頃刻에 달렸다. 친구 되는 石誦羲가 孟英을 초빙하여 살려주기를 청하는지라, 孟英이 맥을 보니 虛促하며 끊어질 것 같아 먼저 紫雪丹 一錢을 투여하고 이어서 犀角地黃湯 두 첩을 쓰니 痙厥은 멎었으나 혀와 입안이 전부 검게 되고 눈은 비둘기 눈 같이 붉게 되어 같은 약을 계속 투여하였다. 사흘 간에 투여한 犀角이 한 냥이 되니 黑苔가 점차 벗겨지고 정신이 돌아왔으나 딸꾹질이 계속 나왔다. 사람들이 허한 것이라 하나, 孟英은 "營分의 熱은 풀렸으나 氣道가 아직 淸肅되지 않았다." 하고는 서각(犀角)·현삼(玄蔘)·석곡(石斛)·연교(連翹)·금은화(金銀花)·죽여(竹茹)·지모(知母)·천화분(天花粉)·패모(貝母)·죽엽(竹葉)으로 투약하니 다음날 검고 질긴 대변을 쏟아내면서 딸꾹질이 멎었다. 다시 세 첩을 복용하니 검고 질긴 대변을 네 차례 더 쏟아내고 舌色이 돌아오면서 미음을 먹고 下肢도 조금 움직일 수 있게 되었다. 그러나 둔부의 肌肉은 이미 말라버린지라 甘潤育陰藥을 주니 黑屎를 다시 다섯 차례 내고는 大小便의 색깔이 정상이 되고, 滋養劑를 투여하여 나날이 편안해졌다. 기유년(1849)에 고향으로 돌아갔다. 그의 동생 되는 翰雲이 왼쪽 사타구니가 붓고 아파서 저녁에 열이 나고 소변이 붉으며 혀는 붉고 갈증이 있었다. 孟英이 맥을 보니 脈細數(陰虛血熱)한지라 서양삼(西洋蔘)·생지황(生地黃)·맥문동(麥門冬)·연실(楝實)·지모(知母)·천화분(天花粉)·금은화(金銀花)·연교(連翹)·감초(甘草)·황벽(黃蘗) 등의 약을 투여하니 열흘이 되어 나았다.

2-44 康康侯司馬令郞爾九, 在玉環署中, 患心忡自汗, 氣短面赤, 霎時溲溺數十次, 澄澈如水. 醫僉謂虛, 補之日劇, 乃來省就孟英診焉. 左寸關數,

2-44 康康侯 司馬의 아들인 爾九가 玉環(현재의 浙江省 台州市)에 머물고 있었는데 가슴이 놀라 뛰고 땀이 나며 숨이 가쁘고 얼굴은 붉게 되며 비올 때는 물과 같이 맑은 소변이 수십 차례 나왔다. 의원들이 모두 虛症이라 하여 補하니 병세는 나날이 심해져 孟英을 초빙하여 보게 하였

右弦滑，心下似阻. 因作痰火阻氣，心熱移肺. 治用蛤殼·黃連·枳實·楝實·施覆·花粉·橘紅·杏仁·百合·絲瓜絡·冬瓜子·海蛇·荸薺·竹茹·竹瀝·梨汁等，出入爲方，服之良愈. 而司馬爲職守所羈，嘗患恙，函請孟英診視者數四，竟不克往，繼聞司馬於仲冬竟卒於甌，乃知病而得遇良手，原非偶然. 前歲遇而今歲不能致，豈非命也耶!

다. 左寸關脈數 右脈弦滑하고 心下가 막힌 듯 답답하니 痰火가 氣의 흐름을 막아서 心熱이 肺로 전이된 것이라 하고는 합각(蛤殼)·황련(黃連)·지실(枳實)·연실(楝實)·선복화(旋覆花)·천화분(天花粉)·귤홍(橘紅)·행인(杏仁)·백합(百合)·사과락(絲瓜絡)·동과자(冬瓜子)·해차(海蛇)·발제(葧臍)·죽여(竹茹)·죽력(竹瀝)·이즙(梨汁) 등을 복용시키니 좋아졌다. 司馬가 일찍이 병이 있었는데 주위 사람들이 孟英에게 진료를 받아보자 하였지만 직책에 매여 결국 가보지를 못했다. 들으니 사마가 한겨울에 甌에서 죽었다 한다. 병이 있어 좋은 의원을 만나보는 것도 우연이 아니다. 작년에 孟英을 만나보고도 금년에는 孟英에게 진료를 받지 못하였으니 어찌 운명이 아니겠는가?

• 痰火阻氣 心熱移肺하니 四象方의 荊防瀉白散 荊防導赤散 凉膈散火湯을 쓸 수 있다.

2-45 許自堂令孫子祉患感，延至秋杪，證交二十八日，諸醫束手. 渠伯母鮑玉士夫人，荐孟英診之，左部數，右手儼若魚翔，痰嗽氣促，自汗瘈瘲，苔色灰厚，渴無一息之停. 垂危若是，而皓首之祖·孀母·少妻，相依爲命，環乞拯救，甚可憫也. 孟英曰，据脈莫能下手，吾且竭力勉圖. 第恐一齊衆楚，信任不堅，則絶無可望之機矣. 其母長跽而言曰，唯君所命，雖砒鴆勿疑也. 於是，先以竹葉石膏湯加減. 至五劑，氣平嗽減，汗亦漸收，苔色轉黑，舌尖露絳，改投元蔘·生地·犀角·石膏·知母·花粉·竹葉·銀花等藥. 又五劑，瘈瘲漸減，舌絳漸退. 彼婦翁召羽士爲之拜斗，飛符噀水，鼓樂喧闐. 病者卽譫妄不安，神昏如醉，

2-45 許自堂의 손자가 감기에 걸려 늦가을까지 28일이나 병이 계속되니 의원들이 어찌 할 방도가 없었다. 그의 큰어머니인 鮑玉士 夫人이 孟英을 천거하여 진료를 보게 하였다. 左脈數하고 右脈이 魚翔脈같은데 痰嗽에 숨이 가쁘고 땀이 나며 팔다리가 움츠러들었다가 늘어지고(瘈瘲) 舌苔色이 灰厚하고 口渴이 있어 숨쉬기도 힘드니 극히 위급하였다. 백발의 할머니와 젊은 과부가 서로 의지하며 살아가는데 孟英을 둘러싸고 손자를 살려주기를 간구하니 그 광경이 정말 가련하였다. 孟英이 말하기를 "맥을 보니 손쓰기가 어려우나 내가 최선을 다할 것인데, 여러 사람들이 말이 많으면 나를 믿지 못하게 될 것인즉 그때는 정말로 가망이 없을 것이라." 하니, 그 어머니가 꿇어앉아 말하기를 "오직 선생님만 믿을 것이니 비록 비상(砒霜)과 짐독(鴆毒)을 주어도 의심치 않겠습니다." 하였다. 이리하여 먼저 竹葉石膏湯 加減方을 다섯 첩 투여하니 숨쉬기가 편안해지면서 痰嗽와 自汗이 줄고 舌苔가 검게 되고 舌尖은 빨갛게 되었다. 다시 方을 바꾸어 현삼(玄蔘)·생지황(生地黃)·서각(犀角)·석고(石膏)·지모(知母)·천화분(天花粉)·죽엽

羽士反爲嚇退. 夤夜速孟英視之, 與紫雪錢餘, 神卽淸爽. 仍用前方, 重加竹瀝, 服八劑, 始解黑如膠漆之大便, 而黑苔漸退, 右脈之至數始淸, 惟煩渴不減, 令其恣啖北梨, 舌才不燥, 痰出亦多. 又六劑, 舌色乃淡, 溲出管痛, 熱邪得從下行矣. 凡十二日之間, 共服大劑寒涼已二十四帖, 計用犀角三兩有奇, 而險浪始平. 續以前法緩制, 服六劑, 又解黑矢五次, 手足始知爲已有. 又五劑, 筋絡之振惕始定, 略能側臥, 囈語乃息, 漸進稀糜. 繼灌甘潤充其胃汁, (非此無以善其後.) 七八劑後, 渴止知饑, 脈皆和緩. 又浹旬, 穀食乃復. 又旬餘, 便溲之色始正. 前後共下黑矢四十餘次, 苔色亦淨. 授滋塡善後而康. 是役也, 凡同道曁許之族人戚友, 莫不以爲秋冬之交, 用藥偏寒. 況病延已久, 敗象畢呈, 苟不卽投峻補, 必致失手. 旣聞鮑夫人云, 歸許氏二十餘年, 目擊多人, 無不死於溫補, 此等病曾見之, 此等藥蓋未嘗聞也. 孰知如此之證, 有如此之治, 求之古案, 亦未前聞, 傳諸後賢, 亦難追步. 蓋學識可造, 而膽熱膽堅, 非人力所能及, 此孟英所以爲不世出之良醫也.

(竹葉)·금은화(金銀花) 등을 투여하여 다섯 첩에 이르니 瘈瘲이 줄면서 혀의 빨강색도 점차 풀어졌다. 할머니와 도사가 절을 하며 부적을 붙이고 물을 뿜으며 굿하는 소리가 시끄러우니 병자가 오히려 정신이 혼미하고 헛소리를 하며 불안해하여 도사를 꾸짖어 물리쳤다. 늦은 밤에 孟英이 와서 보고 紫雪丹 남은 것을 투여하니 정신이 맑아졌다. 다시 前方에 죽력(竹瀝)을 가하여 여덟 첩을 복용시키니 漆黑 같은 대변이 나오면서 黑苔가 물러나고 오른쪽의 至數脈도 안정되었다. 오직 煩渴이 줄지 않아 배를 마음대로 먹게 하여 舌潤하게 되니 痰 배출도 쉬워졌다. 여섯 첩을 복용하니 舌淡해지고 尿道가 뜨거워지고 소변이 나오면서 열이 아래로 빠져 나왔다. 12일 간에 寒涼藥을 쓴 것이 24첩이 되고 犀角만 3냥을 써서 위급하던 병세가 평안을 찾았다. 계속하여 前法을 緩和한 약제를 여섯 첩 복용하니 黑屎가 다섯 차례 나오면서 손발에 감각이 돌아오고, 다시 다섯 첩을 더 복용하니 근육의 떨림이 안정되고 옆으로 돌아누울 수 있으며 잠꼬대도 하고 점차 죽을 먹게 되었다. 甘潤藥 7·8첩으로 胃汁을 충실하게 하니 (이는 병후 조리를 하는 것이다.) 갈증이 멎고 배고픔도 알게 되고 맥이 和緩해져 열흘이 되니 음식을 전과 같이 먹게 되었다. 다시 열흘이 지나 대소변의 색이 돌아왔다. 黑屎를 모두 40차례나 쏟아내고 舌苔의 色이 맑아졌고 滋補하여 건강을 되찾았다. 이번 치료에 대하여 醫術을 業으로 하는 의원들과 친척, 친우들 모두가 가을과 겨울의 환절기에 用藥이 지나치게 偏寒하다 하고 또 병이 오래 되고 敗象이 나타났으니 峻補하지 아니하면 반드시 시기를 놓칠 것이라 하였다. 鮑夫人이 許氏 집에 왕래한 지가 20년이 넘었는데 그간에 溫補藥으로 죽어나가는 사람을 적지 않게 보았고 또 이와 같은 病證도 보았으나 이와 같은 用藥은 보지 못하였다. 이와 같은 병증에 이와 같은 치법을 사용한 적이 있는가 하여 古案을 보았으나 찾지 못하였고, 後學들에게 전해주더라도 이를 따르기는 어려울 것이다. 學識은 얻을 수 있으나 열성과 배짱은 사람의 힘으로 되는 것이 아니다. 이것

이 孟英이 不世出의 良醫인 까닭이다.

2-46 段春木秋杪患發熱, (外感溫邪.) 而腰痛腿痛如刀割, (眞陰內損.) 孟英視之, 略不紅腫, 脈至細數, (熱傷少陰,) 苔色黑燥, 溺赤便黑. 與西洋蔘·麥冬·生地·犀角·銀花·楝實·石斛·知母·甘草·竹瀝·蔗汁爲大劑投之. 熱漸退, 痛漸已, 惟舌絳無津. (陰虧也.) 仍與甘涼濡潤爲方. 數日後, 忽舌絳倍加, 燥及咽膈, 水飮不能下咽. 孟英曰, 眞陰涸竭, 藥難奏績矣. 然竊疑其何以小愈之後, 驟爾眞陰涸? 或者背予而服別藥乎? 繼其契友來詢云, 段死而舌出, 此曷故歟? 孟英聞之, 爽然大悟. 因撿『傷寒』女勞復之文示之, 其人頓足云良然. 彼於小愈後, 曾宿於外, 次日歸卽轉劇, 苟直陳不諱, 或尙可治? 孟英曰, 未必然也, 燒裩散·鼠矢湯, 皆從足少陰以逐邪, 不過熱邪襲入此經, 所謂陰陽易是也. 今少腹無絞痛之苦, 原非他人之病易於我, 眞是女勞之復, 以致眞陰枯涸, 更將何藥以驟復其眞陰哉! 然從此而女勞復與陰陽易, 一虛一實有定論, 不致混同而談治矣.

2-46 段春木이 늦가을에 열이 나고 (外感溫邪.) 허리와 허벅지가 칼로 베듯이 아팠다. (眞陰內損.) 孟英이 보니 紅腫하지는 않고 脈至細數하고 (熱傷少陰) 舌苔는 검게 말라 있고 소변은 붉고 대변은 검게 나와서 서양삼(西洋蔘)·맥문동(麥門冬)·생지황(生地黃)·서각(犀角)·금은화(金銀花)·연실(楝實)·석곡(石斛)·지모(知母)·감초(甘草)·죽력(竹瀝)·자즙(蔗汁)의 大劑를 투여하니 열과 통증이 점차 물러갔으나 계속 혀가 붉고 진액이 없어 (陰虧이다.) 甘涼濡潤藥을 투여하였다. 며칠 후 혀의 붉은 색이 더 심해지고 인후와 흉격까지 燥邪가 미쳐서 물도 삼킬 수가 없었다. 孟英이 말하기를 "眞陰이 모두 말랐으니 약효를 내기가 어렵다. 그런데 어찌 조금 나은 듯 하다가 다시 陰이 바르는가? 혹시나 모르게 다른 약을 먹는 게 아닌가?" 하였다. 그의 契 친구가 와서 자세히 말하기를 段이 혀를 내밀고 죽었다고 하면서 그 까닭을 물었다. 孟英이 이를 듣고 이것이 傷寒의 女勞復이라는 것을 확연히 깨달았다. 契 친구도 참으로 그러하다고 하였다. 段이 조금 나아지니 외박하고 다음날 돌아와서 갑자기 악화되었으니 만약 법도를 거스르지 않았으면 혹시 치료할 수 있지 않았을까? 孟英이 말하기를 "반드시 그렇지는 않다. 燒褌散 鼠屎湯이 모두 足少陰에서 邪氣를 몰아내는 것인데 이는 熱邪가 少陰에 들어온 것으로서 소위 말하는 陰陽易이다. 소복에 絞痛이 없었으니 다른 사람의 병이 옮겨온 것은 아니고, 女勞復으로 眞陰이 말라버린 것이니 무슨 약으로 眞陰을 보충할 수 있겠는가? 女勞復과 陰陽易은 하나는 虛證이고 다른 하나는 實證이니 혼동하여 治法을 論하지 말 것이다.

- 鼠屎: 入足厥陰肝經 厥陰血分의 病을 治한다.
- 女勞復은 眞陰이 허하여 오는 虛證.
- 陰陽易은 男女 사이에 轉變되는 實證의 傷寒. 『傷寒論』 傷寒新差後 入房 陰腫入腹絞痛

2-47 顧升庵參軍之仲郎, 久

2-47 顧升庵 參軍의 둘째 아들이 의심이 많고 무서움증이

患多疑善恐，(痰之見證.) 不出房者數年矣. 食則不肯與人共案，臥則須人防護，寡言善笑，(熱之見證.) 時或遺精，多醫廣藥，略無寸效. 孟英切脈甚滑數，(脈與證合.) 與元蔘·丹蔘·竹黃·竹茹·丹皮·黃連·花粉·梔子·海蛇·荸薺爲劑，(從痰火治.) 送服當歸龍薈丸. 四帖卽能出署觀劇，游淨慈而登吳山. 參軍大喜，以爲神治. 次年爲之配室.

있어 방에서만 지낸 지가 수년이 되었다. 식사 때면 다른 사람과 같이 먹으려 하지 않고 잠잘 때는 누군가 옆에서 지켜주어야 했다. (痰證이 나타난 것이다.) 말이 없고 웃기를 잘하며 간혹 遺精이 있었다. (熱證이 나타난 것이다.) 의원들이 여러 약을 썼지만 조금도 효과가 없었다. 孟英이 脈을 보니 甚滑數하여, (脈과 證이 일치한다.) 현삼(玄蔘)·단삼(丹蔘)·죽황(竹黃)·죽여(竹茹)·목단피(牧丹皮)·황련(黃連)·천화분(天花粉)·치자(梔子)·해차(海蛇)·흑삼릉(黑三稜)을 當歸龍薈丸과 (痰火를 治하는 法이다.) 같이 복용시키니 네 첩에 연극을 보고 淨慈寺에 나가 놀며 吳山에도 오르게 되었다. 參軍이 크게 기뻐하며 神治라 찬탄하였고, 이듬해에는 결혼을 하였다.

2-48 陳某偶患溏泄，所親鮑繼仲云，餘往歲患瀉，治不中肯，延逾半載，几爲所困. 今秋患此，服孟英方，數劑霍然，故服藥不可不愼也，盍延孟英視之. 陳因中表二人皆知醫，招而視之，以爲省便，輒投以溫補健脾之藥，數日後瀉果減. (熱得補而不行.) 而發熱昏痙，咽喉黑腐. 其居停瞿穎山，疑病變太速，囑其請援於孟英. 孟英診曰，遲矣! 病起泄瀉，何必爲寒，正是伏邪自尋出路，而溫補以固留之，自然內陷厥陰，不可救藥. 果卽殞焉. 繼有高小垞孝廉令弟雨生，因食蟹患瀉，黃某用大劑溫補藥，瀉果止，而頸筋痠痛，舌絳嘔渴，口氣甚臭. 孟英持脈沈數，曰，食蟹而後瀉，會逢其適耳. 脈證如斯，理應淸潤. 奈病人自畏涼藥，復質於吳某，亦主溫補. 服及旬日，昏痙舌黑而斃!

2-48 陳某가 溏泄을 앓는데 그의 親友되는 鮑繼仲이 말하기를 "내가 지난해에 설사증이 있어 치료를 받았으나 효과가 없었고 반년이나 끌어 어려운 지경에 이르렀다. 금년 가을에 다시 이런 병증이 있어 孟英의 약을 몇 첩 먹고 나았으니 약은 신중하지 않을 수 없다. 孟英에게 치료를 받아 봄이 어떤가?" 하였다. 그러나 陳의 사촌 두 사람이 모두 의술을 좀 아는지라 그들을 불러 보이는 것이 편리하다 하여 바로 溫補健脾藥을 지어 먹었다. 며칠 후 설사는 줄었으나 열이 나고 정신이 혼미하고 경련이 있으면서 인후가 검게 썩은 듯하였다. (熱이 補를 얻어 빠지지 않는 것이다.) 陳이 머물고 있던 집주인 瞿穎山이 病變이 너무 빠른 것을 의아하게 여겨 孟英에게 도움을 청하였다. 孟英이 보더니 "이미 늦었다. 설사병이 어찌 寒症만 있을 것인가? 이는 伏邪가 나오는 것인데 溫補藥으로 막으니 안에서 厥陰症으로 된 것으로 약으로 구할 수가 없다." 하였는데 과연 죽었다. 高小垞 孝廉의 동생 되는 雨生이 게를 먹고 설사가 있었는데 黃某가 溫補藥을 크게 투여하니 설사는 멎었으나 근육이 경련하고 시큰거리며 아프고 혀는 붉게 되고 갈증이 나면서 口臭가 심하였다. 孟英이 脈을 보니 沈數한지라 말하기를 "게를 먹고 설사가 났는데 脈이 이와 같으니 마땅히 淸潤하여야 한다." 하였다. 병자가 凉藥을 꺼리

는지라 吳某에게 다시 물으니 溫補藥을 주장하여 먹은 지 열흘에 昏痙舌黑하여 죽었다.

- 『東醫壽世保元』에 少陽人 纏喉風이 잇다. 少陽人이 內發咽喉하며 外腫項頰者를 일러서 纏喉風이라 하니 二三日內에 殺人이 最急이라. 輕者는 當用 凉膈散火湯 陽毒白虎湯이라.

2-49 金某久患脘痛, 按之漉漉有聲, 便秘溲赤, 口渴苔黃, 杳不知饑, 絶粒五日, 諸藥下咽, 傾吐無餘. 孟英察脈沈弱而弦. 用海蛇·荸薺各四兩煮湯飮之, 俓不吐, 痛亦大減. 繼以此湯煎高麗蔘·黃連·楝實·延胡·梔子·枳椇·石斛·竹茹·柿蔕等藥, 送服當歸龍薈丸. 旬日而安. 續與春澤湯調補收績. 蓋其人善飮而嗜瓜果以成疾也. (眉批, 此肝氣挾痰飮上逆也. 緣素嗜瓜果, 胃陽久傷, 故於平肝滌飮之中, 加蔘以扶胃氣.)

2-49 金某가 오랫동안 脘痛이 있었는데 눌러보면 물소리가 나며 변비에 소변은 붉게 나오고 갈증에 舌苔가 누렇고 배고픔을 몰라 밥을 안 먹은 지 닷새가 되고 약을 먹으면 삼킬 수가 없어 바로 토하였다. 孟英이 보니 脈沈弱而弦하여 해차(海蛇)·흑삼릉(黑三稜)을 각 4냥을 끓여 먹게 하니 토하지 않게 되고 통증도 크게 줄었다. 계속하여 이 약에다가 고려삼(高麗蔘)·황련(黃連)·연실(楝實)·현호색(玄胡索)·치자(梔子)·지구(枳椇)·석곡(石斛)·죽여(竹茹)·시체(柿蔕) 등의 약을 더하여 當歸龍薈丸과 같이 복용시키니 열흘만에 편안해졌다. 이어서 春澤湯(五苓散 加 人蔘)으로 調補하였다. 이는 그 사람이 음료와 참외 같은 것을 좋아하여 생긴 병이기 때문이다.

肝氣가 停飮에 겹쳐서 上逆한 것이다. 평소에 참외 같은 것을 좋아하여 胃陽이 傷한 것이니 平肝滌飮藥에 人蔘을 더하여 胃氣를 돋운 것이다.

2-50 喬有南年三十九歲, 患牝瘧二旬. 醫治罔效. 所親徐和圃疑爲伏暑, 迓孟英往診. 脈微無神, 倦臥奄奄, 便秘半月, 溺赤不饑, 痰多口甘, 稍呷米飮, 必揉胸槌背而始下, 苔色黑膩而有蒙茸之象. 乃曰, 此精·氣·神三者交虛之證, 不可與時行伏暑晩發同年而語也. 幸前手之藥, 法主運中, 尙無大害. 與蔘·朮·桂·附·沈香拌炒熟地·鹿角·石英·蓯·杞·歸·茯·杜衝·棗仁·菟絲·山茱·橘皮·霞天曲·胡桃肉等, 出入爲大

2-50 喬有南이 나이 39세인데 牝瘧을 앓은 지 20일에 의원의 치료도 소용이 없었다. 그의 친우 되는 徐和圃가 伏暑를 의심하여 孟英에게 와서 보아 줄 것을 청하였다. 孟英이 보니 脈이 미약하여 神氣가 없으며 웅크리고 누워서 절절매는데 便秘가 된 지 보름이 지나고 소변이 붉고 배고픔도 모르고 痰이 많은데 입에서 단맛이 났다. 또 미음이라도 조금 마시면 속이 쓰리고 등짝이 아프며 설사하고 검은 색의 끈끈한 舌苔가 생기면서 혓바늘이 마구 돋았다. 孟英이 말하기를 "이는 精氣神 삼자가 모두 虛한 것으로 지금 늦게 유행하는 伏暑와 같이 볼 수는 없다. 다행히 전에 쓴 약이 법도에 맞아 크게 해는 없다." 하고는 인삼(人蔘)·백출(白朮)·육계(肉桂)·부자(附子)·침향반초숙지황(沈

劑, 投十餘帖, 寒後始有熱, 而苔色乃退, 口不作渴, 甘淡亦日少, 粥食漸加, 卽裁桂·附·白朮, 加石斛, 又服七劑, 解黑燥大便甚多, 凡不更衣者, 四旬二日矣. 寒熱亦斷, 安谷溲澄而竟愈. 或謂先生嘗呰人溫補之非, 何一旦放手而大用? 孟英曰, 溫補亦治病之一法, 何可廢也. 第用較少耳. 世之醫者, 眼不識病, 僅知此法可以媚富貴之人, 動手輒用, 殺人無算, 豈非將古人活人之方, 翻爲誤世之藥, 可不痛恨耶!

香拌炒熟地黃)·녹각(鹿角)·석영(石英)·육종용(肉蓯蓉)·구기자(枸杞子)·당귀(當歸)·복령(茯苓)·두충(杜衝)·산조인(酸棗仁)·토사자(菟絲子)·산수유(山茱萸)·귤피(橘皮)·하천곡(霞天粬)·호도육(胡桃肉) 등을 넣어 大劑를 만들어 열 첩을 투약하니 춥다가 비로소 열이 나며 舌苔가 물러가고 목도 마르지 않고 단맛 나는 痰도 나날이 감소하여 죽을 먹게 되었다. 육계(肉桂)·부자(附子)·백출(白朮)의 양을 조절하고 石斛을 가하여 일곱 첩을 복용하니 검고 마른 大便을 다량 쏟아내었다. 대변을 못 본 지가 42일이나 되었다. 寒熱往來도 없어지고 식사를 하게 되면서 소변이 맑아지고 병이 나았다. 或者가 말하기를 "선생께서는 항상 사람들이 溫補藥을 쓰는 것을 비판하시더니 어찌 이리 溫補藥을 크게 쓰십니까?" 하니 孟英이 말하기를 "溫補法도 역시 治法 중의 하나이니 어찌 버리겠는가? 다만 그 쓰임새가 적을 뿐이다. 세상의 의원들이 병은 보지 못하고 溫補法만 알아서 부귀한 사람들을 홀려 쉽게 쓰니 죽어나가는 사람이 수도 없이 많다. 古人의 세상을 살리는 방이 세상을 그릇되게 하는 약으로 되었으니 참으로 통탄할 일이 아니겠는가?" 하였다.

2-51 陳嫗患牝瘧月餘, 腹脹便秘, 噯多不饑, 口淡脈滑. 孟英主連·朴·橘·貝·杏·茹·旋·菀·枇·蒺爲方, 數劑卽瘳. (眉批, 此與前案虛實相反, 正可對看.)

2-51 陳 할머니가 牝瘧을 앓은 지 한 달이 넘었는데 腹脹과 便秘가 있으면서 트림이 자주 나는데 배고프지 아니하고 口淡脈滑하였다. 孟英이 황련(黃連)·후박(厚朴)·귤피(橘皮)·패모(貝母)·행인(杏仁)·죽여(竹茹)·선복화(旋覆花)·자완(紫菀)·비파엽(枇杷葉)·백질려(白蒺藜)로 처방을 하여 몇 첩을 먹으니 나았다.

이 醫案은 앞의 醫案과 虛實이 相反되니 앞과 비교해서 볼 것이다.

2-52 孟英治其令弟季傑之簉室, 因夜間未寐, 侵晨飮酒解寒, 適見人爭誶, 卽覺心跳欲吐, 家人疑其醉也, 而欲吐不出, 氣卽奔逆如喘, 且肢麻手握, 語言難出. 又疑爲急痧而

2-52 孟英이 동생 되는 季杰의 妾室을 치료하였다. 妾室이 야간에 잠이 덜 깬 상태에서 추워서 추위를 풀려고 술을 마셨다. 이때 사람들이 욕하면서 싸우는 것을 보니 가슴이 두근거려 吐하려고 하니 집안사람들은 취하였다고 생각하였다. 吐는 나오지 않고 氣逆하여 천식과 같이 되며

欲刺之，孟英聞而視之，脈象弦駛．曰，夜坐陽升，飮醇則肝陽益浮，見人争誶，是驚則氣更上逆，不可刺也．灌以蘇合香丸一顆，下咽卽瘥．(眉批，此當是痰閉氣結之故，蘇合丸辛香通氣故愈．若是肝浮氣逆，益以香竄之藥，安能愈乎?)

사지가 마비되고 손은 꽉 쥔 상태로서 말을 하려고 하나 말이 나오지 않았다. 사람들이 急痧를 의심하여 침을 놓으려 하였다. 孟英이 이를 듣고 와서 보아 脈象弦駛하니 말하기를 "밤중에 일어나 양기가 오르는데 술을 마시니 肝陽은 더욱 上浮하게 되었다. 여기에 사람들이 싸우는 것을 보니 놀라서 기가 逆上한 것으로서 침을 놓아서는 안 된다." 하고 蘇合香丸 한 알을 먹이니 즉시 차도가 있었다.

이것은 痰閉氣結의 탓으로 蘇合丸의 辛香으로 通氣한 것이다. 이와 같이 肝浮氣逆에 香竄한 藥을 주면 어찌 낫겠는가?

2-53 黃履吉截瘧後患浮腫，趙某聞其體素虛，切其脈弦細，遂用溫補，馴至呃忒不休，氣衝碍臥，飮食不進，勢瀕於危，請孟英決其及返餘杭否? 孟英曰，脈雖弦細而有力，子必誤服溫補矣．肯服吾藥，猶可無恐．因與栝蔞·薤白合小陷胸·橘皮竹茹湯，加柿蔕·施覆·蘇子·香附·赭石·紫菀·杷葉爲方．四劑而瘳．

2-53 黃履吉이 학질을 앓은 후에 浮腫이 생겼는데 趙某가 그의 體質이 평소에 虛하고 脈이 弦細하여 溫補劑를 투약하였더니, 딸꾹질이 그치지를 않고 氣逆하여 잠을 잘 수가 없고 음식도 먹지를 못하여 병세가 자못 위급하였다. 그리하여 孟英에게 餘杭으로 돌아와 병을 보아주기를 청하였다. 孟英이 보더니 말하기를 "脈이 弦細有力하니 반드시 溫補劑를 잘못 먹었을 것이라. 내가 지어주는 약을 먹는다면 걱정할 것이 없겠다." 하고 瓜蔞薤白合小陷胸 橘皮竹茹湯 加 柿蔕 旋覆花 蘇子 香附子 代赭石 紫菀 枇杷葉으로 방을 지어 네 첩을 투여하니 나았다.

2-54 吳馥齋室人，春間娩子不育，汛事亦未一行，偶患嘔吐發熱，眩暈心嘈，大解溏泄，口渴溲痛，或疑其娠，或疑爲損．孟英診曰，産及一載，而經不至，腹不脹，脈弦緩，非娠非損，乃血虛痰滞而感冬溫也．以羚羊·淡豉·竹茹·白薇·梔子·杷葉·知母·葱白·花粉投之．三劑熱退吐止，去葱·豉·羚羊，加生地·甘草·橘皮，調之而愈．

2-54 吳馥齋의 부인이 봄에 아이를 낳았는데 젖을 먹이지 아니하여도 월경이 나오지 않고 열이 나면서 토하고 어지러우며 가슴이 메슥거리고 설사하며 갈증과 小便痛이 있으니 혹시 姙娠인가 또 落胎가 되지 않았는지 의구심이 들었다. 孟英이 보더니 "출산 1년이 되었는데 월경이 없고 배가 불러오지 않으며 脈弦緩하니 姙娠도 아니고 落胎가 된 것도 아니다. 이는 血虛痰滯한 데다가 冬溫에 걸린 것이라." 하고는 영양각(羚羊角)·담두시(淡豆豉)·죽여(竹茹)·백미(白薇)·치자(梔子)·비파엽(枇杷葉)·지모(知母)·총백(葱白)·천화분(天花粉)으로 투약하니 세 첩에 熱이 내리고 吐가 멎었다. 다시 去 葱豉 羚羊角 加 生地黃 甘草 橘皮로 조리하여 나았다.

2-55 盛犀林廣文之仆，患血

2-55 盛犀林 廣文이 血痢를 앓아 가을부터 겨울이 되기까

痢, 自秋徂冬, 半年罔效. 孟英察脈細弱, 而口乾, 腰膝痠疼, 與鹿角霜·蓯蓉·枸杞·杜衝·菟絲·續斷·血餘·石脂·木瓜·砂仁末炒熟地黃, 十餘劑而痊.

지 반 년 간 약을 썼으나 차도가 없었다. 孟英이 보니 脈細弱하고 입이 마르며 腰膝痠痛하여 녹각상(鹿角霜)·육종용(肉蓯蓉)·구기자(枸杞子)·두충(杜衝)·토사자(菟絲子)·속단(續斷)·혈여탄(血餘炭)·적석지(赤石脂)·목과(木瓜)·사인말초숙지황(砂仁末炒熟地黃) 열 첩으로 나았다.

2-56 徐月巖室, 患周身痲木, 四肢癱瘓, 口苦而渴, 痰冷如氷, 氣逆欲嘔, 汛愆腹脹, 頻飮極熱薑湯, 似乎暢適, 深秋延至季冬, 服藥不愈. 孟英診脈沈弦而數. 曰, 溺熱如火乎? 間有發厥乎? 病者唯唯. 遂以雪羹·旋·赭·梔·楝·茹·斛·知母·花粉·桑枝·羚羊·橄欖·蛤殼爲方, 送下當歸龍薈丸. 服之遞效, 二十劑卽能起榻, 乃去羚·赭, 加西洋蔘·生地·蓯蓉·藕. 投之漸愈.

2-56 徐月巖의 부인이 周身痲木 四肢癱瘓 口苦而渴 痰冷如氷 氣逆欲嘔하면서 월경이 없고 腹脹하니 여러 번 뜨거운 生薑湯을 먹었다. 처음에는 좀 시원하게 뚫리는 것 같았으나 늦가을에서 초겨울에 이르기까지 약을 먹었으나 별 차도가 없었다. 孟英이 脈을 보니 沈弦而數하여 말하기를 "소변이 뜨겁지 아니한가? 그러면서 간혹 손발이 차가워지지 않는가?" 하니 병자가 그렇다고 하였다. 이에 흑삼릉(黑三稜)·선복화(旋覆花)·대자석(代赭石)·치자(梔子)·천련자(川楝子)·죽여(竹茹)·석곡(石斛)·지모(知母)·천화분(天花粉)·상지(桑枝)·영양각(羚羊角)·감람(橄欖)·해합각(海蛤殼)으로 방을 만들어 當歸龍薈丸과 같이 투여하니 효과가 있어 20첩을 먹고 나니 침상에서 일어날 수가 있었다. 이어서 영양각(羚羊角)과 대자석(代赭石)을 빼고 서양삼(西洋蔘)·생지황(生地黃)·육종용(肉蓯蓉)·우절(藕節)을 가하여 복용하니 점차 나았다.

2-57 張肖江妹, 暮冬患感. 朱某進溫散數服, 病日劇. 比孟英視之, 目瞪不語, 面赤氣逆, 晝夜需人抱坐, 四日不着枕矣. 乃冬溫挾痰, 誤提而氣不肅降也. 以旋·赭·杏·貝·花粉·茅根·冬瓜子·紫菀·薤白·蔞仁·蘇子·石菖蒲·竹瀝爲劑, 蘆菔湯煎. 三帖大便行而能臥矣, 自言胸中迷悶. 改用小陷胸合三子養親, 加沙蔘·知母·旋·貝·竹茹·枇杷葉. 數劑熱退, 知饑而愈.

2-57 張肖江의 누이가 늦겨울에 감기에 걸렸는데 朱某가 溫散藥 몇 첩을 복용시키니 병이 더욱 심해졌다. 孟英을 초빙하여 보니 환자는 눈을 바로 뜨고 말을 하지 못하는데 面赤氣逆하여 일하는 사람이 밤낮으로 부축하여야 하니 나흘 간이나 침상에 눕지를 못하였다. 孟英이 이는 冬溫挾痰에 약을 잘못 투여하여 肺氣가 肅降이 안 되는 것이라 하고는 선복화(旋覆花)·대자석(代赭石)·행인(杏仁)·패모(貝母)·천화분(天花粉)·백모근(白茅根)·동과자(冬瓜子)·자와(紫菀)·해백(薤白)·과루인(瓜蔞仁)·소자(蘇子)·석창포(石菖蒲)·죽력(竹瀝)으로 방을 만들고 노복(蘆菔)으로 탕전하여 복용시키니 세 첩에 대변이 통하고 자리에 누울 수 있었다. 병자가 가슴이 답답하다 하여 小陷胸湯 合 三子養親湯 加 沙蔘 知母 旋覆花 貝母 竹茹 枇杷葉을 몇 첩 투여하니

열이 물러가고 배가 고파지면서 병이 나았다.

2-58 嗣有王炳華之子患感, 葉某用溫散藥, 而氣逆碍臥. 四明老醫王秉衡, 作腎虛不能納氣治, 連服大劑溫補, 喘嗽益劇, 面浮跗腫, 抬肩自汗, 大渴脇痛. 乞治於孟英, 已半月不交睫矣. 診其脈右部弦大而强, 舌根黑苔如煤者兩條, 面黎形瘦, 幸而大解溏泄, 得能消受許多誤藥. 徑與旋·赭·黃連·枳實·栝蔞·蘇子·杏仁·紫菀·生石膏·蘆菔汁. 六大劑始能就枕, 而大渴不止, 脘腹反形痞脹, 按之堅痛, 乃去旋·赭, 少加白芥子·半夏·薤白. 兼令日啖北梨數十枚. 服旬日, 胸腹皆舒, 苔色盡退, 唯嗽未已. 改用西洋蔘·杏·貝·蘆根·知母·冬瓜子·花粉·柿霜·杷葉·竹瀝. 十許劑嗽止, 而跗腫渴瀉, 亦皆霍然矣. 凡啖梨三百餘斤, 聞者莫不詫異.

2-58 嗣有 王炳華의 아들이 감기에 걸렸는데 葉某가 溫散藥을 쓰니 氣逆하여 누울 수가 없었다. 四明老醫 王炳衡이 腎虛不能納氣라 하며 이를 치료한다 하여 溫補藥 大劑를 연달아서 복용시키니 喘嗽가 더욱 심해지고 얼굴과 발목이 부우면서 어깨를 들썩이고 땀이 흘러내리며 갈증이 심하고 옆구리가 아팠다. 孟英에게 치료를 부탁하였는데 이때는 이미 보름이나 잠을 자지 못하였다. 右脈을 보니 弦大而强하고 舌根에는 煤煙 같은 黑苔가 두 줄 뻗어 있었다. 얼굴은 검고 형체가 말랐는데 다행히 설사가 있어 여러 잘못된 약을 받아들일 수는 있었다. 이에 선복화(旋覆花)·대자석(代赭石)·황련(黃連)·지실(枳實)·괄루(括蔞)·소자(蘇子)·행인(杏仁)·자완(紫菀)·생석고(生石膏)·노복즙(蘆菔汁)으로 6첩을 복약시키니 잠을 잘 수가 있었다. 계속 갈증이 나고 脘腹이 痞脹한데 누르면 堅痛이 있어 선복화(旋覆花)·대자석(代赭石)을 빼고 백개자(白芥子)·반하(半夏)·해백(薤白)을 넣어 복약시키면서 아울러서 배(北梨)를 매일 수십 알 먹도록 하였다. 열흘이 지나니 胸腹이 편안해지고 黑苔가 모두 물러갔으나 기침은 남아 있었다. 다시 서양삼(西洋蔘)·행인(杏仁)·패모(貝母)·노근(蘆根)·지모(知母)·동과자(冬瓜子)·천화분(天花粉)·시상(柿霜)·비파엽(枇杷葉)·죽력(竹瀝)으로 열 첩을 복용시키니 기침이 멎고 부종 갈증 설사가 확연히 좋아졌다. 이후 배 300근 남짓을 먹고 나으니 이를 듣는 사람은 모두 기이하게 생각하지 않는 사람이 없었다.

王氏醫案續編 卷三

原名 仁術志

杭州 王士雄孟英 醫案
趙夢齡菊齋 續輯

3-1 丙午春，高漢芳患滯下色醬，日數十行，年已七十七歲. 自去秋以來，漸形疲憊，即服補藥，馴致見痢. 黃某徑用溫補，勢乃劇. 延孟英診之，右脈弦細芤遲，(脈虛證實.) 口渴溲澀，時時面赤自汗. 乃吸受暑邪，誤作虛治，幸其所稟極堅，尙能轉痢. 一誤再誤，邪愈盛而正反虛矣. 以白頭翁湯加蔘·朮·銀花·芩·芍·楝·斛·延胡. 二劑即減，五劑而安. 繼與調補，竟得霍然. 後三載，以他疾終.

3-1 병오년(1846) 봄 高漢芳이 滯下가 생겼는데 대변의 색이 간장같이 검었다. 연세 77세로 지난 가을 이래 점차 형색이 피로하여 보약을 먹고는 바로 설사를 하게 된 것이다. 黃某가 溫補藥을 썼는데 병세가 자못 위험하였다. 孟英이 진맥을 하니 右脈이 弦細芤遲하고 口渴尿澀하며 때때로 面赤自汗하니 이는 暑邪에 感受된(脈虛證實) 것을 虛治로 잘못한 것이라. 다행히 환자의 체질이 강건하여 설사를 한 것인데 재차 삼차 약을 잘못 투여하여 邪氣는 더욱 성하고 正氣는 반대로 허하여진 것이다. 이에 白頭翁 加 人蔘 白朮 金銀花 黃芩 芍藥 石斛 延胡索 두 첩을 투여하니 즉시 병세가 감하여지고 다섯 첩에 편안해졌다. 이어 조리하니 마침내 나았다. 3년 후에 다른 병으로 세상을 마쳤다.

3-2 葉書三侄女適朱氏，上年四月分娩. 七月患赤痢，其家謂産後之病，不敢服藥. 延至今春，肌消膝軟，見食欲嘔. 書三迓孟英診之，左細軟，右滑數，伏暑爲病，幸未誤藥. 與沙蔘·陳倉米·歸·芍·續斷·木瓜·扁豆·連·斛·石蓮·荷蒂·柿蒂·枇杷葉·橘皮爲方，送駐車丸而愈.

3-2 葉書의 셋째 조카가 朱氏에게 시집을 갔는데 다음해 4월에 분만하고는 7월에 赤痢를 앓았다. 집안에서는 산후병으로 여겨 복약을 하지 않았다. 금년 봄에 이르러 肌肉이 마르고 구역질이 나니 葉書가 세 번이나 孟英을 청하였다. 孟英이 보니 左脈細弦 右脈滑數하니 伏暑가 병이 된 것인데 다행히 誤藥을 한 적이 없는지라. 사삼(沙蔘)·진창미(陳倉米)·당귀(當歸)·작약(芍藥)·속단(續斷)·목과(木瓜)·편두(扁豆)·황련(黃連)·석곡(石斛)·석련자(石蓮子)·하체(荷蔕)·시체(柿蔕)·비파엽(枇杷葉)·귤피(橘皮)로 약방을 만들고 駐車丸을 送服토록 하니 병이 나았다.

3-3 鄭芷塘令岳母，年逾花

3-3 鄭芷塘의 장모가 연세 화갑인데 仲春에 오른쪽 手足

甲. 仲春患右手足不遂, 舌蹇不語, 面赤便秘. 醫與疏風不效, 第四日延診於孟英. 右洪滑, 左弦數, 爲陽明腑實之候. 疏石菖蒲·膽星·知母·花粉·枳實·蔞仁·秦艽·施覆·麻仁·竹瀝爲方. 或慮便瀉欲脫, 置不敢用. 而不知古人中臟宜下之臟字, 乃府字之訛. 柯氏云, 讀書無眼, 病患無命, 此之謂也. 延至二旬, 病勢危急. 芷塘浼童秋門復懇孟英視之. 苔裂舌絳, 米飮不沾, 腹脹息粗, 陰津欲竭, 非急下不可也. 卽以前方加大黃四錢絞汁服, (急下存陰合法.) 連下黑矢五次, 舌蹇頓減, 漸啜稀糜, 乃去大黃, 加西洋蔘·生地·麥冬·丹皮·薄荷. (滋陰生津尤合法.) 服五劑, 復更衣, 語言乃淸, 專用甘涼充津滌熱, 又旬日舌色始淡, 納谷如常. 改以滋陰, 漸收全績, 逾三載聞以他疾終.

이 不遂하고 혀가 뻣뻣하여 말을 못하고 얼굴이 붉어지며 便秘가 있어 의원이 疏風藥을 투여하였으나 효과가 없었다. 나흘이 되어 孟英을 청하여 孟英이 보니 右脈洪滑 左脈弦數하여 陽明腑實證이라. 석창포(石菖蒲)·담남성(膽南星)·지모(知母)·천화분(天花粉)·지실(枳實)·괄루인(栝樓仁)·진교(秦艽)·선복화(旋覆花)·마자인(麻子仁)·죽력(竹瀝)으로 약방을 만들어 주었다. 그런데 집안사람들이 이 약을 복용하면 설사나고 陽氣欲脫이 될까 우려하여 감히 약방을 쓸 수가 없었다. 이는 古人의 "中臟宜下"의 臟이 腑의 뜻인 것을 몰랐던 것이다. 柯氏가 말하는 讀書無眼 病人無命(글을 보는 안목이 없으면 병자의 목숨이 위태롭다)은 바로 이를 두고 하는 말이다. 스무날이 지나 병세가 위급하여 芷堂이 아이를 秋門으로 보내 孟英에게 보아주기를 간절히 청하였다. 孟英이 보니 혀가 빨강색인데 舌苔는 갈라져 있어 미음도 삼키지 못하며 腹脹하고 숨을 거칠게 쉬니 陰液이 盡竭하여 急下하지 않으면 안 되게 되었다. 바로 前方에다가 大黃 넉 돈의 즙을 짜 넣고 마시게 하니 검은 변을 다섯 차례나 쏟아내었다. (急下存陰으로 법도에 맞는 것이다.) 이내 舌蹇이 풀리고 묽은 죽을 조금씩 먹게 되었다. 대황(大黃)을 빼고 서양삼(西洋蔘)·생지황(生地黃)·맥문동(麥門冬)·목단피(牧丹皮)·박하(薄荷) (滋陰生津으로 더욱 법도에 맞는 것이다.) 다섯 첩을 복약하고 다시 변을 보니 語言이 맑아졌다. 다시 甘凉藥으로 充津滌熱하여 열흘이 지나니 舌色이 淡해지고 식사도 예전과 같이 하게 되었다. 다시 滋陰藥으로 바꾸어 주니 점차 전과 같이 기력을 회복하였다. 3년이 지나 다른 병으로 세상을 떠났다는 소식이 들려왔다.

3-4 章養雲室患感, 適遇猝驚. 黃·包二醫, 皆主溫補, 乃至昏譫痙厥, 勢極危殆. 棺衾成備, 無生望矣. 所親陳仰山聞之, 謂云, 去秋顧奏雲之恙, 僅存一息, 得孟英救愈, 子盍圖之? 章遂求診於孟英. 證交三十八日, 脈至細數無倫, (陰

3-4 章養雲의 처가 감기에 걸렸는데 갑자기 놀랐다. 黃·包 두 醫員이 溫補藥을 주로 사용하였는데 정신이 혼미하고 헛소리를 하며 痙厥에 이르러 병세가 극히 위태로우니 관과 수의를 모두 갖추고 살기를 바랄 수가 없게 되었다. 아버지인 陳仰山이 이를 듣고는 말하기를 "지난 가을부터 딸이 아프다는 애기를 들었는데 이제껏 간신히 숨이 붙어 있다 하니 孟英에게 구해달라고 자네가 애기해보게나." 하여

將竭矣.) 兩手拘攣, (肝無血養.) 宛如角弓之反張, 痰升自汗, 渴飮苔黃, 面赤臀穿, 晝夜不能合眼. 先與犀·羚·貝·斛·元蔘·連翹·知母·花粉·膽星·牛黃·鼈甲·珍珠·竹黃·竹葉·竹瀝·竹茹爲方. 三劑, 兩手漸柔, 汗亦漸收. 又五劑, 熱退痰降, 脈較和, 而自言自答, 日夜不休. 乃去羚·斛·珠·黃, 加西洋蔘·生地, 大块朱砂兩許. (太多.) 服之聒絮不減, 或疑爲癲, 似有搖惑之意. 孟英恐其再誤, 囑邀許芷卿商之. 芷卿極言治法之絲絲入扣, 復於方中加青黛·龍·牡. (熱在心而用肝腎藥, 宜乎不效.) 服二劑, 仍喋喋不已. 孟英苦思數四, 徑於前方加木通一錢, (眉批, 用木通精當. 凡心經蘊熱用犀角·黃連等藥, 必兼木通, 其效乃捷, 以能引心經之熱從小腸出也.) 投匕卽效. 次日病者自云, 前此小溲業已通暢, 不甚覺熱, 昨藥服後, 似有一團熱氣從心頭直趨於下, 由溺而泄. 從此神氣安謐, 粥食漸加, 兩腿能動, 大解亦堅. 忽咽腫大痛, 水飮不下. 孟英曰, 餘火上炎也. 仍與前方, 更吹錫類散而安. 唯臀瘡未斂, 腿痛不已, 乃下焦氣血傷殘, 改用蔘·芪·歸·芍·生地·合歡·山藥·麥冬·牛膝·石斛·木瓜·桑枝·藕肉, 數服痛止餐加, 又與峻補生肌而愈.

章養雲이 孟英에게 보아주기를 청하였다. 병세가 이미 38일이 지나 脈은 細數無倫하고 (陰이 없어지려는 맥이다.) 兩手拘攣하여 角弓反張이 완연하고 (肝이 血養을 하지 못한다.) 痰이 오르고 땀이 나고 갈증으로 물을 많이 마시며 舌苔는 누렇게 되고 面赤에 욕창까지 있으니 밤낮으로 잠들지 못하였다. 먼저 서각(犀角)·영양각(羚羊角)·패모(貝母)·석곡(石斛)·현삼(玄蔘)·연교(連翹)·지모(知母)·천화분(天花粉)·담남성(膽南星)·우황(牛黃)·별갑(鼈甲)·진주(珍珠)·죽황(竹黃)·죽엽(竹葉)·죽여(竹茹)·죽력(竹瀝)으로 약방을 지어 세 첩을 투여하니 양손이 점차 풀리면서 땀이 들어갔다. 다시 다섯 첩을 먹이니 熱이 물러가고 담이 내리면서 脈이 調和되었는데 이번에는 밤낮없이 주절거리게 되었다. 이에 영양각(羚羊角)·석곡(石斛)·진주(珍珠)·죽황(竹黃)을 빼고 서양삼(西洋蔘)·생지황(生地黃)과 주사(朱砂)를 큰 덩어리로 한 냥 넘게(太多.) 넣었다. 약을 먹어도 주절거리는 것이 줄지 않아 或者는 癲證이 난 것이 아닌지 의심하였다. 搖惑의 기미가 나타나 孟英이 다시 잘못을 범할까 염려되어 許芷卿을 불러 상의하였다. 芷卿이 약효는 서서히 나타난다고 말하니, 孟英이 방 중에 다시 청대(青黛)·모려(牡蠣)를 넣고 두 첩을 먹여도 주절거림이 멎지 않았다. (熱在心인데 肝腎藥을 쓰니 어찌 효과가 있겠는가?) 孟英이 몇 번 고심하고는 전방에다가 목통(木通) 一錢을 가하니 투약 즉시 효과가 있었다. 다음날 병자가 말하기를 "지난 번에 소변이 通暢하였을 때에는 몸의 열기가 뜨겁게 느껴지지 않았는데, 어제 밤에 약을 먹고는 한 덩어리의 갇힌 열기가 가슴으로부터 아래로 쭉 빠지면서 소변을 따라 빠져 나갔습니다." 하였다. 이후로는 정신이 안정되고 죽과 밥을 점차 먹게 되니 양 다리를 움직이게 되었으나 대변은 그대로 단단하였다. 갑자기 목이 붓고 아파서 물도 넘길 수 없게 되니 孟英이 餘火上炎이라 말하고는 石類散을 불어 넣으니 편안해졌다. 오직 둔부의 욕창이 수렴되지 않아 다리가 여전히 아프고 下焦의 氣血이 傷한 것이 남아 있어 인삼(人蔘)·황기(黃芪)·당귀(當歸)·작약(芍藥)·생지황

(生地黃)·합환피(合歡皮)·산약(山藥)·맥문동(麥門冬)·우슬(牛膝)·석곡(石斛)·목과(木瓜)·상지(桑枝)·우육(藕肉)을 몇 차례 복약하니 통증이 멎고 식사량도 늘어났다. 다시 峻補生肌하여 병이 나았다.

溫病에 잘못 補하여 살아난 자 없는데 孟英의 뛰어난 의술은 前人이 밝히지 못한 것을 일구어 내었다. 木通을 쓴 것은 정말로 精微하다. 心經蘊熱에는 犀角 黃連 등의 약을 쓰나 반드시 木通이 들어가야 약효가 빠르다. 이는 心經의 熱을 小腸으로 빼내는 것이다.

3-5 吳醖香孝廉三令嫒患感, 諸醫首以升散, 繼進溫補, 至三月下旬, 證交三十五日. 昏痙譫語, 六晝夜不交睫, 旬日不沾米飮. 許芷卿視之, 儼似養雲室證, 卽拉孟英曁顧聽泉·趙笛樓會診. 脈弦滑而微數, 齒不能開, 窺其舌縮苔垢. 孟英曰, 尖雖卷, 色猶紅潤, 且二便不秘, 尙有一線生機未絶也. 揆其受病原不甚重, 只因謬治逾月, 誤藥醖成大證, 勢雖危險, 吾儕當竭力援之, 第勿再犯一味悖藥, 事或有濟. 醖香頗極信從. 孟英復詢其服事婢媪曰, 病已逾月, 腰以下得毋有磨壞之虞乎? 皆曰, 無之. 惟數日前易其所遺, 略有血漬, 必月事之不愆也. 孟英頗疑之, 囑其再易之時, 留心細察. 疏方以犀角四錢, 石菖蒲二錢, 貝母二兩, 整块朱砂兩許(朱砂不宜入煎劑.), 竹瀝碗許, 佐以竹葉·竹黃·知母·花粉·元蔘·施覆·絲瓜絡·葦莖·銀花·鼈甲. (眉批, 非此大劑不足以起垂危之證.), 調下紫雪

3-5 吳醖香 孝廉의 셋째 딸이 감기에 걸려 뭇 의원들이 升散藥을 먼저 쓰고 계속하여 溫補藥을 주니 3월 하순이 되었는데 병증이 교차한 지 35일째라. 정신이 혼미하고 경련이 있으며 헛소리를 하니 엿새째 잠에 들지 못하고 미음도 먹을 수가 없었다. 許芷卿이 보니 章養雲의 처의 증세와 비슷하였다. 바로 孟英과 顧聽泉, 趙笛樓를 같이 불러와서 진찰을 하였다. 脈이 弦滑微數하고 입을 벌릴 수가 없는데 치아 틈새로 보니 舌卷苔垢하였다. 孟英이 말하기를 "舌尖卷하나 色이 紅潤하고 대소변이 막히지 않았으니 아직 生氣가 끊어진 것은 아니다. 병이 처음 생겼을 때에는 원래 심하지 않았는데 한 달을 넘어 잘못 치료하고 약을 잘못 써서 큰 병이 되었다. 병세가 비록 위험하나 우리들이 협력하여 병을 구원할 것이니 다시 하나라도 잘못된 약을 먹으면 안 된다. 그러면 혹시라도 구할 수 있는 방편이 생길 수도 있다." 하니 醖香이 믿고 따랐다. 孟英이 다시 병 시중을 드는 사람에게 묻기를 "병이 한 달이 넘었는데 허리 아래로 무슨 이상한 일이 없었는가?" 하니, 모두들 "별일이 없습니다. 며칠 전에 속옷을 갈아입혔는데 피 흔적이 있으니 필히 월경을 거르지는 않은 것 같습니다."고 하였다. 孟英이 심히 의심이 들어 다음 번에 갈아입힐 때에 유심히 보도록 부탁하였다. 약방을 만드는데 서각(犀角) 넉 돈, 석창포(石菖蒲) 두 돈, 패모(貝母) 두 냥, 반듯한 주사(朱砂) 한 냥 정도 (朱砂는 煎湯에 넣지 않는다.) 죽력(竹瀝) 한 종발로 하고, 죽엽(竹葉)·죽황(竹黃)·죽여(竹

丹. 次日諸君復會, 渠母徐夫人郎云, 王君明視隔垣, 小女腰下果已磨穿, 糜潰如枰, 婢媼粗忽, 竟未之知也. 昨藥服後, 證亦少減. 孟英仍主原方. 四服後夜始眠, 痙才息, 舌甫伸, 苔乃黑. 孟英於前方去鼈甲·朱砂·菖蒲, 加生地·梔子. 數服後苔轉黃, 大便黑如膠漆, 且有痰色, 蓋從前大解黃色, 似乎無甚大熱, 不知熱由補藥所釀, 滞於腸胃曲折之地, 而不能下行, 勢必薰蒸於上, 致有內陷入藏之逆也. 黑矢下而神識漸淸, 餘熱復從氣分而達, 痰嗽不爽, 右脈滑搏. 孟英主用竹葉石膏湯加減. 四劑漸安, 而外患痛楚, 徹夜呻吟, 雖敷以珠黃, 滋以甘潤, 未能向愈. 孟英令以大蟾蜍治淨煮湯, 煎育陰充液之藥服之. 果痛止肌生, 眠食漸進, 汛事如期而瘳. 冬間適張舟甫之子爲室. 或疑其病雖愈, 而過餌涼藥, 恐難受孕. 迨戊申夏, 已得子矣.

茹)·지모(知母)·천화분(天花粉)·현삼(玄蔘)·선복화(旋覆花)·사죽락(絲瓜絡)·위경(葦莖)·금은화(金銀花)·별갑(鼈甲)을 佐藥으로 하여 紫雪丹과 같이 복약하게 하였다. 다음날 모두 모여 회의를 하는데, 시중 드는 사람의 우두머리인 徐夫人이 말하기를 "王 의원님이 잘 보셨습니다. 病人의 아랫도리가 과연 헐어서 쟁반과 같습니다. 아래 하인들이 소홀히 하여 미처 몰랐습니다. 간밤에 약을 먹고는 병세가 조금 줄어들었습니다." 하였다. 孟英이 前方 그대로 네 첩을 더 쓰니 밤이 되어 잠이 들고 경련도 멈추고 말렸던 혀가 펴지고 舌苔가 검게 되었다. 孟英이 前方에서 별갑(鼈甲)·주사(朱砂)·창포(菖蒲)를 빼고 생지황(生地黃)·치자(梔子)를 가하여 몇 첩 복용시키니 舌苔가 누렇게 변하면서 대변은 膠漆과 같이 검던 것이 점차 痰色으로 되었다. 이내 대변이 황색으로 바뀌면서 大熱은 없는 것 같았다. 열이 補藥에서 생긴 것인지는 알 수 없으나 열이 腸胃에 쌓여 下行할 수 없으므로 臟에 內陷되어 위로 薰蒸한 것이다. 黑屎가 내려감에 따라 정신이 맑아지나 餘熱이 氣分으로 나오고 痰嗽가 깨끗이 사라지지 않고 右脈滑搏하니 孟英이 竹葉石膏湯加減方으로 네 첩을 투여하여 점차 편안해졌다. 그러나 身痛으로 밤새 呻吟하니 珠黃을 붙이고 甘潤藥으로 滋養하나 통증이 멎지 않았다. 孟英이 大蟾蜍治淨煮湯으로 育陰充液藥을 煎湯하여 복용케 하니 통증이 멎고 肌肉이 살아났다. 잠과 식사가 점차 늘어남에 따라 월경도 정상으로 돌아오게 되어 병이 나았다. 겨울에 張舟甫의 아들에게 시집을 갔다. 或者는 병이 비록 나았으나 凉藥을 지나치게 먹어서 임신할 수 있을까 염려하는 사람도 있었지만 무신년(1848) 여름에 아들을 낳았다.

이와 같은 大劑가 아니었으면 위험한 병증에서 살아날 수 없었으리라.

3-6 吳醖香之仆吳森, 在越患感, 旋杭日鼻衄數升, 苔黃大渴, 脈滑而洪, 孟英投白虎湯二帖而安. 遽食肥甘, 復發

3-6 吳醖香의 奴僕 吳森이 越에서 감기가 걸려 杭州로 돌아온 날 코피를 여러 되 흘리고 苔黃大渴 脈滑而洪하니 孟英이 白虎湯 두 첩을 주니 편안해졌다. 그런데 갑자기 기

壯熱，脘悶昏倦，孟英以枳實梔豉湯而瘥．數日後，又昏沈欲寐，發熱自汗，舌絳溺澀，仍求孟英診之．左尺細數而芤，右尺洪大，是女勞復也．研詰之果然．與大劑滋陰清熱藥，呑豭鼠矢而愈．

름진 음식을 먹으니 壯熱이 다시 나면서 脘悶昏倦하니 孟英이 枳實梔豉湯을 투약하여 차도가 있었다. 며칠 후 정신이 혼미하여 누우려 하고 열이 나며 땀을 흘리고 혀가 뻣뻣해지고 소변이 나오지 않으니 孟英에게 진찰을 청하였다. 左尺脈 細數而芤 右尺脈 洪大하니 女勞復이라. 물어보니 과연 그러한지라, 大劑 滋陰清熱藥을 주어 豭鼠屎와 같이 먹게 하니 나았다.

3-7 王月鋤令媳，於庙見時忽目偏左視，揚手妄言，諸親駴然，詰其婢媵，素無此恙，速孟英視之．脈弦滑而微數，苔黃脘悶．蓋時雖春暮，天氣酷熱，兼以勞則火升，挾其素有之痰而使然也．與犀·羚·梔·翹·元蔘·丹蔘·薄荷·花粉，送礞石滾痰丸．三服而痰下神清．改投清養遂愈，次年卽誕子．

3-7 王月鋤의 딸이 廟堂에서 갑자기 눈이 왼쪽으로 돌아가고 손을 휘저으며 헛소리를 하였다. 여러 친척들이 놀라서 그 하녀에게 물어보니 하녀가 원래 이런 증세가 없었다고 답하였다. 급히 孟英에게 보이니 脈弦滑而微數 苔黃脘悶하였다. 때는 비록 봄날 저녁이나 원래 痰이 있고 날씨가 뜨거운 데다 피로가 겹친즉 火升한 것이라. 서각(犀角)·영양각(羚羊角)·치자(梔子)·연교(連翹)·현삼(玄蔘)·박하(薄荷)·천화분(天花粉)을 礞石滾痰丸과 같이 복약시키니 세 첩에 痰이 내려가고 정신이 맑아졌다. 다시 淸養藥으로 바꾸어 주니 병이 나았다. 그리고는 이듬해에 아들을 낳았다.

3-8 一婦患證年餘，藥治罔效．初夏延孟英視之，發熱甚於未申，足冷須以火烘，痰須苔黃，間有讝語，渴飲無汗．亟令撤去火盆，以生附子搗貼涌泉穴，且囑恣啖梨·蔗，方用人蔘白虎湯投之．七帖而年餘之熱盡退，繼與養陰藥而瘳．

3-8 어떤 부인이 병을 일 년 넘어 앓았는데 약이 소용이 없었다. 초여름에 孟英을 초빙하여 보았는데, 熱이 未申時에 심하고 발이 시려 불을 쪼여야 했다. 또 痰嗽가 나고 설태가 누렇게 되며 간혹 헛소리를 하며 갈증으로 물을 많이 마시나 땀은 나지 않았다. 바로 화로 불을 빼고, 湧泉穴에 生附子를 갈아 붙이고 배즙을 마음껏 먹게 하고는 人蔘白虎湯을 투여하였다. 일곱 첩이 들어가니 1년을 끌던 열이 물러나고, 계속 養陰藥을 써서 나았다.

3-9 單小園巡檢，患右脇痛．醫與溫運藥，病益甚，至於音瘖不能出聲，仰臥不能反側，坐起則氣逆如奔，便溺不行，湯飲不進者已三日矣．孟英診其脈沈而弦．與施覆·赭石·薤白·蔞仁·連·夏·茹·貝·枳實·紫菀，加雪羹服之．一劑知，數劑愈．

3-9 單小園 巡檢이 오른쪽 옆구리가 아픈데 醫員이 溫運藥을 주니 병이 더 심해졌다. 말을 할 수도 없고, 누우면 돌아누울 수가 없고, 앉고 일어나 氣逆이 치밀고, 대소변이 막히고, 물도 못 먹게 된 지 사흘이 되었다. 孟英이 脈을 보니 沈而弦한지라, 선복화(旋覆花)·대자석(代赭石)·해백(薤白)·괄루인(栝樓仁)·연교(連翹)·반하(半夏)·죽여(竹茹)·패모(貝母)·지실(枳實)·자완(紫菀)에 설갱(雪羹: 흑삼릉)을

가하여 주니 한 첩에 차도가 있고 몇 첩을 더 쓰니 나았다.

3-10 一婦患帶下腰疼, 足心如烙, 不能移步. 孟英投大劑甘露飮而瘳.

3-10 어떤 婦人이 滯下가 생겼는데 허리가 아프고 足心이 뜨거워 걸을 수 없으니, 孟英이 甘露飮을 大劑로 투여하여 나았다.

3-11 趙子善令愛, 患發熱嘔吐, 口渴便秘, 而年甫三齡, 不能自言病苦. 孟英視其舌微絳, 而苔却乾黃. 因與海蛇·鼠矢·竹茹·知母·花粉·杏·貝·梔·斛之藥. 二劑果下未化宿食, 色醬粘膩. 設投俗尙溫燥消導法, 必致陰竭而亡. 繼往維揚, 孟英臨別贈言, 謂其體質勿宜溫補. 次年患病, 果爲蔘·朮殞命. 惜哉!

3-11 趙子善의 딸이 熱이 나며 吐하고 입이 마르며 便秘가 있으나, 이제 세 살인지라 그 괴로움을 말로 표현할 수가 없었다. 孟英이 舌微絳 苔色乾黃한 것을 보고, 해차(海蛇)·서시(鼠屎)·죽여(竹茹)·지모(知母)·천화분(天花粉)·행인(杏仁)·패모(貝母)·치자(梔子)·석곡(石斛)으로 약을 지어 두 첩을 먹이니 소화되지 않은 宿食便을 보는데 색이 간장과 같고 끈적이었다. 만약에 시중에서 하듯이 溫燥消導法을 사용하였다면 필히 陰竭亡陰하였으리라. 孟英이 떠날 때에 이 법도를 잘 지키도록 하라면서 이 아이의 체질로 보아 溫補를 하면 안 된다고 하였다. 이듬해에 병에 걸렸는데 인삼(人蔘)·백출(白朮)을 써서 죽으니 참으로 안타깝다.

- 鼠屎: 入足厥陰肝經. 厥陰血分의 病을 治한다.
- 少陽人의 체질이니 人蔘 白朮을 忌한다.

3-12 許某於醉飽後, 腹中脹悶, 大便不行, 自恃强壯, 仍飮酒食肉. 二日後腹痛, 猶疑爲寒, 又飮火酒, 兼吸洋煙, 幷小溲不通矣. 繼而大渴引飮, 飮而卽吐, 而起居如常也. 四朝走懇孟英診之. 脈促歇止, 滿舌黃苔, 極其穢膩, 而體豊肉顫, 證頗可危. 因婉言告之曰, 不過停食耳, 且飮山楂神曲湯可也. 午後始覺指冷倦怠, 尙能坐轎出城, 到家氣逆, 夜分痰升. 比曉, 胸腹額上俱脹裂而死, 蓋知下之不及, 故不與藥也.

3-12 許某가 배불리 취한 후에 腹中脹悶하고 대변이 나오지 않는데 신체 건장한 것을 믿고 계속 飮酒 食肉하였다. 이틀 후에 복통이 있는데 추위 때문인가 하고 다시 火酒를 마시고 담배를 피우니 소변도 나오지 않게 되었다. 이어서 大渴引飮하여 마시면 바로 吐하는데 생활은 불편하지 않았다. 나흘째 아침에 孟英에게 바로 가서 진찰을 받았다. 促脈에 간혹 멎고 舌苔는 누렇고 냄새가 심한데 몸이 불어나고 근육이 떨리니 병세가 위험하였다. 완곡히 돌려 말하기를 "먹는 것을 끊고 山楂神麴湯을 마시라." 하고는 돌려보냈다. 오후에 과연 사지가 싸늘해지면서 늘어지는데, 가마를 타고 성문 밖의 집으로 돌아가니 氣가 치밀어 오르고, 밤에는 痰을 몇 되나 토하고, 아침에 胸腹額上이 모두 脹裂하여 죽었다. 孟英이 이미 손을 쓸 수 없는 것을 알고는

약을 주지 않은 것이다.

3-13 何新之亦儒醫也．患感旬日，胡士揚診謂勢欲內陷，舉家皇皇．渠表弟沈悅亭亦茂才．亦工岐黃，而心折於孟英，因拉視之．呃忒苔膩，便秘痰多，心下拒按，持其脈右手洪大滑數．與小陷胸，加沙參·菖·貝·菀·薤·茹·杏·旋·杷之劑，數帖而安．繼以甘涼，二旬後得大解而瘥．何乃執柯，爲王·沈聯姻婭焉．

3-13 何新之 역시 儒醫인데 감기가 걸린 지 열흘이 되었다. 胡士揚이 진찰하고는 말하기를 병세가 內陷하려 한다고 하니 집안사람들이 모두 걱정하였다. 表弟 되는 沈悅亭 茂才가 의학에 밝은지라 孟英을 청하여 모셔왔다. 딸꾹질이 나고 舌苔가 膩하며 便秘痰多 心下拒按한데 脈을 보니 右手洪大滑數한지라 小陷胸湯 加 沙參 菖蒲 貝母 紫菀 薤白 竹茹 杏仁 旋覆花 枇杷葉으로 약방을 지어주니 몇 첩에 편안해졌다. 이어서 甘涼藥을 주니 20일 후에 대변이 풀어지면서 나았다. 이에 何가 중매가 되어 王氏와 沈氏가 사돈의 연을 맺었다.

3-14 翁氏婦患目疾，自春徂夏，治不能瘳，漸至腹中痞脹，痛不可當，食不能下，便秘形消．孟英視之，乃肝鬱痰滯而誤補以致殆也．脈弦數而滑，與金鈴子散合雪羹煎，吞當歸龍薈丸暨礞石滾痰丸．三投即效，服至二十餘日，各恙皆蠲，眠食如舊．

3-14 翁氏 婦人이 眼疾이 생겼는데 봄부터 여름이 물러갈 때까지 치료하였으나 낫지 아니하였다. 점점 腹中이 痞脹한데 통증을 참을 수가 없고, 소화도 되지 않으며 변비에 형체가 말라갔다. 孟英이 보더니 肝鬱痰滯한데 잘못 補藥을 써서 이 지경이 된 것이라 하였다. 脈弦滑數하니 金鈴子散合雪羹煎으로 當歸龍薈丸 礞石滾痰丸을 투여하니 세 첩에 바로 효과가 있었다. 20여 일 복약하자 모든 아픈 것이 사라지고, 잠과 식사도 예전같이 하게 되었다.

3-15 仲夏瘄疹流行，幼科執用套藥，夭札實多．有王子能參軍所親楚人劉某，僅一子甫五齡，陸某見其瘄点不綻，連進檉柳等藥，壯熱無汗，面赤靜臥，二便不行．參軍聞其殆，遲孟英視之．投犀羚白虎湯而轉機．陸某力阻石膏不可再餌，仍進溫散，以至氣喘痰升．復加麻黃八分，欲圖定喘，而喘汗瀕危，二便復秘．（麻黃定喘，乃方脈中感受風寒之證施之，瘄疹何其不通．）再懇孟英救之．投白虎加西洋參·竹葉而愈．繼有房氏子亦爲陸某誤

3-15 한여름에 痲疹이 유행하는데 소아과 의원들이 日常藥을 사용하여 죽는 아이들이 많았다. 王子能 參軍의 친척되는 楚人 劉某가 다섯 살 된 아들이 하나 있는데, 陸某 醫員이 아이가 痲疹不透하니 檉柳 등을 잇달아서 투여하니 壯熱이 나는데 땀은 나지 않고 얼굴이 붉게 되며 가만히 누워 있고 대소변이 통하지 아니하였다. 參軍이 위태함을 알고는 孟英을 초빙하여 보게 하여 犀角白虎湯을 투여하니 병세가 호전되었다. 陸某가 石膏를 다시 복용하는 것을 극력 말리고, 溫散藥을 주니 氣喘痰升하여 다시 麻黃 8分을 가하여 定喘하려 했으나 喘汗이 더욱 심하게 되어 위험한 지경에 이르렀다. (麻黃으로 定喘하는 것은 風寒證에 쓰는 것인데 痲疹에 쓰니 어찌 통하겠는가?) 대소변이 다시 막히니 孟英에게 재차 구해주기를 간청하였다. 孟英이 白虎 加 西

用溫散致劇，痰喘便秘，口渴神昏，溲碧肢瘛．孟英與大劑白虎湯，加犀角·元蔘·竹葉·木通，調紫雪．四帖而始安．(眉批，疹爲陽邪，乃肺胃濕熱所致．初宜辛涼發散，令其盡出，不宜驟用寒涼，恐氷伏熱邪，不能發出也，繼卽宜大清肺胃之藥，以解餘毒，從未有溫散之法．至麻黃尤爲禁劑，何兒科之憒憒也!)

洋蔘 竹葉을 주니 나았다. 房氏의 아들이 있었는데, 陸某가 溫散藥을 誤用하여 병세가 극에 달하여 입이 마르고 정신이 혼미하며 소변이 푸르스름하고 팔다리가 瘈瘲하니 孟英이 大劑의 白虎湯 加 犀角 玄蔘 竹葉 木通을 紫雪丹과 같이 투여하니 네 첩에 비로소 편안해졌다.

痲疹은 陽邪로서 肺胃濕熱한 까닭이다. 처음에는 辛涼發散하여 透疹시킬 것이다. 갑자기 寒涼藥을 써서는 안 되니, 이는 寒涼한 기운이 熱邪를 잠복시켜 透疹을 못하게 하는 것을 염려함이라. 다음에는 淸肺胃藥으로 餘邪를 제거해야 한다. 여기에 溫散法이라는 것은 없고, 麻黃은 더욱 써서는 안 되는 약이다. 이렇게 藥 쓰는 이는 생각만 해도 괘씸하구나.

3-16 李新畬仲郎，痞未齊而痰嗽氣喘，(疹中應有之證.) 苔色白滑，小溲不赤．或主犀角地黃湯加紫雪，熱在氣而淸其肝，故不效．服而不效，延孟英診之．右脈洪滑而口渴，脈證相符．乃天時酷熱，暑邪薄肺，挾其素有之痰而阻其治節，所以氣機不行，而疹不能達，苔不能化，溺不能赤也．溫散大忌，涼血亦非．與竹葉石膏湯合葦莖，加杏·菀·旋·杷·海石．投之氣平疹透，苔退舌紅，小溲亦赤，數日而愈．(眉批，治疹原以淸肺爲第一義.)

3-16 李信畬의 둘째 아들이 痲疹이 낫지 않았는데 痰嗽와 氣喘이 있고 (痲疹에 응당 있는 病證이다.) 舌苔가 綠白滑한데 小便은 붉지 않았다. 어떤 醫員이 犀角地黃湯 加 紫雪丹을 주었으나 효과가 없었다. 熱이 氣分에 있는데 淸肝藥을 쓰니 효과가 없는 것이다. 孟英을 초빙하여 진찰을 받으니 右脈洪滑하며 입이 말랐다. (脈證相符하다.) 때는 날씨가 매우 더워서 暑熱이 肺로 들어가니 病者가 원래 痰이 있는데 肺의 治節을 막으니 氣機不行하여 痲疹이 透達하지 못하고 小便赤化가 안 된 것이다. 溫散法을 써서는 안 되며 涼血法도 아니라. 竹葉石膏湯 合 葦莖 加 杏仁 紫菀 旋覆花 枇杷葉 海石을 투여하니 氣가 和平해지고 痲疹이 透達되면서 舌苔가 없어지고 혀는 붉게 되며 소변이 붉게 나오면서 수일 만에 나았다.

痲疹의 治法은 淸肺가 우선이다.

3-17 杭城溫元帥，例於五月十六日出巡遣疫．有魏氏女者，家住河橋之北，會過其門，將及天曉，適有髮頭陀，由門前趨過，瞥見之大爲驚駴，注目視之，知爲僧也，遂亦釋然．而次日卽不知饑，眩暈便秘．醫謂神虛，投補數帖，反致時

3-17 杭城 溫元帥가 5월 16일에 평상시와 같이 痲疹이 발생한 곳을 돌아보고 있었다. 魏氏 여자가 있었는데 사는 곳은 橫河橋 북쪽이라. 동틀 무렵에 橫河橋를 지나치는데 마침 머리 기른 승려가 橫河橋에서 뛰어나와 맞닥뜨리니 깜짝 놀랐다. 자세히 보니 승려라 의심이 풀어졌다. 다음날이 되니 배가 고프지 아니하고 머리가 어지러우면서 便祕가 생겼다. 의원이 神氣가 虛하다 하며 補藥 몇 첩을 투여

欲昏厥. (不問何證, 概投溫補, 何其愚耶?) 更醫作中風治, 勢益甚. 旬日後, 孟英持其脈弦伏而滑, 胸腹無脹悶之苦, 旬餘不更衣, 是驚則氣亂, 挾痰逆升, 正仲聖所謂厥應下者, 應下其痰與氣也. 以旋·赭·梔·連·雪羹·楝·貝·金箔·竹瀝·菔汁爲方, 幷以鐵器燒紅淬醋, 令吸其氣. 二劑厥止, 旬日而瘳.

하였는데 오히려 때때로 昏厥하니 (병증을 보지도 않고 보약을 투여하니 이런 어리석음이 있는가?) 의원이 다시 中風으로 치료하여 병세가 더 심해졌다. 열흘이 지나 孟英이 脈을 보니 弦伏而滑하나 胸腹에 脹悶은 없고 열흘 간 大便이 不通하였다. 이는 驚則氣亂 挾痰逆升이라 仲景이 말하는 厥者는 마땅히 下해야 하는데 痰과 氣를 같이 下시켜야 하는 것이라. 선복화(旋覆花)·대자석(代赭石)·치자(梔子)·황련(黃連)·설갱(雪羹)·천련자(川楝子)·패모(貝母)·금박(金箔)·죽력(竹瀝)·무즙으로 약방을 만들고 이 약 복용과 같이 철기에 끓인 식초 기운을 들이마시게 하니 두 첩에 厥證이 멎고 열흘이 지나 나았다.

3-18 某嫗年六十餘, 患腰腿串痛, 聞譽聲卽兩腿筋掣不可耐, 且必二三十次, 臥榻數載, 諸藥罔效. 孟英察脈沈弦, 苔膩便秘, 亦廣服溫補而致病日劇也. 與雪羹·羚·楝·膽星·橘絡·竹瀝·絲瓜絡, 呑礞石滾痰丸及當歸龍薈丸. 四劑, 大瀉數十次, 臭韌異常, 筋掣卽已. 乃去二丸, 加梔·連·羊藿. 服六劑, 卽健飯而可扶掖以行矣. (眉批, 此人初病, 必系血虛不足以養肝, 因妄服溫補, 以致積痰蘊熱, 膠固不開. 孟英治法, 亦是救藥誤爲多, 愈後必繼以滋養血液之藥, 方收全功.)

3-18 어떤 할머니가 예순이 넘었는데 허리와 허벅지가 꿰뚫듯이 아팠다. 큰 소리를 들으면 양 허벅다리가 떨리며 통증을 참을 수 없으니 이런 일이 하루에도 수십 차례 있는데, 병상에 누운 지 몇 년이 지나도 여러 약들이 효과가 없었다. 孟英이 보니 脈沈弦하고 舌苔膩하고 便秘가 있으니 이는 溫補藥을 많이 먹어 병증이 더 심해진 것이다. 설갱(雪羹)·영양각(羚羊角)·천련자(川楝子)·담남성(膽南星)·귤락(橘絡)·죽력(竹瀝)·사과락(絲瓜絡)과 같이 礞石滾痰丸 當歸龍薈丸을 투여하니 네 첩에 설사를 수십 차례 하는데 그 냄새가 독하였다. 그리고는 다리 근육의 筋掣가 멎었다. 다시 礞石滾痰丸 當歸龍薈丸을 빼고 치자(梔子)·황련(黃連)·음양곽(淫羊藿)을 加하여 여섯 첩을 복약하고는 식사를 하고 부축을 받아 걷게 되었다.

이 사람은 병이 처음 생겼을 때에 필히 血虛로서 養肝血해야 하는데, 溫補藥을 마구 먹으니 積痰蘊熱이 뭉쳐 풀어지지 않은 것이다. 孟英의 치법은 약을 잘못 쓴 것을 구한 사례가 많다. 병이 나은 후에도 養血하여 마무리하니 치법이 참으로 온당하다.

3-19 姚令輿令郎, 痦後兩腿筋掣, 臥則更痛. 幼科作風治而愈劇. (不通.) 孟英以犀角·生地·木通·豆卷·葳蕤·桑枝·丹

3-19 姚令輿의 아들이 痲疹 후에 양 허벅지에 筋掣가 있는데 누우면 통증이 더욱 심하였다. 소아과 의원이 風證으로 치료하였으나 (治法이 맞지 않는다.) 더욱 심해졌다. 孟英이 서각(犀角)·생지황(生地黃)·목통(木通)·대두황권(大豆

皮·梔子·絲瓜絡，投之而效．(眉批， 此疹後血爲熱毒所耗，不足以養肝也．與前證大略相同，特未受溫補之累耳．)

黃卷)·위유(萎蕤)·상지(桑枝)·목단피(牧丹皮)·치자(梔子)·사과락(絲瓜絡)을 투여하여 나았다.

이는 痲疹 후에 血이 熱毒으로 消耗되어 養肝을 못하는 까닭이다. 앞의 병증과 비슷하나 溫補藥을 잘못 쓰지는 않은 경우이다.

3-20 徐艮生室， 年四十餘，於酷暑之時患疒(昔)， 所親沈悅亭連與淸解，不能刹其勢．爲邀孟英視之．體厚痰多，脈甚滑數，揚擲譫妄，舌絳面赤，渴飮便澀．乃與大劑白虎加犀角·元蔘·銀花·花粉·貝母·竹黃·竹葉·竹茹·竹瀝，送滾痰丸．服後大便下如膠漆，脈證漸和，數日後去丸藥，其勢復劇，甚至發厥，仍加丸藥乃平．如是者三次，險浪始息．悅亭復以白金丸滌其膈下留痰， 續用甘涼濡潤法，充津液而搜餘熱，漸以告愈．(眉批，此大實證也，非峻攻不愈.)

3-20 徐艮生의 妻가 나이 마흔인데 酷暑의 때에 痲疹을 앓았다. 그 아버지 되는 沈悅亭이 연달아 淸解法을 사용했으나 병세를 누그러뜨릴 수가 없어, 孟英을 초빙하여 보게 하였다. 病人이 體格이 살찌고 痰이 많으며 脈은 甚滑數하고 양손을 휘두르며 헛소리를 하고 혀와 얼굴이 붉으며 갈증으로 물을 많이 마시나 변비가 있으니 大劑의 白虎湯 加犀角 玄蔘 金銀花 天花粉 貝母 竹黃 竹葉 竹瀝을 滾痰丸과 같이 투여하니 복용 후에 膠漆 같은 대변이 나오며 병세가 좀 완화되었다. 며칠 후에 滾痰丸을 뺐더니 다시 병세가 살아나서 厥證까지 發하였다. 다시 滾痰丸을 가하니 병세가 가라앉았다. 이와 같이 세 번을 반복하여 위험한 고비가 넘어갔다. 悅亭이 白金丸으로 膈下의 留痰을 씻어내고, 이어서 甘涼濡潤藥으로 餘熱을 없애어 점차 병이 나았다.

이와 같은 大實證에는 峻攻藥이 아니면 병이 낫지 않는다.

3-21 沈新予令岳母，陡患昏厥， 速孟英視之． 病者樓居，酷熱如蒸．因曰，此陰虛肝陽素盛之體，暑邪吸入包絡，亟宜移榻淸涼之地，隨以紫雪丹一錢，新汲水調下可安．而病者自言手足已受縲紲， 堅不肯移，家人驚以爲祟，聞而束手．孟英督令移之，如法灌藥，果即帖然.

3-21 沈新予의 장모가 갑자기 昏厥하여 급히 孟英에게 보게 하였다. 병자가 높은 樓閣에 거처하여 酷熱이 찌는 듯하니, 孟英이 말하기를 "이는 陰虛하여 원래 肝陽이 盛한 체질인데 暑邪가 心包絡에 들어간 것이라. 속히 시원한 곳으로 침상을 옮기고 紫雪丹 一錢을 갓 떠온 물로 먹으면 가라앉을 것이라." 하였다. 그러나 병자가 손이 묶여 있다고 움직이려 하지 않았다. 집안사람들이 귀신이 들었다고 놀라서 어찌 할 바를 몰랐다. 孟英이 독려하여 침상을 옮기게 하고 법대로 약을 투여하니 나았다.

3-22 徐氏婦重身而患四肢疼痛，不可屈伸，藥之罔效．或疑爲癱瘓．任殿華令其舍專科而質於孟英．診曰，暑熱入於

3-22 徐氏 婦人이 임신 중에 四肢가 아프고 屈伸을 할 수 없는데 약이 소용없었다. 或者는 癱瘓을 의심하였다. 任殿華가 그에게 산부인과를 버리고 孟英에게 묻도록 하였다.

隧絡耳，吾室人曾患此，愈以桑枝·竹葉·扁豆葉·絲瓜絡·羚羊·豆卷·知母·黃芩·白薇·梔子者. 照方服之，果卽得愈.（眉批，吳天士『醫驗錄』有寒中經絡之證，與此正相對待，可見病證有寒卽有熱，不可執一而論也.）

孟英이 "暑熱이 絡脈에 든 것으로, 내 아내도 일찍이 이 병을 앓은 적이 있다. 그때에 상지(桑枝)·죽엽(竹葉)·편두엽(扁豆葉)·사과락(絲瓜絡)·영양각(羚羊角)·대두황권(大豆黃卷)·지모(知母)·황금(黃芩)·백미(白薇)·치자(梔子)를 써서 나았다." 하였다. 그 방대로 하니 과연 나았다.

吳天士의 『醫驗錄』에 寒中經絡之證이 나와 있는데, 이 病證과는 정반대의 證이다. 病證에는 寒證 熱證이 있으니 한 가지만을 알고 쓰면 안 된다.

3-23 陳氏婦，素無病，娩後甚健，乳極多而善飯. 六月初形忽遽瘦，猶疑天熱使然，漸至減餐. 所親徐麗生囑延孟英視之. 脈細數，舌光絳，曰，急勞也，無以藥爲. 夫乳者，血之所化也，乳之多寡，可徵血之盛衰. 玆乳溢過中，與草木將枯，精華盡發於外者何異? 卽令斷乳，亦不及矣. 其家人聞之，尙未深信，卽日斷乳服藥，及秋而逝.

3-23 陳氏 婦人이 평소에 병이 없었고 분만 후에도 건강하여 젖도 많고 식사도 잘 하였다. 6월 초에 몸이 갑자기 말라서 더위 때문인가 하였는데 점점 식사도 줄어들었다. 그 아버지 되는 徐麗生이 孟英에게 보아주도록 부탁하였다. 脈細數 舌光絳하니 말하기를 "무리하게 과로한 것이다. 약이 없다. 젖이라는 것은 血이 化한 것으로 젖의 많고 적음으로 血의 盛衰를 알 수 있다. 젖이 지나치게 넘쳐나면 草木이 말라서 精華가 밖으로 모두 나오는 것과 무엇이 다르겠는가? 지금 바로 젖을 끊는다 하여도 별 소용이 없다." 하였다. 집안사람들이 이를 듣고는 믿지를 않고 약을 먹었는데 가을이 되어 과연 죽었다.

3-24 吳醞香孝廉令孫兌官，患發熱洞瀉，大渴溲少，涕泪全無. 孟英曰，暑風行於脾胃也. 以沙蔘·生薏苡·生扁豆·銀花·石斛·滑石·甘草·竹葉·冬瓜皮，澄地漿煎服，數日而痊. 按，此等證，幼科無不作驚風治，因而夭折者多矣.

3-24 吳醞香 孝廉의 손자 兌官이 열이 나면서 설사하고 갈증이 심한데 소변은 적게 나오고 눈물도 말랐다. 孟英이 말하기를 "暑風이 脾胃에 들어간 것이다." 하고는 사삼(沙蔘)·생의이인(生薏苡仁)·생편두(生扁豆)·금은화(金銀花)·석곡(石斛)·활석(滑石)·감초(甘草)·죽엽(竹葉)·동과피(冬瓜皮)를 地漿水로 煎服시키니 며칠 만에 나았다. 이 醫案을 보면 소아과에서는 이와 같은 병증을 驚風으로 치료하여 夭折하는 아이도 많을 것이다.

3-25 蔣北甌二尹，患瘧，醫與小柴胡·平胃散而漸甚，繼以大劑溫補，勢頻於危，復用桂枝白虎，狂亂如故. 所親董蘭初鹾尹，延孟英視之. 曰，暑瘧也. 桂枝白虎用於起病之

3-25 蔣北甌의 둘째 아들이 학질을 앓았다. 의원이 小柴胡湯과 平胃散을 주었는데 병은 더욱 심해졌다. 이어서 大劑 溫補藥을 투여하니 병세가 더욱 위급해졌다. 다시 桂枝白虎湯을 투여했으나 狂亂이 여전하였다. 친척 되는 董蘭初 鹾尹이 孟英을 초빙하여 보게 하였다. 孟英이 "暑瘧이

時則妙矣, 今爲溫散補燥諸藥, 助邪爍液, 脈數無倫, 汗渴不已, 雖宜白虎, (分別了亮.) 豈可監以桂枝助熱耗津, 而自掣其肘耶? 因與大劑白虎加花粉·竹葉·西洋蔘·元蔘·石斛. 服之卽安, 至十餘帖瘧始瘳, 而舌尙無苔, 渴猶不止, 與甘涼濡潤, 三十餘劑始告痊.

라. 병이 처음 생겼을 때에 桂枝白虎湯을 썼다면 妙方이 되었을 터인데 溫散補燥藥을 썼으니 약이 助邪하여 津液을 말린 것이다. 脈數하되 일정하지 않고 땀과 갈증이 멎지 않으니 白虎湯이 마땅한데 어찌 桂枝로 助熱耗津하게 하여 병을 더하게 하였다는 말인가?" (分別을 잘 하였다.) 하고는 大劑의 白虎湯 加 天花粉 竹葉 西洋蔘 玄蔘 石斛을 투여하니 바로 편안해졌다. 열 첩이 들어가니 학질은 나았으나 舌苔는 아직 생기지 않고 渴證도 멎지를 않았다. 이에 甘涼濡潤藥 서른 첩을 쓰니 비로소 나았다.

3-26 孫心言以七十之年患滯下, 胡某知爲暑熱, 以青麟丸下之, 治頗不謬. 繼則連投朮·朴·夏·葛等藥, 漸至咽痛口糜, 呃忒噤口, 諸醫進補, 其勢孔亟. 伊婿童秋門迓孟英診之. 右脈滑數上溢, 身熱面赤, 溲澀無眠, 體厚痰多, 時欲出汗. 在痢疾門中, 固爲危候, 第以脈證參之, 豈是陽虛欲脫? 實由升散溫燥之劑爍其陰液, 肺胃之氣窒塞而不能下行也. 與大劑肅淸之藥, 一劑知, 二劑已, 隨以生津藥漑之, 痢亦尋愈. 按, 此等痢呃, 古書未載, 而治法懸殊, 世人但守成法, 不知變通, 治而不愈, 諉之證危, 況屬高年, 病家亦不之咎也, 孰知有此隨時而中之妙法耶!

3-26 孫心言이 70세인데 滯下가 있었다. 胡某가 暑熱로 보아 靑麟丸으로 下시켰으나 낫지를 않았다. 계속하여 백출(白朮)·후박(厚朴)·반하(半夏)·갈근(葛根) 등을 투약하였으나 점차 咽喉가 아프고 입안이 헐면서 딸꾹질에 식사도 못하게 되니 여러 의원들이 補藥을 주었다. 그러나 병세는 더욱 중해졌다. 그의 사위 童秋門이 孟英을 초빙하여 보게 하였다. 右脈滑數한데 脈이 흘러넘치며 身熱이 나면서 얼굴은 붉게 되고 소변이 적게 나오며 잠을 들 수 없는데 체격이 살쪄서 담이 많고 때때로 땀이 나니 痢疾門 중에도 위급한 병에 속하였다. 脈證을 참고하여 보니 陽虛欲脫證인데 升散溫燥藥으로 陰液을 말려 肺胃의 氣機가 막혀 내려가지 않는 것이다. 大劑의 肅淸之藥을 주니 한 첩에 효과가 있고 두 첩에 나았다. 이어서 生津藥으로 陰液을 보충하니 이질도 나았다. 이 醫案을 보면 痢呃는 古書에도 기재가 안 된 병증인데 치법이 뛰어나다. 世人들은 古法을 따를 줄만 알지 變通할 줄을 모르니, 치료하고서도 병이 낫지 않으면 위급한 병증이었다고 한다. 병자의 집안에서도 연세가 많은 탓으로 돌리고 의원 탓을 하지 않는다. 상황에 따라 적중하는 妙法이 있음을 누가 알겠는가?

3-27 曹泳之二尹, 將赴代理昌化任, 而瘧痢幷作, 寒少熱多, 滯下五色. 迎孟英視之. 面垢苔黃, 乾嘔口渴, 痛脹溺赤, 汗出神疲, 脈至洪數不淸.

3-27 曹泳之二尹이 代理의 昌化로 赴任하려는데 瘧疾과 痢疾이 같이 생겨 寒少熱多하고 滯下는 五色이 있었다. 孟英을 초빙하여 보이니 面垢에 舌苔는 누렇고 乾嘔하며 입이 마른데 腹脹痛에 소변이 붉고 땀이 나면서 피곤하고 脈은 洪數不淸하였다. 이에 大劑의 황금(黃芩)·황련(黃連)·활

與大劑芩·連·滑·朴·知母·花粉·銀花·石膏·連翹·竹茹等藥. 投匕卽減, 三服而起.

석(滑石)·후박(厚朴)·지모(知母)·천화분(天花粉)·금은화(金銀花)·석고(石膏)·연교(連翹)·죽여(竹茹) 등을 투여하니 즉시 병세가 줄어들고 세 첩에 일어났다.

3-28 陳邠眉令郎, 孟秋患感, 醫與表散溫補, 病隨藥劇. 至八月初, 渠叔祖陳靄山, 延孟英視之. 目瞪神呆, 氣喘時作, 舌絳不語, 便瀉稀水, 肢搐而厥, 人皆以爲必死矣. 察其脈弦而軟數, 乃陰虧肝盛之質, 提表助其升逆, 溫補滯其樞機, 痰飮轇轕, 風陽肆橫. 禱神驅祟, 有何益哉! 與鼈甲·龍·牡·旋·赭·芩·連·楝·貝·菖·茹·膽星·犀·羚羊等藥, 息風鎭逆, 淸熱蠲痰, 數帖卽平.

3-28 陳邠眉의 아들이 초가을에 감기에 걸려 醫員이 表散溫補藥을 투여하였는데 약을 먹자 병이 더 심해졌다. 팔월 초에 이르러 그의 작은 할아버지 되는 陳靄山이 孟英으로 하여금 보게 하였다. 눈이 초점 없이 떠 있고 정신이 나갔는데 수시로 기침이 나고 혀가 뻣뻣하게 굳어 말을 못하고 물 같은 설사가 나오고 사지는 당겨지면서 싸늘하니 사람들 모두가 반드시 죽는다고 하였다. 孟英이 보니 脈弦而軟數하고 陰虧肝盛의 체질이라. 그간 쓴 表散藥이 升逆을 도우고, 溫補藥은 樞機에 滯하여 痰飮이 마구 섞여 있고 風陽이 멋대로 橫行하니 신에게 빌고 귀신을 쫓은들 무슨 도움이 되겠는가? 이에 별갑(鼈甲)·용골(龍骨)·모려(牡蠣)·선복화(旋覆花)·대자석(代赭石)·황금(黃芩)·황련(黃連)·천련자(川楝子)·패모(貝母)·창포(菖蒲)·죽여(竹茹)·담남성(膽南星)·서각(犀角)·영양각(羚羊角) 등을 투여하여 息風鎭逆 淸熱蠲痰하니 몇 첩에 평안해졌다.

3-29 龔念匏室, 故舍人汪小米之女也. 患秋感, 服溫散藥而日重. 渠叔母韓宜人, 請援於孟英. 脈見弦數軟滑, 苔黑肢瘛. 疏方用沙蔘·元蔘·知母·花粉·犀·羚·茹·貝·梔·菖等藥, 曰亟餌之, 否將厥矣! 時念匏幕於江南, 族人皆應試入場, 侍疾者多母黨, 伊叔少洪疑藥涼, 不敢與服, 迨暮果欲厥矣. 衆皆皇皇, 幸彼女兄爲故孝廉金訪叔之室, 頗具卓識, 急煎孟英方灌之, 遂得生機. 次日復診脈較和, 一路淸涼, 漸以向愈.

3-29 龔念匏의 처는 전에 있던 舍人 汪小米의 딸인데 가을감기에 걸려 溫散藥을 먹은 뒤에 나날이 병이 더해지니, 그의 숙모 되는 韓宜人이 孟英에게 도움을 청하였다. 맥을 보니 弦數軟滑하고 舌苔가 검고 四肢瘈瘲하니 方으로 사삼(沙蔘)·현삼(玄蔘)·지모(知母)·천화분(天花粉)·서각(犀角)·영양각(羚羊角)·죽여(竹茹)·패모(貝母)·치자(梔子)·창포(菖蒲) 등의 약을 쓰면서 말하기를 "빨리 약을 먹으라. 그렇지 않으면 厥證이 날 것이다." 하였다. 그때에 念匏는 江南에 갔었고, 집안 친척들은 시험에 응시하고 있었다. 병 시중을 드는 사람들은 어머니측이 많았다. 숙모 되는 少洪이 너무 凉藥이라 의심하여 약을 주지 않았다. 과연 저녁이 되니 厥證이 發하려 하여 모두 당황하였다. 다행히 언니가 孝廉 金訪叔의 처인데 자못 식견이 있어 급히 孟英의 방을 전탕하여 주니 생기가 돌았다. 다음날 다시 진찰하니 맥이 和하고 계속 淸涼하여 점차 나았다.

3-30 仲秋久雨，吳汾伯於鄉試後患恙，自言坐於水號，浸及於膝，人皆以爲寒濕之病. 孟英切脈甚數，溲赤苔黃，口乾燥嗆，因謂其尊人醖香曰. 病由暑濕，而體極陰虧，已從熱化，不可以便瀉而稍犯溫燥之藥. 先與輕清肅解，繼用甘涼撤熱，漸能安谷. 半月後，熱始退盡，而寢汗不眠，投以大劑滋塡潛攝之藥，兼呑五味子磁朱丸數十帖，乃得康復. 此證誤治卽敗，少謬亦必成損，苟非誠信於平日，焉能誠服於斯時? 聞其寐汗不收，夜不成寐之間，旁言嘖嘖，孟英恐其搖動主意，必致全功盡棄，囑其邀顧聽泉·許芷卿質政，而顧·許咸是孟英議，於是主人之意甚堅，而大病乃痊. 吁! 談何易耶.

3-30 가을에 계속 비가 내렸다. 吳汾白이 鄕試 후에 아픈데 스스로 말하기를 무릎까지 물에 빠져 앉아 있는 것 같다 하였다. 사람들이 寒濕病이라 하였다. 孟英이 보니 脈甚數하고 소변이 붉고 舌苔는 누렇고 입안이 말라붙어 따갑고 하여 아버지 되는 醞香에게 말하기를 “病因은 暑濕인데 身體陰虧하여 熱化된 것이라. 설사시키거나 溫燥藥을 조금이라도 쓰면 안 된다.” 하고는 輕清肅解藥을 먼저 투여하고 이어서 甘涼撤熱藥을 주니 점차 식사도 하게 되었다. 보름이 지나 熱은 물러갔으나 盜汗不眠하니 大劑 滋陰收斂藥에 五味子 磁朱丸을 가하여 수십 첩을 쓰니 건강을 회복하였다. 이 증은 誤治하면 敗證에 이르고 조금이라도 어긋나면 반드시 몸을 상할 것이라. 만일 평일에 믿음을 쌓지 않았다면, 이렇게 위급한 때에 따르겠는가? 盜汗이 멎지 않고 잠을 잘 수 없을 때에, 주변 사람들이 여러 말들이 많았으나 孟英이 이러한 말에 흔들리지 않도록 주의를 주고 하였으니 병이 나을 수 있었던 것이다. 顧聽泉과 許芷卿을 불러 물어도 顧·許 두 사람이 모두 孟英의 주장이 옳다 하고 또 주인의 뜻이 굳으니 大病도 나을 수 있었던 것이다. 아! 말하기는 이리 쉽구나.

3-31 張慈齋室，自春間半產後發熱有時，迄於季秋，廣服滋陰之藥，竟不能愈. 其大父陳靄山延孟英診脈，按之豁然. 投當歸補血湯而熱退，繼以小建中愈之. (此衆人用滋陰者，而孟英以陽和之品愈之，可見醫在認證，不在執方也.)

3-31 張慈齋의 처가 봄에 유산하고는 때때로 발열이 있는데 늦가을에 이르렀다. 滋陰藥을 많이 먹었으나 낫지를 않았다. 큰아버지 되는 陳靄山이 孟英을 불러 진맥하였다. 脈을 누르면 빈 것 같아서(芤脈) 當歸補血湯을 주니 열이 물러가고 이어서 小建中湯으로 나았다.

이 증에 많은 사람들은 滋陰藥을 쓰나 孟英이 陽和之品으로 병을 고치니 醫術은 辨證을 잘하는 데에 있는 것이지 病勢에 따라 약을 쓰는 것이 아니다.

• 芤脈은 血虛證이다. 血虛發熱證에 當歸補血湯을 쓴 의안이다.

3-32 兪博泉令郞患感，卽兼腹痛而脹. 胡某投以溫散，二便不行，昏譫大渴，舌苔黑刺. 孟英以犀·翹·楝·薄·連·花粉·元

3-32 兪博泉의 아들이 감기에 걸려 腹痛과 腹脹이 있는데 胡某가 溫散藥을 투여하니 대소변이 막히고 정신이 혼미하며 헛소리를 하고 갈증이 나며 舌苔는 黑刺하였다. 孟英이 서각(犀角)·연교(連翹)·천련자(川楝子)·박하(薄荷)·치자(梔

蔘·大黃. 服之便下神淸, 爲去犀角, 加丹皮, 二帖苔化熱退, 惟少腹梗脹, 不甚知饑. 改投梔·連·楝·蒺·延胡·橘核·蓯蓉·花粉·制軍諸藥, 連解黑矢, 漸以向安. 正欲養陰之際, 而惑於旁言, 另招金某, 服大劑溫補藥, 以圖元氣驟復, 不知餘燼內燔, 營受灼而血上溢, 液被爍而肌漸消, 猶謂吐血宜補, 形瘦爲虛, 竟竭力補死而後已.

子)·황련(黃連)·천화분(天花粉)·현삼(玄蔘)·대황(大黃)을 주니 대소변이 통하고 정신이 맑아졌다. 이어 서각(犀角)을 빼고 목단피(牧丹皮)를 가하여 두 첩을 주니 舌苔가 사라지고 열이 물러가되, 小腹脹痛은 남아있어 배고픔을 몰랐다. 다시 方을 바꾸어 연교(連翹)·천련자(川楝子)·백질려(白蒺藜)·연호색(延胡索)·귤핵(橘核)·육종용(肉蓯蓉)·천화분(天花粉)의 諸藥을 法度에 맞게 투여하니 黑屎를 연이어 내보내면서 점차 편안해졌다. 正히 養陰을 해야 할 때에, 옆에서 하는 말에 혹하여 金某가 주는 大劑의 溫補藥을 먹고 元氣를 한꺼번에 되찾으려 하였다. 그러나 아직 남아있는 火邪가 內燔하여 營分에 들어가니 血上溢하여 津液과 肌肉이 점차 말라갔다. 오히려 吐血해도 補해야 한다 하고, 肌肉이 마르면 허증이라 하고補하니 마침내 기운이 다 하였다. 補하여 죽는 꼴이 되었다.

3-33 周同甫患瘧多汗, 醫恐其脫, 與救逆湯而勢劇. 孟英視之曰, 濕瘧耳! 濕家多汗無恐也, 況口渴溺赤, 溫補勿投, 與淸解藥漸安. 繼而乃翁秋叔病, 初服溫補病進, 更醫知爲伏暑, 與藥數劑, 熱果漸退. 偶延孟英診之, 尺中甚亂, 因謂其侄赤霞曰, 令叔之證, 必不能起, 吾不能藥也, 已而果然.

3-33 周同甫가 瘧疾을 앓는데 多汗하니 醫員이 脫證을 염려하여 救逆湯을 주었는데 병세가 더 심해졌다. 孟英이 보더니 "濕瘧이라. 濕家多汗은 염려할 것이 아니다. 더구나 갈증이 나고 소변이 붉은데 溫補藥을 써서는 안 된다." 하고는 淸解藥을 투여하니 점차 편안해졌다. 이어서 그의 아버지 秋叔이 병이 생겼는데 溫補藥을 먹으니 병이 더 나빠졌다. 다시 醫員이 伏暑라 하며 약을 몇 첩 더 썼는데 열이 과연 물러갔다. 우연히 孟英이 脈을 보게 되었는데 尺脈甚亂하니, 조카되는 赤霞에게 말하기를 "숙부가 일어나지 못할 것이다. 나는 약을 쓸 수가 없다." 하였다. 과연 그러하였다.

3-34 許守存久患痰嗽, 孟英主滋水舒肝法, 以陰虧而兼鬱也, 業已向愈. 所親某亦涉猎醫書, 謂滋陰藥不可過服, 投以溫補. 已而咳嗽復作, 漸至咽痛. 冬初又延診於孟英, 曰, 六脈皆數, 見於水令, 其不能春乎! 果驗. 世人不辨證之陰陽, 但論藥之涼熱, 因而僨事

3-34 許守存이 오랫 동안 痰嗽가 있었는데 孟英이 滋水舒肝法을 썼으니 이는 陰虧하고 鬱證을 兼했기 때문이다. 병이 나아가는 중에 그 父親이 醫書를 좀 읽은지라 말하기를 "滋陰藥은 過服하면 안 된다." 하면서 溫補藥을 투여하였다. 다시 咳嗽가 發作하면서 점차 咽痛이 생겼다. 초겨울에 孟英에게 진찰을 청하였다. 孟英이 말하기를 "겨울철에 六脈이 모두 數하니 봄에는 어찌 하겠는가?" 하였는데 과연 그대로 되었다. 世人이 陰陽도 분별하지 못하면서 藥의 涼

者多矣.

熱만 논하여 이로 죽는 자가 많다.

• 겨울철에는 天時가 水令이 되어 水剋火하는데도 脈數한데, 봄이 되어 木令이 행하여 木生火하면 어찌할 것인가?

3-35 朱砥齋司李之夫人, 累患半産, 每懷孕服保胎藥卒無效. 今秋受妊後病嗽, 孟英視之, 盡屛溫補, 純與淸肺. 或詰其故, 曰, 胎之不固, 或由元氣之弱者, 宜補正, 或由病氣之侵者, 宜治病. 今右寸脈滑大搏指, 吾治其病, 正所以保其胎. 苟不知其所以然, 而徒以俗尙保胎之藥投之, 則肺氣愈壅, 咳逆愈盛, 震動胞系, 其胎必墮矣. 朱極欽佩, 服之良效. 次年夏, 誕子甚茁壯. (眉批, 通達之論, 凡病具宜如此看.)

3-35 朱砥齋司李의 夫人이 여러 번 유산을 하였는데 임신 때마다 保胎藥을 먹었으나 별 효과가 없었다. 금년 가을에 임신하고는 咳嗽가 생겼는데 孟英이 보고는 溫補藥은 일체 끊고 淸肺藥만 주었다. 或者가 그 까닭을 물으니 孟英이 말하기를 “胎元不固할 때 元氣가 弱하면 正氣를 補하여야 하고, 病氣가 있으면 治病하는 것이다. 지금 右寸脈이 大滑하여 搏指하니 治病하는 것이다. 오로지 保胎만 하며 그 원인은 살피지 않고 세속에서 하는 대로 保胎藥만 투여하니 肺氣는 더욱 막히고 咳逆은 더 심해져서 胞系를 震動시켜 필히 落胎하게 될 것이다.” 하였다. 朱가 흔쾌히 이를 따라 복용하게 하니 효과가 좋았다. 다음해 여름에 아들을 낳았는데 심히 건강하였다.

通達한 이론이다. 병은 이와 같이 보아야 한다.

3-36 項肖卿家擁厚貲, 人極好善, 年甫三十五歲, 體甚壯偉, 微感冬溫, 門下醫者進以薑·桂之劑, 卽覺躁擾, 更醫迎媚, 徑用大劑溫補, 兩帖後發狂莫制. 又招多醫會診, 僅以靑麟丸數錢服之. 所親梁楚生宜人聞其危, 速孟英視之, 業已決裂不可救藥, 甚矣! 服藥之不可不愼也. 富貴之家, 可爲炯戒.

3-36 項肖卿家擁이 인품이 두텁고 善行을 좋아하는데 나이가 겨우 35세라. 體格이 壯偉한데 冬溫에 걸렸다. 門下에 있는 醫者가 生薑桂枝藥를 올리니 바로 躁擾하게 되고, 아첨하느라고 다시 大劑 溫補藥을 올렸는데 두 첩에 發狂하여 막을 수가 없었다. 다시 여러 의원들을 불러 會診하였으나 靑麟丸 몇 돈만 내놓을 뿐이었다. 가까이 지내는 梁楚生宜人이 위급함을 듣고는 급히 孟英에게 보였으나 이미 決裂되어 약을 쓸 수가 없었다. 심하도다. 服藥은 무릇 신중하지 않을 수 없는 것이니, 부귀한 집들은 경계할 것이다.

3-37 邵奕奕室, 以花甲之年, 仲冬患喘嗽, 藥之罔效, 坐而不能臥者旬日矣. 乞診於孟英. 邵述病源云, 每進蔘湯則喘稍定, 雖服補劑, 仍易汗出, 慮其欲脫. 及察脈弦滑右

3-37 邵奕堂의 婦人이 花甲인데 한겨울에 喘嗽가 생겨 약이 소용이 없고 잠을 못 잔 지가 열흘이 되어 孟英에게 진료를 청하였다. 邵가 병의 원인을 말하는데 “매번 人蔘湯을 먹으면 기침이 좀 잦아들고, 補藥이라고 먹으면 금방 땀으로 나온다.” 하였다. 孟英이 脫證이 염려가 되고 또 脈弦滑

甚，孟英曰，甚矣！望聞問切之難，不可胸無權衡也．此證當憑脈設治，蔘湯切勿沾唇，以栝蔞·薤白·施覆·蘇子·花粉·杏仁·蛤殼·茯苓·青黛·海蛇爲方，而以竹瀝·菔汁和服．投匕卽減，十餘帖痊愈．同時有石嫗者，患此極相似，脈見虛弦細滑．孟英於沙蔘·蛤殼·施覆·杏仁·蘇子·貝母·桂枝·茯苓中，重加熟地而瘳．所謂病同體異，難執成方也．

한데 右脈이 더 심하니 말하기를 "望聞問切이 참으로 어렵도다. 마음에서 이를 헤아릴 수 없으면 안 되나니. 이 증은 당연히 脈에 따라 치료를 해야 할 것이며, 人蔘湯은 절대로 입에 대면 안 된다." 하고는 괄루(栝樓)·해백(薤白)·선복화(旋覆花)·소자(蘇子)·천화분(天花粉)·행인(杏仁)·합각(蛤殼)·복령(茯苓)·청대(青黛)·해차(海蛇)로 약을 만들고 이를 죽력(竹瀝)·무즙과 같이 복용케 하니 먹자마자 바로 차도가 있고 십여 첩에 나았다. 같은 때에 石氏 할머니가 이와 같은 증을 앓았는데 脈을 보니 虛弦細滑한지라. 孟英이 사삼(沙蔘)·합각(蛤殼)·선복화(旋覆花)·행인(杏仁)·소자(蘇子)·패모(貝母)·계지(桂枝)·복령(茯苓) 中에 숙지황(熟地黃)을 重加하여 주니 나았다. 소위 같은 병이라도 사람에 따라 다르니 方을 반드는 것이 참으로 어렵다.

3-38 許太常滇生之夫人，患腿痛而素多噫氣，或指頭一搓，或眉間一抹，其噫卽不已．向以爲虛，在都時服補劑竟不能愈．冬間旋里，孟英診脈弦滑，乃痰阻於絡，氣不得宣也．以絲瓜絡·竹茹·施覆·橘絡·羚羊·茯苓·豆卷·金鈴·柿蔕·海蛇·荸薺·藕爲方，呑當歸龍薈丸而安．其媳爲阮蕓台太傅之女孫，在都因喪子悲哀，患發厥．屢服補劑，以致汛愆，或疑爲娠．孟英曰，脈雖弦數以滑，乃痰挾風陽而爲厥也．與大劑蠲痰息風·舒鬱淸營之劑，漸以獲愈．

3-38 許太常滇生의 夫人이 허벅지가 아픈 데다가 평소에 트림을 자주 하였다. 손가락 끝이나 미간을 비벼도 트림은 그치지 않았다. 虛證이라 여겨 都會에 있을 때에 補藥을 먹었으나 낫지를 않았다. 겨울에 鄕里로 돌아와서 孟英이 보니 脈弦滑하였는데 이는 痰이 絡脈에 있어 氣機가 宣通하지 않는 것이라. 사과락(絲瓜絡)·죽여(竹茹)·선복화(旋覆花)·귤락(橘絡)·영양각(羚羊角)·복령(茯苓)·대두황권(大豆黃卷)·금령자(金鈴子)·시체(柿蔕)·해차(海蛇)·발제(荸薺)·우(藕)로 약방을 만들어 當歸龍薈丸과 같이 투여하니 편안해졌다. 그 딸이 阮藝台太傅의 손녀인데 都會에 있을 적에 아들을 잃어 悲哀가 심하여 厥證을 發하였다. 여러 번 補藥을 먹었으나 月經이 나오지 않게 되었다. 或者가 妊娠이라 하였는데, 孟英이 말하기를 "脈이 비록 弦數而滑하나 痰挾風陽으로 厥證이 된 것이라." 하고는 大劑의 蠲痰息風 舒鬱淸營藥을 주니 점차 나았다.

3-39 歙人吳永言，於十年前，讀『論語』不撤薑食之文，因日服之，雖盛夏不輟．至三年前患大溢血，雖以涼藥治瘳，

3-39 歙人 吳永言이 10년 전에 『論語』의 不撤薑食이라는 문구를[10] 읽은 후로는 생강(生薑)을 먹되 뜨거운 여름에도 거르지를 않았다. 3년 전에 크게 피를 위로 쏟았는데

10)『論語』「子罕」: 唯酒無量，不及亂，沽酒市脯不食，不撤薑食，不多食．

而時時火升，迄今不愈．季冬就診於孟英，身不衣錦，頭面之汗蓬蓬也．且云，服芩·連則煩渴益甚，以苦能化燥也，用生地卽悶滯不饑，以甘能緩中也，蔗·梨入口亦然．按其脈，沈取滑數，是從前之積熱，深伏於內．與白虎湯去草·米，加竹葉·竹茹·花粉·海蛇·荸薺·銀花·綠豆恣服，漸吐膠痰而愈．繼聞趙秋舲進士令郎子循，每啖蔗則鼻衄必至，或疑蔗爲大熱之性．孟英曰：蔗甘而涼，然甘味太重，生津之力有餘，涼性甚微，蕩熱之功不足．津虛而熱不甚熾者，最屬相宜，風溫證中救液之良藥，吾名之曰天生復脈湯．若濕熱痰火內盛者服之，則喻氏所謂翻受胃變從而化熱矣．凡藥皆當量人之體氣而施，豈可拘乎一定之寒熱耶？子循之體，水虛而火旺者也，蔗性不能敵，反從其氣而化熱，正如蔗經火煉則成糖，全失淸涼之本氣矣．枸杞子亦然．(眉批，精透之論，由斯類推，可以知藥性之功能矣．)

凉藥으로 치료하였는데도 때때로 火升하여 지금까지 낫지 않았다. 늦겨울이 되어 孟英에게 가서 진찰을 받았는데, 몸에는 솜옷을 걸치지 않았으나 頭面에는 땀이 흥건하였다. 그러면서 말하기를 "황금(黃芩)·황련(黃連)을 먹으면 苦味가 燥濕하기에 煩渴이 더 심해진다. 생지황(生地黃)을 먹으면 甘味가 中焦에 쌓여 더부룩하니 배고프지 아니하고, 사탕수수나 배 역시 마찬가지라." 하였다. 脈이 沈取하면 滑數하니 이는 熱이 내부에 쌓인 것이다. 白虎湯 去 甘草 粳米 加 竹葉 竹茹 天花粉 海蛇 荸薺 金銀花 綠豆를 마음껏 먹게 하니 膠痰을 吐하면서 나았다. 이어서 趙秋舲 進士의 아들 子循이 매번 사탕수수를 먹기만 하면 코피가 나온다 하였다. 或者가 사탕수수가 大熱하다 했으나, 孟英이 말하기를 "사탕수수는 凉性이나 甘味는 太重하고 生津之力은 有餘하다. 그러나 凉性은 미약하여 淸熱하기에는 부족하다. 津虛한데 熱이 甚하지 않은 자에게는 적당하여 風溫證에 津液을 補할 자에게도 良藥이다. 나는 이를 天生復脈湯으로 부른다. 그러나 濕熱이 內盛한 자가 이를 먹으면 喩氏가 말한 대로 胃에 들어가 化熱한다. 무릇 약이라는 것은 사람에 맞추어 써야 하는 것이니 어찌 약에 일정한 寒熱이 있겠는가?" 하였다. 子循의 신체는 水虛火旺이라서 사탕수수의 凉性이 작용하지 못하고 몸에 들어가면 신체를 따라 化熱하는 것이다. 이는 사탕수수를 졸여서 사탕으로 만드는 것과 같은 이치로, 사탕이 되면 淸涼之氣를 잃어버리는 것이다. 구기자(枸杞子)도 역시 이와 같다."

論理가 精微하니 이로부터 類推하면 藥性의 功能을 알 수 있다.

3-40 李華甫繼室，娠三月而崩．孟英按脈弦洪而數，與大劑生地·銀花·茅根·柏葉·靑蒿·白薇·黃芩·續斷·驢皮膠·藕節·胎髮灰·海螵蛸而安．奈不能安佚，越數日胎墮復崩．孟英於前方去後六味，加犀角·竹茹·

3-40 李華甫의 後室이 임신 3개월인데 崩漏가 있었다. 孟英이 脈을 보니 弦洪而數한지라 大劑의 생지황(生地黃)·금은화(金銀花)·백모근(白茅根)·측백엽(側柏葉)·청호(菁蒿)·백미(白薇)·황금(黃芩)·속단(續斷)·아교(阿膠)·우절(藕節)·태발회(胎髮灰: 血餘炭)·해표초(海螵蛸)를 투여하니 편안해졌다. 病人이 편안히 쉴 수가 없었는데 며칠이 지나자 다

元蔘爲治. 或謂胎前宜涼, 産後則否, 乃招專科暨蕭山竹林寺僧治之, 咸用溫藥, 且執暴崩宜補. 服藥數劑, 虛象日着, 時時汗出昏暈, 畏聞人聲, 懶言息微, 不食不眠, 間有呃忒, 崩仍不止, 皆束手待斃矣. 復邀孟英視之, 曰, 此執死書以治活病也. 夫血因熱而崩, 胎因崩而墮, 豈胎墮之後, 熱卽化爲寒乎? (妙語解頤.) 蔘·朮·薑·桂·棕灰·五味之類, 溫補酸澀, 旣助其熱, 血亦奔流, 又窒其氣, 津液潛消. 至現以上諸證, 脈或不知, 而苔黃黑燥, 豈不見乎? 因與犀角·石膏·元蔘·知母·花粉·竹瀝·麥冬·銀花·梔子·石斛·施覆·靑蒿·白薇等大劑投之, 神氣漸淸. 旬日後, 各恙始平, 繼去犀角, 加生地, 服二月全愈.

시 流産氣와 崩漏가 있으니 孟英이 前方에서 後六味를 빼고 서각(犀角)·죽여(竹茹)·현삼(玄蔘)을 加하여 치료하였다. 或者가 말하기를 出産 前에는 凉藥이 마땅하고 出産後에는 그렇지 않다하며 婦科 전문의 蕭山 竹林寺의 승려를 불러와 치료토록 하였다. 승려가 모두 溫藥을 쓰며 暴崩에는 補藥이 맞다고 쓰니 服藥 몇 첩에 虛象이 나날이 뚜렷하고 수시로 땀이 나고 정신이 혼미하면서 어지럽고 사람 소리를 두려워하며 말소리가 약하고 숨이 가늘게 되고 밥도 안 먹고 잠도 안 자는데 간혹 딸꾹질이 나고 崩漏도 멎지 않아 죽기만 기다리게 되었다. 급히 孟英을 다시 불러와 보게 하니, 孟英이 말하기를 "이는 死書로 活病을 고치는 격이라. 대저 血은 熱로 인하여 崩하는 것이며 胎는 崩으로 落胎되는 것이니 落胎되면 熱도 寒化하는 것이겠는가? (풀이가 묘하다.) 인삼(人蔘)·백출(白朮)·생강(生薑)·계지(桂枝)·종려회(棕櫚炭)의 五味는 溫補酸澀으로 助熱하여 血益奔流 窒氣하게 하고 津液 역시 줄어들어 지금의 證에 이른 것이다. 脈은 모른다 하여도 舌苔가 검붉게 말라 있는 것이 어찌 보이지 않는가?" 하고는 서각(犀角)·석고(石膏)·현삼(玄蔘)·지모(知母)·천화분(天花粉)·죽력(竹瀝)·맥문동(麥門冬)·금은화(金銀花)·치자(梔子)·석곡(石斛)·선복화(旋覆花)·청호(菁蒿)·백미(白薇) 등 약을 크게 투여하니 정신이 점차 맑아졌다. 열흘이 지나 몸이 불편한 것이 가라앉자 서각(犀角)을 빼고 생지황(生地黃)을 加하여 두 달 복약하고 나았다.

王氏醫案續編 卷四

原名 仁術志

杭州 王士雄孟英醫案
山陰 陳坤載安 續輯

4-1 丁未春，金朗然令堂，陡吐狂血，肢冷自汗．孟英切脈弦澀，察血紫黯，乃肝鬱凝瘀也．證雖可愈，復發難瘳．予丹蔘·丹皮·茺蔚·施覆·苓·梔·柏葉·鬱金·海蛇之方，覆杯果愈．然不能懲忿，逾二年復吐，竟不起．

4-1 정미년(1847) 봄에 金朗然의 어머니가 갑자기 吐血하고 四肢가 싸늘하게 되면서 땀이 났다. 孟英이 보니 脈弦澀하고 吐血한 피가 紫暗한지라 肝鬱하여 瘀血이 된 것이라 하고 병은 비록 고칠 수가 있겠으나 재발하면 난치라 하였다. 단삼(丹蔘)·목단피(牧丹皮)·충울자(茺蔚子)·선복화(旋覆花)·복령(茯苓)·치자(梔子)·측백엽(側柏葉)·울금(鬱金)·해차(海蛇)로 방을 만들어 주니 이를 마시자마자 바로 나았다. 그러나 화를 삭이지 못하니 2년이 지나 다시 吐血하고 마침내 병상에서 일어나지 못하였다.

4-2 張孟皋少府令堂，年逾古稀，患氣逆殿屎，煩躁不寐．孟英切脈滑實，且便秘面赤，舌絳痰多．以承氣湯下之霍然，逾年以他疾終．

4-2 張孟皋 少府의 어머니가 연세 일흔이 넘었는데 氣가 上逆하여 끙끙 앓으면서 煩躁하여 잠을 이룰 수 없었다. 孟英이 脈을 보니 滑實하고 便通이 잘 안 되고 얼굴이 붉으며 혀가 붉고 痰이 많아 承氣湯으로 下하여 병세가 확연히 좋아졌다. 1년이 지나서 다른 병으로 운명하였다.

4-3 王致青鹺尹令正，患痰喘，胡某進補腎納氣，及二陳·三子諸方，證瀕於危．顧升庵參軍，令延孟英診之，脈沈而澀，體冷自汗，宛似虛脫之證，惟二便不通，脘悶苔膩．是痰熱爲補藥所遏，一身之氣機窒痺而不行也．與蔞·薤·旋·赭·杏·貝·梔·菀·兜鈴·海蛇·竹瀝等以開降，覆杯即減，再服而安．

4-3 王致青 鹺尹의 부인이 痰喘이 있으니 胡某가 補腎納氣藥과 二陳湯 三子養親湯 등의 약을 주었는데 병세가 더욱 심해졌다. 顧升庵 參軍이 孟英을 초빙하여 보게 하니 脈沈澀하고 自汗이 있어 虛脫證과 흡사하나, 大小便이 不通하고 배가 더부룩하며 舌苔膩하니 이는 痰熱이 補藥으로 인해 막혀서 一身의 氣機가 통하지 않는 것이라 하고는 과루(瓜蔞)·해백(薤白)·선복화(旋覆花)·대자석(代赭石)·행인(杏仁)·패모(貝母)·치자(梔子)·자완(紫菀)·마두령(馬兜鈴)·해차(海蛇)·죽력(竹瀝) 등으로 氣機를 升降시키니 이를 마

시자마자 바로 병세가 줄어들고 두 번 마시니 편안해졌다.

4-4 王匯涵室, 年逾六旬, 久患痰嗽, 食減形消, 夜不能眠, 寢汗舌絳, 廣服補劑, 病日以增. 孟英視之曰, 固虛證之當補者, 想未分經辨證, 而囫圇顢頇, 翻與證悖, 是以無功. 投以熟地·蓯蓉·坎板·胡桃·百合·石英·茯苓·冬蟲夏草等藥, 一劑知, 旬日愈. 以其左脈弦細而虛, 右尺寸皆數, 爲陰虧氣不潛納之候, 及閱前服方, 果雜用芪·朮以助氣, 二陳·故紙·附·桂等以劫陰也, 宜乎愈補而愈劇矣.

4-4 王滙涵의 처가 예순이 넘었는데 오래 痰嗽가 있어 식사가 줄고 형체가 말라갔다. 밤에 잠을 잘 수 없고 땀이 나며 혀가 붉게 되니 널리 補藥을 구하여 먹었으나 병은 나날이 더욱 심해졌다. 孟英이 보더니 말하기를 "虛證에는 마땅히 補藥을 주어야 하나 分經辨證을 하지 않고 두루뭉실하게 藥을 주면 오히려 悖證이 나타나 補藥의 공이 없다." 하고는 숙지황(熟地黃)·육종용(肉蓯蓉)·감판(坎板)·호도(胡桃)·백합(百合)·석영(石英)·복령(茯苓)·동충하초(冬蟲夏草) 등의 약을 주니 한 첩에 효과가 있고 열흘에 나았다. 左脈이 弦細虛하고 右脈의 尺寸이 모두 數하니 이는 陰虛 不納氣의 증후이라. 전에 먹은 약을 보니 과연 황기(黃芪)·백출(白朮)의 補氣藥, 반하(半夏)·진피(陳皮)·파고지(破古紙)·부자(附子)·육계(肉桂) 등의 陰을 말리는 약이라 이런 補藥을 먹으면 먹을수록 병세는 더욱 나빠지게 된 것이다.

4-5 張篪伯之室患感, 連服溫散, 繼邀顧聽泉診之, 云有驟變, 須延孟英商治. 渠之不信, 旬日後倏然昏厥, 自寅正至辰初不蘇. 病者之兄吳次甌, 速孟英視之. 脈伏而弦滑. 與大劑犀·羚·茹·貝·知母·花粉·元蔘·銀花, 調局方至寶丹, 灌下卽安.

4-5 張篪伯의 부인이 감기에 걸려 溫散藥을 연달아 먹고는 顧聽泉을 불러 진찰을 하게 하였는데 聽泉이 말하기를 병세가 갑자기 변하여 孟英과 상의할 필요가 있다 하니 張篪伯이 이를 믿지 않았다. 열흘이 지나 병자가 갑자기 昏厥하여 寅時부터 辰時 初까지 깨어나지 않았다. 병자의 오빠 되는 吳次甌가 급히 孟英을 불러 보게 하였다. 伏脈에 脈弦滑하니 大劑의 서각(犀角)·영양각(羚羊角)·죽여(竹茹)·패모(貝母)·지모(知母)·천화분(天花粉)·현삼(玄蔘)·금은화(金銀花)를 局方至寶丹과 같이 흘려 넣어주니 바로 나았다.

4-6 趙子循患喉痺, 渠叔笛樓用大劑生軍下之, 而藥不能入, (病在上而用藥滌腸胃之藥, 殊未合法.) 孟英以錫類散吹之卽開, 與白虎法而瘥.

4-6 趙子循이 痺喉를 앓는데 그의 叔父 되는 笛樓가 대량의 生大黃으로 下하니 (병이 上焦에 있는데 腸胃를 蕩滌하는 약을 쓰는 것은 법도에 맞지 않다.) 약을 먹을 수가 없었다. 孟英이 錫類散을 불어넣자 목구멍이 열려 白虎湯을 쓰니 바로 차도가 있었다.

4-7 王雪山令媳患心悸眩暈,

4-7 王雪山의 딸이 心悸眩暈이 있어 補藥을 많이 먹었는

廣服補劑, 初若甚效, 繼乃日劇, 時時汗出, 肢冷息微, 氣逆欲脫, 灌以蔘湯, 稍有把握, 延逾半載, 大弗不貲. 莊芝階舍人令延孟英診視. 脈沈弦且滑, 舌絳而有黃膩之苔, 口苦溲熱, 汛事仍行. 病屬痰熱轇轕, 誤補則氣機壅塞. 與大劑清熱滌痰藥, 吞當歸龍薈丸, 服之漸以向安. (痰熱體實者, 此丸頗有殊功.) 仲夏卽受孕, 次年二月誕一子. 惜其娠後停藥, 去痰未盡, 娩後復患悸暈不眠, 氣短不饑, 或作產後血虛治不效, 仍請孟英視之. 脈極滑數, 曰, 病根未刈也. 與蠲痰淸氣法果應.

데 처음에는 효과가 있는 것 같았으나 계속 먹으니 병세가 더욱 심해졌다. 때때로 땀이 나고 사지가 차게 식고 숨이 가늘어지고 氣逆하여 脫證이 생기려 하니 人蔘湯을 먹었다. 그러니 조금 병세가 잡히는 것 같았으나 반년을 계속하니 비용을 감당할 수가 없었다. 莊芝階 舍人이 孟英을 초빙하여 보게 하였다. 脈이 沈弦滑하고 혀가 붉은데 舌苔가 黃膩하며 口苦하고 소변이 뜨겁고 월경이 빨리 나오니 병은 痰熱이 盛한데 보약을 잘못 투여하여 氣機가 壅塞된 것이라. 大劑 淸熱滌痰藥을 當歸龍薈丸과 같이 삼키게 하였다. (痰熱體實者는 當歸龍薈丸이 뛰어난 효과가 있다.) 약을 먹자 점차 편안해지고, 한여름에 잉태를 하여 다음해 2월에 아들을 낳았다. 아쉽게도 임신하고 나서 약을 끊으니 病根이 남아 있어 출산 후에 다시 가슴이 뛰고 어지러우며 잠을 이룰 수 없고 숨이 차며 배고픔을 모르게 되었다. 或者가 產後血虛로 치료하였으나 효과가 없어 孟英을 청하여 보았다. 脈이 극히 滑數하니 말하기를 "病根이 남아 있다." 하고는 蠲痰淸氣法을 쓰니 과연 효과가 있었다.

4-8 許子雙令堂梁宜人, 仲春之杪, 偶患微感. 醫與溫散, 熱已漸退. 孟英偶過診, 右寸脈促數不調, 因謂子雙曰, 此風溫證, 其誤表乎? 恐有驟變. 渠復質之前醫, 以爲妄論, 仍用溫燥, 越二日卽見鼾睡, 再延孟英診之, 促數尤甚, 曰, 鼻息鼾矣, 必至語言難出, 仲聖豈欺我哉? 風溫誤汗, 往往皆然, 況在高年, 殊難救藥. 果浹旬而逝. (眉批, 此證雖經仲景指出, 而人多不識, 往往雜藥亂投, 卒至鼾睡而死, 醫家·病家兩俱茫然.) 孟英此案可爲仲景之功臣矣.

4-8 許子雙의 모친 梁宜人이 仲春에 가벼운 감기에 걸렸는데 의원이 溫散藥을 투여하니 열이 점차 물러갔다. 孟英이 우연히 지나가다가 맥을 보니 右寸脈이 促數不調하여 子雙에게 말하기를 "이는 風溫證인데 어찌 表證으로 잘못 보았는가? 아마도 곧 병세가 급히 변할 것이다."하니 子雙이 다시 前의 의원에게 문의하니 孟英의 논의는 妄論이라 하고 다시 溫燥藥을 사용하였다. 다시 이틀이 지나자 병자가 코를 심히 골았다. 다시 孟英을 불러 맥을 보게 하니 促脈이 극심한지라. "코의 숨소리가 심히 거치니 반드시 말을 못하게 될 것이다. 仲景聖人이 어찌 거짓말을 하였겠는가? 風溫證에 잘못 發汗시키는 일이 가끔 있는 일이다. 그러나 연세가 많으니 약으로 구하기 어렵겠다." 하였는데 과연 열흘이 지나 운명하였다. 이 醫案으로 孟英은 가히 仲景의 가르침을 들어내 보인 공신이라 할 것이다.

仲景이 지적하였으나 의원들이 이 증을 모르고 雜藥을 亂投하여 코를 골며 잠들게 하고 죽음에 이르게 하여 의원이나 병자 집안사람들을 망연하게 만든다.

4-9 姚某年未三旬, 煙癮甚大, 適伊母病溫而歿, 勞瘁悲哀之際, 吸受溫邪, 脇痛筋掣, 氣逆痰多, 熱壯神昏, 莖縮自汗, 醫皆束手. 所親徐麗生囑其速孟英診之. 脈見芤數, 舌絳無津, 有陰虛陽越·熱熾液枯之險, 況初發卽爾, 其根蔕之不堅可知. 與犀·羚·元蔘·知母壯水息風, 菝蓉·楝實·鼠矢·石英潛陽鎭逆, 沙蔘·麥冬·石斛·葳蕤益氣充津, 花粉·梔子·銀花·絲瓜絡蠲痰淸熱. 一劑知, 四劑安, 隨以大劑養陰而愈. (眉批, 吸食鴉片之人, 津液素虧, 感受溫邪較平人倍重, 非此標本幷治之劑, 必不救矣.)

4-9 姚某가 나이 서른이 안 되었는데 검은 癮疹이 심하였다. 마침 그의 어머니가 溫病으로 돌아가니 슬픔으로 초췌해진 가운데에 溫邪를 받아 옆구리가 아프고 근육이 땅기며 氣가 上逆하고 痰이 많고 심한 열이 나면서 정신이 혼미하고 음경이 줄어들고 땀이 나니 의원들이 어찌 할 수가 없었다. 그의 친구 되는 徐麗生이 급히 孟英을 불러 보게 하니 脈이 芤數하고 혀가 붉으며 진액이 말랐으니 이는 陰虛陽越로서 熱이 熾盛하여 陰液을 말리게 되는 위험이 있는지라. 항차 발병 초기가 이와 같으니 병자의 근본이 본시 弱한지를 알겠다. 서각(犀角)·영양각(羚羊角)·현삼(玄蔘)·지모(知母)로 壯水息風하고, 육종용(肉蓯蓉)·연실(楝實)·서시(鼠矢)·석영(石英)으로 潛陽鎭逆하고, 사삼(沙蔘)·맥동(麥冬)·석곡(石斛)·위유(葳蕤)로 益氣充津하고 천화분(天花粉)·치자(梔子)·금은화(金銀花)·사과락(絲瓜絡)으로 蠲痰淸熱하였다. 한 첩에 효과가 있고 네 첩에 편안해져 이어서 大劑로 養陰하여 나았다.

아편을 흡입하는 사람은 陰液이 말라서 溫邪를 받기가 일반인에 비하여 두 배가 쉽다. 이러한 標本兼治가 아니면 나을 수가 없다.

4-10 周光遠無疾而逝, 其母夫人年逾七旬, 遭此慘痛, 浙生咳嗽, 氣逆痰咸, 夜多漩溺, 口苦不饑. 孟英曰, 根蔕虛而兼怫鬱也. 與沙蔘·甘草·麥冬·熟地·龜板·石斛·貝母·蛤殼·小麥·大棗而安. (滋陰解鬱, 絲絲入扣.) 追夏間, 吸暑而患腹痛滯下, 小搜熱澀, 其嗽復作, 脈仍虛弦, 略加軟數. 但於前方增滑石, (去暑. 呑香連丸治痢.) 而瘳. 因平昔畏藥, 旣愈卽停. 至仲秋嗽又作, 惟口不

4-10 周光運이 병이 없는데 죽었다. 그 어머니가 연세 일흔이 넘었는데 이 같은 慘痛을 당하니 咳嗽가 나고 氣가 上逆하며 痰이 많고 夜尿證에 입이 쓰고 배가 고프지 아니하였다. 孟英이 말하기를 "根本이 虛한데 氣機가 鬱滯된 것이다." 하고는 사삼(沙蔘)·감초(甘草)·맥문동(麥門冬)·숙지황(熟地黃)·귀판(龜板)·석곡(石斛)·패모(貝母)·해합각(海蛤殼)·소맥(小麥)·대조(大棗) 등을 주니 편안해졌다. 여름이 되어 더위를 먹어 腹痛과 滯下가 있고 小便이 뜨겁고 잘 나오지 않는데 咳嗽가 다시 생기고 脈은 虛弦한 데다가 軟數하였다. 前方에 활석(滑石)을 (더위를 없앤다.) 加하고 香連丸을 (痢疾을 다스린다.) 같이 주니 나았다. 그런데 평소

苦而能食. 因於前方去沙蔘, 加高麗蔘·五味·石英·牛膝·熬膏頻服而痊疫. (眉批, 此因不兼外邪, 故加五味·牛膝等藥, 俓固其本. 若少兼外邪者, 斷不可用.) 十月下旬, 天氣驟冷, 陡患吐瀉腹痛, 肢冷音嘶, 急邀孟英視之. 脈微爲寒邪直中, 亟與大劑理中, 加吳萸·橘皮·杜衝·故紙·石脂·餘糧而瘥. 其夫人亦因悲鬱而患崩漏, 面黃腹脹, 寢食皆廢. 孟英用龜板·海螵蛸·女貞·旱蓮·貝母·柏葉·靑蒿·白薇·小脈·茯苓·藕肉·蓮子心而康. 次年夏, 其母夫人患溫邪痰嗽, 脘悶汗多. 孟英投石膏·竹茹·知母·花粉·旋覆·貝母·蔞仁·紫菀等藥, 三十劑而愈, 聞者無不嘆異.

에 약 먹기를 좋아하지 않아 병이 낫자 바로 약을 중단하였다. 仲秋가 되어 다시 咳嗽가 생겼으나 입이 쓰지 않고 식사를 할 수 있으니, 前方에서 사삼(沙蔘)을 빼고 고려삼(高麗蔘)·오미자(五味子)·석영(石英)·우슬(牛膝)을 고아서 膏로 만들어 자주 먹으니 나았다. 10월 하순이 되어 날씨가 추워졌는데 갑자기 吐瀉腹痛에 四肢가 厥冷하면서 목소리가 쉬게 되니 급히 孟英을 불러 보게 하였다. 脈微하여 寒邪直中이니 급히 大劑의 理中湯에 오수유(吳茱萸)·귤피(橘皮)·두충(杜衝)·파고지(破古紙)·적석지(赤石脂)·우여량(禹餘糧)을 가하여 주니 차도가 있었다. 부인이 슬픔으로 氣機가 鬱滯되어 崩漏 面黃腹脹하여 寢食을 폐하니 孟英이 귀판(龜板)·해표초(海螵蛸)·여정자(女貞子)·한련초(旱蓮草)·패모(貝母)·측백엽(側柏葉)·청호(菁蒿)·백미(白薇)·소맥(小麥)·복령(茯苓)·우육(藕肉)·연자심(蓮子心)을 주어 건강을 찾았다. 이듬해 여름에 부인이 溫邪에 感受되어 기침이 나고 가슴이 답답하며 땀이 나니 孟英이 석고(石膏)·죽여(竹茹)·지모(知母)·천화분(天花粉)·선복화(旋覆花)·패모(貝母)·과루인(瓜蔞仁)·자완(紫菀) 등으로 약을 투여하니 서른 첩에 나았다. 이를 듣는 사람마다 찬탄하지 않는 이가 없었다.

이 증은 外邪를 겸하지 않았기 때문에 五味子 牛膝 등의 약을 가하여 그 근본을 튼튼히 한 것이다. 조금이라도 外邪가 있으면 써서는 안 된다.

4-11 胡季權令正, 許子雙之女弟也. 初於乙巳患乳房結核, 外科雜投溫補, (此乳巖之漸也, 豈有用補之理?) 核漸增而疼脹日甚, 馴致形消汎愆, 夜熱減餐, 骨凄於床, 孟英診曰, 鬱損情懷, 徒補奚益? (豈惟無益, 愈增其病矣.) 初以蠲痰開鬱之劑, 吞當歸龍薈丸. (因誤補之後, 故用此丸, 否則可以不必.) 痛脹遞減, 熱退

4-11 胡季權의 부인은 許子雙의 여동생이다. 을사년(1845)에 乳房結核이 처음 생겼는데 외과의원이 溫補藥을 마구 투여하였다. (이는 乳癌의 초기증세인데 어찌 補한다는 것인가?) 結核이 점차 커지면서 疼脹이 나날이 심해지고 형체가 마르고 월경부조, 夜熱에 식사가 줄고 骨瘘로 병상에 누워 지내게 되었다. 孟英이 보더니 "七情으로 氣機가 鬱滯된 것인데 補藥이 무슨 도움이 되겠는가?" 하였다. (無益할 뿐더러 병만 더 키울 뿐이다.) 처음에 蠲痰開鬱劑를 當歸龍薈丸과 같이 투여하니 (잘못 補한 후가 되어서 當歸龍薈丸을 사용한 것이다. 그렇지 아니하면 쓸 필요가 없다.) 疼脹이 줄면

能餐，月事乃行，改投虎潛加減法，服半年餘而起．凡前後計用川貝母七八斤，他藥稱是．今春因哭母悲哀，　徒然發厥，與甘麥大棗，加龍·牡·龜·鼈·磁·朱·金箔·龍眼而安．

서 열이 물러가고 식사를 하고 월경도 정상이 되었다. 다시 虎潛丸 加減을 쓰니 반년이 되어 병상에서 일어났다. 전후하여 약을 쓴 것이 川貝母가 七八斤에 다른 약들도 이에 맞추어 사용하였다. 금년 봄에 어머니를 잃은 슬픔에 갑자기 發厥하니 甘麥大棗湯 加 龍骨 牡蠣 龜板 鼈甲 磁硃 金箔 龍眼肉을 주니 편안해졌다.

• 川貝母는 散結消腫한다.

4-12 王小谷體厚善飮，偶患氣逆，多醫咸從虛治，漸至一身盡腫，酷肖『回春錄』所載康副轉之證．因懇治於孟英．脈甚細數，舌絳無津，間有讝語．乃眞陰欲匱，外候雖較輕於康，然不能收績矣．再四求疏方，與西洋蔘·元蔘·二地·二冬·知母·花粉·茹·貝·竹瀝·葱須等藥．三劑而囊腫全消，擧家忻幸，孟英以脈象依然，堅辭不肯承手，尋果不起．(眉批，脈至細數．則陰竭陽亢，　不拘何病，均忌此麥，而虛勞爲尤甚．)

4-12 王小谷이 체격이 뚱뚱[肥厚]하고 술을 잘 마시는데 氣逆證이 생겼다. 여러 의원들이 虛證으로 보아 치료하나 점차 온몸이 다 부어올랐다. 『回春錄』에 실려 있는 康付轉의 증세와 꼭 같아서 孟英에게 치료를 구하였다. 脈甚細數하고 혀가 붉고 진액이 말랐는데 간혹 헛소리를 하니 이는 眞陰이 다 없어지게 된 것이라. 외모는 비록 건강하게 보이나 계속 건강을 이어갈 수는 없었다. 병자가 여러 번 약방문을 주기를 청하니 서양삼(西洋蔘)·현삼(玄蔘)·생지황(生地黃)·숙지황(熟地黃)·맥문동(麥門冬)·천문동(天門冬)·지모(知母)·천화분(天花粉)·죽여(竹茹)·패모(貝母)·죽력(竹瀝)·총수(葱鬚) 등의 약을 주니 세 첩에 囊腫이 사라져 집안사람 모두가 다행으로 여겼다. 孟英이 脈象이 그대로인 것을 보고는 약을 주기를 固辭하니 과연 일어나지 못하였다.

脈이 細數하면 陰竭陽亢이라. 어떤 병에도 이脈을 忌하니 이는 虛勞가 심하여 된 것이다.

4-13 朱敦書令嬡患感，醫投溫散，服二劑遍身痲瘖，汛事適來，醫進小柴胡湯，遂狂妄莫制，乞援於孟英，脈至洪滑弦數，　目赤苔黃，　大渴不寐．是瘖因溫邪而發，所以起病至今，時時大汗，何必再攻其表？汛行爲熱迫於營，　胡反以薑·棗溫之，蔘·柴升之？宜其燎原而不可遏也．(眉批，溫散惟宜

4-13 朱敦書의 딸이 감기가 들었는데 의원이 溫散藥을 투여하니 두 첩에 전신이 痲痹되고 發疹이 되었다. 마침 월경이 나와서 의원이 다시 小柴胡湯을 주었는데, 병자가 狂妄이 나니 누구도 막을 수가 없어 孟英에게 도움을 청하였다. 脈이 洪滑弦數하고 눈이 붉고 舌苔가 누렇고 갈증이 나며 잠을 이룰 수 없으니 "이 병은 溫邪로 인하여 생겨서 병 발생 초부터 때때로 땀이 나는데 어찌 다시 攻表하여 發汗을 시킨다는 것인가? 월경이 있어 열이 營分에 들었는

於傷寒，何可亂投? 且旣已見疹，則肺胃之熱已現於外矣，如柴胡湯有何干涉? 此醫直是不通.）與大劑犀角·元蔘·生地·石膏·知母·花粉·銀花·竹葉·貝母·白薇以淸衛涼營. 服後卽眠，久而未醒，或疑爲昏沈也. 屢爲呼喚，（俗情可哂.）病者驚寤，卽令家人啓篋易服，穿鞋梳髮，告別父母云，欲往花神廟歸位.（此卽一呼喚之效也.）人莫能攔，擧家痛哭，急迓孟英復視. 脈象依然，囑其家靜守忽哭，仍以前方加重，和以竹瀝·童溲，灌下卽安. 繼用養陰淸熱而愈.

데 胡某가 생강(生薑)·대조(大棗)로 溫하고, 인삼(人蔘)·시호(柴胡)로 升하니 들판의 불길 같아서 막을 수가 없게 되었다.” 하고는 大劑의 서각(犀角)·현삼(玄蔘)·생지황(生地黃)·석고(石膏)·지모(知母)·천화분(天花粉)·금은화(金銀花)·죽엽(竹葉)·패모(貝母)·백미(白薇)를 주어 淸衛涼營하니 이를 먹고는 바로 잠이 들어 오랫동안 깨어나지 않았다. 或者가 昏沈이라 하며 누차 소리쳐 깨웠다.（이런 俗情은 가히 웃을 일이다.）병자가 시원하게 일어나서 서랍장을 열고 옷을 갈아입더니 신발을 신고 머리를 빗고는 부모에게 고별인사를 하고 花神廟에 축원을 드리러 가고 싶다고 하였다.（이는 소리쳐 깨운 탓이다.）누구도 막을 수가 없어 전 집안사람들이 통곡하고 급히 孟英을 불러왔다. 脈象이 그대로이니 집안사람들에게 조용히 하고 울지 말라 하였다. 다시 前方에 용량을 늘이고 竹瀝과 童便을 섞어주니 이내 편안해지고 계속 養陰淸熱하여 나았다.

溫散藥은 傷寒에 맞는 것인데 어찌 마구 쓰는가? 이미 發疹이 난 것은 肺胃의 熱이 밖으로 나온 것인데 小柴胡湯으로 무엇을 하겠다는 것인가? 이 의원은 정말로 답답하구나.

4-14 瞿穎山仲媳，許培之之妹也. 患舌糜，沈悅亭知其索事稟陰虧，虛火之上炎也，與淸涼滋降之法，及朱黃等敷藥而不愈. 乃兄延孟英往視，舌心糜腐黃厚，邊尖俱已無皮，湯飮人口，痛不可當，此服藥所不能愈者. 令將錫類散糝之，果卽霍然. 或疑喉藥治舌，何以敏捷如斯? 孟英曰，此散擅生肌蝕腐之長，不但喉舌之相近者，可以借用，苟能隅反，未可罄，貴用者之善悟耳. 且糜腐厚膩，不僅要須識此，（妙語可思.）自知其故.

4-14 瞿穎山의 둘째 며느리는 許培之의 누이동생인데 혀가 헐었다. 沈悅亭이 병자가 평소에 陰虛한 체질로서 虛火上炎인 것을 알고는 淸涼藥으로 滋陰降火法과 硃黃 등의 敷藥을 사용하였으나 낫지 않았다. 그의 형이 孟英을 초빙하여 보게 하였다. 혀의 가운데는 헐고 黃苔가 두꺼우며 舌邊과 舌尖은 이미 껍질이 벗겨져 湯飮이 입에 들어가면 아픔을 감당할 수 없었다. “이는 약을 먹어서는 고칠 수 없다.” 하고는 錫類散을 밥에 이기어 바르니 바로 효과가 있었다. 或者가 “喉藥으로 혀를 고치는데도 어찌 이리 빠르게 효과가 나는가?” 하고 물으니, “錫類散은 生肌蝕腐를 잘 하니 인후와 혀와 같이 가까이 있는 것에 가히 借用할 수 있다. 약이 없다고 하지 말고 있는 약을 잘 쓰는 것이 중요하다. 혀가 糜腐厚膩한 것은 陰虛에만 있는 것이 아니니 필히 이것을 알아 스스로 그 도리를 깨우치라.” 하였다.

생각할수록 미묘한 뜻이 있는 말이다.

4-15 高祿卿室，吳濂仲之妹也．孟夏分娩發熱，初疑蒸乳，數日不退，產科治之，知挾溫邪，進以淸解，而大便溏泄，(此邪去之徵，識力不堅，遂爲所眩.) 遂改溫燥，其泄不減．另招張某視之，因謂專科誤用蔞仁所致，與蔘·芪·薑·朮·鹿角·肉果等藥，泄瀉愈甚，連服之，熱壯神昏，汗出不止，勢瀕於危．醞香孝廉徐夫人，病者之從母也．心慈似佛，有子十人皆已出，聞其殆，夤夜命四郎季眉，請援於孟英．按脈洪數七至，口渴苔黃，洞瀉如火，小溲不行，因謂季眉曰，病猶可治，第藥太驚人，未必敢服．季眉堅欲求方，且云在此監服．乃疏白頭翁湯，加石膏·犀角·銀花·知母·花粉·竹葉·梔·楝·桑葉與之．次日復診，脈證較減，仍用前方，而病家群嘩，以爲產後最忌寒涼，況洞泄數日乎？ 仍招張某商之，張謂，幸我屢投溫補在前，否則昨藥下咽，頃刻亡陽．(盲語.) 復定芪·朮之方，業已煎矣．所親張芷舟孝廉聞之，飛告於蘊香處．汾伯昆季，即馳至病家，幸未入口，奪盞傾之，索孟英方，煎而督灌，且囑群季輪流守視，免致再投別藥．孟英感其情誼，快舒所長，大劑涼解，服至七帖，瀉全止，熱盡退，乃去白頭翁湯，加生地·元蔘·茹·貝．服半月始解黑色燥矢，而眠食漸安．第府藏

4-15 高祿卿의 妻는 吳濂中의 여동생인데 초여름에 출산을 하고 열이 나서 처음에는 蒸乳(젖몸살)인 것으로 알았으나 며칠이 지나도 열이 내려가지 않았다. 產科의원이 이를 치료하였으나 원인을 溫邪로 알아서 淸解藥을 주니 大便溏泄에 이르렀다. (이는 去邪하기에는 藥力이 약하며 계속 쓰면 어지럼증이 생긴다.) 다시 溫燥藥으로 바꾸었으나 설사는 줄지 않았다. 다시 張某 의원을 불러 보게 하니 지난번 의원이 과루인(瓜蔞仁)을 잘못 쓴 까닭이라 하며 인삼(人蔘)·황기(黃芪)·생강(生薑)·백출(白朮)·서각(鹿角)·육과(肉果) 등의 약을 주니 설사는 더욱 심해지고 계속 먹으니 열이 심하고 정신이 혼미해지며 땀이 그치지 아니하니 위급한 상황에 이르게 되었다. 醞香孝廉 徐夫人이 병자의 從母인데 심성이 부처와 같이 자애롭고, 아들이 열이 있는데 이미 모두 집을 떠나 나가 있었다. 병자의 위급함을 듣고는 한밤중에 넷째 아들 季眉를 시켜 孟英에게 구원을 청하였다. 맥을 보니 洪數하여 호흡 간에 일곱에 이르는데 口渴苔黃하고 설사는 뜨겁고 소변은 나오지 않았다. 孟英이 季眉에게 이르기를 "병은 치료할 수 있으나 쓰는 약이 사람들을 놀라게 할까 하여 감히 복약시킬 수 없을까 염려됩니다." 하였는데 季眉가 약방문 얻기를 간청하며 약을 먹이겠다고 하였다. 방문에 쓰기를 白頭翁湯 加 石膏 犀角 金銀花 知母 天花粉 竹葉 梔子 楝實 桑葉으로 하여 주었다. 다음날 진찰을 하였는데 脈證이 조금 나아져 前方을 다시 쓰니 병자의 집안사람들이 "產後에 寒涼藥은 피하는 법이고 더구나 설사가 있은 지가 며칠이나 되었는데 어찌 쓰겠는가?" 하고는 다시 張某 의원을 불러 상의하였다. 張某가 말하기를 "다행히 내가 지난번에 溫補藥을 여러 번 투여하였기에 망정이지 그렇지 아니하고 孟英의 약을 먹었으면 경각에 亡陽이 되었을 것이다." 하고는 前의 황기(黃芪)·백출(白朮) 처방을 전탕토록 하였다. 친척 되는 張芷舟 孝廉이 이를 듣고는 醞香에게 급히 알리니 季眉의 형 되는 昆季가 바로 病家로 달려 왔다. 다행히도 아직 약이 입에 들

之邪, 雖已淸滌, 而從前溫補, 將熱邪壅滯於膜絡之間者, 復發數癰於胸乳之間. 孟英令其恪守前法, 復入蒲公英·絲瓜絡·橘葉·菊葉等藥. 服至百劑, 始告全愈, 而天癸亦至. 孟英曰, 世俗泥於産後宜溫之謬說, 況兼泄瀉, 卽使溫補而死, 病家不怨, 醫者無憾也. 或具只眼, 其誰信之? 此證苟非汾伯昆仲篤信於平時, 而力排衆論於危難之間, 餘雖見到不疑, 亦惡能有濟耶? 餘嘗曰, 病不易識, 尤不易患, 醫不易荐, 尤不易任, 藥不易用, 尤不易服. 誠宇宙間第一難事也, 而世人淺視之, 可不悲哉! (眉批, 方遵古法, 弁不驚人, 特讀立齋·景岳書者見之, 未免吃驚耳. 不意浙省名手狃於溫補如此, 眞不能不歸咎於景岳·立齋諸公矣.)

어가지 않아 약사발을 빼앗아 쏟아버리고 孟英의 약방문을 찾아 전탕을 하여 마시도록 하고는 여러 伯氏들이 돌아가면서 다른 약을 먹지 못하도록 감독하였다. 孟英이 이러한 정성에 감동하여 그의 장기를 발휘하여 凉解藥을 크게 투여하니 일곱 첩에 이르러 설사가 완전히 멎고 열도 물러가니 白頭翁湯을 빼고 생지황(生地黃)·현삼(玄蔘)·죽여(竹茹)·패모(貝母)를 가하여 보름을 먹자 검은 색의 燥屎가 나오면서 잠과 식사가 점차 편안해졌다. 여러 장부에 쌓인 邪氣는 淸滌하였으나 전에 사용한 溫補藥으로 인하여 熱邪가 膜絡 사이에 壅滯하여 胸乳 사이로 擁腫이 되어 나오니 孟英이 각별히 前法을 지키고 다시 포공영(蒲公英)·사과락(絲瓜絡)·귤엽(橘葉)·국화엽(菊花葉) 등을 가하여 백 첩을 먹이니 완전히 나아서 월경도 다시 이르렀다. 孟英이 말하기를 "世俗에서는 産後에는 溫補해야 한다는 잘못된 설에 사로잡혀 있는데, 泄瀉가 있더라도 溫補藥에 죽으면 病者도 원망하지 않고 醫者도 후회하지 않는다. 或者가 보는 眼目이 있다 하더라도 누가 이를 믿겠는가? 만약에 내가 평소에 여러 伯氏들의 믿음이 없어 病證이 위급한 때에 이들 伯氏들이 그릇된 설들을 막아주지 않았다면 내가 확신이 있다 한들 어찌 능히 병자를 구하였겠는가? 내가 일찍이 말하기는 '병을 알기도 쉽지 않고 병에 걸리기도 쉽지 않다. 의원을 천거하기도 쉽지 않고 치료를 맡기도 쉽지 않다. 약을 쓰기도 쉽지 않고 복약하기도 쉽지 않다.' 하였는데 用藥과 服藥 모두가 정말로 어려운 일이다. 世人들이 이를 가볍게 보니 어찌 슬프지 아니한가." 하였다.

方이 古法을 따르고 다시 方으로 사람들을 놀라게 하지 않으려면 특히 立齋(薛己)와 景岳의 책을 읽어볼 것이다. 이 책을 보면 놀라지 않을 수 없다.

浙江省의 名手를 몰라보고 이와 같이 溫補法을 탐하여 되풀이 하는 사람이 있는 것은 景岳과 立齋에게 허물을 돌릴 수밖에 없다.

• 景岳과 立齋는 溫補派이다.

仁術志·卷四

4-16 趙秋舲進士，去秋患左半身不遂．伊弟笛樓，暨高弟許芷卿茂才，主清熱蠲痰治之，未能遽效．邀孟英診之．脈甚遲緩，苔極黃膩，便秘多言．令於藥中和入竹瀝一碗，且以龍薈·滾痰二丸相間而投．（用藥固甚合法，何於脈之遲緩處未見照顧．）二丸各用斤許，證始向愈．（如此而止，殊少善後之法．）今春出房，眠食已復，而素嗜厚味，不戒肥甘．孟夏其病陡發，孟英診之，脈形滑駛如蛇，斷其不起，秋初果歿．

4-16 趙秋舲 進士가 지난 가을에 좌측 반신불수가 되니 그의 동생 되는 笛樓와 제자인 許芷卿 茂才가 清熱蠲痰法으로 치료하였으나 효과를 거둘 수가 없었다. 孟英을 초빙하여 보게 하니 脈甚遲緩하고 舌苔가 극히 黃膩하며 便秘가 있고 말이 많았다. 약에 竹瀝 한 사발을 넣어 복용시키면서 龍薈丸과 滾痰丸을 번갈아 투여하니 (用藥法이 심히 法度에 맞다. 그런데 脈이 遲緩한 것은 어찌 살피지 않은 것인가?) 龍薈丸과 滾痰丸을 쓴 것이 각 한 斤에 이르러서 증세가 호전되었다. (약을 쓰는 것은 여기에서 그쳤으나 병증이 조금이라도 남아있으면 調理를 잘 하여야 한다.) 금년 봄에 바깥출입을 하게 되고 수면과 식사도 회복되었다. 그러나 평소에 厚味를 즐겨하고 肥甘한 음식을 조심하지 않더니 초여름에 갑자기 병이 재발하였다. 孟英이 보니 脈形이 뱀과 같이 滑數하니 단연코 일어나지 못할 것이라. 가을 초입에 과연 죽었다.

4-17 吳澐門年逾花甲，素患脘痛，以爲虛寒，輒用溫補，久而益劇．孟英診曰，肝火宜清．彼不之信，延至仲夏，形已消瘦，倏然浮腫，脇背刺痛，氣逆不眠，心辣如焚，善嗔畏熱，大便時溏，飮食下咽卽吐，諸醫束手，乃懇治於孟英．脈弦軟而數．與竹茹·黃連·枇杷葉·知母·梔·楝·旋·赭等藥，而吐止，飮食雖進，各恙未已，投大劑沙蔘·生地·龜板·鼈甲·女貞·旱蓮·桑葉·丹皮·銀花·茅根·茹·貝·知·柏·枇杷葉·菊花等藥，出入爲方．二三十劑後，周身發疥瘡而腫漸消，右耳出粘稠膿水而溏止．此諸經之伏熱，得以宣泄也．仍以此藥令其久服，迨秋始愈，冬間能出門矣．（眉批，所見諸證俱屬痰熱，與弦數之脈相合，但軟則

4-17 吳澐門이 연세 화갑이 넘었는데 평소에 脘痛이 있었다. 虛寒證으로 여겨 바로 溫補藥을 먹었는데 오래 먹으니 나날이 병세가 심해졌다. 孟英이 보더니 말하기를 "肝火는 清法을 써야 마땅하다."고 하였으나 병자는 믿지 않았다. 한여름이 되자 형체가 더욱 말라갔다. 갑자기 부종이 생기면서 옆구리와 갈비가 찌르는 듯 아프고 氣가 上逆하여 잠을 이룰 수 없고 心火가 盛하여 가슴이 갑갑하며 화를 잘 내고 더운 것을 싫어하고 때때로 설사하면서 음식을 먹으면 바로 吐하였다. 여러 의원들이 어찌 할 방도가 없어서 孟英에게 치료를 구하였다. 脈을 보니 弦軟而數하여 죽여(竹茹)·황련(黃連)·비파엽(枇杷葉)·지모(知母)·치자(梔子)·연실(楝實)·선복화(旋覆花)·대자석(代赭石) 등의 약을 주니 구토가 멎었다. 음식은 비록 먹을 수 있으나 다른 증세가 그대로 남아 있으니 大劑의 사삼(沙蔘)·생지황(生地黃)·귀판(龜板)·별갑(鼈甲)·여정자(女貞子)·한련초(旱蓮草)·상엽(桑葉)·단피(丹皮)·금은화(金銀花)·백모근(白茅根)·죽여(竹茹)·패모(貝母)·지모(知母)·측백엽(側柏葉)·비파엽(枇杷葉)·국화(菊花) 등의 약으로 이삼십 첩을 투여하니 온몸에 疥

根柢不堅. 初方乃急則治標之法, 次方乃顧及根本, 亦不易之次第也.)

瘡이 생기면서 부종이 점차 사라지고 오른쪽 귀에서 粘稠한 膿水가 나오면서 설사도 멎었다. 이는 經絡의 伏熱이 빠져나오는 것이다. 그리고 계속 이 약을 먹으니 가을이 되어 병이 낫기 시작하고 겨울이 되어 바깥출입을 할 수 있게 되었다.

여기에 나타난 여러 病證은 痰熱에 속하는 것이니 弦數한 脈과도 病證이 일치한다. 그러나 軟脈은 根本이 不堅한 것을 나타내니 처음에는 急則治標하고 다음에는 根本을 살펴 치료하였다. 이는 치료의 순서를 바꾸지 않은 것이다.

4-18 比丘尼心能, 體厚蹣跚, 偶患眩悸, 醫以爲虛, 久服溫補, 漸至發腫不饑. 仲夏延孟英視之. 脈甚弦滑, 舌色光絳, 主淸痰熱, 盡撤補藥. 彼不之信, 仍服八味等方, 至季夏再屆孟英診之. 脈數七至, 眠食盡廢, 不可救藥矣. 果及秋而茶毗.

4-18 비구니 心能이 체격이 뚱뚱하고 걸음걸이가 뒤뚱뒤뚱한데 어지럽고 가슴이 마구 뛰었다. 의원이 虛證이라 하여 溫補藥을 오래 복용시켰는데 점차 浮腫이 생기더니 배가 고프지 아니하였다. 한여름이 되어 孟英을 초빙하여 진찰을 받으니 脈甚弦滑 舌色光絳하여 痰熱을 淸하는 약을 주로 하고 補藥을 끊으라 하였다. 병자가 이를 듣지 않고 八味丸 등을 계속 먹었다. 늦여름이 되어 다시 孟英에게 진찰을 받았는데 脈이 한 호흡에 일곱에 이르고 잠과 식사를 廢하게 되었으니 약으로도 구할 수가 없게 되었다. 과연 가을에 죽어 다비를 치루었다.

4-19 金葉仙大令病, 其媳刲股以進, 因無效也, 悲哀欲絶, 遂發熱. 胡某治以傷寒藥, 而神迷自汗, 驚惕畏冷. 改換補藥, 乃氣逆不進水谷矣. 孟英視之, 七情有傷, 痰因火迫, 堵諸空靈之所也. 與沙蔘·元蔘·丹蔘·丹皮·茯苓·麥冬·連翹·竹茹·竹葉·蓮心·小麥, 加以川貝母一兩投之, 數劑而瘥.

4-19 金葉仙 大令이 병이 걸리니 며느리가 허벅지를 베어 바쳤으나 효과가 없었고 病者는 슬픔이 지나쳐 열이 났다. 胡某가 傷寒藥으로 치료하였으나 정신이 혼미하고 땀이 나며 잘 놀라고 추위를 싫어하니 다시 補藥으로 바꾸었으나 氣逆하여 음식과 물도 먹을 수 없게 되었다. 孟英이 보더니 "七情傷으로 인하여 痰火가 盛하여 心機를 막은 탓이라." 하고 사삼(沙蔘)·현삼(玄蔘)·단삼(丹蔘)·목단피(牧丹皮)·복령(茯苓)·맥문동(麥門冬)·연교(連翹)·죽여(竹茹)·죽엽(竹葉)·연자심(蓮子心)·소맥(小麥)에다 천패모(川貝母) 한 냥을 가하여 투여하니 몇 첩에 차도가 있었다.

4-20 李竹虛令郎, 初秋患感, 醫聞便溏而止之, 乃至目赤譫妄, 舌絳苔黃, 溲澀善嘔, 粒米不能下咽. 孟英先與犀角·

4-20 李竹虛의 아들이 초가을에 감기에 걸렸는데 醫員이 便溏이 있다는 얘기를 듣고는 설사를 막으니, 눈이 붉어지고 헛소리를 하며 혀가 붉고 舌苔는 누런데 소변이 막히고

石膏·竹葉·竹茹·枇杷葉·茅根·知母·花粉·梔子以清之. 嘔止神清, 熱亦漸緩. 繼以承氣湯加減, 三下黑矢, 黃苔始退, 卽能啜粥, 以其右關尺遲緩有力, 故知有燥矢也. 續投甘涼, 調理而痊.

구역질이 나서 밥알도 넘길 수 없게 되었다. 孟英이 먼저 서각(犀角)·석고(石膏)·죽엽(竹葉)·죽여(竹茹)·비파엽(枇杷葉)·백모근(白茅根)·지모(知母)·천화분(天花粉)·치자(梔子)의 清法을 쓰니 구토가 멎고 정신이 맑아지고 열이 점차 물러갔다. 이어서 承氣湯 加減을 쓰니 黑屎를 세 번 쏟고는 黃苔가 물러가고 죽을 먹을 수 있게 되었다. 이는 右關尺脈이 遲緩有力한지라 이로써 燥屎가 있음을 알 수 있다. 계속하여 甘涼劑로 조리하여 나았다.

4-21 朱養之令弟媳, 初患目赤, 服藥後, 漸至滿面紅腫, 壯熱神昏, 醫者束手. 孟英切脈洪實滑數, 舌絳大渴, 腹微脹. 以酒洗大黃·犀角·元蔘·滑石·甘草·知母·花粉·銀花·黃芩·連翹·薄荷·菊花·丹皮, 兩下之徑愈.

4-21 朱養之의 동생 며느리가 처음 目赤이 생겼는데 약을 먹으니 얼굴이 붉게 부어오르고 壯熱神昏하나 의원들이 어찌할 방도가 없었다. 孟英이 脈을 보니 洪實滑數하고 혀가 붉게 되고 갈증이 나며 腹微脹하여 주세대황(酒洗大黃)·서각(犀角)·감초(甘草)·지모(知母)·천화분(天花粉)·금은화(金銀花)·황금(黃芩)·연교(連翹)·박하(薄荷)·국화(菊花)·목단피(牧丹皮)로 두 차례 下하니 바로 나았다.

4-22 都城售透土長壽丹, 極言其功之大, 能治諸疾, 而价甚廉, 人皆稱之. 孟英謂, 勿論其所用何藥, 執一方以疗百病, 無此治法. 每以稟賦不齊, 證因有別, 勸人切勿輕嘗. 況以綠豆湯爲引, 必有熱毒之品在內, 不可不愼也. 繼而張孟皐少府餌之患疽, 廣粵亭司馬服之咽爛, 孟英投多劑甘寒而愈. 王雪山久患下部畏冷, 呑未百丸, 齒痛目赤, 諸恙蜂起. 孟英察脈弦滑, 與多劑石膏藥, 兼以當歸龍薈丸頻服. 新疾旣瘳, 腿亦漸溫, 令其常飮柿餅湯, 以杜將來之恙. 伊弟患腹脹而喜溫補, 久而不效, 孟英曰, 濕熱也, 宜淸化. 彼不信, 因服透土丹, 初頗應, 已而血大溢, 始得悔悟. 志此數則,

4-22 都城에 透土長壽丹을 파는 사람이 있는데 이 약의 효과가 극히 크다고 하면서 모든 병을 고칠 수 있고 가격도 저렴하다 하니 모든 사람들이 칭찬하였다. 孟英이 말하기를 "어떤 약인지도 모르고 약 한 가지로 百病을 고친다 하니 이런 치료법은 없다. 사람이 모두 稟賦가 다르고 病證이 다르니 가벼이 이를 먹을 것이 아니다. 더구나 綠豆湯으로 이를 먹으니 熱毒한 약재가 이 안에 들어 있을 것이어서 신중해야 한다."라고 하였다. 張孟皐 少府가 이를 먹었더니 瘈疽가 생겼고, 廣粵亭 司馬가 이를 먹으니 咽喉가 헐어서 孟英이 甘寒劑를 몇 첩 투여하여 나았다. 王雪山이 오래 下焦가 畏冷하여 백 알 못 미치게 이 약을 먹었는데 齒痛目赤을 비롯하여 여러 병증이 나타났다. 孟英이 맥을 보니 弦滑하여 石膏藥을 주고 當歸龍薈丸과 같이 먹게 하니 새로 생긴 병은 나았고 허벅지도 점차 따뜻해졌다. 柿餅湯을 항시 마시게 하여 장래 생길 병을 예방하게 하였다. 그의 동생이 腹脹이 있어 溫補劑를 즐겨 먹었으나 효과가 없었다. 孟英이 보더니 "濕熱이다. 마땅히 淸해야 한다." 하였으나 믿지 않고 透土丹을 먹었다. 처음에는 좀

以爲世之好服奇藥者戒.

효과가 있는가 싶더니 곧 피를 쏟고 나서 후회가 일어났다. 이 몇 가지 사례를 기록하여 세상에 奇藥을 좋아하는 사람에게 경고하고자 한다.

4-23 廣孔愚司馬之大公子, 仲秋間患瘧, 寒少熱多, 面目甚黃, 苔膩大渴, 腹脹溺赤, 仍能納谷, 且素嗜肥甘, 不能撙節, 孟英按其脈滑實而數, 與承氣湯加知·芩·半·貝·翹·連·滑石·石膏·大腹·花粉之類. 二十餘劑而始愈, 是膏粱挾暑濕熱之治也.

4-23 廣孔愚 司馬의 큰 아들이 仲秋에 瘧疾이 들었다. 寒少熱多하며 얼굴과 눈이 노랗게 되고 舌苔는 膩한데 갈증이 심하고 腹脹에 소변이 붉게 나왔으나 밥을 먹을 수는 있었다. 평소에 달고 기름진 음식을 즐겨하는데 먹을 때는 節度가 없었다. 孟英이 脈을 보니 滑實數하여 承氣湯 加知母 黃芩 半夏 貝母 連翹 黃連 滑石 石膏 大腹皮 天花粉 등의 약을 스무 첩 가량 투여하니 나았다. 이는 膏粱味를 즐겨하는 사람이 暑濕熱을 감수한 경우에 치료하는 방법이다.

4-24 王瘦石稟屬陰虧, 卒聞驚嚇之聲, 而氣逆肢冷, 自汗息微, 速孟英視之. 身面皆青綠之色, 脈沈弦而細, 乃素傷憂慮, 而風陽陡動也. 與牡蠣四兩, 鼈甲二兩, 蛤殼一兩, 石英五錢, 龍齒·小麥·辰砂·麥冬·茯神·貝母·竹茹爲方, 一劑知, 二劑已, 續以滋養而瘳. (眉批, 凡陰虛之體, 血不足以養肝, 則肝陽易僭, 用大劑鎭逆養陰開鬱治法, 絲絲入扣, 宜乎應手輒效也.)

4-24 王瘦石의 稟賦가 원래 陰虛한데 갑자기 놀라게 하는 소리를 듣더니 氣上逆하고 사지가 싸늘해지며 땀이 나고 숨이 가늘어져 급히 孟英을 불러 보았다. 온몸과 얼굴이 푸르게 되고 脈沈弦細하니 이는 평소 근심에 傷한 데다가 風陽이 動한 까닭이라. 모려(牡蠣) 四兩, 별갑(鼈甲) 二兩, 해합각(海蛤殼) 一兩, 석영(石英) 五錢, 용치(龍齒)·소맥(小麥)·진사(辰砂)·맥문동(麥門冬)·복신(茯神)·패모(貝母)·죽여(竹茹)로 방을 만들어 투약하니 한 첩에 효과가 있고 두 첩에 증세가 없어져서 계속하여 滋養하여 나았다.

陰虛體質은 血不足이어서 養肝하는 治法을 쓴다. 肝陽은 쉽게 흐트러진다. 大劑의 鎭逆養陰開鬱藥을 쓰는 治法이 法度에 맞는다. 이렇게 약을 쓰면 바로 효과가 나온다.

4-25 陳書伯庶堂令弟保和, 年未冠, 患失音咽痛. 孟英與犀·羚·石膏·元蔘·豆根·牛蒡·射干等大劑清肅之藥, 音開而咽糜, 吹以錫類散, 糜愈而疹点滿布, 左目及耳後皆腫. 方中加以鮮菊葉二兩. 疹愈, 痰嗽不已, 仍主前法, 服三十餘帖而痊. 此證脈滑且數, 口大渴,

4-25 陸書伯庶常의 동생 되는 保和가 나이 스물이 안 되었는데 목이 아프고 소리가 안 나오니 孟英이 서각(犀角)·영양각(羚羊角)·석고(石膏)·현삼(玄蔘)·산두근(山豆根)·우방자(牛蒡子)·사간(射干) 등의 大劑 淸肅藥을 주니 목소리는 나오나 咽喉가 糜爛되었다. 錫類散을 불어넣으니 咽喉糜爛은 나았으나 온몸에 疹點이 돋아나고 왼쪽 눈부터 귀 뒤까지 전부 부어올랐다. 方에 다시 생국화(生菊花) 잎 二兩을 가하니 發疹은 나았으나 痰嗽가 그치지 않으니 다시

初終未曾誤藥，故能愈．其庶母同時患喉糜，　而頭偏左痛，（肝風.）心悸欲嘔，壯熱煩躁，脈弦細數．孟英曰，此兼陰虧風動也．初以犀·羚·元蔘·菊花·丹蔘·梔子·桑葉·馬勃投之，外吹錫類散，咽愈熱退．續用二至·二冬·生地·石英·蓯蓉·龜板·茯苓，滋陰潛陽而瘳．（善後之法非此，則細數之脈何以能復？）又其二令妹亦患喉疹，汛事適行，四肢痠痛，略難擧動，氣塞於咽，孟英診脈弦滑．以犀·羚·旋·赭·茹·貝·兜鈴·牛蒡·射干·豆根·花粉·銀花·海蛇·竹瀝·絲瓜絡等出入爲方，（此則專事淸熱蠲痰而已，須合三案而細參其同異處，方有會心.）兼吹錫類散而瘥．（眉批，變證雖多，不外肺胃二經積熱，得其主腦，尙非難愈之證.）

前方을 서른 첩 써서 나았다. 이는 脈滑數하고 갈증이 심한데 시종 약을 잘못 쓰지 않았기에 능히 고칠 수 있었다. 그의 庶母가 같이 喉糜와 왼쪽 편두통이 있고 가슴이 뛰면서 잘 토하고 열이 심하여 煩燥한데 脈은 弦細數하였다. 孟英이 말하기를 “이는 陰虛風動을 겸한 것이다.” 하고는 서각(犀角)·영양각(羚羊角)·현삼(玄蔘)·국화(菊花)·단삼(丹蔘)·치자(梔子)·상엽(桑葉)·마발(馬勃)로 투약하고 錫類散을 불어 넣으니 咽喉가 낫고 열이 물러갔다. (후에 조리를 잘 하였으니 망정이지 이렇지 아니하였다면 어찌 細數脈이 회복되었겠는가?) 다시 그의 두 번째 누이동생이 喉疹이 있는데 마침 월경이 있고 四肢酸痛하고 擧動이 힘들며 咽喉가 氣塞되었다. 孟英이 脈을 보니 弦滑하여 서각(犀角)·영양각(羚羊角)·선복화(旋覆花)·대자석(代赭石)·죽여(竹茹)·패모(貝母)·마두령(馬兜鈴)·우방자(牛蒡子)·사간(射干)·산두근(山豆根)·천화분(天花粉)·금은화(金銀花)·해차(海蛇)·죽력(竹瀝)·사과락(絲瓜絡) 등으로 방을 만들고 兼하여 錫類散을 불어 넣으니 차도가 있었다.

여기에서는 淸熱蠲痰法을 쓴 것뿐이다. 이 세 가지 醫案을 세심히 살펴 같은 것과 다른 것을 알면 이 方에서 얻는 바가 있을 것이다. 變證이 비록 많다 하나 肺胃二經의 積熱밖에 없으니 要點을 알면 고치기 어려운 병증이 어디 있겠는가?

4-26 吳爾純八月下旬患滯下，腹痛異常，伊外祖許仲廉，延孟英往診．形瘦，脈數而弦，口渴，音微，溺澀．乃陰分極虛，肝陽熾盛，伏暑爲痢．治法不但與寒痢迥異，卽與他人之伏暑成痢者，亦當分別用藥也．與白頭翁湯，加知母·花粉·銀花·丹皮·金鈴·延胡·沙蔘·芩·連服之．（亦治通伏暑成痢之方.）次日復視，痢減音開，而右腹疼脹拒按，爲加冬瓜子·烏藥·鼠矢，三劑而消，滯下亦

4-26 吳爾純이 팔월 하순에 滯下 腹痛이 있었다. 그의 外祖父 되는 許仲廉이 孟英을 초빙하여 가서 보게 하였다. 孟英이 보니 病者가 形體가 마르고 脈數弦하며 갈증이 나고 말소리가 약하며 소변이 잘 나오지 않았다. 이는 陰分이 極히 虛하여 肝陽이 熾盛하고 伏暑가 痢疾로 된 것이다. 治法은 寒痢와는 한참 다르니 他人이 伏暑로 痢疾이 되어 用藥하는 것과는 구분하여야 한다. 白頭翁湯 加 知母 天花粉 金銀花 牧丹皮 金鈴子 玄胡索 沙蔘 黃芩 黃連 (伏暑로 痢疾이 된 것에 쓰는 通治方이다.) 등을 복약시키고 다음날 다시 보니 이질이 줄고 목소리가 열렸다. 右腹이 疼脹하여 만지면 싫어하므로 동과자(冬瓜子)·오약(烏藥)·서시(鼠屎)를 加하여 주니 腹脹이 꺼지며 滯下도 나았다. 그러

愈. 惟薄暮火升, 面赤自汗, 重加介類潛陽而痊. (此方顧及陰虛.)

나 해질 무렵이면 火升하여 面赤自汗하니 다시 介類(龜板鼈甲類)를 가하여 潛陽하니 나았다.

이 방은 陰虛에 쓰는 것이다.

4-27 楊某患感旬日, 初則便溏, 醫與溫散, 瀉止熱不退, 晝夜靜臥, 飮食不進. 孟英診脈遲緩, 浮取甚微, 目眵, 舌色光紅, 口不渴, 溲亦行, 胸腹無所苦, 語懶音低, 尋卽睡去. 是暑濕內伏, 而有燥矢在胃, 機關爲之不利也. 先與淸營通胃藥二劑. 熱退舌淡, 而脈證依然, 加以酒洗大黃·省頭草, 卽下堅黑燥矢甚多, 而睡減啜粥. 繼以涼潤, 旬日而痊. (眉批, 此濕勝於熱之暑證也, 以其濕勝, 故不甚現熱證, 最足眩人, 斷爲暑濕, 足徵卓識.)

4-27 楊某가 감기에 걸려 열흘이 되었는데 처음에 便溏이 있어 의원이 溫散藥을 주었다. 설사는 멎었으나 열은 물러가지 않고 밤낮으로 누워 지내면서 음식도 먹을 수 없었다. 孟英이 보니 脈遲緩한데 浮取하면 甚微하고 눈곱이 끼며 舌色은 光紅하며 口不渴하나 小便은 나오며 胸腹에도 불편한 곳은 없었다. 말을 잘 하지 않고 목소리도 낮고 갑자기 잠에 빠지기도 하였다. 이는 暑濕이 內伏하고 腸胃에 燥屎가 있어 機關이 不利한 탓이라. 먼저 淸營通胃藥을 두 첩 쓰니 열이 물러가고 舌淡하나 脈은 여전하였다. 다시 주세대황(酒洗大黃)·성두초(省頭草)를 加하여 쓰니 굳고 검은색의 燥屎가 다량 나오고, 잠이 줄면서 죽을 먹게 되었다. 이어서 涼潤藥을 써서 열흘이 지나 나았다.

이는 熱보다 濕이 많은 暑證이다. 濕勝하여 熱證이 많이 나타나지 않았다. 眩證만 보고도 暑濕이라 斷定하니 卓越한 識見을 보이기에 충분하다.

- 濕이 熱보다 重한 濕溫에 淸熱利濕하는 方劑로서 三仁湯, 藿朴夏苓湯, 黃芩滑石湯 등이 있다.

4-28 陳春湖令郎子莊, 體素弱, 季秋患腹痛自汗, 肢冷息微, 咸謂元虛欲脫. 孟英診之, 脈雖沈伏難尋, (痛脈多沈.) 而苔色黃膩, 口乾溺赤, 當從證也. 與連·朴·楝·梔·元胡·蠶砂·省頭草等藥而康. 次年患感, 復誤死於補. 又夏醞泉延孟英視錢嫗腹痛欲絶證, 因見弦滑之脈, 與當歸龍薈丸而安.

4-28 陳春湖의 아들 子莊이 원래 몸이 虛弱한데 늦가을에 腹痛에 땀이 나고 사지가 싸늘하며 숨소리가 가늘어져서 모두 氣虛하여 脫證이 생길 것이라 하였다. 孟英이 보니 脈이 沈伏하여 찾기 어렵고 舌苔가 黃膩하며 갈증이 나고 소변이 붉게 나오니 病證에 따라서 황련(黃連)·후박(厚朴)·연실(楝實)·치자(梔子)·현호색(玄胡索)·잠사(蠶砂)·성두초(省頭草) 등의 약을 주어 건강해졌다. 다음해 다시 감기에 걸렸는데 잘못 補하여 죽었다. 또 여름에 醞泉이 孟英으로 하여금 錢노파의 腹痛欲絶證을 보게 하였는데 脈이 弦滑하니 當歸龍薈丸을 주어 편안해졌다.

4-29 朱湘槎令媳, 患小溲澀

4-29 朱湘槎의 며느리가 小便이 잘 나오지 않으며 통증이

痛, 醫與滲利, 反發熱頭疼, 不饑口渴, 夜不成眠. 孟英診之, 脈細數, 乃陰虛肝鬱, 化熱生風, 津液已爍, 豈容再利? 與白薇·梔子·金鈴·知母·花粉·紫菀·麥冬·石斛·菊花, 服之即愈. (愈後仍當以滋陰善後.) 其侄新泉之室, 懷娠患痢, 醫投溫燥止澀, 腹痛甚, 而遍身發黃, 飲食不思. 孟英視之, 暑濕也. 與芩·連·銀花·茅根·桑葉·梔·楝·竹葉·茵陳·冬瓜皮而愈.

있으니 醫員이 滲利藥을 주었는데 오히려 發熱 頭痛에 갈증이 나면서 배가 고프지 않고 밤에 잠을 들 수 없었다. 孟英이 보니 脈細數하여 "이는 陰虛肝鬱한데 化熱生風하여 津液이 마른 것이라. 어찌 다시 滲利藥을 쓰겠는가?" 하고는 백미(白薇)·치자(梔子)·금령자(金鈴子)·지모(知母)·천화분(天花粉)·자완(紫菀)·맥문동(麥門冬)·석곡(石斛)·국화(菊花)를 주니 바로 나았다. (나은 후에는 마땅히 滋陰法으로 調理하여야 한다.) 그 조카 되는 新泉의 妻가 임신 중인데 痢疾이 있어 醫員이 溫燥止澀藥을 주었더니 복통이 심해지고 全身 發黃하며 음식 생각이 없었다. 孟英이 보더니 "暑濕이라." 하고는 황금(黃芩)·황련(黃連)·금은화(金銀花)·백모근(白茅根)·상엽(桑葉)·치자(梔子)·연실(楝實)·죽엽(竹葉)·인진(茵蔯)·동과피(冬瓜皮)로 치유하였다.

4-30 吳醞香大令仲媳, 汛愆而崩之後, 脘痛發厥, 自汗肢冷. 孟英脈之, 細而弦滑, 口苦便澀. 乃素體多痰, 風陽內鼓, 雖當崩後, 病不在血. 與旋·赭·羚·茹·枳·貝·薤·蔞·蛤殼爲方, 痛乃漸下, 厥亦止. 再加金鈴·延胡·蓯蓉·鼠矢, 服之而愈. 迨季冬因卒驚發狂, 笑罵不避親疏. 孟英察脈弦滑而數, 與犀·羚·元蔘·丹皮·丹蔘·梔子·菖蒲·竹葉·鼈甲·竹瀝, 呑當歸龍薈丸, 息風陽以滌痰熱, 果數劑而安. 然平時喜服補藥, 或有眩暈, 不知爲風痰內動, 益疑爲元氣大虛. 孟英嘗諫阻之, 而彼不能從. 至次年季春, 因傷感而狂證陡發, 毁器登高更甚於昔. 孟英視之, 苔黑大渴, 與前方加珍珠·牛黃服之, 苔色轉黃, 弦滑之脈略減, 而狂莫可制, 改以石膏·朱砂(眉批, 凡藥中用朱砂者, 宜另研

4-30 吳醞香 大令의 둘째 며느리가 月經不調하고 崩漏가 있은 후에 복통에 사지가 싸늘하고 땀이 났다. 孟英이 보니 脈細弦滑하고 입이 쓰고 대변이 잘 통하지 않는지라 "이는 體質이 痰多한데 風陽이 內動한 것이니 비록 崩漏後이나 病은 血分에 있는 것이 아니다." 하고는 선복화(旋覆花)·대자석(代赭石)·영양각(羚羊角)·죽여(竹茹)·지실(枳實)·패모(貝母)·해백(薤白)·과루(瓜蔞)·해합각(海蛤殼)으로 방을 만들어 주니 痛證이 점차 줄면서 厥證도 멎었다. 다시 금령자(金鈴子)·현호색(玄胡索)·육종용(肉蓯蓉)·서시(鼠屎)를 복약시켜 나았다. 늦겨울이 되어 갑자기 놀라 發狂하여 가깝고 먼 사람을 가리지 않고 웃고 욕하는데 孟英이 맥을 보니 弦滑數하여 서각(犀角)·영양각(羚羊角)·현삼(玄蔘)·목단피(牧丹皮)·단삼(丹蔘)·치자(梔子)·석창포(石菖蒲)·죽엽(竹葉)·별갑(鼈甲)·죽력(竹瀝)을 當歸龍薈丸과 같이 주어 息風陽 滌痰熱하니 과연 몇 첩에 편안해졌다. 평소 병자가 補藥을 즐겨 먹고 혹 眩暈이 있으면 風痰內動인 것을 모르고 元氣가 虛한 것으로 여기니 孟英이 일찍이 이를 막았으나 병자는 이를 따르지 않았다. 이듬해 늦봄에 감기에 걸렸는데 다시 狂證이 갑자기 發하니 기물을 부수고 높은 곳에 오르는 것이 전보다 심하였다. 孟英이 보니 舌苔黑

衝服, 不可同入煎劑.)·鐵落·菖蒲·青黛·知母·膽星·鼈甲·金鈴·施覆·元蔘·竹瀝爲大劑, 送礞石滾痰丸, 四服而平. 繼而脚氣大發, 腹痛便秘, 上衝於心, 肢冷汗出, 昏暈欲厥. 與連·楝·梔·茹·小麥·百合·旋·貝·元胡·烏藥·雪羹·石英·鼠矢·黃柏·藕等藥而安.

大渴하여 前方에 珍珠 牛黃을 加하여 먹으니 舌苔가 黃色으로 변하고 弦滑脈도 줄었으나 狂證은 막을 수 없었다. 다시 석고(石膏)·주사(朱砂)·철락(鐵落)·석창포(石菖蒲)·청대(青黛)·지모(知母)·담남성(膽南星)·별갑(鼈甲)·금령자(金鈴子)·선복화(旋覆花)·현삼(玄蔘)·죽력(竹瀝)으로 大劑를 만들어 礞石滾痰丸과 같이 먹게 하니 네 첩에 狂證이 가라앉았다. 다시 脚氣가 大發하고 腹痛에 便秘가 있어 가슴이 갑갑하고 사지가 싸늘해지며 땀이 나고 정신이 혼미하며 어지러우면서 쓰러질 것 같아서 황련(黃連)·연실(楝實)·치자(梔子)·죽여(竹茹)·소맥(小麥)·백합(百合)·선복화(旋覆花)·패모(貝母)·현호색(玄胡索)·오약(烏藥)·설갱(雪羹)·석영(石英)·서시(鼠屎)·황백(黃柏)·우절(藕節) 등의 약을 주니 편안해졌다.

4-31 徐氏婦懷妊患痢, 醫投溫補, 胸腹痛極, 昏厥咽糜, 水飮碍下. 孟英診之, 脈洪數, 舌絳燥, 亟吹錫類散, 灌以犀角·元蔘·海蛇·茹·貝·梔·菀·知·斛·豆根·射干·銀花·楝實諸藥. 胎下已朽, 咽腹之疾隨愈. 續用甘涼淸熱存津調之.

4-31 徐氏 婦人이 임신 중인데 痢疾이 있어 醫員이 溫補藥을 주었는데, 胸腹痛이 극심하고, 정신이 혼미하여 쓰러질 것 같고 입안이 헐어서 물도 삼키기 어려웠다. 孟英이 보니 脈洪數 舌絳燥하여 급히 錫類散을 불어넣고 서각(犀角)·현삼(玄蔘)·해차(海蛇)·죽여(竹茹)·패모(貝母)·치자(梔子)·자완(紫菀)·지모(知母)·석곡(石斛)·산두근(山豆根)·사간(射干)·금은화(金銀花)·저실(楮實) 등의 약을 주니 태아는 이미 훼손되었고 咽喉糜爛과 腹痛은 나았다. 이어서 甘涼藥으로 津液을 保存하여 調理하였다.

4-32 許培之祖母, 年逾七旬, 久患淋漏, 屢發風斑. 孟英持其脈弦而滑, 舌絳口乾. 每以犀角·生地·二至·芩·蒿·白薇·元蔘·龜板·海螵之類息其暴, 甘露飮增損調其常. 人皆疑藥過涼, 孟英曰, 量體裁衣, 稟屬陽旺, 氣血有餘, 察其脈色, 治當如是. 病者乃云, 十餘年前, 偶患崩而廣服溫補, 遂成此恙, 始知先天陽氣雖充,

4-32 許培之의 祖母가 칠순이 넘었는데 오랫동안 淋證과 崩漏가 있고 누차 風斑이 있었다. 孟英이 병자가 脈弦滑하고 혀는 붉으며 입이 마르고 하여 매번 서각(犀角)·생지황(生地黃)·한련초(旱蓮草)·여정자(女貞子)·황금(黃芩)·청호(菁蒿)·백미(白薇)·현삼(玄蔘)·귀판(龜板)·해표초(海螵蛸) 등으로 暴證을 다스리고 甘露飮加減으로 日常을 관리하였다. 사람들이 그 藥性이 너무 찬 것에 의구심을 가졌다. 孟英이 말하기를 "몸에 맞추어 옷을 재단하듯이 체질이 陽旺하고 氣血이 有餘하니 脈色을 살피어 마땅히 이와 같이 해

亦由藥釀爲病. 秋杪患寒熱如瘧, 善怒不眠, 苦渴易饑, 不能納食. 孟英察脈弦數倍常, 與淸肺蠲痰·柔肝充液之法, 漸以向安. 今冬有荐吳古年診治者, 詢知病源, 作高年脫營論, 而以血脫益氣裁方. 初服三四劑, 飮食驟增, 擧家忻幸, 已而血漏甚多, 眠食欲廢, 復延孟英視之, 仍主前議, 果得漸康.

야 한다." 하였다. 병자가 말하기를 "십년 전에 崩漏가 있은 후에 溫補藥을 많이 먹고 나서 이와 같은 병이 생겼다. 이로써 先天陽氣가 지나쳐도 병이 되지만 藥도 병을 키우는 것을 알았다." 하였다. 가을이 되어 瘧疾과 같은 寒熱病이 생겨 쉽게 성내고 잠을 자지를 못하며 입이 쓰고 갈증이 나며 쉬이 배가 고파지나 식사를 할 수 없었다. 孟英이 脈이 평소보다 倍나 弦數한 것을 보고는 淸肺蠲痰 柔肝充液法을 쓰니 점차 편안해졌다. 或者가 이번 겨울에 吳古年을 진료하여 치료한 의원을 천거하였는데, 이 의원이 병의 원인을 물어 알면서도 연세가 많은데 脫營하였다하여 血脫益氣藥을 쓰니 처음 서너 첩 먹을 때는 식사가 늘어 집안사람들이 다행으로 여겼다. 조금 지나니 血漏가 심하고 잠과 식사를 폐하게 되었다. 다시 孟英을 불러 보니 前方을 사용하여 점차 건강을 찾았다.

4-33 王天成牙行一婦, 年五十餘, 初患左目赤, 漸至發熱, 醫投溫散, 便瀉而厥, 進以補劑, 少腹宿瘕攻痛, 勢極危殆. 丐孟英診之, 脈甚弦軟, 舌絳而渴. 與蓯蓉·橘核·當歸·元胡·龜板·石英·螵蛸·茯苓·梔·楝·萸·連, 數服而安. 逾年以他病卒.

4-33 王天成 거간꾼의 한 부인이 연세 쉰이 넘었는데 처음 왼쪽 눈이 붉어지더니 점차 열이 났다. 醫員이 溫散劑를 주니 설사가 나면서 사지가 싸늘해져 다시 補劑를 주니 少腹의 宿瘕 가 攻痛하여 병세가 위급해졌다. 孟英을 초빙하여 보니 脈甚弦軟한데 혀는 붉고 갈증이 있어 육종용(肉蓯蓉)·귤핵(橘核)·당귀(當歸)·현호색(玄胡索)·귀판(龜板)·석영(石英)·표초(螵蛸)·치자(梔子)·연실(楝實)을 여러 번 복용하여 편안해졌다. 이듬해에 다른 병으로 죽었다.

4-34 何新之令嬡適湯氏, 孟冬分娩, 次日便瀉一次, 卽發熱痙厥, 譫語昏狂, 擧家皇皇, 乃翁邀孟英審之, 脈弦滑, 惡露仍行, 曰, 此胎前伏暑乘新産血虛痰滯而發也. 與大劑犀·羚·元蔘·竹葉·知母·花粉·梔·楝·銀花投之. 遍身得赤疹, 而痙止神淸, 乃翁隨以淸肅調之而愈. (眉批, 有是病則有是藥, 不拘拘於産後之元虛, 此明醫之所以異於庸醫也.)

4-34 何新之의 딸이 湯氏에게 시집가서 초겨울에 출산하였다. 다음날 설사가 한 번 있더니 바로 열이 나고 경련이 있고 쓰러지면서 헛소리를 하여 미친 듯하니 집안사람 모두 당황하였다. 何新之 翁이 孟英을 초빙하여 보게 하니 脈弦滑하고 惡露가 나왔다. 孟英이 말하기를 "胎前에 伏暑가 있었는데 출산 후 血虛를 틈타 痰滯가 發한 것이다." 하고는 大劑의 서각(犀角)·영양각(羚羊角)·현삼(玄蔘)·죽엽(竹葉)·지모(知母)·천화분(天花粉)·치자(梔子)·연실(楝實)·금은화(金銀花)를 투여하니 전신에 赤疹이 나면서 痙止神淸하였다. 이어서 翁이 淸肅藥으로 조리하여 나았다.

어떤 병에나 맞는 약이 있으니 出産 後 氣虛에 구애받지 말아야 한다. 이것이 名醫가 庸醫와 다른 점이다.

4-35 秋谷令嫒，年甫笄，往歲患眩暈．孟英切其脈滑，作痰治，服一二劑未愈．更醫謂虛，進以補藥頗效，渠信爲實然．今冬復病，徑服補藥，半年後，眠食皆廢，聞聲驚惕，寒顫自汗，肢冷如氷，以爲久虛欲脫，乞援於孟英．脈極細數，（陰已傷矣.） 目赤便秘，胸下痞塞如柈，力辨其非虛證．蓋痰飮爲患，乍補每若相安，具只眼者，始不爲病所欺也．投以旋·赭·茹·貝·蛤殼·花粉·桑·梔·蔞·薤·連·枳等藥，數服卽安，而暈不能止，乃去赭·薤·蔞·枳，加元蔘·菊花·二至·三甲之類．服匝月始能起榻．(眉批，痰火爲患，十人常居八九，而醫書所載皆治寒痰之法，十投而十不效．今得孟英大闡治熱痰之法，眞可謂獨標精義矣.)

4-35 胡秋谷의 딸이 나이 열다섯인데 지난해 내내 眩暈이 있었다. 孟英이 맥을 보니 滑脈이어서 治痰藥을 한두 첩 주었는데 다 낫지 않았다. 다른 의원이 虛證이라 하여 補藥을 주니 자못 효과가 있어 胡秋谷은 이를 사실로 믿었다. 금년 겨울에 다시 병이 재발하여 補藥을 먹었다. 보름 후에 잠과 식사를 폐하고 소리를 들으면 놀라고 寒氣가 들면서 땀이 나고 四肢가 얼음과 같이 싸늘하였다. 병자가 오랜 虛證으로 氣脫하게 되니 孟英에게 진료를 간청하였다. 脈極細數하고 (陰이 이미 傷하였다.) 目赤便秘에 명치는 痞塞하여 쟁반과 같이 딴딴하였다. 이는 虛證이 아니고 痰飮이 病이 된 것이어서 補하면 잠깐 편안해지는 것뿐이라고 설명하고는 선복화(旋覆花)·대자석(代赭石)·죽여(竹茹)·패모(貝母)·해합각(海蛤殼)·천화분(天花粉)·상엽(桑葉)·치자(梔子)·과루(瓜蔞)·지각(枳殼)에 현삼(玄蔘)·국화(菊花)·이지(二至: 旱蓮草 女貞子)·삼갑(三甲: 牡蠣 鼈甲 龜板)을 加하여 쓰니 한 달이 되어 병상에서 일어났다.

痰火가 病이 되는 것이 열 중에 八九는 된다. 醫書에 記載된 것은 모두 寒痰을 治하는 법이니 열에 투여하면 열이 모두 효과가 없다. 이제 孟英이 熱痰을 治하는 법을 만들었으니 홀로 그 精義를 나타낸 것이다.

• 熱痰을 治하는 方劑로서 淸氣化痰丸 小陷胸湯 등이 있다.

4-36 汪氏婦自孟秋患痢之後，大便溏泄未愈，已而懷娠，恐其墮也，投補不輟．延至仲冬，兩目赤瞳滿遮，氣逆碍眠，脘疼拒按，痰嗽不食，苦渴無溺，屈孟英診之．脈甚滑數，曰，此溫補所釀之痰也．夫秋間滯下，原屬暑濕熱爲病，旣失淸解，逗留而爲溏泄．受孕以來，業經四月，慮其墮而補

4-36 汪氏 婦人이 초가을부터 이질을 앓고 난 후에도 설사가 낫지 않았는데 임신을 하여 낙태하지 않을까 염려하여 계속 보약을 투여하였다. 한겨울이 되니 양 눈이 赤障되어 보이지 않고 氣逆하여 잠들 수 없으며 복통에 손을 댈 수 없고 痰嗽에 밥을 먹지 못하고 입이 쓰고 갈증이 나며 소변도 나오지 않으니 孟英에게 진료를 간청하였다. 孟英이 보니 脈甚滑數하여 말하기를 “이는 補藥을 과하게 먹어 병을 키운 것이다. 대개 가을철의 滯下는 여름철의 濕熱이 병이 되는 것인데 淸解의 시기를 놓쳐 濕熱이 남아

益峻，將肺胃下行之令，皆挽以逆升，是以胸次堵塞而疼，喘嗽不能臥．又恐其上喘下泄而脫也，補之愈力，治節盡廢，溲閉不饑，濁氣壅至清竅，兩目之所以蒙障而瞽也．（眉批，論極透快，說盡庸醫之弊．）與沙蔘·蛤殼·枇杷葉·冬瓜子·海石·施覆·蘇子·杏仁·黃連·枳實·海蛇·黃芩·梔子，重加貝母．服二劑，卽知饑下榻，目能睹物矣．

溏泄이 되는 것이다. 잉태 이후 이미 4 개월이 지나 落胎를 염려하여 補할수록 병세는 더욱 심해져서 下行해야 할 肺胃의 氣가 逆升하여 胸次가 막히며 아프고 痰嗽가 되어 잠을 잘 수 없는 것이다. 또 上喘下泄하니 氣脫이 될까 염려하여 더욱 補하였으니 肺의 肅降治節이 모두 사라지고 尿閉不飢하며 濁氣가 淸竅를 막아 양 눈이 보이지 않고 귀가 들리지 않는 것이다." 하고는 사삼(沙蔘)·해합각(海蛤殼)·비파엽(枇杷葉)·동과자(冬瓜子)·해석(海石)·선복화(旋覆花)·소자(蘇子)·행인(杏仁)·황련(黃連)·지실(枳實)·해차(海蛇)·황금(黃芩)·치자(梔子)에 패모(貝母)를 많이 넣어 두 첩을 먹게 하니 배가 고파지며 병상에서 내려오고 눈이 보이게 되었다.

論理가 극히 明快하다. 庸醫의 弊端을 충분히 드러내었다.

4-37 黃履吉患痛吐，孟英已爲治愈．冬仲復發，他醫藥之，已七日不進谷矣．二便秘澀，形肉遽消，再托孟英診之．與旋·赭·茹·芩·萸·連·柿蔕·楝實，延胡等藥，一劑知，三劑愈．

4-37 黃履吉이 腹痛으로 吐하는데 孟英이 치료하여 나았다. 한겨울에 再發하여 다른 의원이 약을 주었는데 7일이 지나니 식사를 할 수 없고 大小便이 모두 秘澀하며 형체가 말라갔다. 다시 孟英에게 진료를 받아서 선복화(旋覆花)·대자석(代赭石)·죽여(竹茹)·황금(黃芩)·오수유(吳茱萸)·황련(黃連)·시체(柿蔕)·연실(楝實)·현호색(玄胡索) 등을 주니 한 첩에 효과가 있고 세 첩에 나았다.

4-38 許仲筠患腹痛不饑，醫與蔘·朮·薑·附諸藥，疼脹日加，水飮不沾，沈沈如寐．孟英診脈弦細，苔色黃膩．投以枳·朴·萸·連·梔·楝·香附·蒺藜·延胡等藥．二劑便行脈起，苔退知饑而愈．

4-38 許仲筠이 腹痛에 배가 고파지지 않는데 의원이 인삼(人蔘)·백출(白朮)·생강(生薑)·부자(附子) 등의 약을 주니 疼脹이 더욱 심해지고 물도 마실 수 없고 기운이 없이 늘어져 자는 것 같았다. 孟英이 맥을 보니 弦細하고 舌苔黃膩하여 지실(枳實)·후박(厚朴)·오수유(吳茱萸)·황련(黃連)·치자(梔子)·연실(楝實)·향부자(香附子)·백질려(白蒺藜)·현호색(玄胡索) 등을 투여하니 두 첩에 大小便이 通하고 맥이 살아나면서 黃苔도 물러가고 배가 고파지면서 나았다.

4-39 畢方來室，患痰嗽碍眠，醫與補攝，而至涕泪全無，耳閉不饑，二便澀滯，乾嗽無痰，氣逆自汗．孟英切脈，右

4-39 畢方來의 처가 痰嗽가 있어 잠을 잘 수 없었다. 의원이 補攝藥을 주니 눈물이 마르고 귀가 들리지 않으며 배도 고프지 않고 大小便이 澀滯하면서 痰이 없는 마른기침이 나오고 氣上逆하며 땀이 났다. 孟英이 脈을 보니 右寸

寸沈滑, 左手細數而弦. 乃高年陰虧, 溫邪在肺, 未經清化, 率爲補藥所錮, 宜開其痹而通其胃. 與蔞·薤·紫菀·兜鈴·杏·貝·冬瓜子·甘·桔·旋·茹之劑而安. 逾二年以他疾終. (亦少善後之法.)

沈滑하고 左手細數弦하니 "이는 연세가 높은데 陰虛하고 溫邪가 肺에 남아 있어 淸化가 안 된 것이다. 경솔하게 補藥을 써서 막힌 바가 되었으니 마땅히 開痹(脾?)通胃하여야 하는 것이라." 하고는 과루(瓜蔞)·해백(薤白)·자완(紫菀)·마두령(馬兜鈴)·행인(杏仁)·패모(貝母)·동과자(冬瓜子)·감길(甘桔)·선복화(旋覆花)·죽여(竹茹) 등을 주니 편안해졌다. (역시 調理를 좀 하여야 한다.) 이태가 지나 다른 병으로 죽었다.

4-40 賴炳也令堂, 年近古稀, 患左半不遂, 醫與再造丸暨補劑, 服二旬病如故. 孟英按脈弦緩而滑, 顴赤苔黃, 音微舌蹇, 便澀無痰, 曰, 此痰中也, 伏而未化. 與犀·羚·竹·茹·貝·菖·夏·花粉·知母·白薇·豆卷·桑枝·絲瓜絡等藥. 服三劑而苔化, 音漸清朗. 六七劑腿知痛, 痰漸吐, 便亦通. 既而腿痛難忍, 其熱如烙, 孟英令涂葱蜜以吸其熱, 痛果漸止. 半月後, 眠食漸安. 二旬外, 手能握, 月餘可扶腋以行矣.

4-40 賴炳也의 어머니가 연세 일흔이 되었는데 左半身不遂하여 의원이 再調丸과 補劑를 같이 20일 투여하였으나 병이 여전하였다. 孟英이 보니 脈弦緩滑하고 양측 볼이 붉고 설태가 누렇고 목소리는 힘이 없고 혀가 굳어 말을 잘 못하고 변비가 있고 담이 없으니 말하기를 "이는 痰證이 숨어 아직 나타나지 않은 것이다." 하고는 서각(犀角)·영양각(羚羊角)·죽여(竹茹)·패모(貝母)·석창포(石菖蒲)·반하(半夏)·천화분(天花粉)·지모(知母)·백미(白薇)·대두황권(大豆黃卷)·상지(桑枝)·사과락(絲瓜絡) 등의 약을 세 첩 먹게 하니 舌苔가 정상으로 되면서 목소리가 淸朗하게 나왔다. 다시 예닐 곱 첩을 먹으니 허벅지가 아픈 것을 알게 되고 痰을 점차 吐하면서 大小便도 通하였다. 허벅지통을 참기 어렵고 또 뜨거워서 葱蜜을 흘려 그 열을 흡수하니 痛症도 점차 멎었다. 보름이 지나 잠과 식사도 편안해지고 20일이 지나서 손으로 물건을 잡을 수 있고 한 달이 지나서는 부축하여 걷게 되었다.

4-41 胡季權令郎珍官, 右顴偶發紫斑一块, 時當季冬, 孟英與犀角·石膏涼解之藥, 二三帖後始發熱, 斑漸透. 犀角服至二十餘帖始撤. 素有目疾, 餘熱復從目發, 令以石膏藥久服, 居然漸愈, 且能食肌充, 略無他患, 聞者莫不異之.

4-41 胡季權의 아들 珍官이 늦겨울에 오른쪽 뺨에 紫斑이 생겼는데 孟英이 서각(犀角)·석고(石膏)와 같은 凉解藥을 주니 두세 첩을 먹고는 열이 나면서 점차 紫斑이 열어졌다. 다시 서각(犀角)을 스무 첩 먹고 紫斑이 없어졌다. 원래 目疾이 있었는데 餘熱이 눈을 따라 發하니 石膏藥을 오래 복용하여 目疾이 점차 낫고 또 식사도 잘 하게 되고 살도 올라 다른 병이 생기지 않았다. 이를 듣는 사람마다 기이하게 여기지 않는 사람이 없었다.

4-42 趙春山司馬, 向患痰嗽, 自秋仲以來, 屢發寒熱, 吳古年從伏暑化瘧治, 頗爲應手, 而一旬半月之後, 病必復至, 延至季冬, 董蘭痴鹺尹囑其質於孟英. 按脈滑數, 舌絳苔黃, 渴飮溲赤, 動則喘逆, 夜不成眠, 痰多畏冷, 自問不起矣. 孟英曰, 無恐也, 不過膏粱釀痰, 溫補助熱, 是爲病根. 迨夏吸受暑邪, 互相轇轕, 秋半而發, 勢頗類瘧. 古年雖識其證, 惜手段小耳. 因與羚羊·豆豉·連翹·薄荷·知母·花粉·竹茹·貝母·施覆·海蛇·元蔘·梔子·醒頭草·梨汁等藥. 服五劑, 熱退不畏冷, 去前四味, 加沙蔘·麥冬·葳蕤·枇杷葉. 漸能安寐, 各恙遞減. 再加生地. 服匝月而體健勝昔, 登高不喘. 司馬云, 餘昔曾服蔘·茸大補之藥而陽痿, 今服君方而沈痾頓起, 乃知藥貴對證, 不貴補也.

4-42 趙春山 司馬가 일찍이 痰嗽가 있었는데 가을부터 여러 번 寒熱이 發하였다. 吳古年이 伏暑가 瘧疾로 변한 것으로 보고 치료하였으나 열흘이나 보름이 지나면 병이 다시 再發하여 늦겨울이 되었다. 董蘭痴 鹺尹이 孟英에게 趙春山의 치료를 부탁하였다. 孟英이 말하기를 “두려워할 것 없다. 이는 膏粱飮食으로 인하여 痰이 생겼고 또 溫補藥으로 熱이 생겨 病根이 되었는데 여름에 暑邪가 이에 간섭하여 생긴 병이니 가을 중반이 되어 발생한 것이다. 病勢가 瘧疾과 비슷하여 古年이 그 病證을 알았음에도 아깝게도 처치하는 법은 미숙하였다.”라고 하였다. 그리고는 영양각(羚羊角)·담두시(淡豆豉)·연교(連翹)·박하(薄荷)·지모(知母)·천화분(天花粉)·죽여(竹茹)·패모(貝母)·선복화(旋覆花)·해차(海蛇)·현삼(玄蔘)·치자(梔子)·성두초(省頭草)·이즙(梨汁) 등의 약을 다섯 첩 투여하니 熱이 물러가고 畏冷하지 않게 되었다. 다시 앞에 있는 네 가지 藥味를 빼고 사삼(沙蔘)·맥동(麥冬)·위유(葳蕤)·비파엽(枇杷葉)을 가하여 주니 잠도 잘 수 있게 되고 여러 病證이 줄어들었다. 다시 생지황(生地黃)을 加하여 한 달을 복약하니 전보다 더 건강해졌다. 사마가 말하기를 “내가 전에는 인삼(人蔘)·녹용(鹿茸)의 大補藥을 먹고도 陽痿가 되었는데 이제 그대가 준 약으로 오랜 병에서 회복되니, 病證에 맞추어 약을 쓰는 것이 중요하지 補藥이 중요한 것은 아니다.” 하였다.

小引

余承世業，幼讀醫書，而閱歷三十年，愈覺斯道之難精．竊謂，宋元以來，名家夥矣，無不立言有所偏倚．若薛立齋·張會卿·趙養葵·李士材之派，則其尤甚者也．國朝一切著述，奠不邁越前古醫林．自喩氏崛起之後，群賢迭出，於斯爲盛．然張路玉精於論瘟，而勞之陰陽不別，徐靈胎通乎古今之變，而拘守柴胡以治瘧．雖尺有所短，而瑕不掩瑜．彼柯韻伯之辨，而好爲穿鑿，黃坤載·陳修園之博，而偏於瘟燥．坐而言則可，起而行則碍．以吳鞠通之明，而混疫於溢，致招章虛谷之議，更不知霍亂，有寒熱之分，則尤陋矣，此孟英『霍亂論』之所由述也．余讀其書，神交數載，幸一葦可杭，復蒙寄示『回春醫案』二卷．展繹之餘，益信其抱有欲猷有爲有守之才，故能鑄古鎔今，隨機應變，可以坐而言，可以起而行，不愧爲一代之名家．今春來越，視槜里王姓之證，始得把臂，快慰平生．嘗奇析疑，別聆妙悟，翻恨相見太遲，致余聞道之晚也．且知尙有『仁術志』一書，乃張·趙諸君輯其近案，猶未梓行．余不敏，敢不步尘續采，以當執鞭之忻慕乎?

내가 일찍이 家業을 이어받아 어려서부터 醫書를 읽은 지 30년인데 醫道가 어려운 것을 갈수록 깨닫는다. 宋元 이래의 名家들이 많았으나 偏向된 바가 없지 않았으니 薛立齋 張會卿 趙養葵 李士材 등이 그 중 심하다. 國朝 이래의 저술들이 前古를 넘지 않는 것이 없으나 喩氏(喩嘉言)가 나온 이후에 群賢이 뛰어나 이로써 醫林이 盛하였다. 張路玉은 瘟病을 論하였으나 陰陽의 勞損은 구분하지 않았다. 徐靈胎는 古今의 變證에 통달하였으나 瘧證에는 小柴胡湯을 고집하였다. 각기 단점도 있으나 그렇다고 그 단점이 장점을 덮지는 못한다. 柯韻伯의 말은 穿鑿하는 면이 있고 黃坤載 陳修園의 博識도 瘟燥에 치우쳤다. 즉 앉아서 말하기는 쉬우나 서서 行하기는 어렵다. 吳鞠通의 밝음도 疫證과 瘟證을 혼동하였고 章虛谷의 논의도 霍亂에 寒熱의 구분이 있음을 알지 못하여 더욱 누추하게 되었다. 이것이 孟英이 『霍亂論』을 저술한 연유이다. 내가 이 책을 읽어 정신적으로 교류한 이후 수 년에 다행히 깨우친 바가 있었다. 다행히 杭州에 갈 기회가 있어 『回春錄』 醫案 두 권을 얻고 풀이한 바를 실었으니 나아갈 바, 행할 바, 지켜야 할 바를 모두 포함하였다. 옛것을 녹여 새로 만들어 臨機應變하게 하였으니 앉아서는 論議할 수 있고 서서는 바로 行할 수 있게 되어 一代의 名家가 되기에 부끄러움이 없다 하겠다. 금년 봄에 越땅에서 와서 槜里의 王氏姓을 가진 사람의 病證을 보고 알게 되었으니 이는 평생의 유쾌한 일이라. 奇異한 것을 보면 疑問을 풀고 다시 듣고 奧妙한 것을 깨달으니 만남이 늦은 것과 道를 늦게 들은 것을 恨하노라. 일찍이 『仁術志』 한 권이 있어 張 趙 諸君이 醫案을 편집하였으나 출간을 못하였더니 내가 불민하나 감히 그 續編을 만들어 앞장서서 그를 忻慕하고자 하노라.

王氏醫案續編 卷五

原名 仁術志

杭州 王士雄孟英 醫案
武進 董介谷蘭初 續輯

5-1 戊申元旦，陳秋槎參軍，大便驟然下黑血數升，（血爲熱迫而妄行.） 繼卽大吐鮮紅之血，而汗出神昏，肢冷搐搦，躁亂妄言.（心無血養故神昏，肝無血養故瘞厥.） 速孟英至，擧家跪泣求命. 察其脈左手如無，右弦軟，按之數.（虛在陰分，熱在氣分.）以六十八歲之年，僉慮其脫，蔘湯煎就，將欲灌之. 孟英急止勿服，曰，高年陰分久虧，肝血大去，而風陽陡動，殆由忿怒，兼服熱藥所致耶? 其夫人云，日來頗有鬱怒，熱藥則未服也，惟冬間久服薑棗湯，且飮都中藥燒酒一瓶耳. 孟英曰，是矣. 以西洋蔘·犀角·生地·銀花·綠豆·梔子·元蔘·茯苓·羚羊·茅根爲劑，衝入熱童溲灌之，外以燒鐵淬醋，令吸其氣，龍·牡硏粉扑汗，生附子搗貼涌泉穴，引納浮陽. 兩服血止，左脈漸起，又加以龜板·鼈甲.（介以潛陽法.）服三帖，神氣始淸，各恙漸息，稍能啜粥，乃去犀·羚，加麥冬·天冬·女貞·旱蓮投之，

5-1 무신년(1848) 正月 초하루에 陳秋槎 參軍이 갑자기 대변에서 검은 피를 몇 되 쏟고 선홍색의 피를 吐하고는(血熱妄行이다.) 땀이 나면서 정신이 혼미해지고 사지가 차면서 搐搦하고 (心無血養하니 神昏하고 肝無血養하니 瘞厥한 것이다.) 躁亂妄言하니 급히 孟英을 불렀다. 집안사람 모두가 무릎을 꿇고 울면서 살려주기를 청하였다. 脈을 보니 左手脈은 없는 듯하고 (虛在陰分.) 右脈은 弦軟하며 누르니 數하였다. (熱在氣分.) 연세가 六十八歲이어서 모두 氣脫을 염려하여 獨蔘湯을 煎湯하여 먹이려는데 孟英이 이를 급히 말리며 말하기를 "나이가 많아 陰分이 오래 虛한 데다가 肝血이 빠져나가니 風陽이 動한 것이다. 忿怒에다가 熱藥을 먹은 까닭이 아니겠는가?" 하니, 부인이 말하기를 "근래에 忿怒가 쌓였지만 熱藥은 아직 먹지 않았습니다. 단 겨울 내내 生薑大棗湯을 燒酒 한 병과 같이 먹었습니다." 하였다. 孟英이 말하기를 "맞다." 하고는 서양삼(西洋蔘)·서각(犀角)·생지황(生地黃)·금은화(金銀花)·녹두(綠豆)·치자(梔子)·현삼(玄蔘)·복령(茯苓)·영양각(羚羊角)·백모근(白茅根)을 湯劑로 만들고 여기에 뜨거운 童便을 넣어 마시게 하고 밖으로는 뜨거운 쇠에 食醋를 부어 나오는 증기를 흡입케 하였다. 용골(龍骨)·모려(牡蠣)를 가루 내어 땀이 나는 곳에 두드려 바르고 생부자(生附子)를 찧어서 湧泉穴에 붙여서 上升된 陽氣를 내리게 하였다. 두 첩을 먹으니 止血되면서 左脈이 살아났다. 다시 귀판(龜板)·별갑(鼈甲)을 加하여 (껍질 종류는 潛陽한다.) 세 첩을 먹으니 정신이 맑아지

眠食日安，半月後始解黑燥矢，兩旬外便溺之色皆正，與滋補藥調痊，仍充撫轅巡捕，矍鑠如常．秋間赴任紹興．己酉秋以他疾終．

고 여러 병증이 줄면서 죽을 먹게 되었다. 다시 서각(犀角)·영양각(羚羊角)을 빼고 맥문동(麥門冬)·천문동(天門冬)·여정자(女貞子)·한련초(旱蓮草)를 투여하니 수면과 식사가 편안해졌다. 보름이 지나 검은 燥屎를 풀어내고, 이십일이 지나서는 大小便의 色이 정상이 되고, 滋補藥으로 調理하여 나았다. 이내 撫轅의 巡捕가 되고서도 氣力이 정정하였다. 가을이 되어 紹興에 부임하여 신유년(1861) 가을에 다른 병으로 죽었다.

5-2 姚令輿室，素患喘嗽而病春溫，(新舊合邪.) 醫知其本元久虧，投以溫補，痙厥神昏，耳聾譫語，面青舌絳，痰喘不眠，(肺原包心而生，故肺熱必及於心.) 皆束手矣．延孟英診之，脈猶弦滑，曰，證雖危險，生機未絶，遽爾輕棄，毋乃太忍．與犀角·羚羊·元蔘·沙蔘·知母·花粉·石膏，以淸熱息風，救陰生液，佐蓯蓉·石英·鼈甲·金鈴·施覆·貝母·竹瀝，以潛陽鎭逆，通絡蠲痰．三劑而平．繼去犀·羚·石膏，加生地黃．服旬日而愈．仲秋令輿病，竟誤服溫補，數日而殞，豈非命耶?

5-2 姚令輿의 妻가 평소에 痰嗽가 있는데 새로 春溫에 걸렸다. (新舊合邪.) 醫員이 本元이 久虛하다 하여 溫補劑를 주니 경련이 일어나고 정신이 혼미해지면서 (肺原은 包心하여 生하는데 이는 肺熱이 心에 미친 것이다.) 귀가 들리지 않고 헛소리를 하고 얼굴은 푸르고 혀는 붉게 되고 痰喘에 잠을 못 자게 되니 모두 어찌할 바를 몰랐다. 孟英을 초빙하여 진료하게 하였다. 脈弦滑하여 이르기를 “病證은 비록 위험하나 生氣가 끊어지지 않았으니 가벼이 포기하지 말고 참고 견디라.” 하고는 서각(犀角)·영양각(羚羊角)·현삼(玄蔘)·사삼(沙蔘)·지모(知母)·천화분(天花粉)·석고(石膏)로써 淸熱息風 救陰生液하고 육종용(肉蓯蓉)·석영(石英)·별갑(鼈甲)·금령자(金鈴子)·선복화(旋覆花)·패모(貝母)·죽력(竹瀝)으로 潛陽鎭逆 通絡蠲痰하니 세 첩에 病證이 가라앉았다. 계속하여 서각(犀角)·영양각(羚羊角)·석고(石膏)를 빼고 생지황(生地黃)을 加하여 열흘 복용하여 나았다. 仲秋에 令輿가 병에 걸렸는데 醫員이 溫補藥을 잘못 주어 며칠 후에 죽었다. 어찌 운명이 아니겠는가?

5-3 運糧千總馬香谷，患溺閉欲死．所親趙春山司馬，延孟英視之．脈堅體厚，口渴苔黃．投知·柏·梔·楝·犀·菀·蔞·茹之藥，送當歸龍薈丸而瘳，竟不復發．

5-3 運糧千總 馬香谷이 小便이 나오지 않아 죽을 지경이었다. 친척 되는 趙春山 司馬가 孟英을 초빙하여 보게 하니, 병자가 脈堅體厚 口渴苔黃하여 지모(知母)·황백(黃柏)·치자(梔子)·연실(楝實)·서각(犀角)·자완(紫菀)·과루(瓜蔞)·죽여(竹茹)와 當歸龍薈丸을 같이 주니 나아서 다시 재발하지 않았다.

5-4 謝某患嗽，臥難偏左．孟英切其脈，右寸軟滑，曰，此

5-4 謝某가 咳嗽가 있는데 바로 누울 수가 없고 좌측으로

肺虛而痰貯於絡. 以葦莖·絲瓜絡·生蛤粉·貝母·冬瓜子·茯苓·葳蕤·枇杷葉·燕窩·梨肉投之, 果愈.

만 누울 수 있었다. 孟英이 맥을 보니 右寸脈 軟滑하여 이르기를 "이는 肺虛하여 痰이 絡脈에 貯留된 것이다." 하고는 위경(葦莖)·사과락(絲瓜絡)·생합분(生蛤粉)·패모(貝母)·동과자(冬瓜子)·복령(茯苓)·위유(葳蕤)·비파엽(枇杷葉)·연와(燕窩)·이육(梨肉)을 투여하니 과연 나았다.

5-5 許叔超令大母患癨, 延孟英治之. 脈弦滑而數, 脘悶便秘, 合目汗出, 口渴不饑. 或慮高年欲脫, 孟英曰, 此溫邪挾素盛之痰所化, 補藥斷不可投. 與知·芩·蔞·杏·翹·貝·旋·茹·連·斛·雪羹爲方, 服果漸效.

5-5 許叔超의 큰어머니가 癨疾에 걸렸는데 孟英을 초빙하여 진료하게 하였다. 脈弦滑數하고 속이 메슥거리고 변비에다가 눈을 감고만 있고 땀이 나며 갈증이 있고 배가 고파지지 않는데 或者는 年歲가 많아 氣脫이 될까 염려하였다. 孟英이 말하기를 "이는 溫邪가 평소의 痰을 끼어서 변화된 것이다. 補藥은 절대 안 된다." 하고는 지모(知母)·황금(黃芩)·과루(瓜蔞)·행인(杏仁)·패모(貝母)·선복화(旋覆花)·죽여(竹茹)·연교(連翹)·석곡(石斛)·설갱(雪羹)으로 방을 주어 복용하자 점차 효과가 있었다.

5-6 蒲艾田年逾花甲, 陡患鼻衄, 諸法不能止, 速孟英救之. 面色黑黯而有紅光, 脈弦洪而芤, 詢知冬間廣服助陽藥, 是熱亢陰虛之證. 與大劑犀角·元蔘·茅根·女貞·旱蓮·石斛·茯苓·澤瀉·天冬·知母, 投匕而安. 續予滋陰藥, 塡補而康.

5-6 蒲艾田이 나이가 花甲인데 갑자기 코피가 났다. 여러 방법으로도 멈출 수가 없어 급히 孟英을 불러 구하게 하였다. 孟英이 보니 面色이 검고 붉은 빛이 도는데 脈이 弦洪芤하였다. 물어보니 겨울에 助陽藥을 많이 먹은지라 이는 熱亢陰虛證이어서 大劑의 서각(犀角)·현삼(玄蔘)·백모근(白茅根)·여정자(女貞子)·한련초(旱蓮草)·석곡(石斛)·복령(茯苓)·택사(澤瀉)·천문동(天門冬)·지모(知母)로 투약하니 편안해졌다. 이어서 滋陰藥으로 보충하여 건강해졌다.

5-7 許少卿室, 故醫陳启東先生之從女也. 夏初患感, 何新之十進淸解, 病不略減, 因邀診於孟英. 至弦洪豁大, 右手爲尤, 大渴大汗, 能食妄言, 面赤足冷, 徹夜不瞑. 孟英曰, 證雖屬溫, 而眞陰素虧, 久傷思慮, 心陽外越, 內風鴟張, 幸遇明手, 未投溫散, 尙可無恐. 與龍·牡·犀·珠·龜板·鼈甲·貝母·竹瀝·竹葉·辰砂·小麥·元蔘·丹蔘·生地·麥冬爲大劑投

5-7 許少卿의 婦人은 故醫 陳启東의 조카딸이다. 초여름에 감기에 걸렸는데 何新之가 淸解藥을 열 첩 주었으나 조금도 나아지지 않아 孟英에게 진료를 청하였다. 脈이 弦洪滑大한데 左手가 더욱 심하고 갈증이 심하며 땀이 많이 나고 식사는 할 수 있으나 헛소리를 하며 얼굴은 붉고 발이 차서 밤새도록 잠을 들 수가 없었다. 孟英이 말하기를 "이 病證은 溫病에 속하나 평소 眞陰이 虛한데 思慮에 傷하여 心陽이 外越하고 內風이 旺盛한 병이다. 다행히 밝은 의원을 만나 溫散劑를 투여하지 않았으니 걱정할 것 없다." 하고는 용골(龍骨)·모려(牡蠣)·서각(犀角)·진주(珍珠)·귀판

之, 外以燒鐵淬醋, 令吸其氣, 蠣粉扑止其汗, 搗生附子貼涌泉穴. 甫服一劑, 所親荐胡某往視, 大斥王議爲非, 而主透疹之法, (眞盲人.) 病家惑之, 卽煎胡藥進焉. 病者神氣昏瞀, 忽見世父啓東扼其喉, 使藥不能下嗌, 且囑云, 宜服王先生藥. 少卿聞之大駭, 專服王藥, 漸以向愈, 而陰不易復, 頻灌甘柔滋鎭, 月餘始能起榻. 季夏汛行, 惟情志不怡, 易生驚恐. 與麥·蔘·熟地·石英·茯神·龍眼·甘麥大棗·三甲等藥善其後. (一定不易之法.) 秋杪歸寧, 微吸客邪, 寒熱如瘧. 孟英投以淸解, 已得向安. 胡某聞之, 復於所親處云, 此證實由夏間治法不善, 以致邪氣留戀, 再服淸涼, 必死無疑. (眉批, 服淸解藥, 致邪氣留戀, 豈服滋補藥邪氣反不留戀耶? 此等人而亦自命爲醫, 豈非怪物.) 湯某復從而和之. 許氏卽招湯某診治, (總是病者該死, 故一時有此二妖孼.) 謂其陽氣傷殘, 沈寒久伏, 以理中湯加威靈仙·桂枝·半夏·厚朴·薑·棗等藥. (旣已沈寒, 焉能作寒熱, 勿論其認證之誤與不誤, 卽理中湯亦有此等加減法耶?) 病者頗疑藥太燥烈, 湯復膏呑拭舌, 說得天花亂墜, 病家惑之. 初服胃氣倍加, 繼而痰嗽不饑, 黃苔滿布, 肌消汛斷, 內熱汗多, 心悸不眠, 臥榻不起. 病者堅却其藥, 然已進二十劑矣. 再邀何新之商之, 亦

(龜板)·별갑(鱉甲)·패모(貝母)·죽력(竹瀝)·죽엽(竹葉)·진사(辰砂)·소맥(小麥)·현삼(玄蔘)·단삼(丹蔘)·생지황(生地黃)·맥문동(麥門冬)의 大劑를 주고, 밖으로는 달군 쇠에 食醋를 부어 그 증기를 흡입하게 하고, 牡蠣粉을 발라서 땀을 멎게 하고, 찧은 附子를 湧泉穴에 붙였다. 한 첩을 먹었는데 어느 친척이 추천한 胡某가 와서 보더니 孟英의 處方이 틀렸다고 배척하고는 透疹法을 사용하였다. (정말로 盲人이라.) 병자가 당혹한 중에 胡某가 湯煎한 약을 주었다. 병자가 정신이 혼미한 중에도 큰아버지 啓東이 목을 눌러 약을 삼키지 못하게 하면서 "마땅히 王先生의 약을 먹어야 한다." 하였다. 少卿이 이를 듣고는 크게 놀라면서 孟英의 약만 먹으니 점차 병이 나아졌다. 그러나 眞陰이 쉬이 회복되지 않아 자주 甘柔滋鎭藥을 먹으니 한 달이 지나 병상에서 일어날 수 있었다. 늦은 여름에 월경이 있게 되었으나 정서가 불안하여 쉽게 놀라니 소맥(小麥)·인삼(人蔘)·숙지황(熟地黃)·석영(石英)·복신(茯神)·용안육(龍眼肉)·감맥대조(甘麥大棗)·삼갑(三甲) 등의 약으로 조리하였다. (이는 不易之法이다.) 가을이 되어 건강해졌는데 客邪에 감수되어 瘧疾과 같은 寒熱이 일어나니 孟英이 淸解藥을 주어 편안해졌다. 胡某가 이를 듣더니 다시 그 친척에게 말하기를 "이 증은 여름의 치료가 잘못되어 邪氣가 남은 것이니 다시 淸涼藥을 먹으면 틀림없이 죽을 것이다." 하였다. 다시 湯某를 불러 淸涼藥을 中和하여야 한다고 하니 (결국 죽게 될 것이니, 한꺼번에 두 妖妄한 醫員이 같이 있었기 때문이다.) 許氏는 湯某를 불러 진료하게 하였다. 湯某가 陽氣가 傷하여 沈寒이 久伏하였다 하고는 理中湯加減 威靈仙 桂枝 半夏 厚朴 生薑 大棗 등의 약을 주니 (辨證의 맞고 틀림을 차치하고 어찌 理中湯에 加減한다는 것인가?) 병자가 藥性이 너무 燥熱하다는 의심이 들었다. 湯某가 다시 침을 튀기며 甘言으로 꾀니 병자는 의혹을 가졌다. 한 첩을 먹으니 胃氣가 倍加되고 계속 먹으니 痰嗽가 나고 배가 고파지지 않으며 혀에는 黃苔가 잔뜩 끼고 살이 마르고 월경이 끊어지며 內熱로 땀이 많이 나고 心悸不眠하니 병상에서 일어날

難措手，仍囑其求診於孟英．按脈弦細軟數，纂患懸癰，縱有神丹，不可救藥矣．

수 없게 되었다. 병자가 그 약을 거부하였으나 이미 약을 스무 첩 먹은 후이었다. 다시 何新之를 불러 상의하였으나 손을 쓰기가 어려워 孟英에게 진료를 구하였다. 脈을 보니 弦細軟數하고 會陰에 懸癰이 생겼으니 神丹이 있다한들 어찌 구할 것인가.

淸解藥으로도 邪氣가 남았다는데 滋補藥이 어찌 邪氣를 남기지 않겠는가? 이러한 사람들이 의원이라 하니 怪物이 아니겠는가!

5-8 周鶴亭令郎，年甫五齡．痘後月餘，淸涼藥尙未輟，忽發壯熱，幼科治之勢益張，肢瘈面赤，嘔吐苔黃，渴而溺淸，時或昏厥，證交六日，其外祖何新之邀孟英診之．脈甚弦洪滑數，心下拒按，便秘汗多．投小陷胸，加石膏·知母·花粉·竹葉·枇杷葉·貝母·雪羹．二劑各恙皆減，溲赤便行，繼與淸養而安．（眉批，涼藥未輟，而忽見如此之證，卽不按脈，亦可知爲新感溫邪矣.）

5-8 周鶴亭의 아들이 다섯 살인데 천연두를 치르고 한 달이 지났다. 淸涼藥을 아직 끊지 않았는데 갑자기 열이 심하여 소아과 의원이 치료하였으나 병세가 더욱 심해져 四肢가 瘈瘲하고 얼굴이 붉게 되며 토하고 舌苔는 누렇고 갈증이 나고 소변은 맑게 나오고 때때로 昏絶하였다. 병증이 엿새나 계속되어 외조부 되는 何新之가 孟英을 초빙하여 보게 하였다. 맥을 보니 심히 弦洪滑數하고 心下拒按 便秘汗多하니 小陷胸湯 加 石膏 知母 天花粉 竹葉 枇杷葉 貝母 雪羹으로 두 첩을 먹이니 증세가 줄어들고 소변이 붉게 나오고 대변이 통하였다. 淸養藥을 계속 주어 편안해졌다.

涼藥을 아직 안 끊었는데 이러한 증세가 나타나니 만약 맥을 안 보았다면 새로 溫邪에 감수된 줄 알았을 것이다.

5-9 費伯元分司，患煩躁不眠，醫見其苔白也，投以溫藥，因而狂妄瘈瘲，多方不應．余荐孟英視之，左脈弦細而數，右軟滑，乃陰虛之體，心火熾，肝風動，而痰盛於中也．先以犀·羚·桑·菊息其風，元蔘·丹皮·蓮心·童溲淸其火，茹·貝·雪羹化其痰，兩劑而安．隨與三甲·二至·磁朱潛其陽，甘麥大棗緩其急，地黃·麥冬養其陰．漸次康復．

5-9 費伯元 分司가 煩燥로 잠을 잘 수가 없는데 의원이 舌苔가 하얀 것을 보고는 溫藥을 주었다. 이로 인하여 狂妄瘈瘲한데 여러 방법이 소용없었다. 내가 孟英을 추천하여 보게 하니 左脈이 弦細數하고 右脈은 軟滑하니 이는 陰虛體質에 心火가 盛하여 肝風이 動하고 안에서 痰盛한 것이라. 먼저 서각(犀角)·영양각(羚羊角)·상엽(桑葉)·국화(菊花)로 息風하고 현삼(玄蔘)·목단피(牧丹皮)·연자심(蓮子心)·동변(童便)으로 淸化하고 죽여(竹茹)·패모(貝母)·설갱(雪羹)으로 化痰하니 두 첩에 편안해졌다. 이어서 삼갑(三甲: 龜板 鼈甲 牡蠣)·이지(二至: 女貞子 旱蓮草)·자주(磁硃)로 潛陽하고 감맥대조(甘麥大棗)로 緩急하고 지황(地黃)·맥문동(麥門冬)으로 養陰하여 점차 건강을 회복하였다.

5-10 何擋階令正, 素患肝厥, 仲夏患感. 沈樾亭按溫證法治之, 內風不致陡動, 而大便泄瀉, (泄瀉乃濕溫應有知證, 不足爲異.) 脈細而弦, 渴飮痰多, 不饑不寐, 因邀孟英商之. 投白頭翁湯, 加三甲·石斛·茯苓·竹茹而安. 隨以峻補善後而痊.

5-10 何擋階의 婦人이 평소에 肝厥이 있었다. 한여름에 감기에 걸려 沈樾亭이 溫病法으로 치료하였는데 內風이 없다가 갑자기 일어나고 설사가 있었다. (설사는 濕溫에 따르는 증이니 이상할 것 없다.) 脈細弦하고 갈증으로 물을 많이 마시고 痰이 많으며 배고프지 않고 잠을 자지 못하니 孟英을 불러 상의하고 白頭翁湯 加 三甲(龜板 鼈甲 牡蠣) 石斛 茯苓 竹茹를 주니 편안해졌다. 이어서 峻補劑로 調理하여 나았다.

5-11 許氏婦患間瘧, 寒少熱多, 不饑大渴, 善嘔無汗, 脈滑而弦. 孟英投白虎湯, 加花粉·柴胡而愈.

5-11 許氏 婦人이 間瘧을 앓아 熱多寒少에 배고프지 않고 갈증이 심하고 잘 토하며 땀이 없고 脈滑弦하였다. 孟英이 白頭翁湯 加 天花粉 柴胡를 주어 나았다.

5-12 吳醞香大令四令媳, 時患腹脹減餐, 牙宣腿痛, 久治不效, 肌肉漸消, 孟英診脈, 弦細而數, 肝氣雖滯, 而陰虛營熱, 豈辛通溫運之可投耶? 以烏梅·黃連·楝·芍·梔子·木瓜·首烏·鼈甲·茹·貝, 服之果愈. 繼與甘潤滋塡, 肌充胃旺, 汛准脈和, 積歲沈疴, 宛然若失.

5-12 吳醞香 大令의 넷째 며느리가 때때로 腹脹이 있어 식사가 줄고 잇몸이 붓고 피가 나고 허벅지 통증이 있어 오래 치료하였으나 효과가 없어 肌肉이 점차 말라갔다. 孟英이 맥을 보니 弦細數하였는데, 이는 肝氣가 滯한 데다가 陰虛營熱한 것이니 어찌 辛溫藥을 쓰겠는가? 하고는 오매(烏梅)·황련(黃連)·연실(楝實)·작약(芍藥)·치자(梔子)·목과(木瓜)·하수오(何首烏)·별갑(鼈甲)·죽여(竹茹)·패모(貝母)를 주니 과연 나았다. 계속하여 甘潤滋塡藥을 주니 살이 오르고 胃氣가 旺盛해져 月經이 이르고 맥도 정상이 되고 몇 년 간의 오래된 고질병도 사라졌다.

5-13 顧雲蘿令正, 久患脚氣, 屢治屢發, 馴致周身筋掣, 上及於巓, 齦痛齒痲, 腰痠目眩, 口乾食少, 夜不成眠. 孟英察其脈芤而弦數. 眞陰大虧, 腿雖痛, 從無赤腫之形, 脚氣藥豈徒無益而已. 與二地·二冬·二至·知·黃·柏·桑·菊·梔·楝·蒿·薇·龜板·鼈甲·藕等藥. 服之各恙漸減, 蓋因平昔帶下太甚, 陰液漏泄漏　而筋脈失其濡養也, 故治病須澄源以洁流. 秋間以海螵蛸粉·魚螵·黃柏·阿膠

5-13 顧雲蘿의 婦人이 脚氣가 있는데 몇 차례 치료받았으나 매번 재발하였다. 全身이 筋掣하여 巓頂까지 땅기고 아프며 잇몸이 아프고 손가락이 뻣뻣하며 허리가 시큰거리고 눈앞이 빙빙돌고 입이 마르고 식사도 조금만 하게 되고 밤에 잠들 수가 없었다. 孟英이 맥을 보니 芤弦數하였는데 이는 眞陰이 大虛한 것이라. 허벅지에 통증이 있으나 붉게 붓지는 않았으니 脚氣藥이 무슨 소용이 되겠는가? 이지(二地: 生地黃 熟地黃)·이동(二冬: 天門冬 麥門冬)·이지(二至: 女貞子 旱蓮草)·지모(知母)·황백(黃柏)·상엽(桑葉)·치자(梔子)·연실(楝實)·청호(菁蒿)·백미(白薇)·귀판(龜板)·별갑(鼈甲)·우(藕) 등을 服藥시키니 모든 병증이 줄어들었다. 평소

爲丸，服之全愈.

에 帶下가 심하여 陰液이 漏泄되어 筋骨이 失養된 것이니 치료는 澄源潔流하는 것이라. 가을 내내 海螵蛸粉 魚螵 黃柏 阿膠를 丸으로 만들어 먹으니 완치되었다.

5-14　石北涯令正，久患齙痛，漸至身面浮腫，或以爲虛，或以爲濕，病日以劇，氣逆不饑. 孟英察脈，左洪數，右弦滑，陰分雖虛，先當淸其肺胃之痰熱者. 投白虎加沙蔘·花粉·冬瓜皮·枇杷葉·梔子·竹茹·蘆根，服之腫卽消，繼佐滋陰，齙疼亦止.

5-14 石北涯의 婦人이 齙痛이 오래 있더니 얼굴과 전신이 부었다. 或者는 虛證이라 하고 또 다른 사람은 濕證이라 하는 사이에 병세는 더 심해져 氣가 上逆하고 배고픔도 모르게 되었다. 孟英이 보니 左脈洪數 右脈弦滑하여 陰分이 비록 虛하나 먼저 肺胃의 熱痰을 淸하여야 한다고 하고는 白虎湯 加 沙蔘 天花粉 冬瓜皮 枇杷葉 梔子 竹茹 蘆根으로 복약시키니 바로 浮腫이 가라앉았다. 계속하여 滋陰하니 齙痛 역시 멎었다.

- 齙痛은 陽明經의 熱 때문이니 白虎湯으로 胃熱을 淸한 것이다.

5-15　金畹香令媳，半産後，營分不攝，淋漓數月，治之勿瘳. 孟英於季夏診視，兩尺皆浮，左寸關弦. 與三甲·二至·二地·蒿·薇·柏葉·螵蛸·黃柏爲方，服之漸愈. 仲秋診其脈，卽斷受孕. 渠謂，懷娠必無病矣，而不知病久初痊，正須培養，雖卽受孕，涵蓄無權. 果至仲冬而胎墮矣.（眉批，肝主疏泄，腎主閉藏，兩尺浮而不沈，是腎失其閉藏知職矣，左寸關弦，是肝木太過，獨行其疏泄之權矣. 塡補腎陰，卽以涵養肝木. 加黃柏之苦以堅之，螵蛸之澀以固之，用藥如法，故收效倍捷.）

5-15 金畹香의 며느리가 流産 후에 營分이 固攝되지 않아 淋漓가 수 개월 되니 치료하여도 낫지 않았다. 孟英이 늦여름에 진찰하여보니 兩尺脈이 모두 浮하고 左寸關脈은 弦脈이라. 삼갑(三甲: 龜板 鼈甲 牡蠣)·이지(二至: 女貞子 旱蓮草)·이지(二地: 生地黃 熟地黃)·청호(靑蒿)·백미(白薇)·측백엽(側柏葉)·표초(螵蛸)·황백(黃柏)으로 복약시키니 점차 나았다. 仲秋에 맥을 보니 孕胎하였음에 틀림이 없었다. 孟英이 말하기를 "임신에는 병이 없어야 하는데 오랜 병이 이제 막 나았으니 根本이 培養이 되었는지 모르겠다." 하였다. 즉 受胎는 되었으나 根本이 축적되지 않았다. 과연 겨울에 流産되었다.

肝主疏泄하고 腎主閉藏하는데 兩尺脈이 浮하고 不沈한 것은 腎이 閉藏의 職分을 잃은 것이다. 左寸關脈이 弦한 것은 肝木太過로 疏泄이 지나친 것이다. 腎陰을 補塡하여 肝木을 涵養하여야 하느니 黃柏의 苦味로 堅陰하고 螵蛸의 澀味로 固陰한다. 用藥을 法度에 맞게 하면 효과가 倍나 빠르게 나타난다.

5-16　德淸蔡初泉，陡發寒熱，咽痛大渴，脘悶舌絳，孟英診脈甚數. 徑投大劑犀·羚·

5-16 德淸 蔡初泉이 갑자기 寒熱이 發하더니 인후가 아프면서 갈증이 심하고 속이 메슥거리고 혀가 붉게 되었다. 孟英이 보니 脈甚數하여 大劑의 서각(犀角)·영양각(羚羊

元蔘·丹皮·桑·梔·銀花·花粉·翹·蒡之藥. 服後遍身發赤疹, 而熱退知饑矣.

角)·현삼(玄蔘)·목단피(牧丹皮)·상엽(桑葉)·치자(梔子)·금은화(金銀花)·천화분(天花粉)·연교(連翹)·우방자(牛蒡子)로 복약시키니 全身에 赤疹이 發하면서 열이 내리고 배고픔을 알게 되었다.

5-17 歙人吳茂林, 患右頰腫痛, 頦下結核, 牙關僅能呷稀糜, 外科稱名不一, 治若罔知. 孟英投以大痳·僵蠶·羚羊·石膏·醒頭草·升痳·當歸·秦艽·花粉·黃芩等藥, (祛肝風·清痰熱之法.) 漸愈.

5-17 歙人 吳茂林이 우측 빰에 腫痛이 있고 턱 아래에 結核이 있으니 입을 간신히 벌려 죽만 먹을 수 있었다. 외과 의원들의 병명이 서로 다르고 누구도 치료법을 알지 못하였다. 孟英이 천마(天痳)·백강잠(白殭蠶)·영양각(羚羊角)·석고(石膏)·성두초(醒頭草)·승마(升痳)·당귀(當歸)·진교(秦艽)·천화분(天花粉)·황금(黃芩) 등의 약을 주어 점차 나았다.

祛肝風 清痰熱하는 治法이다.

5-18 吳誦青室年近五旬, 天癸已絶, 偶患腹脹, 局醫黃某, 知其體素羸也, 投以腎氣湯, 而寒熱漸作, 改從建中法, 旬日後病劇而崩, 愈補愈甚, 乞援於孟英. 脈洪而數, 渴飮苔黃, 是吸受暑邪, 得溫補而血下漏也. 與犀角·元蔘·茅根·柏葉·梔·楝·知·斛·花粉·白薇等藥, 數劑始安. 續加生地·二至·二冬, 滋養而愈. 次年患病, 仍爲藥誤而殞.

5-18 吳誦青의 妻가 나이 쉰에 가깝고 폐경이 되었는데 腹脹이 있었다. 局醫 黃某가 병자가 원래 마른 것을 알고는 腎氣湯을 주었더니 寒熱이 점차 일어났다. 다시 建中法으로 바꾸니 열흘 후 병이 더 심해져 崩漏가 생겼고 약을 먹을수록 더 심해졌다. 孟英에게 구원을 청하여 孟英이 보니 脈洪數하고 갈증으로 물을 많이 마시며 舌苔가 누런색이었다. 이는 暑邪를 감수한데 溫補藥을 먹어 下漏가 생긴 것이다. 이에 서각(犀角)·현삼(玄蔘)·백모근(白茅根)·측백엽(側柏葉)·치자(梔子)·연실(楝實)·지모(知母)·석곡(石斛)·천화분(天花粉)·백미(白薇) 등의 약을 몇 첩 주었더니 안정되기 시작하였다. 계속하여 생지황(生地黃)·이지(二至: 女貞子 旱蓮草)·이동(二冬: 天門冬 麥門冬)을 加하여 滋養하여 나았다. 이듬해애 병에 걸렸는데 약을 잘못 써 죽었다.

5-19 阮范書明府令正, 患腹痛欲厥, 醫見其體甚弱也, 與鎭逆通補之法, 而勢日甚. 孟英察脈弦數左溢, 是因忿怒而肝陽勃升也. 便秘不饑, 口苦而渴. 與雪羹·梔·楝·旋·絳·元胡·丹皮·茹·貝, 下左金丸而愈.

5-19 阮范書 明府의 婦人이 腹痛이 너무 심하여 까무러칠 것 같은데 의원이 병자가 심히 허약한 것을 보고는 鎭逆通補法을 사용하였더니 병세는 더욱 심해졌다. 孟英이 맥을 보니 弦數左溢한지라 이는 忿怒로 인하여 肝陽이 暴升한 것이라. 병자가 便秘가 있고 배고프지 아니하며 입이 쓰고 갈증이 나서 설갱(雪羹)·치자(梔子)·연실(楝實)·선복화(旋

逾年以他疾歿於任所.

覆花)·강리목자(絳梨木子)[11]·현호색(玄胡索)·목단피(牧丹皮)·죽여(竹茹)·패모(貝母)를 주고 左金丸과 같이 먹게 하니 나았다. 해가 바뀌어 다른 병으로 任地에서 죽었다.

5-20 海鹽周子因工於畫, 體素弱, 偶患間瘧, 黃某用首烏·鱉甲·薑·棗等藥, 病日甚, 加以蔘·桂, 狂躁妄言, 始延孟英視之. 面赤舌絳, 溲澀便溏, 渴飮汗多, 脈形細數, 是暑證也. 與元蔘·銀花·知母·苓·茹·貝·竹葉·荷稈·蓮心·西瓜衣爲劑, 尋愈.

5-20 海鹽 周子因이 그림을 잘 그리는데 신체가 허약하여 間瘧에 걸렸다. 黃某가 하수오(何首烏)·별갑(鱉甲)·생강(生薑)·대조(大棗) 등의 약을 주니 병이 더 심해져 인삼(人蔘)·육계(肉桂)를 가하였더니 미쳐 날뛰고 헛소리를 하니 孟英을 초빙하였다. 孟英이 보니 얼굴과 혀가 붉고 소변이 잘 안 나오고 설사를 하며 갈증이 나서 물을 많이 마시고 땀이 많으며 脈細數하니 이는 暑證이라. 현삼(玄蔘)·금은화(金銀花)·지모(知母)·복령(茯苓)·죽여(竹茹)·패모(貝母)·죽엽(竹葉)·하간(荷杆)·연자심(蓮子心)·서과피(西瓜皮)를 주니 나았다.

5-21 吳薇客太史令堂, 患痰嗽喘逆, 便秘不眠, 微熱不饑, 口乾畏熱, 年逾六旬, 多藥勿痊. 孟英切其脈右寸關弦滑而浮, 左關尺細軟無神, 是陰虛於下, 痰實於上, 微兼客熱也, 攻補皆難偏任. 與茹·貝·旋·斛·浮石·蘆根·冬瓜子·枇杷葉·杏仁·花粉爲劑, 以熟地泡湯煎服, 則濁藥輕投, 淸上滋下, 是一擧兩全之策也. 投匕果應, 再服而大便行, 漸次調養獲瘳. 戌春患感證, 比孟英自江西歸, 已不能治矣.

5-21 吳薇客 太史의 어머니가 痰嗽 喘逆 便秘에 잠을 못 이루고 微熱이 있으며 배고프지 아니하고 입이 마르고 뜨거운 것을 싫어하는데 연세가 예순을 넘어 많은 약이 소용없었다. 孟英이 脈을 보니 右寸關脈이 弦滑浮하고 左關尺脈은 細軟한데 神氣가 없었다. 이는 下焦가陰虛한데 上焦는 痰實에 客熱을 兼한 것이라. 攻補 어느 한편만 쓰기가 어려우니, 죽여(竹茹)·패모(貝母)·선복화(旋覆花)·석곡(石斛)·부석(浮石)·노근(蘆根)·동과자(冬瓜子)·비파엽(枇杷葉)·행인(杏仁)·천화분(天花粉)을 方으로 하여 熟地泡湯에 煎湯하여 먹게 하니 이는 濁藥은 조금 쓰고 淸上滋下하는 뜻이니 一擧兩全策이다. 투약하니 과연 효과가 있어 두 첩에 대변이 나오고 점차 調養하여 나았다. 경술년(1850) 봄에 감기에 걸렸는데 孟英을 江西에서 돌아오도록 하였으나 이미 치료할 수 없는 지경이었다.

5-22 謝譜香素屬陰虧, 情志抑鬱, 因遠行持重而患咳逆, 左脇刺痛, 寸步難行, 杳不知饑, 臥難着枕, 延孟英診之. 脈象弦細軟數, 苔膩痰粘, 便

5-22 謝譜香이 평소에 陰虛한 體質이었다. 情志抑鬱이 있는데 遠行持重의 勞役을 하였더니 咳逆과 左肋骨에 刺痛이 있어 걸음을 옮기기도 어렵고 전혀 배가 고프지 않고 침상에 눕기도 어려웠다. 孟英을 초빙하여 보니 弦細軟數脈에

11) 絳梨木子: 消食, 行水, 通便. 治食積飽脹, 水腫臌脹, 大便秘結. (『中藥大辭典 3915번』)

艱溲少, 乃腎氣不納, 肝氣不舒, 肺氣不淸, 胃氣不降. 投以沙蔘·枇杷葉·茹·貝·旋·梔·龜板·鼈甲·絲瓜絡·冬瓜子·靑鉛·白前·金鈴·藕肉, 而以熟地泡湯煎服. 數劑而平, 繼漸滋塡向愈.

舌苔는 膩痰粘하고 便秘尿少하니 이는 腎氣不納 肝氣不舒 肺氣不淸 胃氣不降이라. 사삼(沙蔘)·비파엽(枇杷葉)·죽여(竹茹)·패모(貝母)·선복화(旋覆花)·치자(梔子)·귀판(龜板)·별갑(鼈甲)·사과락(絲瓜絡)·동과자(冬瓜子)·청연(靑鉛)·백전(白前)·금령자(金鈴子)·우육(藕肉)을 熟地湯에 煎湯하여 주니 몇 첩에 평안해지고 이어서 점차 滋塡하여 나았다.

5-23 葉承恩室, 懷姙患感, 昏譫不語, 喜嘔便秘, 汗出不解, 脈澀口乾. 乃營陰素虧, 邪熱內熾. 以元蔘·石膏·知·芩·茹·貝·銀花·枇杷葉·薇·梔·楝·斛, 投數帖而愈.

5-23 葉承恩의 妻가 임신 중에 감기에 걸려 정신이 혼미하고 헛소리를 하며 잠을 자지 못하고 구역질이 나며 便秘가 있는데 發汗시켜도 감기가 풀어지지 않고 脈澀하며 입이 말랐다. 이는 평소에 營陰이 虛한데 邪熱이 內熾한 것이라. 현삼(玄蔘)·석고(石膏)·지모(知母)·황금(黃芩)·죽여(竹茹)·패모(貝母)·금은화(金銀花)·비파엽(枇杷葉)·백미(白薇)·치자(梔子)·연실(楝實)·석곡(石斛)을 몇 첩 투여하니 나았다.

5-24 江夢花如君, 患兩目腫痛, 不能略張, 醫投風藥, 昏譫欲厥, 浼孟英診之. 脈至洪滑, 大渴便秘. 與白虎湯, 二劑霍然.

5-24 江夢花如君이 양 눈에 腫痛이 있어 눈을 뜰 수가 없었다. 의원이 風藥을 투여하니 정신이 혼미하고 경련이 생겼다. 孟英을 초빙하여 보게 하니 脈洪滑하며 갈증이 심한데 便秘가 있었다. 白虎湯 두 첩에 바로 좋아졌다.

5-25 潘馥堂令嫒患感, 沈悅亭治之漸愈, 惟咽阻無形, 水谷碍下. 孟英以竹葉石膏湯, 加紫菀·白前·施覆·枇杷葉以淸肺熱, 而降肺氣, 果卽貼然.

5-25 潘馥堂의 딸이 감기에 걸렸는데 沈悅亭이 치료하여 점차 나았으나 다만 목구멍이 막힌 듯하여 물과 음식을 삼키기 어려웠다. 孟英이 竹葉石膏湯 加 紫菀 白前 旋覆花 枇杷葉으로 淸肺熱 降肺氣하니 바로 효과가 있었다.

5-26 吳西瀍患瘧, 寒微熱甚, 旬餘不愈. 孟英診之, 脈滑而長, 疏大劑白虎湯與之. 渠兄濂仲云, 沈·顧二君皆主是方, 屢服無效. 孟英索方閱之, 湯雖白虎, 而石膏旣少且煨, 兼不去米, 因謂其兄曰, 湯雖同, 君藥已重用, 而去米加花粉·竹茹等, 其力不同科矣. 濂仲大悟, 服之尋愈. 此可以見服藥不可徒有湯頭之名也.

5-26 吳西瀍이 학질에 걸렸는데 寒微熱甚하여 열흘이 되어도 낫지 않았다. 孟英이 보니 脈滑長하여 大劑 白虎湯을 주었다. 그의 형 濂仲이 말하기를 "沈·高 두 사람도 이 方을 주어 여러 차례 먹었으나 효과가 없었다." 하였다. 孟英이 그 方文을 찾아보니 白虎湯에 들어가는 石膏의 양이 적을 뿐더러 煨石膏를 사용하였고 또 粳米를 제거하지 않았다. 그 형에게 말하기를 "처방은 비록 같으나 君藥을 重用하였고 갱미(粳米)를 빼고 천화분(天花粉)·죽여(竹茹) 등을 加하였으니 그 藥力이 같지 않다." 하였다. 濂仲이 크게

깨닫고 복약시키니 나았다. 이로써 用藥은 단순히 탕제 이름만 알아서 되는 것이 아니라는 것을 알 수 있다.

5-27 曹稼梅令嫒, 患眩暈脘痛, 筋掣吐酸, 渴飮不饑, 咽中如有炙臠. 朱某與溫胃藥, 病日劇. 孟英診脈弦滑, 投茹·貝·萸·連·旋·赭·梔·楝·枳·鬱·雪羹之藥, (和肝開鬱淸痰.) 十餘劑始愈.

5-27 曹稼梅의 딸이 어지럽고 복통이 있으며 근육이 땅기고 신물이 올라오며 갈증이 나고 배가 고파지지 아니하며 목구멍에 고기 덩어리가 걸린 듯하였다. 朱某가 溫胃藥을 주었는데 병이 나날이 더 심해졌다. 孟英이 보니 脈弦滑하여 죽여(竹茹)·패모(貝母)·오수유(吳茱萸)·황련(黃連)·선복화(旋覆花)·대자석(代赭石)·치자(梔子)·연실(楝實)·지실(枳實)·울금(鬱金)·설갱(雪羹) 등의 약을 열 첩 투여하니 낫기 시작하였다.

5-28 夏氏婦懷娠患感, 醫投溫散, 漸至氣衝不寐, 時欲痙厥, 脘悶呻吟, 渴難受飮. 所親張養之延孟英診之, 脈滑數而溢. 與小陷胸, 加旋·薤·石膏·知·梔·茹·杏·腹皮·蘇子·竹瀝·海蛇大劑, 投旬日而愈. 設用輕淺之方, 焉克有濟耶?

5-28 夏氏 婦人이 임신 중에 감기에 걸려 의원이 溫散藥을 투여하니 점차 기가 치밀어 올라 잠을 잘 수 없고 때때로 痙厥하며 속이 메슥거려 괴롭고 渴證이 나나 물을 먹을 수가 없었다. 친척 되는 張養之가 孟英을 초빙하여 진료하게 하였다. 脈을 보니 滑數溢하여 小陷胸湯 加 旋覆花 薤白 石膏 梔子 竹茹 杏仁 大腹皮 蘇子 竹瀝 海蛇의 大劑를 주니 열흘이 되어 나았다. 만약에 약성이 가벼운 輕劑를 썼다면 邪氣를 어찌 제거하겠는가?

5-29 沈悅亭令正齒衄, 五日不止, 去血已多, 諸方不應, 孟英脈之弦滑上溢. 投犀角·澤蘭·元蔘·施覆·生地·花粉·茯苓·牛膝·桃仁·澤瀉而安. 旣而詢其經事, 本月果已愆期, 蓋卽逆行之候也. 繼用滋陰淸熱, 乃漸康復.

5-29 沈悅亭의 부인이 잇몸에서 피가 나는데 닷새가 지나도 멎지 않아 출혈이 많았고 여러 方文이 듣지 않았다. 孟英이 맥을 보니 弦滑上溢한지라 서각(犀角)·택란(澤蘭)·(玄蔘)·선복화(旋覆花)·생지황(生地黃)·천화분(天花粉)·복령(茯苓)·우슬(牛膝)·도인(桃仁)·택사(澤瀉)를 주어 편안해졌다. 그 동안의 월경을 물어보니 이번 달의 월경이 기한이 되어도 나오지 않았다 하니 이미 逆行의 조짐이 있었다. 계속하여 滋陰淸熱하여 점차 건강해졌다.

• 倒經의 醫案이다.

5-30 王雪山於上年誤餌透土丹之時, 孟英診治向愈, 卽囑其常飮柿餠湯, 以杜關格於將來. 迨今四月間, 形體日瘦, 張某進以導濕疏風補氣之藥.

5-30 王雪山이 작년에 透土丹을 잘못 먹었을 때에 孟英이 치료하여 나았다. 孟英이 關格을 예방하기 위하여 柿餠湯을 상시 먹도록 하였다. 최근 넉 달 사이에 형체가 날로 말라가서 張某가 導濕疏風補氣藥을 주었는데 孟英이 이를

孟英偶見之, 力勸其溫補莫投, 且以凡物遇火則乾癟, 得滋則肥潤爲譬. 雪山深韙之, 奈爲張某輩朝夕虛言所眩, 仍服補劑. 延至秋間, 始延孟英視之. 脇痛畏風, 周身絡脹, 時欲敲扑, 食少便難, 日晡微有寒熱, 脈來弦澀而數, 右寸關弦軟以滑, 是升降之令久窒, 痰邪襲於隧絡, 關格之勢將成, (將斷語與脈證合參, 便知審病之法.) 再四求治, 與沙蔘·茹·貝·薇·蒿·旋·斛·梔·楝·蘭草·枇杷葉·絲瓜絡·冬瓜子·蘆根·茅根等, 出入爲方. 服之寒熱旣蠲, 脇痛亦減. 雪山大喜, 復請診之. 脈頗轉和, 第肝陰久爲謀慮所傷, 最怕情志不怡, 必生枝節, 小愈奚足爲恃? 囑其另邀明眼圖之. 渠卽招沈辛甫·顧聽泉·吳卯君·任心柏諸君商之, 方案皆與孟英相合. 雪山轉懇孟英設法, 且云, 讀君之案, 洞徹病情, 僥幸成全, 足感再生之德, 卽使無效, 我亦瞑目而亡. 孟英感其言, 殫竭心力, 以圖久延, 無如嗔怒縈思, 諸多棖觸, 頻有轉關, 屢生枝節, 大便必極槌背尻而始解, 上則吐痰惡谷, 果成關格之候. 肩至伊子施杭, 感於讒言, 翻以竹茹·竹瀝藥性太涼, 而以不用溫補爲謗, 求亂方, 徑以蔴黃·細辛·鹿角等藥投之, 遂至舌色乾紫, 津涸而亡. 不知者未免以成敗論, 所謂道高謗多. 然柿餅湯投於年余未病之前, 其卓見已不可及, 而見危受命,

보고는 溫補藥이라 먹지 못하도록 힘써 말렸다. 또 비유하여 말하기를 사물이 불을 만나면 말라 쪼그라들고 滋陰하면 肥潤하게 된다고 하니 雪山이 이 말이 맞다 하였다. 그러나 張某의 무리들이 朝夕으로 孟英의 말이 虛言이라 하니 이 말에 眩惑되어 雪山이 補劑를 가을까지 먹었다. 이때 孟英이 보니 옆구리가 아프고 바람을 싫어하며 온몸의 낙맥이 부어 때때로 매에 맞은 듯이 아프고 식사도 줄고 대변이 잘 통하지 않고 저녁 무렵에는 경미한 寒熱이 있었다. 脈은 弦澀數한데 右寸關脈이 弦軟滑하니 이는 升降氣機가 막혀 痰邪가 經絡을 엄습하여 關格이 되려는 것이다. (병자의 말과 脈證이 일치하니 이는 병을 살피는 방법이다.) 병자가 몇 번이나 구해주기를 청하니 사삼(沙蔘)·죽여(竹茹)·패모(貝母)·백미(白薇)·청호(菁蒿)·선복화(旋覆花)·석곡(石斛)·연실(楝實)·난초(蘭草)·비파엽(枇杷葉)·사과락(絲瓜絡)·동과자(冬瓜子)·노근(蘆根)·백모근(白茅根) 등으로 방을 만들어 먹게 하니 寒熱이 사라지고 脇痛도 줄었다. 雪山이 크게 기뻐하며 다시 진맥을 청하니 맥이 화평해졌다. 무릇 肝陰은 謀慮가 오래되어 傷하는데 情志가 기쁘지 않은 것이 제일 나쁘니, 곁가지가 살아나고 조금 나았다 하여 어찌 만족하겠는가? 병자가 맹영에게 자기 병을 밝게 살펴 방안을 만들어달라고 부탁하였다. 병자가 沈辛甫 顧聽泉 吳卯君 任心栢을 불러 상의한 결과 방안이 孟英의 案과 맞았다. 雪山이 孟英에게 치법을 설명해주기를 간청하며 말하기를 "여러분들이 병정을 잘 살펴서 다행하게도 온전한 방안을 만들어주어 再生하게 해주시니 감사를 드립니다. 만약에 이 방안이 효과가 없으면 저 역시 눈을 감고 죽을 수밖에 없습니다." 하니 孟英도 그 말에 감동되어 전심으로 생명을 연장시키는 방안을 강구하여 말하는데 성냄과 지나친 思索을 없이 하라 하였다. 성냄과 思索이 지나치면 대소변이 막히고 變證이 발생하니 大便이 背尻에 막힌 다음에 위로 거슬러 올라가면 痰을 吐하고 밥을 못 먹게 되어 關格이 되는 것이라. 이 사람들이 杭州로 돌아가고 나니 雪山이 讒言에 惑하여 죽여(竹茹)·죽력(竹瀝)은 藥性이 너

勉力圖維，腸熱心孤，更可軟也．特采其案，以爲世之有識者鑑焉．(眉批，此證卽葉氏所謂下竭上結之候也．葉氏雖有方案，亦未知果能取效否？不知古名家遇此當作何治法？方書中迄無論及者．孟英此案，已是開人不敢開之口，至其悉當病情與否，則殊未敢輕論也．)

무 차고 溫藥을 쓰지 않는 것이 잘못된 것이라 하니 마황(麻黃)·세신(細辛)·서각(鹿角) 등을 마구 투여하기에 이르렀고 마침내 舌色乾紫하고 津液이 말라 죽었다. 의학에 밝지 않은 사람으로 치법의 잘 잘못을 논할 수는 없으나 道가 높으면 誹謗하는 자도 많다는 것은 이를 말하는 것이다. 그러나 柿餠湯을 투여하고 병이 발생하기 전까지의 孟英의 卓見은 사람들이 미치지 못하는 지경에 이르렀으나, 위급한 경우에 임무를 맡아서는 전심을 기울여 도모하는 것은 가히 우러러 볼 만하다. 특히 이 醫案을 기록하니 세상의 良識이 있는 자는 이를 본받을 것이다.

이 病證은 葉氏가 말한 下竭上結의 證候이다. 葉氏의 方案이 비록 있으니 효괴가 있는지는 알지 못하며, 또 옛 名家들이 이 경우에 어떤 치법을 사용했는지 밝혀진 것이 없고, 方書 중에도 언급된 것이 없다. 孟英은 이 醫案에서 지금까지 사람들이 감히 말하지 않은 것을 밝혔으나 病情에 모두 부합할지는 가벼이 論하지 않고자 한다.

5-31 徐夢香年近六旬，患手顫不能握管，孟英以通補息風藥，呑指迷茯苓丸而安．仲秋類中，遺溺痰升，昏瞀妄言，汗多面赤，急延孟英視之．脈浮弦洪滑，蓋吸受熱邪，而連日適服蔘湯也．與羚羊角·石菖蒲·連翹·梔子·桑葉·菊花·楝斛·知母·花粉·竹瀝·銀花·蒿·薇等藥．一劑知，二劑神淸，乃去羚·菖，加茹·貝·滑石投之．下利赤白如膿垢者數日，始知饑納谷，漸以調理而愈．匝月卽能作書，季秋仍幕游江右．

5-31 徐夢香이 나이 예순이 가까운데 手顫證이 있어 管 같은 물건을 손으로 잡을 수 없어 孟英이 通補息風藥으로 指迷茯苓丸을 먹게 하니 나았다. 仲秋가 되어 遺尿가 있고 담이 상역하고 정신이 혼미하여 헛소리를 하고 땀을 많이 흘리고 얼굴이 붉게 되어 급히 孟英을 초빙하여 보게 하였다. 脈浮弦洪滑하니 이는 熱邪를 感受하였는데 連日 人蔘湯을 먹은 탓이다. 영양각(羚羊角)·석창포(石菖蒲)·연교(連翹)·치자(梔子)·상엽(桑葉)·국화(菊花)·연실(楝實)·석곡(石斛)·지모(知母)·천화분(天花粉)·죽력(竹瀝)·금은화(金銀花)·청호(菁蒿)·백미(白薇) 등의 약을 투여하니 한 첩에 효과가 있고 두 첩에 정신이 맑아졌다. 이어서 영양각(羚羊角)·석창포(石菖蒲)를 빼고 죽여(竹茹)·패모(貝母)·활석(滑石)을 加하여 투여하니 濃厚한 赤白下利를 수일간 쏟아내고는 식사를 하게 되고 점차 조리하여 나았다. 한 달이 되어서는 그림도 그릴 수 있게 되고 늦가을이 되어서 江右(현재의 揚子江 서쪽 지역)로 유람을 떠났다.

5-32 張月波令弟，陡患腹

5-32 張月波의 동생이 양고기 국수를 먹고 나서 갑자기

痛，適飽啖羊肉面條之後，醫皆以爲食滞，連進消導，痛甚而渴，得飲大吐，二便不行．又疑寒結，疊投燥熱，其病益加，呻吟欲絶，已四日矣．孟英視之，脈弦數，苔乾微黃，按腹不堅，以海蛇一斤，鳧茈一斤，煎湯頻灌，果不吐，令將餘湯煎梔·連·楝·斛·茹·芩·枇杷葉·知母·延胡·柿蔕·施覆爲劑，呑龍薈丸．投匕而溲行痛減，次日更衣而愈．

복통이 생겼는데 의원들은 食滯라 하여 消導藥을 연일 주었으나 복통은 더욱 심해지고 갈증이 나서 물을 마시면 바로 토하며 대소변도 통하지 않게 되었다. 또 寒結을 의심하여 燥熱藥을 투여하니 병은 더욱 심해져 呻吟欲絶한 지 나흘이 지났다. 孟英이 보니 脈絃數 苔乾微黃하며 배를 눌러보면 단단하지 아니하였다. 해차(海蛇) 한 근, 부자(鳧茈: 黑三稜) 한 근을 煎湯하여 자주 먹이니 토하지 않게 되었다. 남은 탕에다가 치자(梔子)·황련(黃連)·연실(楝實)·석곡(石斛)·죽여(竹茹)·황금(黃芩)·비파엽(枇杷葉)·지모(知母)·현호색(玄胡索)·시체(柿蔕)·선복화(旋覆花)로 탕제를 만들어 龍薈丸과 같이 먹게 하니 바로 소변이 나오고 통증이 줄었다. 다음날 대변을 보고서는 나았다.

• 海蛇(해파리)는 行痰化積하고 鳧茈(黑三稜)는 消食한다.

5-33 黃鼎如令堂，年七十七歲，季秋患間瘧，每發加劇，寒甚微而熱必昏痙，舌不能伸，三發之後，人皆危之．孟英視之，顴赤目垂，鼻冷額頦微汗，苔色黃膩，舌根純紅，口渴痰多，不思粥飮，脈至弦數，重按少神．證屬伏暑挾痰，而陰虛陽越．先與蓯蓉·鼈甲·楝·斛·茹·貝·燕窩·藕，兩劑而顴紅頦汗皆蠲．繼佐蔘·瀝·薤·麥·枇杷葉·施覆，去竹茹·蓯蓉．投三帖而昏痙不作，又去薤·楝，加生地·花粉．服五日而瘧休，飮食漸加，而居然告愈．方瘧勢披猖之際，鼎如·上水兩昆仲，頗以爲憂，延諸名家議治．有主人蔘白虎湯者，有用犀角地黃湯者，有欲大劑溫補者，有執小柴胡加減者，賴孟英力排衆議，病家始有把握．與孟英意見相合者，何君新之也，慫

5-33 黃鼎如의 어머니가 연세 일흔일곱인데 늦가을에 間瘧을 앓아 매번 瘧證이 發할 때마다 더욱 심해졌다. 寒證은 微弱하나 熱證이 나면 반드시 昏絶하고 痙攣하며 혀를 뻗어 낼 수 없었다. 세 번 瘧證이 發한 후에는 사람들이 모두 위태하다 하였다. 孟英이 보니 광대뼈가 붉고 눈을 감고 코끝이 차고 이마와 턱에서 땀이 조금 나며 舌苔는 黃膩한데 혀뿌리는 純紅色이고 갈증이 나며 痰이 많으니 죽도 먹으려 하지 않았다, 脈은 弦數하나 깊이 누르면 神氣가 남아있으니 이는 伏暑挾痰하며 陰虛陽越한 證이다. 먼저 육종용(肉蓯蓉)·별갑(鼈甲)·연실(楝實)·석곡(石斛)·죽여(竹茹)·패모(貝母)·연와(燕窩)·우(藕)를 두 첩 먹이니 顴紅과 턱의 땀이 모두 사라졌다. 이어서 인삼(人蔘)·죽력(竹瀝)·해백(薤白)·소맥(小麥)·비파엽(枇杷葉)·선복화(旋覆花)를 가하고 죽여(竹茹)·육종용(肉蓯蓉)을 빼서 세 첩을 먹이니 昏痙이 일어나지 않았다. 다시 해백(薤白)·연실(楝實)을 빼고 생지황(生地黃)·천화분(天花粉)을 加하여 닷새를 먹이니 瘧證도 멎고 식사도 늘어나 병이 나았다고 하였다. 瘧證이 한참 심할 때에 鼎如 上水의 두 형제는 심히 염려되어 여러 名家들을 초빙하여 治法을 상의하였다. 이 중에

湎參贊, 與有功焉.

는 人蔘白虎湯 犀角地黃湯 大劑溫補藥 小柴胡湯을 각자 주장하는 자들이 있었으나 孟英이 힘써 이들을 배제하니 병자도 점차 병정을 파악하게 되었다. 孟英과 뜻을 같이하는 사람은 何新之가 있었으니 조용히 孟英을 따르고 參贊하여 孟英과 같이 공이 있다 하겠다.

5-34 許芷卿患外寒, 須覆重衾, 內熱, 飮不解渴, 仍能安谷, 便溺皆行. 或以爲虛寒, 或以爲瘍患, 投以溫散, 卽顯咽疼. 孟英脈之, 沈弦而緩, 作痰熱內伏. 投以犀·羚·元蔘·丹皮·白薇·黑梔·茹·貝·旋·蒡之劑, 兩帖而寒渴咽痛皆減, 乃去犀·羚·牛蒡, 加二至·知母·花粉·銀花, 解醬矢而瘳.

5-34 許芷卿이 外寒이 있어 반드시 두꺼운 이불을 덮었는데 또 內熱이 있어 물을 마셔도 갈증이 풀리지를 않았으나 식사도 할 수 있고 대소변도 통하였다. 或者는 虛寒이라 하고 또 다른 사람은 瘍患이라 하여 溫散劑를 투여하니 바로 咽痛이 생겼다. 孟英이 맥을 보니 沈弦緩하여 痰熱內伏이라 하고는 서각(犀角)·영양각(羚羊角)·현삼(玄蔘)·목단피(牧丹皮)·백미(白薇)·흑치자(黑梔子)·죽여(竹茹)·패모(貝母)·선복화(旋覆花)·우방자(牛蒡子)를 투여하니 두 첩에 寒證 渴證과 咽痛이 모두 감소하였다. 이어서 서각(犀角)·영양각(羚羊角)·우방자(牛蒡子)를 빼고 이지(二至: 旱蓮草 女貞子)·지모(知母)·천화분(天花粉)·금은화(金銀花)를 加하여 주니 醬과 같은 大便을 풀어내고는 나았다.

5-35 韓組林年近古稀, 孟冬患肢厥頭腫, 譫語遺溺. 包某作虛風類, 進以溫補, 勢益劇. 孟英脈之, 脈弦數, 右滑溢, 乃痰熱內阻, 風溫外侵. 與羚·貝·茹·梔·翹·薇·桑·菊·丹皮·花粉·施覆, 以蘆菔湯煎服而瘳.

5-35 韓組林이 나이 일흔에 가까운데 초겨울에 사지가 차며 머리가 붓고 헛소리에 遺尿가 있으니 包某가 虛風이라 하여 溫補劑를 투여하니 병세는 더욱 심해졌다. 孟英이 맥을 보니 弦數한데 右脈은 滑溢하니 이는 痰熱內阻한데 風寒이 外侵한 것이라. 영양각(羚羊角)·패모(貝母)·죽여(竹茹)·치자(梔子)·연교(連翹)·백미(白薇)·상엽(桑葉)·목단피(牧丹皮)·천화분(天花粉)·선복화(旋覆花)를 蘆菔湯(=蘿菖무우)으로 煎湯하여 먹으니 나았다.

5-36 錢聞遠仲郞患感, 湯某進桂·朴·薑·柴等藥, 而痰血頻咯, 神昏耳聾, 譫語便溏, 不饑大渴, 苔黑溲少, 徹夜無眠. 范應樞·顧聽泉疊進輕淸, 黑苔漸退, 舌絳無津, 外證依然, 不能措手. 孟英診之, 脈皆細數, 乃眞陰素虧, 營液受爍, 不必以便溏不食, 而畏滋膩也.

5-36 錢聞遠의 둘째아들이 감기에 걸렸는데 湯某가 육계(肉桂)·후박(厚朴)·생강(生薑)·시호(柴胡) 등의 약을 주니 痰血을 자주 吐하고 정신이 몽롱하고 귀가 들리지 않으며 헛소리에 설사가 있고 배가 고파지지 않고 갈증이 심하며 舌苔는 검고 소변이 적게 나오고 밤새도록 잠을 자지 못하였다. 范應樞 顧聽泉이 바로 輕淸藥을 주니 黑苔는 점차 사라지고 舌絳無津한데 外證은 여전하여 어찌할 바를 몰랐

授以西洋蔘·生地·二至·二冬·龜板·燕窩·茹·貝·銀花·藕汁·梨汁·葳蕤·百合等藥. 二劑咯血漸至, 痰出甚多, 漸進稀糜, 夜能稍寐. 五劑熱退瀉止, 渴始減, 脈漸和, 旬日後, 解燥矢而痊.

다. 孟英이 보니 脈細數하여 이는 眞陰이 虛한 체질인데 營液이 졸여져서 된 것으로 설사로 밥을 먹지 못하고 또 滋膩한 음식을 먹지 않은 탓만은 아니다. 서양삼(西洋蔘)·생지황(生地黃)·이지(二至: 旱蓮草 女貞子)·이동(二冬: 天門冬 麥門冬)·귀판(龜板)·연와(燕窩)·죽여(竹茹)·패모(貝母)·금은화(金銀花)·우즙(藕汁)·이즙(梨汁)·위유(葳蕤)·백합(百合) 등의 약을 주니 두 첩에 咯血이 점차 멎고 痰이 심히 많이 나왔으나 점차 묽게 되고 잠도 자게 되었다. 다섯 첩에 열이 내리고 설사도 멎으니 갈증도 감소하고 맥도 화평하게 되었다. 열흘이 지나 燥屎를 풀어내고는 나았다.

5-37 朱湘槎令郎留耕, 忽於飽食後大吐而厥, 冷汗息微, 急延孟英視之. 厥甫回而腹痛異常, 口極苦渴, 二便不行, 脈來弦緩, 乃痰滞而熱伏厥陰, 肝氣無從疏泄也. 投雪羹·梔·楝·元胡·蓯蓉·萸·連·橘核·施覆·竹茹·菔汁之藥. 一劑痛減, 再服便行而愈.

5-37 朱湘槎의 아들 留耕이 포식한 후에 갑자기 吐하고 손발이 차며 식은땀을 흘리고 숨이 가늘어졌다. 급히 孟英을 초빙하여 보니 厥證은 겨우 돌아왔으나 腹痛에 입이 쓰고 갈증이 나며 大小便不通하고 맥은 弦緩하니 이는 痰滯한 데다 厥陰經에 熱이 있어 肝氣가 疏泄되지 않은 탓이다. 설갱(雪羹)·치자(梔子)·연실(楝實)·현호색(玄胡索)·육종용(肉蓯蓉)·오수유(吳茱萸)·황련(黃連)·귤핵(橘核)·선복화(旋覆花)·죽여(竹茹)·복즙(菔汁)의 약을 복용하니 한 첩에 통증이 줄고 두 첩에 대변이 나오면서 나았다.

5-38 韓嫗年近花甲, 患三瘧於仲冬. 朱某主溫散, 并以薑棗湯恣飮, 旬日後粒米不粘, 瘧至大吐. 黃某以熱補進, 勢益甚. 又浹旬, 孟英視之, 胸中痞結如柈, 苔黃苦渴, 溲如熱湯, 脈弦滑右甚, 帶下如注, 投小陷胸合溫膽, 加薤白. 服後大吐膠痰, 十餘日胸痞始消, 改授甘涼, 瘧亦漸罷. 遞參滋陰, 遂以霍然.

5-38 韓 할머니가 나이 花甲에 가까운데 한겨울에 三日瘧을 앓았다. 朱某가 溫散藥을 주로 써서 薑棗湯을 마음껏 마시게 한 지 열흘이 되어 밥을 먹을 수 없게 되고 瘧證이 일어나면 크게 吐하였다. 黃某가 熱補藥을 주니 병세는 더욱 심해졌다. 다시 열흘이 지나 孟英이 보니 胸中痞結이 대야와 같이 단단하고 舌苔가 누렇고 입이 쓰고 갈증이 나며 소변이 뜨겁고 脈弦滑한데 右脈이 더 심하며 帶下가 흘러 나왔다. 小陷胸湯 合 溫膽湯 加 薤白하여 주니 약을 먹은 후에 바로 膠痰을 吐하였다. 열흘이 지나니 胸痞가 줄기 시작하고 다시 甘涼劑로 바꾸어 주니 瘧證도 점차 사라졌다. 차차 滋陰하니 확연하게 좋아졌다.

5-39 魏西林令侄女,娩後惡露延至兩月, 繼聞乃翁條珊主政及兩弟卒於京, 悲哀不釋,

5-39 魏西林의 조카가 出産 後 惡露가 두 달 간 계속 나오는데 아버지 條珊主政과 두 동생이 서울에서 죽었다는

而爲乾嗽吐血，頭痛偏左，不饑不食，不眠不便，渴飮而溲，必間日一行，久治不效．孟英切脈，虛弦豁大．與甘麥大棗，加熟地·首烏·鼈甲·二至·菊花·施覆·芍藥·貝母·麻仁·青鹽等藥，服後脈漸斂，血亦止．七八劑頭疼始息，旬日後便行安谷． 逾年接柩悲慟， 血復溢，誤投溫補而亡．

소식을 듣고 슬픔이 풀어지지 않아 마른기침에 吐血하고 왼쪽 便頭痛이 있으며 배가 고파지지 않고 밥을 먹지 못하며 不眠에 大便이 통하지 아니하며 목이 말라 물을 마셔도 소변은 이틀에 한 번 나오니 오래 치료하여도 효과가 없었다. 孟英이 맥을 보니 虛弦豁大하여 甘麥大棗湯 加 熟地黃 何首烏 鼈甲 二至(旱蓮草 女貞子) 菊花 旋覆花 芍藥 貝母 麻子仁 青鹽 등을 투약하니 맥도 점차 收斂되고 출혈도 멎었다. 계속 일곱 여덟 첩 먹으니 頭痛도 멎고 열흘이 되어서는 大便도 通하고 식사도 하게 되었다. 해를 넘겨 靈柩를 접하고는 悲痛하여 다시 출혈이 일어났는데 溫補藥을 잘못 투여하여 죽었다.

5-40 韓石甫大令令正，患感發疹．沈悅亭治以淸解，熱漸退而神氣不爽，舌黑難伸，太息便秘，胸次拒按，脈弦緩而滑．投涼膈散，加知母·花粉·枳實·竹茹．一帖而苔卽退黃，再服而黑矢下，神氣淸，卽以向愈．

5-40 韓石甫 大令의 부인이 감기에 걸렸는데 發疹이 있었다. 沈悅亭이 淸解藥으로 치료하니 열은 점차 내려갔으나 정신이 맑지 않고 혀가 검고 뻣뻣하여 펴기가 어렵고 한숨을 크게 쉬고 便秘에 가슴 아래를 만지면 불편한데 脈이 弦緩滑하였다. 涼膈散 加 知母 天花粉 枳實 竹茹 한 첩에 舌苔는 바로 黃色으로 변하고 두 첩에 黑屎가 나오면서 정신이 맑아지고 나았다.

5-41 陳赤堂令正患感，面赤不眠， 煩躁譫語， 口甘渴膩，溲澀而痛， 顧聽泉多劑淸解未應．孟英切其脈，左弦洪而數，右滑而溢，胸次痞結，大解未行，肝陽上浮，肺氣不降，痰熱阻痹，邪乃逗留．與小陷胸，合溫膽·雪羹，加旋·薤投之．胸結漸開，乃去半·薤，而送當歸龍薈丸． 譫語止， 且能眠，參以通幽湯下其黑矢．三次後始進養陰和胃而痊．

5-41 陳赤堂의 부인이 감기에 걸려 煩燥하고 헛소리 하며 입에서 단맛이 나고 갈증이 나며 끈적이는데 小便을 보면 澀痛이 있어 顧聽泉이 淸解藥을 여러 첩 주었으나 효과가 없었다. 孟英이 脈을 보니 左脈은 弦洪數하고 右脈은 滑溢하였다. 이는 胸次痞結 大便不通하여 肝陽上浮 肺氣不降으로 痰熱이 阻痹되어 邪氣가 남은 까닭이다. 小陷胸湯 合 溫膽湯 雪羹 加 旋覆花 薤白으로 투약하니 結胸이 점차 풀려 반하(半夏)·해백(薤白)을 빼고 當歸龍薈丸과 같이 먹게 하니 譫語가 멎고 잠을 잘 수 있게 되었다. 通幽湯으로 黑屎를 세 번 내보낸 후에 養陰和胃하여 나았다.

5-42 翁嘉順令正，娩後陰戶墜下一物，(氣虛不固.) 形色如柿，多方疗之不收，第三日始求治於孟英．令以澤蘭葉二兩，煎濃湯熏而溫洗，隨以海

5-42 翁嘉順의 부인이 出産 후에 陰戶에서 한 물건이 나와 모양과 색이 肺와 같은데 여러 방면으로 치료하여도 들어가지 않아 사흘째 되는 날에 孟英에게 치료를 구하였다. (氣虛不固.) 孟英이 澤蘭葉 두 냥으로 짙게 煎湯하여 따뜻

螵蛸·五倍子等分， 硏細粉糝之，果卽收上. 繼而惡露不行，白帶時下，乳汁全無，兩腿作痛，又求方以通之.（前方只治其標， 未治其本， 故復發此患.）孟英曰，此血虛也，乳與惡露雖無，其腹必不脹，前證亦屬大虛，合而論之，毋庸診視. 因與黃芪·當歸·甘草·生地·杜衝·大棗·糯米·脂麻·藕，濃煎羊肉湯煮藥. 服後乳汁漸充，久服乃健.

하게 熏洗하고 해표초(海螵蛸)·오배자(五倍子)를 等分으로 곱게 가루 내어 바르게 하니 흡수되어 들어갔다. 이어서 惡露가 나오지 않고 白帶下가 수시로 흐르며 젖도 전혀 나오지 않고 양측 허벅지가 아팠다.（前方에서는 表治하였을 뿐이며 本은 治療하지 않아 다시 이 證이 생긴 것이다.）또 다시 孟英에게 治方을 구하였다. 孟英이 말하기를 “이는 血虛이다. 젖과 惡露가 없다 하나 腹脹도 없으니 前證이 大虛에 속하여 모든 증상과 부합한다. 庸醫가 보아서 될 일이 아니다.” 하고는 황기(黃芪)·당귀(當歸)·감초(甘草)·생지황(生地黃)·두충(杜衝)·대조(大棗)·나미(糯米)·지마(脂麻)·우(藕)를 羊肉湯에 짙게 煎湯하여 마시니 젖이 충실해지고 오래 복약하니 건강해졌다.

5-43 屠某患夢遺， 久治不愈，耳出膿水，目泪難開，肩脇胸背痠疼，微有寒熱，食減神疲. 孟英察脈左弦數，右虛軟. 以三才封髓， 加龍·牡·黃芪·桑·丹·梔·菊，旬日而瘳.

5-43 屠某가 夢遺가 있는데 오래 치료하여도 낫지 않고 귀로는 膿水가 나오고 눈물이 흘러 눈을 뜨기 어려웠다. 또 어깨 옆구리 등과 가슴이 모두 痠痛하고 寒熱이 조금 있으며 식사도 줄고 정신이 피곤하였다. 孟英이 脈을 보니 左脈은 弦數하고 右脈은 虛軟하니 三才封髓丹 加 龍骨 牡蠣 黃芪 桑葉 牧丹皮 梔子 菊花를 주니 열흘이 되어 나았다.

5-44 李華甫令正患頭震，孟英脈之弦滑，乃肝經鬱怒火升也. 投當歸龍薈丸而瘥. 然不能懲忿，其病屢發之後，更兼溺秘腹脹，喘汗欲絶，亟邀孟英視之. 脈甚弦澀，口苦苔黃，舌色紫黯，汛雖不愆，內有瘀滯也. 以雪羹加金鈴·施覆·梔子·滑石·桃仁·茺蔚·車前子·木通，仍呑龍薈丸，外以田蠃·大蒜·車前草搗貼臍下. 服後果先下黑血，溲卽隨通，繼而更衣，糞色亦黑，遂愈.

5-44 李華甫의 부인이 頭震이 있어 孟英이 맥을 보니 弦滑한지라 이는 肝經鬱怒로 인하여 火升한 탓이어서 當歸龍薈丸을 주니 차도가 있었다. 그러나 忿怒를 삭이지 못하니 다시 여러 번 병이 재발하고 또 소변이 줄고 腹脹 喘汗欲絶하니 급히 孟英을 불러 보게 하였다. 脈甚弦澀하고 입이 쓰며 舌苔는 누렇고 舌色이 紫黯한데 월경은 비록 거르지 않았으나 이는 속으로 瘀血이 滯한 것이라. 雪羹 加 金鈴子 旋覆花 梔子 滑石 桃仁 茺蔚子 車前子 木通으로 龍薈丸을 먹게 하고 밖으로는 전라(田螺)·대산(大蒜)·차전초(車前草)를 찧어 배꼽 아래에 붙이니 약을 복용하고는 과연 黑血을 쏟고는 소변도 통하고 이어서 검은 大便을 보고는 나았다.

• 田螺: 性寒無毒 解熱毒 治肝熱 目赤腫痛.『東醫寶鑑』

王氏醫案續編 卷六

原名 仁術志

杭州 王士雄孟英 醫案

同郡 凌霄九峯 續輯

6-1 己酉春，胡孟紳山長患疑，坐臥不安，如畏人捕，自知爲痰，餌白金丸吐之，汗出頭面，神躁妄聞.（撩動其猖狂之勢.） 孟英切其脈，弦滑洪數，不爲指撓. 投石膏·竹茹·枳實·黃連·施覆·花粉·膽星·石菖蒲，加雪羹·竹瀝·童溲，呑礞石滾痰丸. 下其痰火，連得大解，夜分較安，惟不能斷酒，爲加綠豆·銀花·枳椇子，呑當歸龍薈丸. 旬餘脈證漸平，神氣亦靜，尙多疑惧. 改授犀角·元蔘·丹皮·竹葉·竹茹·貝母·百合·丹蔘·蓮心·猪膽汁炒棗仁·鹽水炒黃連，呑枕中丹，以淸包絡肝膽之有餘而調神志. 又旬日，各恙皆蠲，卽能拈韻，繼與十味溫膽法善其後. 乃弟季權，同時患黑斑苔穢，脈渾氣粗面垢，孟英卽以涼膈散投之. 大解得行，脘亦不悶，斑皆透綻，脈顯滑數而洪，遂與大劑涼潤淸肅之藥. 直俟其旬日外，大解不瀉，藥始緩授. 復又沈臥不醒，人皆疑之. 孟英曰，痰熱尙熾也. 仍授大劑

6-1 기유년(1849) 봄에 胡孟紳 山長이 두려움이 생겨 坐臥不安하고 마치 사람이 잡으러 오는 듯하였다. 그래서 스스로 痰證이라 여기고 白金丸을 먹고는 吐하였는데 얼굴에 땀이 흐르고 안절부절 못하며 헛소리가 들렸다.（猖狂之勢가 어지러울 정도로 심하다.）孟英이 맥을 보니 弦滑洪數하여 바로 石膏 竹茹 枳實 黃連 旋覆花 天花粉 膽南星 石菖蒲 加 雪羹 竹瀝 童便으로 礞石滾痰丸을 먹게 하여 痰火를 내리게 하니 연달아서 大便을 보고는 밤에 비교적 편안해졌다. 그러나 술은 끊을 수 없어 녹두(綠豆)·금은화(金銀花)·지구자(枳椇子)를 加하여 當歸龍薈丸을 먹게 하니 열흘이 되어 脈證도 점차 편안해지고 정신도 역시 맑아졌으나 아직도 두려움이 남아 있어 다시 서각(犀角)·현삼(玄蔘)·단삼(丹蔘)·목단피(牧丹皮)·죽엽(竹葉)·죽여(竹茹)·패모(貝母)·백합(百合)·연자심(蓮子心)·저담즙초산조인(猪膽汁炒酸棗仁)·염수초황련(鹽水炒黃連)으로 枕中丹을 먹게 하여 心包絡과 肝膽의 有餘之氣를 淸하고 神志를 調養하게 하였다. 다시 열흘이 지나 여러 불편한 증상이 풀리니 詩도 지을 수 있게 되었다. 계속하여 十味溫膽湯으로 조리하였다. 이때에 동생 되는 季權이 黑斑이 생기며 舌苔가 지저분하고 맥이 혼란스러우며 숨이 거칠고 얼굴에 때가 끼니 孟英이 涼膈散을 투여하여 대변이 나오면서 脘服도 편하고 斑疹도 사라졌다. 그러나 맥은 滑數洪하니 大劑의 涼潤淸肅藥을 주어 열흘을 기다려 대변이 많이 나오면서도 설사에 이르지 않으니 비로소 약을 완만하게 쓰게 되었다. 병자가 또

數帖, 果頻吐膠痰累日, 而眠食漸安. 是役也, 當兩病披猖之際, 擧家皇皇, 他醫或以前證爲神不守舍, 議投溫補, 後證則以爲必敗, 聞者無不危之, 賴季權之夫人, 獨具卓識, 任賢不貳, 孟英始無掣肘之慮, 而咸得收功也.

다시 잠들어 깨지를 아니하니 사람들이 모두 의아심을 가졌다. 孟英이 말하기를 "아직도 痰熱이 타오른다." 하고는 다시 大劑를 몇 첩 투여하니 膠痰을 수일 吐하면서 잠과 식사가 점차 편안해졌다. 여기에서 두 사람의 병이 한창일 때에 집안사람 모두 皇皇하고 다른 의원들은 前證은 神不守舍로서 溫補劑를 투여하여야 한다 하고 後證의 치료는 반드시 실패할 것이라 하여 듣는 사람마다 위태롭다고 하지 않는 사람이 없었다. 季權의 부인 홀로 識見이 뛰어나 일을 맡음에 다른 마음을 가지지 않으니 孟英이 간섭을 받지 않고 치료에 공을 거둘 수 있었다.

6-2 屠敬思體氣素弱, 去冬因子殤於痘, 醫與舒鬱塡陰, 病日以劇, 僉云不治, 乃延孟英診之. 兩關甚數, 寸上洪滑, 嗽逆痰多, 臥不着枕, 溺赤便難, 極其畏冷, 是冬溫未罷, 誤補熱鬱之候. 世間之死於勞損者, 何嘗盡是虛證, 每以補藥僨事. 授以廓淸肺胃之藥, 周身發疥, 各恙漸安. 蘊伏旣淸, 始投滋養善後, 不僅病愈, 次年春更得一子.

6-2 屠敬思는 체질이 원래 허약한데 지난겨울에 아들을 천연두로 잃었다. 의원이 鬱滯된 氣機를 풀고 陰分을 補塡하였는데 병세는 더욱 심해져 모두 不治라 하니 孟英을 초빙하여 보았다. 兩關脈 甚數하고 寸上脈 洪滑하며 해수에 담이 많고 잠이 깊이 들지 못하며 소변이 붉고 대변이 힘들며 추운 것을 극히 싫어하니 이는 冬溫이 남아 있는데 잘못 補하여 鬱熱된 것이다. 世間에 勞損으로 죽는 자가 있다 하여 매번 補藥을 마구 쓰니 이들이 어찌 모두 虛證이겠는가? 肺胃를 淸하는 약을 주니 온몸에 發疹이 나오면서 점차 편안해졌다. 숨어 있던 邪氣를 모두 씻어내고 滋養藥을 주어 조리하니 병이 나았을 뿐 아니라 이듬해에는 아들도 얻었다.

6-3 許芷卿亦精於醫, 偶患外感, 卽服淸散之藥, 而證不減, 或疑其非春溫也, 邀孟英質之. 診脈遲濇, 二便皆行, 筋掣不眠, 畏寒能食, 喉舌皆赤, (血熱之徵.) 與大劑淸營藥, 數服而瘥. 迨夏兩腿患疥, 外科治之, 久而不愈. 孟英謂, 其平昔善飮, 蘊熱深沈, 瘍科藥亟宜槪屛. 令以雪羹湯送當歸龍薈丸, 果得漸瘳. 秋間其太夫人患感, 連服溫散, 轉爲

6-3 許芷卿 역시 醫術에 밝은데 감기에 걸려 淸散藥을 먹었으나 증세가 줄지 않으니 혹시 春溫이 아닌가 하여 孟英을 초빙하여 보았다. 脈遲濇하며 大小便은 모두 通하나 근육이 땅기고 不眠症에 추위를 타나 식사는 능히 할 수 있고 咽喉와 혀가 모두 붉어서 (血熱證이다.) 大劑의 淸營藥을 몇 첩 먹으니 차도가 있었다. 여름이 되어 양 허벅지에 發疹이 돋으니 외과 의원이 치료하였으나 오래 되도록 낫지 않았다. 孟英이 병자가 평소에 술을 즐겨 마셔 溫熱이 深伏하였는데 瘍科藥은 피부 표면만 덮을 뿐이라 하고는 雪羹湯으로 當歸龍薈丸을 먹게 하니 점차 나았다. 가을이 되어 그의 어머니가 감기에 걸려 溫散藥을 연달아 먹으니

肢厥便秘，面赤冷汗，脈來一息一歇，(肢厥而便秘面赤，可決其非脫證矣.) 擧家皇皇，慮卽脫變. 孟英視其舌苔黃膩不渴，按其胸悶而不舒，且聞其嗅諸食物，無不極臭. 斷爲暑濕內伏，挾痰阻肺，肺主一身之氣，氣壅不行，法宜開降，是虛脫之反面也. 設投補藥，則內閉而外脫. 昧者猶以爲投補遲疑而不及救，(世之愈補愈虛，以至於脫者，大半由此.) 孰知眞實類虛，不必以老年懷成見，總須以對證爲良藥. 果一劑而脈至不歇，轉爲弦滑. 再服汗止肢和，便行進粥，數帖而痊. 方用紫菀·白前·竹茹·枳實·旋·貝·杏·蔞·兜鈴·枇杷葉也.

四肢가 차며 便秘가 있고 얼굴이 붉게 되고 식은땀이 나고 맥은 한 호흡에 한 번씩 쉬어 모든 집안사람이 皇皇하고 變故가 생길까 염려하였다. (四肢厥冷 便秘 面赤은 결코 脫證이 아니다.) 孟英이 환자가 舌苔黃膩하고 不渴하며 胸悶不舒하되 음식물의 냄새를 잘 맡는다는 말을 듣고는 暑濕內伏하여 痰이 肺氣를 막은 것이라 단정하였다. 肺는 一身의 氣를 主하는데 肺氣가 막혀 不行하니 治法은 마땅히 開降하여야 하니 이는 虛脫證과는 반대이다. 만일에 補藥을 투여하더라도 內閉되고 밖으로는 脫證이 나타나니 아둔한 자는 補藥을 투여하고도 의심이 늦어 오히려 병자를 구하지 못하게 된다. 진짜 實證은 虛證과 유사한 것을 누가 알리오. 나이가 많다 하여 꼭 견해가 옳은 것은 아니다. (世間에서 補하면 補할수록 더욱 虛하여져 脫證에 이르는 것의 太半은 여기에서 유래하는 것이다.) 즉 證에 맞추어 쓰는 약이 良藥이 되는 것이다. 과연 한 첩을 먹자 맥이 쉼이 없이 뛰어 弦滑脈으로 되고 두 첩에 땀이 멎고 四肢가 溫和하게 되었으며 대변이 나오고 죽을 먹게 되었다. 계속 몇 첩을 더 먹고는 병이 나았다. 방에 쓴 藥材는 자완(紫菀)·백전(白前)·죽여(竹茹)·지실(枳實)·선복화(旋覆花)·패모(貝母)·행인(杏仁)·괄루(栝樓)·마두령(馬兜鈴)·비파엽(枇杷葉) 등이다.

6-4 沈辛甫善軒岐之學，其令正體素弱而勤於操作，年逾四秩，汛事過多，兼以便溏，冷汗氣逆，蔘·芪屢進，病日以危. 孟英診曰，心脾之脈尙有根，猶可望也. 與龍骨·牡蠣·龜板·鱉甲·海螵蛸·石英·石脂·餘糧·熟地·茯苓爲方. 一劑轉機，漸以向愈. (眉批，亦下虛而誤補其上者，應補之證，補不如法，尙且致害，況不應補而補者乎?)

6-4 沈辛甫가 醫術에 밝은데 부인의 신체가 원래 虛弱하여 간신히 움직일 수 있었다. 나이 마흔이 넘어 月經이 過多한데 설사가 생기고 식은땀이 나면서 氣가 上逆하니 人蔘 黃芪를 여러 차례 복약시켰으나 병은 나날이 위태해졌다. 孟英이 진찰하여 보더니 "心脾脈이 아직 根氣가 있어 가망이 있다." 하고는 용골(龍骨)·모려(牡蠣)·귀판(龜板)·별갑(鱉甲)·해표초(海螵蛸)·석영(石英)·적석지(赤石脂)·우여량(禹餘糧)·숙지황(熟地黃)·복령(茯苓)으로 방을 주니 한 첩에 병세가 달라져 점차 나았다.

下焦가 虛한데 上焦를 잘못 補하였다. 마땅히 補하여야 하는데 법대로 補하지 못하여도 害가 되는데 항차 補하지 말아야 할 데에 補하여서야 어떻게 되겠는가?

6-5 陳舜廷患瘧久不愈, 其體素虧, 醫皆束手. 孟英視之, 舌絳無津, 微寒溲赤, 原屬春溫化瘧, 體與病皆不是小柴胡之例, 過投溫散, 熱熾陰傷. 與竹葉石膏湯, 撤熱存津而愈.

6-5 陳舜廷이 瘧疾이 오래 되어 낫지를 않는데 신체가 원래 虛弱하니 의원들이 방도가 없었다. 孟英이 보더니 혀가 붉고 津液이 없으며 寒氣가 조금 있고 소변이 붉으니 이는 春溫이 瘧疾로 변화한 것으로 체질과 병증이 모두 小柴胡湯에 맞지 않는데 溫散劑를 지나치게 투여하여 熱盛陰傷한 것이라 하고는 竹葉石膏湯으로 열을 내리고 津液을 保存하여 나았다.

6-6 謝再華室素患肝厥, 孟英於癸卯歲授藥一劑, 六載安然. 今夏偶患齒衄, 繼漸臭腐, 頭疼汛阻, 徹夜無眠. 蓋秦某作格陽證治, 進以腎氣湯數服而致劇也. 孟英與大劑神犀湯, 加知·柏, 旬日而瘳.

6-6 謝再華의 妻가 肝厥이 있어 孟英이 계묘년(1843)에 약 한 첩을 주었는데 이후 6년 간 편안하였다. 금년 여름에 잇몸출혈이 있는데 점차 썩은 내가 나며 頭痛에 월경이 나오지 않고 밤새도록 잠을 자지 못하였다. 秦某가 格陽證으로 보고 치료한다고 腎氣湯 몇 첩을 투여하였는데 병세는 더욱 심해졌다. 孟英이 大劑의 神犀湯 加 知母 黃栢을 주어 열흘이 되어 나았다.

6-7 胡韻梅年已逾冠, 因夜坐感寒, 患頭疼惡冷, 嘔吐肢冷. 孟英視之, 曰, 舌絳脈數, 斑疹之候, 斷非受寒也. 幸胡平昔欽信, 遂與清透藥服之. 次日点形圓綻, 細詢果未出痘, 但火勢甚熾, 恐其惑於俗論, 囑請專科王蔚文會診. 所見略同. 一路清涼, 自起發至落痂, 毫不雜一味溫升攻托之藥, 而滿身密布形色粗紫, 漿膿痂黑, 便秘不饑, 渴無一息之停. 苟不如是用藥, 其能免乎? 此建中『瑣言』之所以有功於世也. (眉批, 此大實之證, 故治宜如此. 予見一小兒出痘, 自始至終, 蔘·茸不輟於口, 稍停其藥, 卽懨然不振, 正與此案相對待. 可見用寒用熱, 皆宜隨證變通, 未可執一而論也.)

6-7 胡韻梅가 나이 스물을 넘었는데 밤바람에 감기가 들어서 頭痛에 추위를 싫어하고 嘔吐하며 四肢가 싸늘하였다. 孟英이 보더니 말하기를 "舌絳脈數하고 斑疹이 나는 것으로 보아 寒邪를 感受한 것이 아니다." 하였다. 다행히 胡가 평소에 孟英에게 믿음이 있어 淸透藥을 주어 복용시켰다. 다음날 점 모양의 斑疹이 원형으로 커졌는데 痘는 나오지 않았고 火勢가 심히 盛하니 俗論에 惑할까 염려되어 專科 王蔚文에게 의견을 구하니 孟英과 의견이 같았다. 계속 淸涼藥을 쓰니 처음 斑疹이 나서 딱지가 떨어질 때까지 한 점의 溫升攻托藥도 쓰지 않았다. 斑疹이 전신에 密布하고 형색이 검붉고 짙은 濃水가 흐르고 검은 딱지가 앉는데 便秘가 있고 배가 고프지 아니하며 渴證이 나는 것이 한 숨의 쉴 틈도 없었는데 만약에 이와 같이 약을 쓰지 않았다면 어찌 禍를 면하였겠는가? 이것이 建中의 『瑣言』에서 세상에 功이 있다는 것이다.

이는 大實證으로서 治法이 마땅히 이와 같아야 한다. 내가 한 어린이가 천연두에 걸린 것을 보았는데 병의 초기부터 끝까지 鹿茸 人蔘을 입에서 떼지 않았다. 잠시 약을 먹지 않으니 다시 병이 떨어지지를 않아 이 醫案과는 反對가 되었다. 寒藥 熱藥을 쓰는 것은 病證에 따라 變通하여야 하는 것이어서 한 가지만 고집할 것은 아니다.

• 建中: 費啓泰. 字는 建中으로 吳興人이다. 著書로 『救偏瑣言』·『一見能醫』가 있다.

6-8 朱養心後人名大鏞者, 新婚後神呆目瞪, 言語失倫. 或疑其體弱神怯, 與鎭補安神諸藥, 馴至善饑善怒, 罵詈如狂. 其族兄已生邀孟英診之, 右脈洪滑. 與犀角·石膏·菖蒲·膽星·竹瀝·知母, 吞礞石滾痰丸而愈. 朱大父患四肢冷顫, 常服溫補, 延久不痊. 孟英切其脈弦而緩, 曰, 非虛也. 與通絡方, 呑指迷茯苓丸而瘥.

6-8 朱養心의 後人에 大鏞이라는 자가 있는데 新婚 後에 정신이 멍하며 눈에 초점이 없고 말을 마구 하니 或者가 體弱神怯인가 하여 鎭補安神藥을 주었으나 배가 잘 고파지고 잘 노하며 미친 듯 욕을 하게 되었다. 族兄 되는 已生이 孟英을 초빙하여 보게 하니 右脈洪滑한지라 서각(犀角)·석고(石膏)·석창포(石菖蒲)·담남성(膽南星)·죽력(竹瀝)·지모(知母)로 礞石滾痰丸을 투여하니 나았다. 그의 큰아버지가 四肢가 차고 震顫이 있어 溫補藥을 常服하였는데 오래도록 낫지 않았다. 孟英이 맥을 보니 脈弦緩한지라 말하기를 "이는 虛證이 아니다." 하고는 通絡方으로 指迷茯苓丸을 먹게 하니 나았다.

6-9 許安卿患咽痛, 瘍科黃秀元連與升散之藥, 延及齦腫, 牙關不開, 舌不出齒, 自汗脈澀, 絶谷瀕危. 其族兄辛泉, 逆孟英往勘. 卽洗去滿頸敷藥, 而以菊葉搗涂, 吹以錫類散, 煎犀·羚·元蔘·射干·馬勃·梔·貝·山豆根等藥灌之, 數日而痊. (眉批, 宜降而反升之, 宜其病之增劇也.)

6-9 許安卿이 咽痛을 앓는데 瘍科 黃秀元이 연달아 升散藥을 투여하니 잇몸이 붓고 입이 열리지 않으며 혀가 이 밖으로 나오지 아니하고 땀을 흘리며 脈澀하고 음식까지 먹지 못하여 위급한 지경에 이르렀다. 族兄 되는 辛泉이 孟英에게 가서 보아줄 것을 청하니 孟英이 가서 목에 붙어 있는 敷藥을 씻어 떼버리고 국화잎을 찧어서 즙을 만들어 錫類散과 같이 불어넣고 서각(犀角)·영양각(羚羊角)·현삼(玄蔘)·사간(射干)·마발(馬勃)·치자(梔子)·패모(貝母)·산두근(山豆根) 등을 煎湯하여 먹게 하니 수일이 지나 나았다.

마땅히 降하여야 하는데 오히려 升하였으니 병이 더 심해질 수 밖에.

6-10 莊芝階舍人三令媳患瘧, 間日而作. 孟英診脈弦數, 泛泛欲嘔, 口苦不饑, 凜寒頭痛, 汛事愆期, 溲熱如火, 乃厥陰暑瘧也. 投以大劑犀·羚·元蔘·梔·菊·木通·知·楝·花粉·

6-10 莊芝階 舍人의 셋째 며느리가 瘧疾이 하루걸러 일어났다. 孟英이 맥을 보니 弦數하고 嘔逆이 나며 입이 쓰고 배가 고프지 아니하며 추워서 떨고 頭痛이 있으며 月經을 거르고 小便이 불같이 뜨거우니 이는 厥陰暑瘧이라. 大劑의 서각(犀角)·영양각(羚羊角)·현삼(玄蔘)·치자(梔子)·국화

銀花之藥，數日而愈.

(菊花)·목통(木通)·지모(知母)·연실(楝實)·천화분(天花粉)·금은화(金銀花)를 주니 며칠 지나 나았다.

6-11 仲夏淫雨匝月，泛濫爲災，季夏酷暑如焚，人多熱病. 有沈小園者，患病於越. 醫者但知濕甚，而不知化熱，投以平胃散數帖，壯熱昏狂，證極危殆，返杭日，渠居停吳仲莊，浼孟英視之. 脈滑實而數，大渴溲赤，稀水旁流. 與石膏·大黃數下之而愈. 仲莊欲施藥濟人，托孟英定一善法. 孟英曰，餘不敢師心自用，考古惟葉天士甘露消毒丹·神犀丹二方，爲濕溫·暑疫最妥之藥，一治氣分，一治營分，規模已具，卽有兼證，尙可通融，司天在泉，不必拘泥. 今歲奇荒，明年恐有奇疫，但“甘露”二字，人必疑爲大寒之藥，“消毒”二字，世人或誤作外證之方，因易其名曰普濟解疫丹. 吳君與諸好善之家，依方合送，救活不知若干人也.

6-11 한여름에 장마가 한 달 계속되니 물이 넘쳐 재앙이 되고 늦여름에는 뜨거운 날씨로 많은 사람이 熱病에 걸렸다. 沈小園이라는 사람이 越에서 병에 걸렸는데 의원이 단지 濕이 甚하다는 것만 알고 濕이 熱로 化한다는 것은 몰라 平胃散을 여러 첩 투여하니 열이 심하고 昏狂하여 증세가 위급하였다. 杭州로 돌아온 날에 巨停 吳仲莊이 孟英을 초빙하였다. 孟英이 보니 脈滑實數하며 갈증이 심하며 소변이 붉고 大便은 熱結旁流하니 石膏大黃劑를 여러 번 투여하여 나았다. 仲莊이 널리 약을 베풀어 사람을 구하고자 하여 孟英에게 좋은 방법을 주기를 부탁하니, 孟英이 말하기를 “내가 어찌 마음대로 남을 가르칠 수 있겠는가? 옛날을 살펴보면 葉天士는 甘露消毒丹 神犀丹의 二方이 濕溫暑疫에 가장 좋은 方이라 하였으니 하나는 氣分을 治하고 또 하나는 營分을 治하여 모두 갖추었으니 만약에 兼證이 있다면 서로 융통하여 쓰면 될 것이다. 司天在泉의 運氣에 얽매일 필요는 없다. 금년의 기후가 흉흉하니 내년에는 기이한 疫病이 돌까 염려된다. 단 甘露라는 두 글자로 인하여 사람들이 大寒藥으로 의심할 수 있고 消毒 두 글자는 外科藥으로 誤認할 수 있다. 따라서 그 이름을 普濟解疫丹으로 바꾸고자 한다.” 하였다. 吳君 및 선한 일을 하고자 하는 여러 사람들이 이 方에 의거하여 사람들을 널리 구활하였다.

<附> 普濟解疫丹，擁正癸丑，葉天士先生定

飛滑石十五兩，綿茵蔯十一兩，淡黃芩十兩，石菖蒲六兩，川貝母五兩，木通五兩，藿香，射干，連翹，薄荷，白荳蔻各四兩

<附> 普濟解疫丹 擁正癸丑 葉天士 先生定

飛滑石 十五兩 綿茵蔯 十一兩 淡黃芩 十兩 石菖蒲 六兩 川貝母 五兩 木通 五兩 藿香 射干 連翹 薄荷 白荳蔻 各四兩

上藥曬燥，生研細末.（見火則藥盡熱.）每服三錢，開水調服，日二次. 或以神曲糊丸，

위의 약재를 볕에 말려 研末하여 고운 가루로 만들고 (햇볕에 쪼이면 熱性이 사라진다.) 매번 三錢을 더운 물로 하루

如彈子大, 開水化服亦可.

두 번 복용한다. 또는 神麴糊丸으로 彈子大 크기로 만들어 더운 물로 복용하여도 가하다.

孟英自注云, 此治濕溫時疫之主方也. 按"六元正紀"五運分步, 每年春分後十三日交二運徵火旺, 天乃漸溫, 芒種後十日交三運宮土旺, 地乃漸濕. 溫濕蒸騰, 更加烈日之暑, 爍石流金, 人在氣交之中, 口鼻吸受其氣, 留而不去, 乃成溫熱暑疫之病, 則爲發熱倦怠, 胸悶腹脹, 肢酸咽腫, 斑疹身黃, 頤腫口渴, 溺赤便秘, 吐瀉瘧痢, 淋濁瘡瘍等證, 但看病人舌苔淡白, 或厚膩, 或乾黃者, 是暑濕熱疫之邪尙在氣分, 悉以此丹治之立效. 而薄滋味, (家慈每於夏季茹素, 且云, 汝輩爲醫者當知之. 吾見疫癘流行之歲, 無論貧富, 無可避之, 總由不知堅壁淸野之故耳. 試看茹素者獨可不染, 豈非胃中淸虛邪不能留乎旨哉? 斯言特謹識之.) 遠酒色, 尤爲辟疫之仙方, 智者識之. 醫家臨證能准此化裁, 自可十全爲上. (上參喻嘉言·張石頑·葉天士·沈堯封諸家.)

孟英이 스스로 注를 달아 말했다. 이는 濕溫과 時疫을 치료하는 主方이다. 六元正氣와 五運分步를 보면 매년 春分 후 13일에는 二運이 교대하니 徵火旺하여 天氣가 점차 더워진다. 芒種 후 13일에는 三運이 교대하니 宮土旺하여 땅이 점차 습해진다. 溫濕이 蒸騰하는 데다가 뜨거운 날씨의 기가 더하니 金石도 녹아내릴 정도이다. 사람이 六氣가 교차하는 가운데에 있으니 입과 코로 그 기운이 들어와 머물고 나가지를 않아 溫熱暑疫病이 생겨 發熱倦怠 胸悶腹脹 肢痠咽腫 斑疹身黃 頤腫口渴 尿赤便秘 吐瀉瘧痢 淋濁瘡瘍 등의 증세가 나타난다. 단 병자를 살펴 舌苔가 淡白하거나 또는 厚膩하거나 乾黃한 사람은 暑濕熱疫이 氣分에 있는 것이니 모두 普濟解疫丹을 쓰면 바로 효과가 있을 것이다. 음식을 담백하게 하고 (여름이 되면 집에서 음식을 素朴하게 먹어야하니, 너희들 醫者들은 마땅히 이를 알아야 한다, 내가 보기에 疫癘가 유행할 때에 貧富를 막론하고 병을 피할 수 없음은 성벽을 굳게 하여 대비를 철저히 하는 것을 알지 못하는 탓이다. 素朴한 음식을 먹는 자는 기운이 雜스럽지 아니하다. 胃中이 淸虛하지 아니하면 邪氣가 어찌 머무르지 않겠는가? 이 말을 여기 기록하니 각별히 기억할 것이다.) 酒色을 멀리하며 疫病을 피할 수 있는 仙方으로 가면 되니 識者는 이를 알지어다. 醫員이 病證에 임하여 이에 准하여 藥方을 지으면 가히 온전할 수 있으리라. (위에 적은 것은 喩嘉言 張石頑 葉天士 沈堯封 等 諸家의 말을 참고한 것이다.)

<附>神犀丹

犀角尖磨汁, 石菖蒲, 黃芩各六兩, 直生地冷水洗淨, 浸透, 搗絞汁, 銀花 各一斤, 如有鮮者 搗汁用優良. 糞淸, 連翹 各十兩, 板藍根 九兩, 無則以飛淨靑黛代之, 香豉, 八兩, 元蔘 七兩, 花粉, 紫草 各四兩.

<附>神犀丹

犀角尖磨汁, 石菖蒲, 黃芩各六兩, 直生地冷水洗淨, 浸透, 搗絞汁, 銀花 各一斤, 如有鮮者 搗汁用優良. 糞淸, 連翹 各十兩, 板藍根 九兩, 無則以飛淨靑黛代之, 香豉, 八兩, 元蔘 七兩, 花粉, 紫草 各四兩.

各藥生曬, 切忌火炒. 研細, 以犀角·地黃汁·糞淸和搗爲丸, 切勿加蜜. 如難丸, 可將香豉煮爛.

각 약재는 햇볕에 말려(火炒를 忌한다.) 硏細하여 서각 지황즙 분청에 넣어 환을 만든다.(꿀을 넣어서는 안 된다. 丸을 만들기 어려우면 香豉를 찧어 써도 된다.)

每重三錢, 涼開水化服, 小兒用半丸. 如無糞淸, 可加人中黃四兩研人.

每重 三錢을 끓여 식힌 물로 복용한다. 소아는 반 알을 먹는다. 糞淸이 없으면 인중황(人中黃) 四兩을 갈아 넣어도 된다.

孟英自注云, 溫熱·暑疫諸病, 邪不卽解, 耗液傷營, 逆傳內陷, 痙厥昏狂, 譫語發斑等證, 但看病人舌色乾光, 或紫絳, 或圓硬, 或黑胎, 皆以此丹救之. 若初病卽覺神情昏躁, 而舌赤口乾者, 是溫暑直入營分. 酷熱之時, 陰虛之體, 及新産婦人, 患此最多, 急須用此, 多可挽回, 切勿拘泥日數, 誤投別藥以僨事也. 兼治痘瘄毒重, 夾帶紫斑危證, 暨痘瘄後, 餘毒內熾, 口糜咽腐, 目赤神煩諸證.(上本葉氏參治驗.)

孟英이 스스로 注를 달아 말했다. 溫熱暑疫의 諸病은 邪氣가 풀어지지 않으면 津液을 消耗시키고 營分을 傷하게 하며 逆轉되어 內陷되면 驚厥昏痙 譫語發斑 등의 병증이 생긴다. 그러나 病人의 舌色이 乾光하거나 혹 紫絳 혹 圓硬 혹 黑苔이면 모두 神犀丹으로 구할 수 있다. 병의 초기에 精神이 昏躁하고 舌赤口乾者는 溫暑가 營分에 直入한 것으로서 酷熱한 때나 陰虛한 사람 또는 新産婦人에게 많이 발생한다. 급할 때 병의 일수에 상관없이 神犀丹을 사용하면 많은 경우에 만회할 수 있으니, 다른 약을 잘못 투여하여 일을 그르치지 말기를 바란다. 겸하여 痘疹의 毒이 重하여 紫斑의 危急證이 있거나, 痘疹의 餘毒이 남아 內熾하여 口糜咽腐 目赤神煩의 제증에도 사용한다.(위의 葉氏의 책에서 治驗例를 참고하라.)

6-12 姚禄皆在金陵, 適遇大水, 繼而回杭, 途次酷熱患感. 顧某診爲濕邪, 與桂枝·葛根藥三帖, 病乃劇. 趙笛樓知其誤治, 連用淸解, 因見藍斑, 不肯承手. 逆孟英視之, 脈細數而體瘦, 平昔陰虧, 熱邪藉風藥而披猖, 營液得溫燥而乾涸, 斑色旣紺, 危險萬分. 勉投大劑石膏·知母·白薇·梔子·靑蒿·丹皮·竹葉·竹瀝·童溲之藥, 調以神犀丹. 三服大解下如膠漆, 斑色漸退, 而昏狂遺溺, 大渴不已, 仍與前方, 調以紫雪, 數劑熱退神淸, 而言

6-12 姚祿皆가 金陵에 사는데 홍수가 나니 항주로 돌아오는 도중 酷熱에 감기가 들었다. 顧某가 濕邪라 하여 桂枝葛根藥 세 첩을 주었는데 병이 더 심해졌다. 趙笛樓가 誤治한 것을 알고는 淸解藥을 연이어 사용하였으나 藍斑이 나타나 더 이상 손을 쓸 수가 없었다. 孟英을 초빙하여 보게 하니 脈細數하고 신체가 말라 평소에 陰虛體質이라. 이는 熱邪가 風藥의 힘을 빌어서 더 심해지고 營液은 溫燥藥 탓으로 더욱 마르니 斑疹이 紺色으로 되어 위험한 지경에 이르렀다. 이에 大劑의 석고(石膏)·지모(知母)·백미(白薇)·치자(梔子)·청호(靑蒿)·목단피(牧丹皮)·죽엽(竹葉)·죽력(竹瀝)·동변(童便)으로 약을 만들어 神犀丹을 넣어 세 번 먹으니 膠漆과 같은 大便이 나오고 斑色이 점차 물러나는데 昏狂遺尿 大渴不已하니 前方에다가 紫雪丹을 넣어 몇 차례

出無倫, 猶如夢囈, 或慮其成癲, 孟英曰, 痰留包絡也. 與犀角·菖蒲·元蔘·鼈甲·花粉·竹茹·黃連·生地·木通·甘草爲方, 調以珍珠·牛黃, 始得漸安. 改授存陰, 調理而愈.

복용하니 열이 물러가고 정신이 맑아졌다. 그러나 말을 함에 꿈꾸는 것같이 법도가 없어 或者는 癲證으로 될까 염려하니 孟英이 말하기를 痰이 心包絡에 남아 있음이라 하고는 서각(犀角)·석창포(石菖蒲)·현삼(玄蔘)·별갑(鼈甲)·천화분(天花粉)·죽여(竹茹)·황련(黃連)·생지황(生地黃)·목통(木通)·감초(甘草)로 약을 만들고 진주(珍珠)·우황(牛黃)을 넣어 복용시키니 점차 편안해지기 시작하니 存陰藥으로 조리하여 나았다.

6-13 陳蘊泉陡患昏譫, 夤夜乞診於孟英. 脈甚滑數, 苔色膩黃, 乃平素多痰, 兼吸暑熱. 與淸解藥一劑, 化而爲瘧, 脈亦較平. 或謂其體弱, 不宜涼藥, 須用人蔘. 渠家惶惑, 孟英堅持以爲不可. 蓋暑脈頗類乎虛, 而痰阻於肺, 呼吸不調, 又與氣虛短促者相似. 平昔先虛, 有病必先去病, 況熱能傷氣, 淸暑熱卽所以顧元氣也. (眉批, 暑證人多不識此二層, 昔人雖曾論及, 而無此明晰.) 何新之亦贊是議. 遂連投白虎加減而愈. 次年春因喪外家悲悼, 復感溫邪, 失於肅淸, 病日以甚, 迨孟英自豫章歸診, 已不救藥矣.

6-13 陳蘊泉이 갑자기 정신이 혼미하고 헛소리를 하니 한밤중에 孟英에게 진료를 청하였다. 脈甚滑數하고 色苔는 黃膩하니 이는 평소에 痰이 많은데 暑熱을 받은 것이라. 淸解藥 한 첩을 주니 瘧疾로 化하고 맥은 비교적 화평하였다. 혹자가 말하기를 병인의 신체가 원래 허약하여 涼藥은 맞지 않고 반드시 인삼(人蔘)을 써야 한다 하니 그 집안사람들은 惶惑해 하는데 孟英은 所見을 지켜 인삼(人蔘)은 不可하다 하였다. 대개 暑脈은 虛證과 비슷하게 나타나는데 痰이 肺를 막아 呼吸이 不調하면 氣虛短促과 비슷하다. 평소에 虛證이 있더라도 병이 있으면 먼저 병을 없애야 하는데 항차 熱이 氣를 損傷시키니 暑熱을 淸하는 것이 元氣를 돌보는 것이다. 何新之도 여기에 찬성하니, 白虎湯加減을 연이어 투여하여 나았다. 이듬해 봄에 첩을 잃은 슬픔에 다시 溫邪를 感受하여 肅淸이 안 되니 병이 더욱 심해졌다. 孟英이 豫章에서 돌아와 진료하였으나 이미 약으로 구할 수 없었다.

暑證人들은 이 두 단계의 治法을 알지 못한다. 옛 사람들이 일찍이 이를 논했으나 이와 같이 명석하게 밝힌 적이 없다.

6-14 高若舟之庶母患脫肛, 孟英脈之弦而滑, 溲澀苔黃. 雖屬高年, 非虛證也. 淸其濕熱而痊.

6-14 高若舟의 庶母가 脫肛症이 있는데 孟英이 보니 脈弦滑하고 소변이 잘 나오지 않으며 舌苔가 누런지라 비록 나이가 많으나 虛證이 아니니 濕熱을 淸하여 나았다.

6-15 謝再華請孟英治乍浦人滯下證, 晝夜百餘行, 不饑不渴, 而欲嘔, 腹痛上及於心胸,

6-15 謝再華가 孟英을 초빙하여 乍浦人의 滯下證을 치료하게 하였다. 病人이 밤낮으로 백여차례 滯下가 있는데 不

切其脈頗平和, 是寒濕也, 與時行暑濕痢大相徑庭. 投薑·桂·萸·朴之劑, 數服霍然.

飢不渴 欲嘔하고 腰痛이 心胸까지 미치는데 맥이 자못 和平하니 이는 寒濕이라. 유행하는 暑濕痢와는 아주 달라 건강(乾薑)·계지(桂枝)·오수유(吳茱萸)·후박(厚朴) 등의 藥을 몇 차례 먹으니 병증이 확연히 호전되었다.

6-16 趙子善患瘧, 畏冷不饑. 孟英診之, 脈滑數, 苔黃溲赤, 脘悶善嘔. 投竹葉石膏湯加減, 以淸伏暑而痊.

6-16 趙子善이 瘧疾을 앓는데 추위를 싫어하고 배가 고파지지 아니하였다. 孟英이 보니 脈滑數하고 舌苔가 누렇고 소변이 붉으며 복통에 잘 토하니 竹葉石膏湯加減으로 伏暑를 淸하여 나았다.

6-17 王一峰次郎患瘧, 多服薑·棗溫散之藥, 因致壯熱耳聾, 譫語殿屎, 不寐昏狂, 見人欲咬. 顧聽泉從伏暑治亦不效, 延至初冬, 吳愛棠囑其求診於孟英. 按脈皆滑. 卽以顧疏犀角等藥內, 加菖蒲·膽星·竹瀝·珍珠·牛黃爲劑, 呑白金丸. (大驅風痰, 極爲合法.) 一服卽減, 旬日霍然. 繼其令堂發熱善嘔, 頻吐粘沫, 頭疼如劈, 口苦耳聾, 神識昏瞀, 脈弦而數. 乃伏暑挾內風之鴟張. 與犀角·元蔘·竹茹·花粉·知·翹·苓·斛·梔·菊·雪羹等藥, 七日而瘳.

6-17 王一峰의 둘째아들이 학질을 앓는데 生薑 大棗의 溫散藥을 많이 먹어 열이 심하고 귀가 들리지 않으며 헛소리를 하면서 끙끙 앓고 잠을 자지 못하고 정신이 몽롱하며 미친 듯하여 사람을 보면 물려고 하였다. 顧聽泉이 伏暑의 治法을 따라 치료하였으나 효과가 없었다. 초겨울이 되어 吳愛棠이 孟英에게 치료를 부탁하여 보니 脈滑하여 顧聽泉이 쓴 서각(犀角) 등의 약에 석창포(石菖蒲)·담남성(膽南星)·죽력(竹瀝)·진주(珍珠)·우황(牛黃)을 가하여 만든 탕제로 白金丸을 먹게 하였다. (風痰을 몰아내는 약으로 극히 법도에 맞다.) 한 번 먹으니 병세가 줄고 열흘이 되니 확연히 호전되었다. 이어서 王一峰의 어머니가 열이 나고 구역질이 나며 자주 粘沫을 吐하고 머리가 쪼개질 듯 아프고 입이 쓰고 귀가 들리지 않으며 정신이 몽롱하고 脈弦數하니 이는 伏暑가 內風을 끼어 熾盛한 것이라 서각(犀角)·현삼(玄蔘)·죽여(竹茹)·천화분(天花粉)·지모(知母)·연교(連翹)·복령(茯苓)·석곡(石斛)·치자(梔子)·국화(菊花)·설갱(雪羹) 등의 약을 주니 칠일이 되어 나았다.

6-18 王子能參軍令正, 久患吐血, 醫不能愈, 延孟英視之. 脈弦滑而搏指, 右手較甚, 渴喜冷飮, 米穀碍於下咽, 小溲如沸, 夜不成眠, 久服滋陰, 毫無寸效. 孟英以葦莖湯合雪羹, 加石膏·知母·花粉·枇杷葉·竹茹·旋覆·滑石·梨汁, 大劑投三十劑而痊. 繼而參軍旋省,

6-18 王子能 參軍의 아들이 오랫 동안 吐血이 있는데 의원들이 고칠 수 없어 孟英을 초빙하였다. 孟英이 보니 脈弦滑한 것이 맥을 짚은 손가락을 칠 정도인데 右手가 더 심하고 渴症에 찬 것을 즐겨 찾으며 음식을 삼키기 어려웠다. 또 小便이 뜨겁고 밤에 잠을 못 이루는데 滋陰藥을 오래 먹어도 조금도 효과가 없었다. 孟英이 葦莖湯 合 雪羹 加 石膏 知母 天花粉 枇杷葉 竹茹 旋覆花 滑石 梨汁의 大

患久積憂勞，眞陰欲匱，竟難救藥，尋果仙游.

劑를 서른 첩 투여하여 나았다. 이어서 參軍이 省을 돌아보는 중에 憂勞가 쌓여 眞陰이 傷하여 없어지게 되었는데 약을 구하기 어려우니 결국 운명하였다.

6-19 余朗齋令堂，秋間患伏暑，孟英已爲治愈. 失於調理，復患氣衝自汗，肢冷少餐，攻補不投，仍邀孟英治之. 與塡補衝任，淸滌伏痰法，合甘麥大棗以補血而愈.

6-19 余郎齋의 어머니가 가을에 伏暑를 앓는데 孟英이 치료하여 나았다. 그러나 調理를 잘못하여 다시 氣가 치밀고 땀이 나며 四肢가 차고 식사를 적게 하니 功補劑를 투여하지 않고 孟英을 초빙하여 치료를 구하였다. 孟英이 塡補衝任 淸滌伏痰法에 甘麥大棗湯을 합하여 補血하니 나았다.

6-20 高瑞生令弟，瘧久不痊，形消不食，醫謂虛也，投補藥而更增自汗. 孟英診之，脈弦滑，脘下聚氣. 投小陷胸，加竹茹·旋·枳，以開痰結，漸能納谷. 繼以淸養，病去肌充.

6-20 高瑞生의 동생이 瘧疾이 오래 되도록 낫지를 않아 형체가 마르고 식사를 못하게 되었는데 의원이 虛證이라 하여 補藥을 투여하니 自汗이 더욱 심해졌다. 孟英이 보니 脈弦滑하고 腹中에 氣가 뭉친 것이 만져지니 小陷胸湯 加竹茹 旋覆花 枳殼으로 痰結을 풀어주었다. 병자가 점차 식사를 하게 되고 계속하여 淸養하니 병이 사라지고 살이 올랐다.

6-21 張篪伯紀綱李貴，患感數日，忽然昏厥，比沿途求孟英往視，業已薄暮. 主人謂，自朝至此，一息奄奄，恐不及灌藥矣，實不便屈診. 孟英曰，余旣來，且視之. 見其面色灰黯，戴眼口開，按其脈尙不絶. 與菖蒲·膽星·竹茹·施覆等爲劑，和入童溺，調以牛黃至寶丹灌之，覆杯而起.

6-21 張篪伯의 下人에 李貴라는 자가 있는데 감기에 걸린지 며칠에 갑자기 昏厥하니, 물가를 따라가서 孟英을 불러와서 보게 하였는데 이미 날이 저물었다. 주인이 말하기를 病者가 아침부터 이러하고 숨 쉬기를 어려워하니 약으로 구할 수 없을까 염려스럽다고 하였으나 실은 몸을 굽혀 진료를 청하기 싫었던 것이다. 孟英이 말하기를 "이왕 내가 왔으니 병자를 보겠다." 하였다. 病者를 보니 面色이 灰黯하고 눈을 위로 치켜뜨고 입은 열려있는데 맥이 아직 끊어지지는 않았다. 孟英이 석창포(石菖蒲)·담남성(膽南星)·죽여(竹茹)·선복화(旋覆花) 등을 탕제로 하여 童便에 넣어서 牛黃至寶丹과 같이 먹게 하니 바로 일어났다.

6-22 吳醞香大令宰金溪，自仲春感冒而起，迨夏徂秋，痰多氣逆，肌肉消瘦. 延至初冬，諸證蜂起，耳鳴腰痛，臥卽火升，夢必干戈，凛寒善怒. 多醫咸主補虛，迄無小效，臥理南陽，已將半載. 群公子計無

6-22 吳醞香 大令의 家宰인 金溪가 봄부터 감기가 시작되어 여름을 지나 가을이 되어 痰이 많고 氣가 上逆하는데 肌肉은 말라갔다. 초겨울이 되니 모든 증세가 들고 일어나니 耳鳴腰痛하고 침상에 누운즉 火升하여 꿈에서는 干戈가 보이고 추위로 떨며 잘 怒하니 여러 의원들이 補虛하였으나 조금도 효과가 없어 南陽에서 누워 조리한 지 반 년이

所施，飛函至家，囑大公子汾伯，副車叩求孟英來署，已冬仲之杪日矣．診脈弦細，而左寸與右尺甚數，右寸關急搏不調，且病者頸垂不仰，氣促難言，舌黯無苔，面黧不渴．孟英曰，病雖起於勞傷挾感，而延已經年，然溯其所自，平昔善飮，三十年來期在必醉，非僅外來之客邪，失於淸解，殆由內伏之積熱，久錮深沈，溫補雜投，互相煽動，營津受爍，內削痰多，升降愆常，火浮足冷，病機錯雜，求愈殊難，旣承千里相招，姑且按經設法．以石膏·知母·花粉·黃芩等淸肺滌痰，靑蒿·鼈甲·梔子·金鈴等柔肝泄熱，元蔘·女貞·天冬·黃柏等壯水制火，竹茹·施覆·杷葉·橘紅等宣中降氣，出入爲方，間佐龍薈丸，直瀉膽經之酒毒，紫雪丹搜逐隧絡之留邪．服三劑而舌布黃苔，蘊熱漸泄．服六劑而嗽減知饑，渴喜熱飮，伏痰漸化．季冬八日，卽能出堂訊案．十劑後凛寒始罷，足亦漸溫，肺氣果得下降．望日出署行香，繼而兵火之夢漸淸，夜亦能眠，迎春東郊，審決積案，亦不覺其勞矣．方中參以西洋蔘·生地·麥冬充其液，銀花·綠豆·雪羹化其積．至庚戌歲朝，各處賀年，午後護日，極其裕如，且肌肉漸豊，面黑亦退，藥之對病，如是之神．調養至開篆時，起居如舊，各恙皆瘥，而孟英將赴宜黃楊明府之招，醞香爲錄其逐日方案，

넘었다. 群公子가 치료해줄 방도가 없어 글을 집에 보내어 大公子 汾伯副車에게 孟英을 보내어 구해주기를 청하니 때가 한겨울로 들어가는 초입이었다. 孟英이 脈을 보니 弦細한데 左寸脈과 右尺脈이 甚數하고 右寸關脈은 急搏不調하였다. 病者는 아래만 내려다보며 목을 들지 못하고 氣促難言 舌黯無苔 面黧不渴하였다. 孟英이 말하기를 “병이 비록 勞傷挾感하여 시작되었으나 이미 해가 넘도록 오래 되었다. 근원을 살펴보면 평소에 술을 즐겨 마셔 30년간 취하도록 마셨으니, 外來客邪를 淸解할 때를 놓쳤고 內伏된 積熱도 깊이 들어 앉았다. 溫補藥을 마구 먹었으니 두 가지 약이 서로 煽動하여 營分津液은 마르고 內削痰多에 升降失調하여 火浮足冷하니 病機가 복잡하여 구하여 고치기가 정말로 어렵다. 이미 千里 길을 달려 초빙하러 왔으니 經脈을 살펴보아 치법을 행하여야겠다.”하고는 석고(石膏)·지모(知母)·천화분(天花粉)·황금(黃芩) 등으로 淸肺滌痰하고, 청호(靑蒿)·별갑(鼈甲)·치자(梔子)·금령자(金鈴子) 등으로 柔肝泄熱하고, 현삼(玄蔘)·여정자(女貞子)·천문동(天門冬)·황백(黃柏) 등으로 壯水制火하고, 죽여(竹茹)·선복화(旋覆花)·비파엽(枇杷葉)·귤홍(橘紅) 등으로 宣中降氣하는 藥方을 만들고 龍薈丸으로 佐하여 膽經의 酒毒을 瀉하고, 紫雪丹으로 隧絡에 남아 있는 邪氣를 除하니 세 첩을 복용하자 혀에 黃苔가 생기고 溫熱이 점차 빠지기 시작하였다. 여섯 첩을 먹으니 咳嗽가 줄며 배고픔을 알게 되고 갈증으로 더운 물을 마시고 伏痰도 점차 化하였다. 季冬 八日에 능히 堂에 나와 案을 살펴보고, 열 첩을 먹으니 寒氣도 물러가고 발도 더워지고 肺氣도 下降하였다. 보름에는 署를 나와 香을 올리러도 다니고, 꿈에 兵火가 나타나던 것도 점차 사라지니 밤에 잠도 잘 자게 되었다. 봄맞이 하러 東郊에 다니고 밀렸던 案件을 처리하여도 피로를 모르게 되니, 方中에 서양삼(西洋蔘)·생지황(生地黃)·맥문동(麥門冬)을 넣어 充液하고, 금은화(金銀花)·녹두(綠豆)·설갱(雪羹)으로 積熱을 흩어 주었다. 경술년(1850) 새해 朝會에 각처에서 온 賀客을 맞고 오후 일과를 처리하여도 여유가 있으며 肌

跋而蚨之, 玆特采其大略如此. (眉批, 醞香之證, 予於五月間曾爲一視, 知其感受溫邪, 投以淸解. 三服後頗覺輕減, 又以赴飲而病復如故, 然步履尚無恙也. 後乃感於溫補之說, 熟地·鹿膠等膩滯之藥, 恣服不輟, 比孟英至而其勢已棘, 雖逐漸淸解, 大勢向愈, 然病久元虛, 邪去而正亦隨之, 此所以終於不起也.)

肉에 점차 살이 붙고 面黑도 점차 사라졌다. 孟英이 病證에 대하여 약을 쓰는 것이 이와 같이 神과 같았다. 계속 調理하여 다시 職務를 보게 되니 일상기거가 전과 같고 병도 모두 나았다. 孟英이 宜黃 楊明府의 초청을 받아 가게 되니 醞香이 그간 날짜 별로 기록한 방안을 간추려 책을 만들어 주었다. 그 대략의 내용이 다음과 같다.

醞香의 병증에 대하여 : 내가 五個月간의 치료를 받아보니 처음 溫邪를 感受하여 淸解藥을 투약하여 세 첩을 먹으니 병이 가벼워졌다. 다시 먹으니 병이 다시 전과 같았으나 步行은 문제가 없었다. 후에 溫補說에 惑하여 熟地黃 鹿角膠 등의 膩滯한 藥을 계속 먹었다. 이때 마침 孟英이 이르렀는데 病勢가 자못 심하였으나 淸解藥을 먹으니 병이 점차 나았다. 그러나 병이 오래 되니 元氣가 虛하여지고 邪氣가 물러가면서 正氣도 虛하여져 마침내 일어나지 못하였다.

6-23 定州楊素園明府宰宜黃, 吏治有聲, 精於醫學. 其夫人多病, 自治不痊. 毗陵吳子和, 囑其函懇醞香, 屈孟英診視. 而孟英因母老, 急欲旋里, 堅辭不往, 即据來信所述病狀, 擬方立案云, 細閱病原, 證延二十餘年, 始因啖杏, 生冷傷乎胃陽, 肝木乘虛, 遂患脇疼攣掣, 身軀素厚, 濕盛爲痰, 溫藥相投, 是其效也. 馴致積溫成熱, 反助風陽, 消爍胃津, 漸形瘦削. 而痰飲者, 本水谷之悍氣, 緣肝升太過, 胃降無權, 另辟窠囊, 据爲山險. 初則氣滞以停飲, 繼則飲蟠而氣阻, 氣既阻痺, 血亦愆其行度, 積以爲瘀. 前此神朮丸·控涎丹之滌飲, 丹蔘飲·桃核承氣湯之逐血, 皆爲傑构, 已無遁情. 迨延久元虛, 即其氣滞而實者, 亦將轉爲散漫而

6-23 定州 楊素園 明府의 家宰 宜黃이 다스림에 名聲이 있고 醫術에도 밝았는데 그의 夫人이 병이 많아 스스로 치료하였으나 낫지 않았다. 毗陵의 吳子和가 醞香에게 편지를 보내 孟英을 보내줄 것을 간절히 청하였다. 孟英은 이때 老母가 위급하여 고향으로 돌아가고자 하여 가기를 固辭하고 편지에 쓰인 病狀에 근거하여 方案을 써 보내어 다음처럼 말하였다. 병의 원인을 자세히 살펴보니 병이 이십년이 넘었는데 시작은 행인(杏仁)과 生冷한 飮食을 즐겨 먹어 胃陽이 損傷되어 肝木乘虛하니 脅疼攣掣에 이르렀다. 이는 평소에 體厚하여 濕盛爲痰한데 溫藥을 투여하여 바로 積溫成熱이 되고 熱이 다시 風陽을 도와 胃의 津液을 소모하여 점차 身體가 마르게 되었다. 痰飮은 본래 水穀의 悍氣이니 肝升太過하고 胃降이 안 되면 窠囊이 만들어지고 이것이 山險에 의지하여 처음에는 氣滯停飮하나 계속되면 陰이 성하여 氣機가 막힌다. 氣機가 막히면 痹證이 되고 氣行이 원활치 아니하면 氣積이 瘀가 된다. 이와 같이 되면 神朮丸 控涎丹으로 滌飮하고 丹蔘飮 桃核承氣湯으로 逐血하는데 이미 굳게 자리 잡았으면 더 이상 病情을 숨길 수 없다. 병이 오래 되면 元氣가 虛하게 된다. 氣滯가 있되

無把握矣. 是以氣升火浮, 顴紅面腫, 氣降火息, 黃瘦日增, 苟情志不怡, 病必陡發, 以肝爲剛臟, 在志爲怒, 血不濡養, 性愈𠏉張. 胃土屬陽, 宜通宜降, 通則不痛, 六腑以通爲用, 更衣得暢, 體覺寬舒, 是其徵也. 體已虛, 病似實, 虛則虛於胃之液, 實則實於肝之陽. 中虛原欲納食, 而肝逆蛔擾欲嘔, 吐出之水已見黑色, 似屬胃底之濁陰, 風鼓波瀾, 翻空向上, 勢難再攻. 承示脈至兩關中取似形鼓指, 重按杳然. 詎爲細故, 際此春令, 正鳶飛魚躍之時, 仰屋圖維, 參徹土綢繆之議, 是否有當, 仰就斤繩.

實한 者는 氣가 흩어져 氣升火浮하면 顴紅面腫이 되고 氣降火息하면 나날이 신체가 누렇게 말라 간다. 만일에 情志不怡하면 병이 갑자기 발생하는데 肝은 剛臟으로 五志는 怒인데 血養이 안 되면 狂證으로 나타나다. 胃土는 陽臟으로서 降하여야 하고 通則不痛하니 六腑는 通하여야 하고 大便이 순조로우면 몸도 가벼워지니 이것이 그 증거이다. 體虛하고 病實하면 胃의 津液은 더욱 虛하여지고 肝陽은 더욱 實하여진다. 中焦가 空虛하면 음식이 먹고 싶은데 肝氣가 逆하면 蛔가 搖動쳐서 嘔逆이 일어나고 吐出水는 黑色이니 마치 胃底의 濁陰이 風波를 만나 위로 솟구쳐 오른 형상으로 그 기세는 가라앉히기 어려우니 兩關脈을 中取하면 맥을 짚은 손가락을 치고 重按하면 杳然하게 사라지니 어찌 細脈이라 하겠는가? 이제 季節은 春令으로 鳶飛魚躍의 시절이니 하늘을 보아 陰雨를 예상하고 桑皮를 벗겨 窓戶를 엮어 대비를 하는 때라. 본 의견이 마땅하건 않던 간에 참고하시기를 바라노라.

沙蔘八錢, 鮮竹茹四錢, 川椒紅二分, 烏梅肉炭六分, 茯苓三錢, 施覆三錢, 金鈴肉二錢, 柿蔕十个, 仙半夏一錢, 淡肉蓯蓉一錢五分, 吳茱萸炒黃連, 四分, 冬蟲夏草一錢五分

沙蔘 八錢 鮮竹茹 四錢 川椒紅 二分 烏梅肉炭 六分 茯苓 三錢 旋覆花 三錢 金鈴肉 二錢 柿蔕 열 개 仙半夏 一錢 淡肉蓯蓉 一錢五分 吳茱萸湯炒黃連 四分 冬蟲夏草 一錢五分

另用炙龜板·藕各四兩, 漂淡陳海蛇二兩, 梟茈一兩, 赭石四錢, 先煮淸湯, 代水煎藥. (正月十四日)

炙龜板 藕 各四兩 漂淡陳海蛇 二兩 梟茈(黑三稜) 一兩 代赭石 四錢을 先煮하여 그 물로써 위의 약을 煎湯한다. (正月十四日)

上擬方案, 來差星夜賫回, 於十六日到宜. 素園讀案狂喜, 以爲洞見臟腑, 必欲孟英一診, 以冀霍然. 遂夤夜備輿, 專丁持函, 求孟英暫緩歸期. 醞香篤於情誼, 再四勸駕, 幷囑四令郞季眉偕行. 孟英迫於情不可却, 二十二日抵宜署. 初診案云, 證逾二十年, 右脇積氣,

위위 方案을 만들어 사람을 시켜 밤에 바로 회신을 보내니 十六日에 회신이 도착하였다. 素園이 方案을 읽고는 매우 기뻐하고 또 孟英이 臟腑를 보는 통찰력이 밝으므로 반드시 孟英에게 진료를 받고 싶은 마음이 생겼다. 이에 밤에 바로 가마를 준비시키고는 장정에게 孟英에게 가는 편지를 지참케 하였는데 그 편지에 孟英이 돌아가는 시기를 잠시 연기하도록 요청하였다. 醞香이 가도록 힘써 말하고 몇 번이나 가마에 오르기를 권하면서, 또 넷째 아들 季眉를 同

有升無降，飲阻不宣，嘔逆減餐亦將半載，二便非攻不暢，容色改換不常，口苦呑酸，苔黃舌絳，渴喜冷飲，畏食甘甜，甘能緩中，冷堪沃熱，病機於此逗根，根深難卽蠲除，標實本虛，求痊匪易．据述脈亦屢遷，似無定象，夫旣流善幻，顯屬於痰，玆按脈左緩滑，右軟遲，兩尺有根，不甚弦澀，是汛愆因乎氣阻，尙非陰血之枯．春令肝木乘權，胃土久受戕克，病已入絡，法貴緩通，通則不痛，腑以通爲補，法難時變，不能舍通字以圖功．布鼓雷門，諸希敎正．

行시키니 孟英도 인정상 더 물리칠 수 없어 二十二日에 宜黃이 집무하는 곳에 이르렀다. 初診하고 案에 다음처럼 썼다. 證이 생긴 지 二十年이 넘었는데 右脅聚氣에 有升無降하고 飮阻不宣하여 嘔逆과 食事量이 준 지 반 년이 되었다. 大小便은 攻法을 쓰지 아니하면 시원치 않고 面色도 심상치 않은데 吐苦呑酸 苔黃舌絳 渴喜冷飮하며 甘味는 緩中하는데 단 음식을 싫어하고 찬 것을 마셔 盛한 熱을 끄려 하였다. 病機가 이와 같이 드러났으나 病根이 깊어 제거가 어렵고 標實本虛하니 치료가 쉽지 않다. 脈이 이리저리 변하며 일정하지 않고 자주 바뀌는 脈象은 痰證에서 나타나고, 左脈緩滑 右脈軟遲한데 兩尺脈有根하나 弦澀이 심하지 않음은 氣行이 막히어 月經이 不調한 것이며 陰血이 마른 것이 아니다. 春令이 肝木乘權하여 肝木克胃土가 오래 되니 병이 이미 絡脈에 들었다. 治法은 緩通을 귀하게 여기는데 通則不痛하니 腑는 通하게 하는 것이 補하는 것이라. 治法이 비록 시대에 따라 변한다 하나 通法을 버리고는 功을 세울 수 없다. 변변치 않은 재주로 方案을 만들었으니 미흡한 곳이 있으면 고쳐주기를 바랄 뿐이노라.

沙蔘八錢，鮮竹茹四錢，靑黛五分，施覆三錢，酒炒黃連六分，白前一錢，生白蒺三錢，紫菀一錢，海石五錢，川楝肉三錢，川貝一兩，黑梔三錢

沙蔘八錢 鮮竹茹四錢 靑黛五分 旋覆花三錢 酒炒黃連六分 白前一兩 生白蒺藜三錢 紫菀一錢 海石五錢 酒楝肉三錢 川貝母二錢 黑梔子三錢

另以生蛤粉·生冬瓜子·蘆根·蘆菔各一兩，絲瓜絡五錢，漂蛇二兩，柿蔕十个，先煮湯，代水煎藥，葱須二分(後下)．

生蛤粉 生冬瓜子 蘆根 蘆菔 各一兩 絲瓜絡五錢 海蛇二兩 柿蔕 열 개를 先煮하여 그 물로써 위의 약을 煎湯하고 葱鬚二分을 後下한다.

再診左脈如昨兼弦，右寸亦轉緩滑，中脘氣漸下降，二便欲解不行，蓋升降愆常，樞機窒澀，由乎風陽浮動，治節橫斜，肺旣不主肅淸，一身之氣皆滯也．輕可去實，先廓上游．

再診: 左脈은 지난번과 같으나 兼弦하고 右寸脈은 緩滑로 바뀌었다. 中脘의 氣가 점차 下降하니 대소변을 보고 싶으나 나오지 않는다. 升降失常하고 樞機窒澀하니 이는 風陽이 浮動하고 治節이 橫斜한 탓이라. 肺가 肅淸을 主하지 못하니 一身의 氣가 모두 滯하였다. 輕劑도 可히 氣滯를 去할 수 있으니 먼저 上焦의 氣滯를 淸한다.

前方去海石，加栝蔞三錢，枳實一錢.

前方에서 해석(海石)을 빼고 괄루(栝樓) 三錢, 지실(枳實) 一錢을 가한다.

三診，脈來較靜，小溲漸行，雖未更衣，已能安谷，濁得下降，導以清通.

三診: 脈이 비교적 安靜되고 소변은 나오나 대변이 통하지 않는다. 식사를 할 수 있으니 濁氣가 下降하여 清通하리라.

前方去貝·楝，加歸尾錢半，桃仁十粒，送服導水丸十粒.

前方에서 패모(貝母)·연실(楝實)을 빼고 당귀미(當歸尾) 一錢半, 도인(桃仁) 열 개를 가하고 導水丸 열 알과 같이 먹는다.

四診，腿涼便滯，氣少下趨，顴面時紅，火炎上僭，兩脇較熱，絡聚痰瘀. 疊授清宣，更衣色黑，噫氣漸罷，酸水不吐，納谷頗增，脈稍和緩，法仍緩導，冀刈根株.

四診: 허벅지가 시원해지고 氣少下趨한데 顴面이 때때로 붉어지니 火炎이 위로 오른다. 兩肋이 비교적 뜨겁고 絡脈에 痰瘀가 모여 여러 번 清宣하였는데 대변색이 검다. 트림도 점차 멎고 酸水도 吐하지 않고, 식사도 늘었다. 脈이 和緩해지니 법대로 緩導하여 病根을 없애야겠다.

前方去枳實·歸尾，減導水丸五粒.

前方에서 지실(枳實)·당귀미(當歸尾)를 빼고 導水丸을 다섯 알로 줄인다.

五診，各恙皆減，眠食漸安，火猶易升，頭疼面赤，頰痠結核，脇熱未蠲，脈漸柔和，且參清養.

五診: 여러 症勢가 줄고 잠과 식사가 점차 편안해졌다. 쉽게 火가 올라 頭痛面赤하며 빰이 시큰거리고 목에 核이 맺히니 助熱이 남아 있다. 脈은 점차 柔和하니 清養을 한다.

前方去白前·青黛·紫菀·黃連，加銀花·貝母·黃菊·丹蔘·陳細茶·橄欖.

前方에서 백전(白前)·청대(青黛)·자완(紫菀)·황련(黃連)을 빼고 금은화(金銀花)·패모(貝母)·황국(黃菊)·단삼(丹蔘)·진세차(陳細茶)·감람(橄欖)을 加한다.

六診，積痰下降，頸核漸平，舌紫口乾，卯辰熱僭，陰虛木旺，氣道尚未肅清，養血靖風，自可使其向愈.

六診: 積痰이 내리고 頸核도 점차 가라앉았다. 舌紫口乾하고 卯辰時에 僭熱이 있으니 陰虛木旺이라. 氣道가 아직 肅清되지 않았으니 養血靖風하면 점차 나을 것이다.

前方去陳茶·葱須，加石斛.

前方에서 진차(陳茶)·총수(葱鬚)를 빼고 석곡(石斛)을 加한다.

留贈善後方，便色轉正用此.

大便色이 正常으로 돌아오면 쓸 調理方을 남겨둔다.

沙蔘八錢，冬蟲夏草二錢，女

沙蔘八錢 冬蟲夏草二錢 女貞子三錢 丹蔘三錢 鮮竹茹四錢

貞三錢，丹蔘三錢，鮮竹茹四錢，川斛五錢，鹽水泡橘紅八分，黃菊三錢，施覆三錢，黑梔三錢，川貝四錢，金鈴肉錢半

川石斛五錢 鹽水泡橘紅八分 黃菊三錢 旋覆花三錢 黑梔子三錢 川貝母四錢 金鈴肉一錢半

另以炙鼈甲·漂蛇各一兩，葦根二兩，絲瓜絡五錢，煮湯代水煎藥.

炙鼈甲 漂海蛇一兩 葦莖二兩 絲瓜絡五錢을 先煮하여 그 물로서 위의 약을 煎湯한다.

又諸恙盡瘳用此滋養.

또 모든 病證이 나으면 다음으로 滋養한다.

前方去橘紅·菊花·金鈴·梔子·施覆，加石英·沙蒺·茯苓各三錢，蓯蓉·當歸各錢半，湯引去葦根，加炙坎版一兩，藕二兩.(眉批，予室人患痰飮脇痛二十年矣. 初則畏寒喜熱，頗宜健脾利氣之品. 至甲辰冬服神朮丸一料，夙患頓捐，漸不畏寒. 己酉冬，因氣惱而復病，誤服游山散錢許，勢遂披猖，得孟英診視，始漸就安痊. 但痰飮未能盡除，每日須按摩數百下，噯氣數十口，方覺稍快，否則胸痞異常，二便恒秘，而便出仍不乾燥，偶有時二便通調，則爲之體適者終日，正『內經』所謂得後與氣則快然而衰也. 明明痰飮之證，特以陰血久虧，旣不任香燥，而氣機素滯，又不利滋塡，遂至莫可爲計，安得孟英常加診視，而盡刈其根株耶?)

前方에서 귤홍(橘紅)·국화(菊花)·금령육(金鈴肉)·치자(梔子)·선복화(旋覆花)를 빼고 석영(石英)·사원질려(沙苑蒺藜)·복령(茯苓) 各三錢，육종용(肉蓯蓉)·당귀(當歸) 各一錢半과 湯에서 위경(葦莖)을 빼고 구감판(炙坎版) 一兩，우(藕) 二兩을 가한다.

나의 처가 痰飮으로 肋痛을 앓은 지 이십 년이 되었다. 처음에는 畏寒喜熱하여 健脾利氣劑를 사용하였으나 갑진년(1844) 겨울이 되어 神朮丸을 먹었더니 夙患이 갑자기 나가면서 점차 畏寒하지 않게 되었다. 기유년(1849) 겨울에 煩惱가 있어 병이 재발하였는데 游山散(心脾痛을 치료) 한 돈 가량 먹었더니 병세가 심해져 孟英에게 진료를 받았다. 진료 처음에는 좀 낫는가 하였으나 痰飮이 완전히 없어지지는 않아 매일 按摩를 수백 회 하고 트림도 수십 회나 하여 조금 시원해지는 듯하였다. 그렇지 아니하면 胸痞異常하고 大小便이 秘하나 便이 건조하지 아니하고，大小便이 잘 통할 때에는 그냥 쏟아져 내리니 『內經』에서 말하는 便을 보고나서는 기분은 상쾌하나 몸은 쇠약해진다는 것이 이것이다. 痰飮證은 분명하나 陰血이 虛한 지가 오래 되니 香燥藥에 맡길 수도 없고，또 氣機素滯하니 滋塡藥을 쓰는 것도 불리하여 방책을 낼 수가 없었다. 이와 같은 孟英의 진료가 아니었다면 어찌 병의 根株를 자를 수 있었겠는가?

• 導水丸：治一切濕熱鬱滯 能宣通氣血 黑丑頭末 滑石 各四兩 大黃 黃芩 各二兩.

6-24 余侄森伯患發熱面赤，渴而微汗，孟英視之，曰，春

6-24 나의 조카 森伯이 열이 나고 얼굴이 붉으며 갈증이 나고 땀이 조금 나는데 孟英이 보더니 “春溫이라. 邪氣가

溫也, 乘其初犯, 邪尙在肺, 是以右寸之脈洪大, 宜令其下行, 由腑而出, 則卽可霍然. 投知母·花粉·冬瓜子·桑葉·杷葉·黃芩·葦莖·梔子等藥, 果大便連瀉極熱之水二次, 而脈靜身涼, 知饑啜粥, 遂痊. 設他人治之, 初感總用汗藥, 勢必釀成大證.

처음 犯하여 아직 肺에 있으니 右寸脈이 洪大한 것이다. 마땅히 邪氣를 下行시켜 腑로 나가게 하면 병세가 좋아질 것이다." 하고 지모(知母)·천화분(天花粉)·동과자(冬瓜子)·상엽(桑葉)·비파엽(枇杷葉)·황금(黃芩)·위경(葦莖)·치자(梔子) 등의 약을 주니 뜨거운 물 같은 대변을 두 차례 보고서는 脈靜身涼하고 배가 고파져 죽을 먹고서는 점차 나았다. 만약에 다른 사람이 치료하였다면 發汗藥을 써서 병이 크게 되었을 것이다.

王氏醫案續編 卷七

原名 仁術志

浙西 王士雄孟英 醫案
同郡 沈宗淦辛甫 續輯

7-1 謝譜香素體陰虛, 忽患環跳穴痛, 始而下及左腿, 繼而移於右腿, 甚至兩足轉筋, 上衝於腹間, 或痛自乳起, 下注於髀, 日夜呼號, 肢冷自汗, 略難反側. 醫見其血不華色, 輒投補劑, 迨仲春孟英自江西歸診, 脈弦軟微滑, 畏熱知饑, 溲赤便堅, 舌紅不渴, 乃陰虛而痰氣滯於厥陰也. 以蓯蓉·鼠矢·竹茹·絲瓜絡·橘核·茴香湯炒當歸·吳萸湯炒黃連·川椒湯炒烏梅·延胡湯炒楝實·海蛇·鳧茈爲劑. 一服卽減, 數啜而安, 繼與虎潛加秦艽而起.

7-1 謝譜香이 원래 陰虛한 체질인데 갑자기 環跳穴에 통증이 생겨서 통증이 왼쪽 허벅지로 내려가더니 이어서 오른쪽 허벅지까지 아프고 양쪽 발의 轉筋에 이르렀다. 또 腹中으로 氣가 上衝하고 젖가슴에 통증이 생겨나서 髀骨까지 통증이 내려가니 밤낮으로 부르짖는데 四肢가 차고 땀이 나며 돌아눕기도 어려우니 의원이 血色이 좋지 않은 것을 보고는 補劑를 주었다. 仲春에 孟英이 江西에서 돌아와서 병자를 보니 脈弦軟微滑하고 더운 것을 싫어하고 배고픔은 알고 소변이 짧고 대변은 굳게 나오고 혀가 붉고 갈증은 없으니 이는 陰虛에 痰氣가 厥陰에 滯한 것이라. 육종용(肉蓯蓉)·서시(鼠屎)·사과락(絲瓜絡)·귤핵(橘核)·회향탕초당귀(茴香湯炒當歸)·오수유초황련(吳茱萸炒黃連)·천초탕초오매(川椒湯炒烏梅)·현호색탕초연실(玄胡索湯炒楝實)·해차(海蛇)·부자(鳧茈)로 방을 만들고 한 첩을 먹이니 즉시 병세가 줄고 몇 첩을 더 먹으니 편안해졌다. 이어서 虎潛丸 加 秦艽를 투여하니 병석에서 일어났다.

7-2 陳建周令郎患春溫, 初起卽神氣躁亂, 驚惧不眠, 兩脈甚數. 孟英謂, 溫邪直入營分也. 與神犀丹, 佐紫雪, 兩劑而瘥. 夏間吳守旃暨高若舟令郎, 胡秋紉四令愛, 患溫, 初起卽肢瘛妄言, 神情瞀亂, 孟英皆用此法, 尋卽霍然. 世

7-2 陳建周의 아들이 春溫을 앓는데 처음에는 정신이 躁亂하고 놀라고 무서워서 잠을 자지 못하고 兩脈이 甚數하니 孟英이 溫邪가 營分에 바로 들어간 것이라 하고는 神犀丹 佐 紫雪丹 두 첩을 주니 나았다. 여름에 吳守旃과 高若舟의 아들 및 胡秋紉의 넷째 딸이 溫病에 걸려 처음에 四肢瘈瘲하고 헛소리하며 정신이 혼란하니 孟英이 다시 이 치법을 쓰니 역시 나았다. 世人이 처음 사기에 감수되었을

人每執汗解之法，爲初感之治，孰知病無定體，藥貴得宜，無如具眼人稀，以致夭枉載道，歸諸天數，豈盡然哉?

때의 치법으로 發汗法을 생각하는데 병에는 정해진 방식이 없다는 것을 어찌 알겠는가. 약을 쓰는 것은 마땅한 치법을 찾아 쓰는 것이다. 識見을 구비한 의원이 드물어 病人이 夭折하거나 잘못되면 운명으로 돌리니 어찌 안타깝지 않은가?

7-3 鮑繼仲於季春望日，忽然發冷，而喘汗欲厥，速孟英視之．脈沈弦而軟滑帶數，是素患痰飮，必誤服溫補所致也．家人始述，去冬服胡某腎氣湯，頗若相安，至今久不吐痰矣．孟英曰，病在肺，肺氣展布，痰始能行，雖屬久病，與少陰水泛迥殊，辨證不明，何可妄治? 初服頗若相安者，方中附·桂剛猛，直往無前，痰亦不得不爲之辟易，又得地黃等厚濁下趨之品，回護其跋扈跳梁之性．然暴戾之氣久而必露，柔膩之質，反阻樞機，治節不伸，二便澀少，痰無出路，愈伏愈多，一朝卒發，遂壅塞於淸陽升降之路，是以危險如斯，須知與少陰虛喘，判分霄壤，切勿畏虛妄補．投以薤·蔞·枳·杏·旋·赭·半·菀·茹·蘆根·蛤粉·雪羹之劑而平．繼與肅淸肺氣而滌留痰，匝月始愈．

7-3 鮑繼仲이 季春 보름에 寒氣가 들면서 喘汗欲厥하여 급히 孟英에게 보였다. 孟英이 보니 脈沈弦軟滑하며 數하니 이는 평소에 痰飮이 있는데 溫補藥을 잘못 먹은 까닭이라. 家人이 말하기를 지난겨울에 胡某가 준 腎氣湯을 먹고서는 좀 편안하고 지금까지 오랫 동안 담을 토하지 않았다고 하였다. 孟英이 말하기를 "病이 肺에 있다. 肺氣가 轉布되면 痰도 行하는데 지금의 병은 비록 오래 되었으나 少陰水泛과는 아주 다른 것이다. 辨證이 不明한데 어찌 치료를 함부로 한다는 것인가? 腎氣湯을 먹고 처음 편안했던 것은 方中에 육계(肉桂)·부자(附子)와 같은 剛猛한 약이 있어 체내에 안 가는 곳이 없으니 痰도 부득불 피하지 않을 수가 없었던 것이다. 또 地黃과 같은 厚濁하며 下焦로 가는 藥이 들어오니 약의 날뛰는 성질을 피하여 비켜 있었던 것이다. 그러나 暴戾한 성미는 오래되면 나타나기 마련이니 柔膩한 약성이 오히려 樞機를 막고 治節不伸하며 大小便이 澀少하니 痰이 나갈 곳이 없어 더욱 쌓이게 되었다. 하루아침에 이를 제거하려 하였으니 淸陽의 升降路를 막아 이와 같이 위험한 지경에 이르렀다. 이는 少陰虛喘과는 완전히 다른 것이니 절대로 虛證을 두려워하여 마구 補하지 말라." 하고는 해백(薤白)·과루(瓜蔞)·지실(枳實)·행인(杏仁)·선복화(旋覆花)·대자석(代赭石)·귤피(橘皮)·반하(半夏)·자완(紫菀)·죽여(竹茹)·노근(蘆根)·해합분(海蛤粉)·설갱(雪羹) 등의 약을 주니 병이 가라앉았다. 이어서 肅淸肺氣藥으로 留痰을 씻어내니 한 달이 되어 나았다.

7-4 王皴石廣文令弟患春溫，始則譫語發狂，連服淸解大劑，遂昏沈不語，肢冷如氷，目閉不開，遺溺不飮，醫皆束手．

7-4 王皴石 廣文의 동생이 春溫을 앓는데 처음에 헛소리하며 미친 듯하니 淸解藥을 많이 복용시키니 늘어져 말도 못하고 사지가 얼음과 같이 차고 눈을 감고만 있고 뜨지 못하며 소변을 지리고 물을 마시지 못하여 의원들이 어찌

(眉批, 此正吳氏所謂涼藥無滌穢之功, 而反氷伏其邪也.) 孟英診其脈弦大而緩滑, 黃膩之苔滿布, 穢氣直噴. 投承氣湯, 加銀花·石斛·黃芩·竹茹·元蔘·石菖蒲. 下膠黑矢甚多, 而神識稍淸, 略進湯飮. 次日去硝·黃, 加海蛇·蘆菔·黃連·石膏. 服二劑而戰解肢和, 苔退進粥, 不勞餘力而愈. 繼有張鏡江邀治葉某, 又錢希敏之妹丈李某, 孟英咸一下而瘳. 惟吳守旃之室暨鄭又僑, 皆下至十餘次始痊. 今年時疫盛行, 醫多失手, 孟英隨機應變, 治法無窮, 救活獨多, 不勝縷載. (眉批, 吳又可之法切於疫, 而不甚切於溫, 觀此可見.)

할 방도가 없었다. 孟英이 보니 脈弦大緩滑하고 黃膩한 舌苔가 잔뜩 끼어 있고 입에서는 더러운 냄새가 뿜어 나와 承氣湯 加 金銀花 石斛 黃芩 竹茹 玄蔘 石菖蒲를 주었다. 약을 먹고는 膠黑屎를 많이 쏟아내고 정신이 맑아져 탕약을 계속 먹었다. 다음날 망초(芒硝)·황련(黃連)을 빼고 해차(海蛇)·노복(蘆菔)·황련(黃連)·석고(石膏)를 加하여 두 첩을 더 복용시키니 떨림이 풀리고 사지가 온화해지면서 黃苔도 물러가 죽을 먹게 되어 크게 힘들이지 않고 나았다. 또 張鏡江이 치료를 부탁한 葉某, 錢希敏 누이의 시어른 李某 모두 孟英이 한 차례 下시키니 나았다. 다만 吳守旃의 妻와 鄭又僑는 십여 차례 下시켜서야 낫기 시작하였다. 금년에 時疫이 盛行하여 醫員들이 많이 실수하는데, 孟英은 臨機應變하여 治法이 다양하니 救活이 홀로 많아 이루 다 기록할 수가 없다.

이것에 대하여 吳氏(吳鞠通)는 涼藥은 滌穢의 功이 없고 오히려 邪氣를 숨어들게 한다고 한다.

吳又可의 法은 疫病에는 절실하게 쓸 수 있으나, 溫病에는 그다지 쓸 만하지 못하니 이를 보면 알 수 있다.

7-5 褚芹香女校書, 患汛愆寒熱, 醫以爲損, 輒投溫補, 馴至腹脹不饑, 帶淋便秘, 溲澀而痛. 孟英診脈弦勁而數, 乃熱伏厥陰, 誤治而肺亦壅塞也. 與淸肅開上之劑, 呑當歸龍薈丸兩服, 寒熱不作而知饑, 旬日諸恙悉安.

7-5 褚芹香이 아는 妓女가 월경을 거르고 寒熱이 왕래하였다. 이에 醫員이 虛損으로 보고 溫補藥을 바로 투여하니 腹脹으로 배가 고프지 아니하고 帶下가 찔끔 나오며 便秘가 생기고 소변을 보면 澀痛이 있었다. 孟英이 맥을 보니 弦勁而數이라. 이는 熱伏厥陰인데 誤治하여 肺氣가 壅塞된 것이다. 孟英이 淸肅開上藥과 當歸龍薈丸을 두 번 먹게 하니 寒熱이 멎고 배고픔도 알게 되어 열흘이 지나 모든 병증이 다 편안해졌다.

7-6 聞氏婦孟夏患間瘧, 而妊娠八月, 數發後熱熾昏沈, 腰疼欲墮, 張養之囑援於孟英. 脈來洪滑且數, 苔色黃膩垢濁. 與黃芩·知母·竹茹·竹葉·銀花·桑葉·絲瓜絡·石斛·石膏·石菖蒲, 一劑而痊. (眉批, 案中所

7-6 聞氏 婦人이 초여름에 間瘧을 앓는데 임신 8개월이었다. 몇 차례 瘧疾이 발하더니 熱이 盛하여 정신이 혼미하고 가라앉으며 허리가 떨어질 듯한 腰痛이 있으니 張養之가 孟英에 도움을 청하였다. 孟英이 보니 脈洪滑數하고 舌苔黃膩垢濁하여 황금(黃芩)·지모(知母)·죽여(竹茹)·죽엽(竹葉)·상엽(桑葉)·사과락(絲瓜絡)·석곡(石斛)·석고(石膏)·석창

載多溫瘧·暑瘧, 故治多涼解. 瘧症多端, 寒熱俱有, 不可執一而論. 此證亦溫瘧也.)

포(石菖蒲) 한 첩을 주니 나았다.

醫案 중에 溫瘧 暑瘧이 여러 번 나오는데 治法으로 凉解藥을 많이 사용하였다. 瘧證의 원인이 여러 가지가 있어 모두 寒熱이 있으니 하나의 치법만 고집해서는 안 된다. 이번 의안의 병증은 溫瘧이다.

7-7 朱佳木令尊患間瘧, 年逾七旬, 人頗憂之. 孟英切脈弦滑, 脘悶苔黃, 曰, 無恐也. 投淸熱滌痰藥, 數劑霍然.

7-7 朱佳木의 어른이 間瘧을 앓는데 나이가 일흔이니 사람들이 자못 근심하였다. 孟英이 脈을 보니 弦滑하고 脘悶苔黃하여 말하기를 "염려할 것 없다." 하고는 淸熱滌痰藥을 주니 몇 첩에 병세가 확연히 좋아졌다.

7-8 李明府令正, 年逾花甲, 素患痰嗽, 近兼晡熱不饑, 頭痛不食, 醫治罔效, 姚小荷荐孟英視之. 脈滑數, 乃痰火內伏, 溫熱外侵. 投石膏藥二服, 而熱退知饑. 又數劑, 幷宿恙而愈矣.

7-8 李明府의 令夫人이 나이 예순인데 평소에 痰嗽가 있었다. 病人이 저녁이 되면 潮熱이 있고 배가 고프지 아니하며 頭痛不食하니 의원들의 치료가 소용이 없어, 姚小荷가 孟英을 천거하였다. 孟英이 보니 脈滑數하였다. 이는 痰火가 內伏한데 溫熱이 外侵한 것이라. 石膏藥 두 첩을 주니 열이 물러나고 배가 고파졌다. 다시 몇 첩을 더 주니 宿患도 물러가면서 병이 나았다.

7-9 宋氏婦患感, 反覆已經向痊. 忽然腹脹上至心下, 氣喘便瀉溺閉, 湯飮不能下咽, 自汗不能倚息, 家人皇皇, 且極貧不能延診, 走乞孟英擬方挽救. 因以桂枝·石膏·旋·赭·杏·朴·芩·半·黃連·通草爲劑, 果覆杯而病若失. 張養之目擊, 嘆爲神治.

7-9 宋氏 婦人이 감기가 반복되었으나 나아지고 있었는데 갑자기 腹脹이 心下까지 이르고 氣喘에 泄瀉尿閉하여 湯飮을 삼킬 수도 없고 땀이 나며 기대어 숨쉬기도 어려웠다. 집안사람들이 모두 皇皇한데 가세가 극빈하여 의원을 부를 수도 없어 孟英에게 달려가 구해주기를 빌었다. 孟英이 계지(桂枝)·석고(石膏)·선복화(旋覆花)·대자석(代赭石)·행인(杏仁)·후박(厚朴)·황금(黃芩)·반하(半夏)·황련(黃連)·통초(通草)로 藥方을 만들어 주니 과연 먹자마자 바로 病苦가 없어졌다. 張養之가 이를 보고는 神治라 감탄하였다.

7-10 翁嘉順之婦弟吳某, 勞傷之後, 發熱身黃, 自以爲脫力也. 孟英診脈軟數, 是濕溫重證, 故初起卽黃, 亟與淸解. 大便漸溏, 小溲甚赤, 濕熱已得下行, 其熱卽減, 因家住茅家埠, 吝惜輿金, 遽爾輟藥. 七八日後復熱, 譫語昏聾, 抽

7-10 翁嘉順의 妹弟 되는 吳某가 勞力傷이 있은 후에 發熱身黃하니 스스로 기운이 빠진 것으로 여겼다. 孟英이 脈을 보니 脈軟數이라. 이는 濕溫 重證의 초기로서 身黃하여 바로 淸解藥을 주니 점차 便溏하고 小便은 심히 붉어 濕熱이 아래로 빠져나가 發熱도 줄었다. 病人이 茅家埠에 사는데 수레 비용을 아끼느라 조금 있다가 약을 중단하였다. 칠팔 일이 지나 다시 열이 나고 헛소리를 하고 정신이 혼

痙遺溺, 再懇孟英視之, 濕熱之邪擾營矣. 投元蔘·犀角·菖蒲·連翹·竹茹·竹葉·銀花·石膏, 泄衛清營之法, 佐牛黃丸·紫雪丹而瘳. 臀皮已塌, 亟令貼羊皮金, 不致成瘡而愈.

미하며 귀가 들리지 않고 사지가 뻣뻣해지면서 경련이 나고 소변을 지리니 다시 孟英에게 진료를 간청하였다. 孟英이 "濕熱이 營分에 든 것이다." 하고는 현삼(玄蔘)·서각(犀角)·창포(菖蒲)·연교(連翹)·죽여(竹茹)·죽엽(竹葉)·금은화(金銀花)·석고(石膏)로서 泄衛淸營法을 쓰고 牛黃丸 紫雪丹으로 佐하니 나았다. 오래 누워 있어 궁둥이에 羊皮金을 붙이게 하니 瘡瘍이 생기지 않고 나았다.

7-11 朱諄書令正患感, 吳某與表藥二帖, 發出赤疹, 神氣漸昏. 葉某知其素患耳聾目障, 爲陰虛之體, 改用犀角地黃湯二劑, 而遺溺痙厥, 始延孟英視之. 口, 雖形瘦陰虧, 邪易擾營, 幸非濕盛之軀, 尚可設法. 但心下拒按, 呃逆便秘, 是痰熱尚阻氣分, 誤服升提, 每成結胸. 地黃滋滯, 實爲禁藥. 今人臨症不能詳審, 往往用非所當用. 本年敗證甚多, 餘每見神未全昏, 便不甚秘, 惟胸前痞結, 不可救藥而死者, 皆升提之誤進, 或滋滯之早投也. 石北涯在旁聞之, 嘆曰, 無怪乎君素以犀角地黃湯奏奇績, 而他人效尤則屢僨事, 豈非能與人規矩, 不能與人以巧耶? 於是以犀角·元蔘·茹·貝·旋·蔞·杷·菀·白前·菖蒲爲方, 調紫雪. 兩服呃逆止, 神漸清, 而咽痛口渴, 乃去紫雪·前·菖, 加射干·山豆根·知母·花粉, 吹以錫類散. 二日咽喉卽愈, 胸次漸舒, 疹回熱退, 去犀角·紫菀·射干·豆根, 加銀花·梔子·竹葉·海蛇·鳧茈. 漸安眠食, 唯大解久不行, 孟英曰, 腹無痛苦, 體虛只宜潤養. 佐以蓯蓉·

7-11 朱惇書의 令夫人이 감기에 걸려 吳某가 解表藥을 두 첩 주니 赤疹이 돋아나고 정신이 점차 흐려졌다. 葉某가 病人이 평소에 耳聾目障이 있어 陰虛體質로 알고는 犀角地黃湯을 주었는데 두 첩에 소변을 지리고 놀라 까무러치니 비로소 孟英을 불러 보게 하였다. 孟英이 말하기를 "비록 형체는 말랐으나 邪氣는 쉽게 營分에 들어간다. 다행이 濕盛한 체질이 아니라서 치료할 수 있겠다. 단 心下拒按하고 딸꾹질에 변비가 있으니 이는 痰熱이 氣分을 막고 있는 것이다. 升提藥을 잘못 먹으면 매번 結胸이 되고 地黃은 滋滯하니 이는 禁藥이다. 病人을 대하여 자세히 살피지 않고 당치 않은 약을 쓰는 일이 자주 있다. 금년에 敗證이 매우 많다. 내가 보니 정신이 완전히 昏迷하지도 않고 변비가 심하지도 않고 오로지 胸前痞結만 있는데도 약으로 구하지 못하고 죽는 자가 있는 것은 升提藥을 잘못 쓰거나 또는 滋滯한 약을 너무 일찍 투여한 탓이다." 하였다. 石北涯가 곁에 있다가 이를 듣고는 탄복하며 말하기를 "그대가 평소에 犀角地黃湯으로 奇績을 만들었으나 다른 사람들은 효과도 없고 여러 번 치료를 그르치니, 이는 정말로 '수단은 줄 수 있으나 기술은 줄 수 없다'는 것이 아니겠는가?" 하였다. 孟英이 서각(犀角)·현삼(玄蔘)·죽여(竹茹)·패모(貝母)·선복화(旋覆花)·괄루(栝樓)·비파엽(枇杷葉)·자완(紫菀)·백전(白前)·창포(菖蒲)로 藥方을 만들고 紫雪丹과 같이 두 첩을 먹게 하니 딸꾹질이 멎고 정신이 점차 맑아졌으나 咽痛口渴이 있었다. 다시 자설단(紫雪丹)·백전(白前)·창포(菖蒲)를 빼고 사간(射干)·산두근(山豆根)·지모(知母)·천화분(天花粉)을 加하고 錫類散을 불어 넣으니 이틀이 지나 가

麻仁·當歸·生地等藥, 多服而下, 遂愈.

슴이 시원해지고 發疹도 들어가며 열도 물러갔다. 다시 서각(犀角)·자완(紫菀)·산두근(山豆根)을 빼고 금은화(金銀花)·치자(梔子)·죽엽(竹葉)·해차(海蛇)·부자(鳧茈)를 加하니 점차 수면과 식사도 제대로 돌아왔으나, 대변은 나오지 않았다. 孟英이 말하기를 "복통이 없으니 신체가 虛한 것으로 마땅히 潤養하여야 한다." 하고는 육종용(肉蓯蓉)·마자인(麻子仁)·당귀(當歸)·생지황(生地黃) 등의 약을 주어 여러 번 먹으니 대변이 나오고 나았다.

7-12 李德昌之母, 仲夏患感, 醫診爲濕, 輒與燥劑, 大便反瀉, 遂疑高年氣陷, 改用補土, 馴至氣逆神昏, 汗多舌縮, 已辦後事, 始乞診於孟英. 脈洪數無倫, 右尺更甚. 與大劑犀角·石膏·黃芩·黃連·黃柏·知母·花粉·梔子·石斛·竹葉·蓮心·元蔘·生地之藥, 另以冷雪水調紫雪, 灌一晝夜, 舌卽出齒, 而喉舌赤腐, 咽水甚痛, 乃去三黃, 加銀花·射干·豆根, 幷吹錫類散. 三日後脈證漸和, 稀糜漸受, 改授甘涼緩劑, 旬日後得解堅黑矢而愈.

7-12 李德昌의 모친이 한여름에 감기에 걸리니 醫員이 濕이라 하며 바로 燥劑를 주었는데 오히려 泄瀉가 생겼다. 그러나 나이가 많아 氣陷인가 하여 다시 補土劑를 주니 바로 氣가 上逆하고 정신이 혼미한데 땀이 많이 나고 혀가 꼬부라져 안으로 말려 들어가니 장례 치를 준비를 하고는 孟英에게 진료를 구하였다. 孟英이 보니 脈洪數無倫한데 右尺脈이 더 심하여 서각(犀角)·석고(石膏)·황금(黃芩)·황련(黃連)·황백(黃柏)·지모(知母)·천화분(天花粉)·치자(梔子)·석곡(石斛)·죽엽(竹葉)·연자심(蓮子心)·현삼(玄蔘)·생지황(生地黃)을 氷雪水로 만든 紫雪丹과 같이 一晝夜를 먹이니 혀가 이 밖으로 나오게 되었다. 病人이 목구멍과 혀가 빨갛게 헐어 미어지고 물을 삼킬 때 咽痛이 심하여 삼황(三黃)을 빼고 금은화(金銀花)·사간(射干)·산두근(山豆根)을 加하고 석류산(錫類散)을 불어 넣으니 사흘이 되어 脈證이 점차 和하고 죽을 먹게 되니 甘涼緩劑로 바꾸어 주었다. 다시 열흘이 지나 굳은 黑屎를 내보내고는 나았다.

7-13 余朗齋形瘦體弱, 患間日瘧, 寒少熱多, 二便澀滯, 脘膈悶極, 苔膩不渴. 孟英切脈緩滑而上溢, 曰, 素稟雖陰虧, 而痰濕阻痺, 旣不可以提表助其升逆, 亦未宜以涼潤碍其樞機. 投以滑·朴·茹·旋·通草·枇杷葉·葦莖·鬱金·蘭葉之方. 苔色漸退, 卽去朴·鬱, 加連·枳·半夏. 胸悶漸開, 瘧亦

7-13 余朗齋가 신체가 마르고 허약한데 間日瘧에 걸려 熱多寒少에 大小便이 잘 나오지 않고 가슴과 배가 메슥거리고 舌苔는 膩하나 갈증은 없었다. 孟英이 보니 脈緩滑上溢하여 말하기를 "원래 稟賦가 陰虛한데 痰濕이 가로막고 있으니 解表藥을 써서 升逆을 도울 수도 없고, 涼潤藥으로 樞機를 막을 수도 없다." 하고는 활석(滑石)·후박(厚朴)·죽여(竹茹)·선복화(旋覆花)·통초(通草)·비파엽(枇杷葉)·위경(葦莖)·울금(鬱金)·택란(蘭葉)으로 방을 만들어 주니 舌苔가 점차 벗겨졌다. 다시 후박(厚朴)·울금(鬱金)을 빼고 황

減，便乃暢，再去滑·半·連·枳，加沙蔘·石斛·橘皮·黃芩，浹旬而愈．（眉批，運樞機，通經絡，爲孟英用藥秘訣．無論用補用淸，皆不離此意，細觀各案自知.）

련(黃連)·지실(枳實)·반하(半夏)를 가하여 주니 가슴 답답하던 것이 점차 열리며 瘧疾이 줄고 대소변도 뚫렸다. 다시 활석(滑石)·반하(半夏)·황련(黃連)·지실(枳實)을 빼고 사삼(沙蔘)·석곡(石斛)·귤피(橘皮)·황금(黃芩)을 가하여 주니 열흘이 되어 나았다.

樞機를 움직이고 經絡을 通하게 하는 것이 孟英이 약을 쓰는 비결이다. 補藥 淸藥을 막론하고 모두가 여기에서 벗어나지 않는다. 각 의안을 자세히 살펴보면 이를 알게 될 것이다.

7-14 董哲卿貳尹令正，胎前患嗽，娩後不痊，漸至寢汗減餐，頭疼口燥，奄奄而臥，略難坐起．孟英診脈虛弦軟數，視舌光赤無苔，曰，此頭疼口燥，乃陽升無液使然，豈可從外感治？是衝氣上逆之嗽，初非傷風之證也．與蓯蓉·石英·龜板·茯苓·冬蟲夏草·牡蠣·穭豆衣·甘草·小麥·紅棗·藕．數帖嗽減餐加，頭疼不作，加以熟地，服之遂愈.

7-14 董哲卿 貳尹의 令夫人이 출산 전에 咳嗽가 있었는데 출산하고도 낫지를 않더니 점차 盜汗이 있고 식사가 줄면서 머리가 아프고 입이 마르니 간신히 숨을 쉬며 일어나 앉기도 어렵게 되었다. 孟英이 脈을 보니 虛弦軟數하며 혀는 붉게 빛나며 舌苔가 없으니 말하기를 "頭痛口燥는 陽升無液에서 생긴 것이라. 어찌 外感病으로 다스릴 것인가? 이는 衝氣上逆의 咳嗽로서 처음부터 傷風證이 아니다." 하고는 육종용(肉蓯蓉)·석영(石英)·귀판(龜板)·복령(茯苓)·동충하초(冬蟲夏草)·모려(牡蠣)·여두의(穭豆衣)·감초(甘草)·소맥(小麥)·홍조(紅棗)·우(藕)로 方을 만들어 몇 첩을 주니 咳嗽가 줄고 식사가 늘면서 두통도 나지 않아 다시 熟地黃을 加하여 복약하고 나았다.

7-15 慶雲圃觀察令郎恩蔭堂司馬，陡患偏墜，醫與茴香·蘆巴·烏藥·茘核等劑，遂痛不可忍，浼趙菊村鹺尹邀孟英視之．按其脈膚甚熱．曰，非疝也，睾丸腫痛必偏於右，此濕熱時邪也．設以疝治之，必成癰．按法治之，果覆杯而痛減，三服而便行熱退．因食羊肉腫痛復作，再與淸解，諄囑愼口腹而瘳.

7-15 慶雲圃 觀察의 아들 恩蔭堂 司馬가 갑자기 睾丸偏墜가 되니 醫員이 회향(茴香)·호로파(胡蘆巴)·오약(烏藥)·여지핵(茘枝核) 등의 약을 주었는데 통증이 더욱 심해져 참을 수가 없었다. 趙菊村 鹺尹을 시켜 孟英을 초빙하였다. 孟英이 맥을 보려고 누르니 피부가 뜨거운지라 말하기를 "이는 疝證이 아니다. 睾丸腫痛은 반드시 오른쪽에 치우치는데 이번 證은 濕熱時邪이다. 疝證으로 治하면 필히 癰腫이 생길 것이다." 하고 法대로 치료하여 服藥하자 바로 통증이 줄었다. 세 첩을 먹자 변이 나오고 열이 물러갔다. 양육(羊肉)을 먹어 腫痛이 再發하니 다시 淸解藥을 주면서 음식을 조심하도록 하여 나았다.

7-16 吳憲章年逾花甲患感，

7-16 吳憲章이 花甲인데 감기에 걸렸다. 醫員이 濕溫으로

醫知其爲濕溫也，投藥不應，而仍能起榻理事．石北涯拉孟英視之，冀其勿至加劇．及診脈左寸數疾，餘皆軟大，谷食略減，便溏溲少，苔色膩黃，舌尖獨黑．孟英不肯予方，人咸詫之，因曰，證原不重，吾以脈象舌色察之，是平昔曲運心機，離火內亢，坎水不制，勢必自焚，況兼濕溫之感乎？果數日而殞．

보아 투약하여 효과가 없었으나, 자리에서 일어나 일은 처리할 수 있었다. 石北涯가 孟英을 끌고 와서 진료를 보게 하였다. 병세가 더 나빠지지 않기를 바라면서 孟英이 맥을 보니 左寸脈이 數疾하고 나머지 맥은 모두 軟大하며 식사를 제대로 못하면서 설사가 있으며 소변은 적게 나오고 舌苔는 膩黃한데 舌尖은 검으니 孟英이 약방문을 내려고 하지 않아 사람들이 모두 괴이하게 여겼다. 孟英이 말하기를 "병증이 원래는 무겁지 않았다. 그런데 내가 脈象과 舌色을 살펴보니 평소에 心慮가 많아 離火가 內盛한데 이를 坎水가 制하지 못하니 病勢가 필히 타오를 것이라. 항차 濕溫感氣를 겸하였음에랴?" 하였다. 과연 수일 후에 病人이 죽었다.

7-17 黃純光年七十八歲，患濕溫，至旬餘，脈形歇代，呃忒連朝，諸醫望而畏之．孟英診曰，脈雖歇而弦搏有根，是得乎天者厚，雖屬高年，猶爲實象，參以病深聲噦，原非小故，而二便窒澀，苔膩而灰，似府氣未宣，痰濕熱阻其氣化流行之道也．清宣展布，尙可圖焉．何新之韙其議，因以旋·茹·梔·楝·杷·杏·萸·連·菀·蔞·雪羹爲劑，片通草一兩，煎湯煮藥，投匕卽減，數服而大吐膠痰，連次更衣，遂安粥食．唯動則嗽逆，漸露下虛之象，予西洋蔘·龜板·牡蠣·蓯蓉·石斛·牛膝·冬蟲夏草·石英·茯苓·當歸等藥，各恙降遞安．繼加砂仁·熟地而起．

7-17 黃純光이 七十八歲인데 濕溫에 걸린 지 열흘이 되어 歇代脈에 딸꾹질이 매일 아침마다 나니 여러 의원들이 보기만 할 뿐이었다. 孟英이 脈을 보더니 말하기를 "脈이 가끔 멎고 弦搏하나 有根하니 이는 先天體質이 厚한 것이라. 비록 高年이나 병증은 實證에 가깝다. 병이 깊고 딸꾹질이 나나 원래는 이러지 아니하였을 것이다. 또 大小便이 막혀 잘 나오지 않고 舌苔는 膩苔에 회색이니 이는 腑氣가 宣通하지 않고 痰濕熱이 氣化流行을 막고 있는 것이라. 機氣를 淸宣展布한다면 가히 치료할 만하다." 하니 何新之도 이를 옳게 여겼다. 이에 선복화(旋覆花)·죽여(竹茹)·치자(梔子)·연실(楝實)·비파엽(枇杷葉)·행인(杏仁)·오수유(吳茱萸)·황련(黃連)·자완(紫菀)·과루(瓜蔞)·설갱(雪羹)을 통초(通草) 一兩 煎湯한 물에 달여 투약하니 즉시 병세가 줄고 몇 첩 더 복용하니 膠痰을 많이 吐하면서 연달아 大便을 내보내고는 죽을 먹게 되었다. 그러나 움직이면 咳嗽 氣逆이 나니 점차 虛證의 증상이 나타나기 시작하였다. 다시 서양삼(西洋蔘)·귀판(龜板)·모려(牡蠣)·육종용(肉蓯蓉)·석곡(石斛)·우슬(牛膝)·동충하초(冬蟲夏草)·석영(石英)·복령(茯苓)·당귀(當歸) 등의 약을 쓰니 증세가 모두 가라앉았다. 계속하여 사인(砂仁)·숙지황(熟地黃)을 가하여 복용하여 병상에서 일어났다.

7-18 錢聞遠自春間偶患痰嗽, 醫投蘇·葛而失音. 更醫·大劑滋補·漸至飮水則嗆, 久延愈劇. 邀孟英診, 曰, 左寸動數, 尺細關弦, 右則澀, 乃心陽過擾, 而暗耗營陰, 肺金受爍, 淸肅不行, 水失化源, 根無蔭庇, 左升太過, 右降無權, 氣之經度旣乖, 血之絡隧亦痺, 飮水則嗆, 是其据也. 金遇火而伏, 其可慮乎! 繼而瘀血果吐, 納食稍舒, 老醫嚴少眉以爲可治, 竭力圖維, 仍殞於伏.

7-18 錢聞遠이 봄부터 痰嗽를 앓았다. 醫員이 蘇葉 葛根을 투여하니 失音이 되고 다시 大劑의 滋補藥을 바꾸어 주었더니 물을 마시면 사레가 들리는데 날이 갈수록 더욱 심해졌다. 孟英을 초빙하여 본즉 孟英이 말하기를 “左寸脈動數 尺脈細 關脈弦한데 右脈澀하니 이는 心陽이 太過하여 營陰을 耗傷시킨 것이라. 따라서 肺金受爍하여 肅淸이 안 되는 것이니 水가 化源을 잃음에 따라서 陰의 庇護를 받지 못하여 肝氣의 오름이 지나치고 肺氣는 내려가지 않으니 기의 흐름이 어긋나고 血의 絡隧 역시 痺하니 물을 마신즉 사레가 들리게 된 것이다. 金이 火를 만나 伏하니 어찌 염려하지 않겠는가?” 하였다. 病人이 계속하여 瘀血을 吐하고 식사가 점점 줄어드는데 老醫 嚴少眉가 고칠 수 있다 하여 전력으로 노력하였으나 운명하였다.

7-19 湯西塍年逾花甲, 感證初起, 周身膚赤, 滿口苔黃, 頭痛腰疼, 便溏溲痛, 伊親家何新之診爲險候, 囑延孟英診之. 脈見弦細而軟, 乃陰虛勞倦·濕溫毒重之證. 淸解之中, 須寓存陰. 以犀角·羚·苓·茹·銀·翹·桑·葦·通草·蘭葉爲方, 煎以冬瓜湯. 服之遍身赤疹而左眼胞忽腫, 右臂痠疼不擧, 耳聾神不淸爽, 亟以元蔘·丹皮·菊花·梔子·桑枝·絲瓜絡·石斛·竹葉, 煎調神犀丹爲劑. 偶邀瘍科視外患, 亦知病因濕熱, 連進木通等藥, 脈更細弱, 神益昏憊, 飮食不進, 溲澀愈疼, 新之以爲難挽矣. 孟英曰, 急救陰液, 尙可轉機. 援復脈湯去薑桂·麻仁, 易西洋蔘, 加知母·花粉·竹葉·蔗漿灌之. 一劑神蘇脈起, 再服苔退知饑, 三啜身凉溺暢, 六帖後膚蛻安眠, 目開舌潤. 或疑甘柔滑膩之藥,

7-19 湯西塍이 花甲을 넘었는데 감기 초기에 온몸의 피부가 붉게 되고 舌苔가 전부 누렇고 頭痛 腰痛에 설사하면서 소변 시에는 통증이 있으니 親家 되는 何新之가 증세가 위험하다 하여 孟英을 초빙하여 보게 하였다. 孟英이 脈을 보니 弦細軟한지라, 이는 陰虛勞倦에 濕溫毒의 重證이니 淸解하면서 存陰하여야 하는지라, 서각(犀角)·영양각(羚羊角)·복령(茯苓)·죽여(竹茹)·금은화(金銀花)·연교(連翹)·상엽(桑葉)·위경(葦莖)·통초(通草)·난엽(蘭葉)으로 方을 만들고 이를 冬瓜湯으로 煎湯하게 하여 복약시키니 신체 한쪽 편에 赤疹이 나고 왼쪽 眼胞가 홀연히 붓고 오른팔이 시큰거리며 아파서 팔을 들 수 없고 귀가 안 들리며 정신이 맑지 못하게 되니, 급히 현삼(玄蔘)·목단피(牧丹皮)·국화(菊花)·치자(梔子)·상지(桑枝)·사과락(絲瓜絡)·석곡(石斛)·죽엽(竹葉)을 煎湯하여 神犀丹과 같이 복용시켰다. 다시 瘍科 醫員에게 보이니 外患이라 하며 病因은 濕熱로 보아 목통(木通) 등의 약을 연달아 주니 脈은 더욱 細弱하여지고 정신은 더욱 혼미하고 음식부진에 小便 澀痛은 더 심해지니 목숨을 구하기 어렵게 되었다. 孟英이 말하기를 “陰液을 保存할 수 있으면 병세를 되돌릴 수 있다.” 하고는 復脈湯에서 생강(生薑)·계지(桂枝)·마자인(麻子仁)을 빼고 인삼(人蔘)

何以能淸濕熱? 孟英曰, 陰虛內熱之人, 蘊濕易於化火, 火能爍液, 濡布無權, 頻溉甘涼, 津回氣達. 徒知利濕, 陰氣先亡, 須脈證詳參, 法難執一也. 又服數劑後, 忽然肢腫, 遍發風块, 瘙痒異常. 或又疑證之有變也, 孟英曰, 此陰津充而餘邪自尋出路耳. 與輕淸藥數帖, 果瘥.

은 서양삼(西洋蔘)으로 바꾸고 지모(知母)·천화분(天花粉)·죽엽(竹葉)·자장(蔗漿)을 가하여 복용시키니 한 첩에 정신과 맥이 살아나고, 두 첩을 먹으니 舌苔가 물러나고 배가 고파지고, 세 첩을 먹으니 몸이 시원해지면서 소변이 잘 나왔다. 여섯 첩을 먹으니 피부가 벗겨지면서 잠도 잘 자게 되고 눈도 떠지고 舌潤하게 되었다. 或者가 甘柔滑膩한 약으로 어찌 濕熱을 淸할 수 있는가 하고 물으니, 孟英이 말하기를 "陰虛內熱한 사람은 濕淵이 쉽게 火로 바뀌는데 火는 陰液을 졸여 傷하게 하여 陰液이 濡布가 안 된다. 甘涼劑를 주면 津液이 돌아오고 氣行하게 된다. 단지 利濕만 시키면 陰氣가 먼저 亡하니 반드시 脈證을 자세하게 살펴야지 한 가지 治法만 고집해서는 안 된다." 하였다. 或者가 變證이 되지 않았는지 의문을 가지니 孟英이 말하기를 "이는 陰液이 補充되면 나머지 邪氣는 스스로 빠져나가는 것이다." 하고 輕淸藥 몇 첩을 더 주니 병이 나았다.

7-20 趙菊齋仲媳, 素患陰虛內熱, 時或咯血, 去年孟英已爲治愈, 曁而汎事偶愆, 孟英診曰, 病去而孕矣. 今春娩後患瀉, 適孟英赴豫章之診, 專科進以溫熱之方, 而咳嗽乃作, 更醫改授養營之劑, 則滑泄必加, 簽藥乩方, 備嘗莫效. 比孟英歸, 投以甘麥大棗配梅之法, 證漸輕減. 繼爲其姻黨尼之, 多方蠻補, 遂致腹痛減餐, 日下數十行, 皆瑩白堅圓, 如白蒲桃之形, 上縈血絲. 菊齋悔悶, 仍乞援於孟英. 予仲景當歸生薑羊肉湯, 每劑呑鴉旦仁二十一粒, 以龍眼肉爲衣. 果兩服而便轉爲溏, 痛即遞減. 再與溫養奇經之龜板·鹿霜·歸·苓·杞·菟·甘·芍·烏鰂·蓯蓉·蒲桃·藕等藥, 調理而痊.

7-20 趙菊齋의 둘째 며느리가 평소에 陰虛內熱한데 때때로 咯血하니 작년에 孟英이 치료하여 나은 적이 있었다. 지난번에 월경을 거르니 孟英이 진찰하고 말하기를 "병이 아니고 임신이라." 하였다. 금년 봄에 출산하고 설사가 있는데 孟英이 마침 豫章에 진료를 나가 專科 醫員이 溫熱方을 주니 咳嗽가 생겼다. 醫員이 다시 養營藥을 주니 滑泄이 더 심해졌는데도 아무 약이나 마구 투여하여 효과가 나지 않았다. 孟英이 돌아와서 보더니 甘麥大棗湯에 烏梅 黃連을 넣어 주니 증세가 점차 가벼워졌다. 잠시 병세가 주춤하자 또 사돈집의 사람들이 補藥을 마구 투여하니 腹痛에 식사가 줄게 되고 하루에 수십 번 설사가 나는데 백포도 알과 같은 희고 둥근 알 모양이 나오는데 血絲가 둘러싸고 있었다. 菊齋가 후회가 되어 煩悶하다가 다시 孟英에게 구해주기를 빌었다. 孟英이 仲景의 當歸生薑羊肉湯 한 첩에 雅膽子 스물한 개를 용안육(龍眼肉)으로 싸서 먹게 하니 두 번 먹자 대변이 설사로 바뀌고 통증도 줄었다. 다시 奇經을 溫養하는 귀판(龜板)·녹각상(鹿角霜)·당귀(當歸)·복령(茯苓)·구기자(枸杞子)·토사자(菟絲子)·감초(甘草)·

작약(芍藥)·오적골(烏賊骨)·육종용(肉蓯蓉)·포도(蒲桃)·우(藕) 등의 약을 주고 조리하여 나았다.

7-21 海鹽任斐庭, 館於關琴楚家, 季夏患感, 黃某聞其身熱而時有微寒也, 進以薑·萸·柴·棗等藥, 數帖熱愈壯, 而二便不行. 更醫連用滲利之劑, 初服溲略通, 旣而益秘, 居停以爲憂, 始延孟英視焉. 證交十四日, 骨瘦如豺, 脈弦細而澀, 舌色光紫, 滿布白糜, 夜不成眠, 渴不多飮, 粒米不進, 少腹拒按, 勢將喘逆, 雖屬下證, 而形脈如斯, 法難直授. 先令取大田贏一枚, (外治法甚妥.) 鮮車前草一握, 大蒜六瓣, 共搗爛, 加麝香少許, 罨臍下水分穴. 方以元蔘·紫菀·梔子·知母·花粉·海蛇·鳧茈·蓯蓉·牛膝·天冬爲劑, 加鮮地黃汁服之. 其夜小溲卽行, 氣平略寐. 又兩劑, 大解始下, 熱退而漸進稀糜, 乃去雪羹·梔·菀·蓯蓉·膝·地黃汁, 加西洋蔘·麥冬·石斛·乾生地·竹茹·銀花等藥. 又服十餘帖, 凡三解黑矢, 而苔色復於紅潤, 眠食漸安而起矣.

7-21 海鹽 任斐庭이 關琴楚의 집에서 묵고 있는데 늦여름에 감기에 걸렸다. 黃某가 열이 나고 때때로 微寒이 있다고 하여 생강(生薑)·오수유(吳茱萸)·시호(柴胡)·대조(大棗) 등의 약을 주니 몇 첩을 먹자 열이 더욱 심해지고 대소변도 통하지 않게 되었다. 다시 滲利藥을 연달아 쓰니 처음에는 소변이 좀 통하더니 조금 지나니 더욱 막혔다. 居停이 걱정이 되어 孟英을 초빙하여 보게 하였다. 이미 열나흘이 지나서 몸이 바짝 마르고 脈은 弦細澀하고 舌色은 光紫한데 白糜가 잔뜩 끼었다. 밤에 잠을 이루지 못하며 목이 마르나 물을 많이 마시지는 않고 식사를 못하며 아랫배를 만지지 못하게 하고 喘逆하니 下證에 속하나 形體와 脈이 이와 같아 治法을 찾기가 어려웠다. 먼저 큰 논우렁이 한 개와 차전초(車前草) 한 줌, 큰 마늘 여섯 개를 같이 찧어서 사향(麝香)을 조금 넣어서 배꼽 아래 水分穴에 붙이고 (外治法이 심히 타당하다.) 현삼(玄蔘)·자완(紫菀)·치자(梔子)·지모(知母)·천화분(天花粉)·해차(海蛇)·부자(鳧茈)·육종용(肉蓯蓉)·우슬(牛膝)·천문동(天門冬)으로 약을 만들고 鮮地黃汁을 가하여 먹게 하니 그날 밤에 바로 소변이 나오고 평안해지면서 잠을 잘 수 있었다. 다시 두 첩을 먹이니 대변이 나오고 열도 내리면서 죽을 조금씩 먹게 되었다. 이어서 설갱(雪羹)·치자(梔子)·자완(紫菀)·육종용(肉蓯蓉)·우슬(牛膝)·지황즙(地黃汁)을 빼고 서양삼(西洋蔘)·맥문동(麥門冬)·석곡(石斛)·건생지황(乾生地黃)·죽여(竹茹)·금은화(金銀花) 등을 가하여 열 첩을 먹으니 黑屎를 세 번 내보내고 舌色이 紅潤으로 돌아왔다. 그리고는 잠과 식사를 제대로 하게 되면서 병상에서 일어났다.

7-22 莊芝階舍人令愛, 孀居在室, 陡患氣衝欲厥, 脘痛莫當, 自服沈香·吳萸等藥, 病益劇, 而嘔吐發熱, 略有微寒. 孟英按脈弦滑且數, 苔色滑膩

7-22 莊芝階 舍人의 딸이 과부가 되어 집에 있는데 갑자기 氣가 上衝하고 정신이 아득해지며 배가 아파 참을 수가 없었다. 스스로 침향(沈香)·오수유(吳茱萸) 등의 약을 먹었더니 병이 더 심해져 嘔吐發熱에 微寒도 조금 있었다. 孟英이 보니 脈弦滑數하고 舌苔는 滑膩微黃한데 찬물을 즐겨

微黃, 而渴喜冷飮, 便秘溲熱, 眠食皆廢. 是伏痰內盛, 肝逆上升, 而兼吸受暑熱也. 予吳萸水炒黃連·枳實·竹茹·栝蔞·石膏·施覆·赭石·知母·半夏·雪羹. 服二劑吐止痛減, 五劑熱退而解猶不暢, 旬日始得豁然, 乃去石膏·知母·旋·赭, 調之而愈.

마시고 변비와 소변에 열이 있으며 잠과 식사를 모두 廢하였다. 이는 伏痰內盛하여 肝逆上升한데 暑熱을 받은 탓으로 오수유초황련(吳茱萸炒黃連)·지실(枳實)·죽여(竹茹)·과루(瓜蔞)·석고(石膏)·선복화(旋覆花)·대자석(代赭石)·지모(知母)·반하(半夏)·설갱(雪羹)으로 두 첩을 먹으니 구토가 멎고 통증도 줄어들었다. 다섯 첩을 먹으니 열이 물러갔으나 대변은 여전히 시원치 않았으며 열흘이 되어 대변이 풀리기 시작하였다. 이어서 석고(石膏)·지모(知母)·선복화(旋覆花)·대자석(代赭石)을 빼고 복약하고 조리하여 나았다.

7-23 陳書伯太史令弟婦, 娩後三日, 發熱汗多, 苔黃眩悸, 孟英切脈弦細虛數. 乃營陰素虧, 酷熱外爍, 風陽浮動, 痙厥之萌也. 予元蔘·白薇·青蒿·生地·小麥·穭豆衣·石斛·鼈甲·竹葉. 兩劑熱退知饑, 悸汗不止, 去蒿·薇, 加龍·蠣·蓮心·龜板·石英而安. 繼又暑風外襲, 壯熱如焚, 渴飮不饑, 睹物盡赤, 改授白虎加西洋蔘·竹葉·蓮杆, 一啜而瘳, 仍與鎭攝滋潛善其後而愈.

7-23 陳書伯 太史令의 弟婦가 출산하고 사흘이 되어 열이 나고 땀이 많으며 舌苔가 누렇고 어지러우며 가슴이 마구 뛰었다. 孟英이 脈을 보니 弦細虛數하여 이는 營陰이 평소에 虛한데 외부의 酷熱로 風陽이 動하여 驚厥의 싹이 보인 것이다. 현삼(玄蔘)·백미(白薇)·청호(菁蒿)·생지황(生地黃)·소맥(小麥)·여두의(穭豆衣)·석곡(石斛)·별갑(鼈甲)·죽엽(竹葉)으로 두 첩을 먹으니 열이 물러가고 배가 고파졌다. 그러나 가슴이 두근거리고 땀이 멎지 않으니 청호(菁蒿)·백미(白薇)를 빼고 용골(龍骨)·모려(牡蠣)·연자심(蓮子心)·귀판(龜板)·석영(石英)을 주니 평안해졌다. 계속하여 暑風이 外襲하여 열이 뜨겁게 나고 갈증이 나며 배가 고파지지 않고 눈이 붉게 충혈되니 다시 白虎湯 加 西洋蔘 竹葉 蓮杆으로 한 첩을 먹여 고쳤다. 이어서 鎭攝滋潛藥으로 조리하여 병이 나았다.

• 穭豆衣: 쥐눈이콩을 발아시켜 건조한 것으로 淸熱利濕 發汗解表한다.

7-24 顧氏婦半産後, 因吃飯脘痛, 人以爲停食也, 進以消導, 痛甚發熱, 臥則右脇筋掣難忍. 孟英曰, 此非發散攻消可疗. 予施覆·絲瓜絡·冬瓜子·蓮杆·葦莖·竹茹·貝母·枇杷葉·蘭葉·通草爲方. 一劑知, 二劑已.

7-24 顧氏 婦人이 流産 후에 식사를 하면 胃脘痛이 있었다. 사람들이 滯하였다 하여 消導藥을 주니 통증이 더 심해지고 열이 났다. 누우면 오른편 脇筋이 땅겨서 참을 수가 없었다. 孟英이 말하기를 "이는 發散이나 攻消法으로 고칠 수 있는 것이 아니다." 하고는 선복화(旋覆花)·사과락(絲瓜絡)·동과자(冬瓜子)·연간(蓮杆)·위경(葦莖)·죽여(竹茹)·패모(貝母)·비파엽(枇杷葉)·난엽(蘭葉)·통초(通草)로

방을 만들어 복약시키니 한 첩에 효과가 나고 두 첩에 나았다.

• 懸飮 癖飮의 의안이다.

7-25 高氏婦因戒鴉片而服外洋丸藥, 諸無所苦, 惟便秘不通, 醫治兩月, 迄不能下, 且仍安谷, 而面赤齦脹欲挑, 每以銀針嵌入齒縫, 而撥出之時, 銀色已如煤黑. 孟英診脈滑數, 予犀角·石膏·硝·黃·升麻·蜣螂爲劑, (解毒妙品.) 和以鮮銀花汁一杯. 服後夜間登圊三四行, 而病去及半, 再予淸解化毒而痊.

7-25 高氏 婦人이 아편을 조심하느라고 外國에서 온 丸藥을 먹으니 별다른 고통은 없으나 便秘가 생겼다. 의원이 두 달을 치료하였으나 변이 나오지 않았다. 식사는 할 수 있으나 얼굴이 붉게 되고 잇몸이 부어 튀어 오르는 듯하여 銀鍼으로 잇몸을 파고 꺼낼 때 보면 銀鍼이 검은 색으로 변하였다. 孟英이 脈을 보니 滑數하여 서각(犀角)·석고(石膏)·망초(芒硝)·대황(大黃)·승마(升麻)·강랑(蜣螂)으로 약을 만들고 鮮金銀花汁 한 사발을 (解毒의 妙藥이다.) 넣어 같이 먹이니 야간에 서너 번 대변을 보고는 병이 거의 반이 사라져서 다시 淸解藥을 주어 완전히 나았다.

• 升麻: 陽明胃熱을 瀉하여 齒痛口瘡 咽喉腫痛을 治한다.

7-26 太倉陸竹琴之令正, 陡患心悸, 肢冷如氷, 其子皇皇, 浼吳江程勉耘懇援於孟英. 察其脈浮弦而數, 視其舌尖赤無苔, 乃陰虛陽越, 煎厥根萌. 予元蔘·二至·三甲·龍齒·石英·生地·牛膝·茯神·蓮子心而愈.

7-26 太倉 陸竹琴의 令夫人이 갑자기 가슴이 뛰고 손발이 얼음같이 차지니 아들이 皇皇하여 吳江 程勉耘을 시켜 孟英에게 도움을 청하도록 하였다. 孟英이 맥을 보니 浮弦數하고 혀끝이 붉고 舌苔는 없으니 이는 陰虛陽越로서 煎厥의 싹이 보여 현삼(玄蔘)·이지(二至)·삼갑(三甲)·용치(龍齒)·석영(石英)·생지황(生地黃)·우슬(牛膝)·복신(茯神)·연자심(蓮子心)을 주어 고쳤다.

7-27 趙子循室, 娩後服生化湯兩帖, 更因驚嚇, 三朝發熱, 連投四物·六合等湯, 病日以甚, 半月後始延孟英診之. 脈象左弦急, 右洪滑數, 苔黃大渴, 譫語嗽痰, 惡露仍行, 唇齒乾燥, 是因陰虛之體, 血去過多, 木火上浮, 酷暑外爍, 津液大耗, 兼有伏痰之候也. 亟與營衛兩淸, 冀免他變. 而母家極畏石膏, 堅不與服, 越

7-27 趙子循의 妻가 출산 후에 生化湯을 두 첩 먹었는데 놀라고 또 성이 나서 사흘 아침 내리 열이 났다. 四物湯 六味地黃湯을 연이어 투여하였으나 병은 나날이 심해져 보름 후에 孟英을 초빙하여 보였다. 孟英이 맥을 보니 左脈弦急 右脈洪滑數하고 舌苔가 누렇고 갈증이 심하며 헛소리하고 痰嗽가 있으며 惡露가 나오고 脣齒가 乾燥하였다. 이는 陰虛體質에 出血이 過多하여 木火上浮하고 외부의 酷暑가 진액을 크게 소모시켰는데 伏痰을 兼하여 생긴 것이라. 급히 營衛를 淸하면서 다른 變證이 생기지 않기를 바랄 뿐이었다. 그러나 母親이 석고(石膏)를 극히 싫어하여 먹이

三日勢益劇，計無所施．子循之叔笛樓， 與其表兄許芷卿，徑以白虎加減投之，證有轉機．翼日再迓孟英會同笛樓，暨其舅氏許吉齋山長， 協商妥治，咸是王議．且以西瓜汁助其藥力，熱始日漸下行，二便如火．又數日漸安粥食，神氣亦淸，起坐梳頭，夜能靜寐．然熱蘊太久，下焦患癰，膿雖卽潰，陰液漏傷，脈復空數浮大，便泄善嗔，口乾多夢，皆木少水涵，爍津侮胃之見證也．孟英與笛樓商以白頭翁湯，加龍骨·三甲·甘草·木瓜育陰潛陽， 餘糧石脂丸中加梅·連以熄風鎭胃．果得瘡口膿乾，餐加瀉止，脈柔熱淨，苔退神怡．正須善後，甫授滋塡，不期酷熱兼旬，甘霖忽降，窗開徹夜，復感風邪，身熱微寒，鼻流淸涕，而陰液久奪，外患未痂，培養碍投，又難發汗，肝風內應，瘛瘲旋形，九仞之功，遂成畫餠，門外漢未免以成敗論，然此案自堪傳也．(眉批，仍是陰血大虛，故變證如此，非蓋由於風邪也.)

지 않으려 하니 사흘이 지나 병은 더욱 심해졌으나 다른 계책이 없었다. 子循의 叔父 笛樓와 表兄 許芷卿이 白虎湯加減을 투여하니 병세는 조금 좋아졌다. 다음날 다시 孟英과 笛樓 및 외삼촌인 許吉齋 山長이 會同하여 치법을 상의하니 모두 孟英의 견해가 맞다하였다. 西瓜汁으로 약력을 돋우니 열이 점차 내려가기 시작하였으나 대소변은 불과 같이 뜨거웠다. 다시 며칠이 지나 점차 죽과 밥을 먹게 되니 정신도 역시 맑아져서 병상에서 일어나 머리를 빗고 밤에 잠도 들 수 있게 되었다. 그러나 蘊熱이 太過하고 下焦에 擁腫이 있는데 膿水가 潰破하여 흐르고 陰液이 傷하니 脈이 다시 孔數浮大하고 설사가 나고 잘 怒하는데 입이 마르고 꿈이 많으니 이는 木少水涵 爍津侮胃의 證이라. 孟英이 笛樓와 상의하여 白頭翁湯 加 龍骨 三甲 甘草 木瓜로써 育陰潛陽하고 禹餘糧赤石脂丸에 烏梅 黃連을 加하여 息風鎭胃하니 과연 瘡口에 膿이 마르고 식사량이 늘면서 설사가 멎고 脈이 柔해지고 열도 내려가고 舌苔가 벗겨지고 정신이 맑아졌다. 이후 조리를 잘 하고 滋陰하여 陰液을 補塡한 데다 酷熱도 열흘간 주춤하였다. 반가운 비가 내리는데 창문을 밤새 열어놓아 다시 風邪에 감수되어 열이 조금 나고 맑은 콧물이 흐르니 이미 오랫동안 陰液이 빠진 데다가 外患도 아직 아물지 않아서 培養藥을 투여할 수도 없고 發汗을 시킬 수도 없게 되었다. 發汗시키면 肝風이 內動하여 驚風口噤이 될 수도 있으니 이렇게 되면 그동안의 노력만 헛되게 될 뿐이라. 문외한으로서 잘잘못을 논할 수는 없으니 이 醫案만을 감히 전할 뿐이다.

陰血이 大虛하여 變證이 이와 같이 생겨나니, 이 모든 것의 원인이 風邪 때문만은 아니다.

7-28 陳某患嗽，嗽則先吐稀痰，次則黃濃甜濁之痰，繼之以深紅帶紫之血，仍能安谷，別無所苦，多藥不愈．孟英切其脈緩大，而右關較甚，乃勞倦傷陽，而兼濕熱蘊積也．予

7-28 陳某가 咳嗽가 있는데 기침을 하면 먼저 묽은 痰을 토하고 다음에 짙고 누런 甜濁痰이 나오고 이어서 深紅色에 자주색을 띈 피가 나왔다. 식사를 할 수 있고 다른 어려움이 없으나 여러 약을 먹어도 낫지 않았다. 孟英이 보니 脈緩大한데 右關脈이 더 심하니 이는 勞倦傷陽에 濕熱

沙蔘·生薏苡·木瓜·茯苓·竹茹·桑葉·枇杷葉·生扁豆·葦莖·花粉爲劑, 吞松石猪肚丸而愈.

蘊積을 兼한 證이다. 사삼(沙蔘)·생의이인(生薏苡仁)·목과(木瓜)·복령(伏苓)·죽여(竹茹)·상엽(桑葉)·비파엽(枇杷葉)·생편두(生扁豆)·위경(葦莖)·천화분(天花粉)으로 藥方을 만들고 이를 松石猪肚丸과 같이 먹게 하니 나았다.

7-29 王瘦石夫人患滯下, 腹痛微嘔, 不饑口苦, 溲短耳鳴. 孟英診曰, 脈見細弱之形, 肌無華澤之色, 汛不行而早斷, 舌紫黯以無津, 是素質陰虧, 情懷悒鬱, 二陽黙熾, 五液潛消, 雖吸暑邪, 莫投套藥. 予白頭翁湯加雪羹·銀花·梔子·楝實, (先淸暑邪.) 數劑而減. 繼去雪羹, 加生地·蓯蓉·柿餠·藕汁而安. 改授甘麥大棗, 加西洋蔘·生地·蓯蓉·竹茹·歸·芍·葡桃乾, 而以藕湯煎服, 調養體質以痊.

7-29 王瘦石 夫人이 滯下가 있어 배가 아프고 조금 토하며 배가 고파지지 않고 입이 쓴데 小便이 찔끔 나오며 耳鳴이 있었다. 孟英이 보더니 말하기를 "脈細弱하고 피부에 윤택한 색이 없으며 월경이 일찍 끊어지고 舌紫暗하며 津液이 없으니 이는 陰虛體質에 情志가 鬱滯하여 陽明에 熱이 쌓이고 五液을 소모시킨 데다가 暑邪를 感受하였으니 마구 약을 투여해서는 안 된다." 하고는 白頭翁湯 加 雪羹 金銀花 梔子 楝實을 주니 (먼저 暑邪를 淸한다.) 몇 첩에 증세가 줄었다. 이어서 설갱(雪羹)을 빼고 생지황(生地黃)·육종용(肉蓯蓉)·시병(柿餠)·우즙(藕汁)을 가하여 주니 편안해졌다. 다시 甘麥大棗湯 加 西洋蔘 生地黃 肉蓯蓉 竹茹 當歸 白芍藥 乾葡萄를 藕湯으로 煎服하고 體質을 調養하여 나았다.

王氏醫案續編 卷八

原名 仁術志

杭州 王士雄孟英 醫案
仁和 徐然石業枝 續輯

8-1 『仁術志』者，海豊張君柳吟所題孟英之醫案也．吾師趙菊齋先生，暨莊舍人芝階爲之序，余以未與其事，深以爲歉．秋間偶過孟英，適有陳姓者牽羊來謝，孟英頗疑之，其人曰，三月間次媳患時感，而氣逆不能眠，醫皆畏却，特延君診．甫按脈云，甚滑疾是爲娠象，用藥必須顧及．此時次媳於去秋娩後，月事尙未一行，君爲此言，闔家未嘗不竊笑也．迨疾漸平，哺兒之乳亦不覺少，雖自問亦斷斷非孕．至六月間腹漸脹，方謂有病．不料昨日倏産一孫，擧家敬服高明，故來致謝耳．孟英因謂余云，昨診魏子恒之室亦妊也．諸醫作虛損治，脈雖虛微軟數，而滑象仍形，病家深不以吾言爲然者，緣病患之女兄二人，皆死於虛勞也．然其伯仲之證，吾皆診焉，今已十餘年矣，猶憶伯字於關氏，未嫁而卒，證非不治，亦爲藥誤．病中閱吾方案，極爲折服，且曰，先生來暮，儂不能起矣．前此延致諸

8-1 『仁術志』는 海豊 張君柳吟이 孟英의 醫案에 제목을 붙인 것이다. 나의 스승 趙菊齋 先生과 莊舍人芝階가 序文을 지었는데 내가 그 일에 참여하지 못하여 매우 안타까웠다. 가을에 孟英을 만났는데 때마침 陳氏姓 가진 사람이 羊을 끌고 와서는 고마움을 표하니 孟英이 의아하게 생각하였다. 그가 말하기를 "3월에 둘째 며느리가 감기에 걸려 氣逆 不能眠할 때에 다른 의원들은 진료를 물리쳤으나 孟英은 진료를 해주었다. 脈을 잡고는 '甚滑疾하니 이는 妊娠脈이라. 약을 쓸 때는 조심하여야 한다.' 하였다. 그때에 둘째 며느리는 지난 가을에 출산을 하고 아직 월경이 없었는데 孟英이 이 말을 하니 모든 집안사람들이 몰래 웃을 수 밖에 없었다. 감기가 점차 가라앉고 젖도 적지 않게 나와서 본인도 임신이 아니라고 하였다. 유월이 되어 배가 점차 불러와서 병이 들었나 하였다. 지난 일은 잊어버렸는데 갑자기 손자가 나오니 모든 집안사람들이 高名하다고 敬服하여 지금 이렇게 와서 치사하는 바이다." 하니, 孟英이 나머지를 말하는데 "지난번에 魏子恒의 妻를 진료하였을 때에 임신이었다. 다른 의원들은 虛損으로 보아 치료하였다. 脈이 비록 虛微軟數하였으나 滑象도 있었다. 病人이 내가 하는 말을 믿지 않았는데 이는 病人의 女兄 두 명이 虛勞로 죽은 탓이었다. 여자 형제 두 명을 내가 진료하였는데 벌써 십년이 지났다. 큰 언니는 關氏 집에 定婚이 되어 있었는데 出嫁하지 못하고 죽었다. 證을 치료할 수 없었던 것이 아니고 약을 잘못 써 죽은 것이다. 病中에도 나의 方

名家, 徒曰虛證宜補, 而不治其所以虛, 方則群聚補藥, 必以地黃爲之冠, 雖有蔘·芪, 亦列於後, 卽使用藥不乖, 而陽生陰長, 氣爲血帥之旨, 尙未分曉, 況其他乎? 吾聞而愕然, 何以閨中女子, 亦解談醫, 細詢始知爲乾隆間名醫吳潁昭先生之女孫也, 尤爲惋惜. 仲適於陳少帘少府, 的系損證, 若季者因其家懷先入之見, 遂致醫人迎合誤事, 豈不可嘆! 迨仲秋果聞魏氏分娩, 母子皆亡, 方嘆孟英之卓見爲不可及也. 爰采秋冬諸案之治法不同於尋常者, 而續成一卷云.

案을 보고는 극히 타당하다고 하였다. 그리고 말하기를 '先生이 저녁에 오시더라도 저는 일어날 수 없을 것입니다. 전에 여러 名醫들은 초빙하였는데 모두 말하기를 虛證이어서 補하여야 된다 하였으나 결국 虛證을 치료하지 못하였습니다. 이들이 여러 補藥을 사용하였을 것이니 지황(地黃)을 필두로 하여 인삼(人蔘)·황기(黃芪)를 사용하였을 것입니다. 이들 약은 틀리지 않으나 陽生陰長 氣爲血之帥의 뜻도 모르는데 나머지는 말해서 뭐하겠습니까?' 하였다. 내가 이 말을 듣고는 깜짝 놀랐다. 어찌 閨中의 여인이 醫術을 論한다는 말인가? 자세히 물어보니 이 여인은 乾隆帝 시절의 名醫인 吳潁昭 선생의 女孫이라 더욱 안타까웠다. 둘째 언니는 陳少簾 少府의 집에 출가하였는데 損證이 맞았다. 막내 여인이 언니의 치료가 잘못 되어 의원에 대한 선입견을 갖고 있으니 의원이 잘못 처치한 일이 어찌 안타깝지 않을 것인가?" 하였다. 가을이 되어 과연 魏氏 집에 出産이 있었으나 母子가 다 죽었다는 소식이 들어오니 孟英의 卓見이 뭇사람들이 미치지 못할 바라고 감탄하였다. 가을과 겨울 사이의 여러 醫案들의 治法 중에서 보통의 것과 다른 治法을 모아 醫案 한 권을 만들고자 한다.

8-2 便血至三十餘年, 且已形瘦腰疼, 嗽痰氣逆, 似宜溫補之法矣. 而嘉定沈醞書患此瀕危, 求孟英以決歸程之及否? 比按脈弦數, 視舌苔黃, 詢溺短赤, 曰, 痔血也. 殆誤於溫補矣. 肯服吾藥, 旬日可瘳. 醞書欣感, 力排衆論, 俓服其方, 果不旬而愈. 方用葦莖合白頭翁湯, 加枇杷葉·施覆花·側柏葉·藕, 是肅肺袪痰·淸肝涼血互用也. (眉批, 徐靈胎批葉案云, 便血無至十餘年者, 不問可知爲痔血矣. 惟徐氏未嘗出方, 孟英此案足爲程式.)

8-2 便血이 있은 지 三十 年 이미 形體는 마르고 腰痛이 있는데 嗽痰氣逆하니 마땅히 溫補法을 써야 될 것 같다. 嘉定 沈醞書가 이 證을 앓으니 孟英이 돌아오는 도중에 진료를 請하였다. 孟英이 보니 脈弦數 舌苔黃하고 물어본즉 소변이 붉고 짧은지라. 孟英이 말하기를 "痔血이다. 溫補하면 위태하다. 내 약을 먹으면 열흘이면 나을 것이다." 하였다. 醞書가 고마워하면서 힘써 다른 의견을 물리치고 孟英의 약을 먹으니 열흘이 안 되어 나았다. 藥方은 葦莖合白頭翁湯 加 枇杷葉 旋覆花 側柏葉 藕로서 이는 肅肺袪痰 淸肝涼血에 쓰인다.

徐靈胎의 批葉按을 보면 "便血로 십 년이 된 사람은 없다. 痔血일 뿐이다." 라고 하였다. 이제 便血 삼십 년이라 하니 이는 물어볼 것도 없이 痔血이다. 徐氏가 이에 대한 方을 내지 않았으니 孟英이 여기에서 쓴 方이 治法이 될 만하다.

8-3 產後諸證, 首必通瘀, 然有不可以常理測者. 表弟周鶴庭室, 新產暈汗, 目不能開, 心若懸旌, 毫無惡露. 乃父何君新之, 按其脈有虛弦豁大之形, 亟拉孟英圖之. 予以三甲·石英·丹蔘·琥珀·甘草·小麥·穭豆衣等藥, (滋陰鎭逆, 仍兼行血之品, 斯靈動而不滯.) 覆杯卽安, 數服而愈. 或詰其何以知非瘀血爲患? 曰, 此陰虛之體, 旣產而營液大脫, 風陽上冒, 雖無惡露, 胸腹皆舒, 豈可誤作瘀衝, 而妄投破血之藥耶?

8-3 產後의 諸證은 제일 먼저 血瘀로 通하는데 통상의 이치로 되지 않는 것도 있다. 表弟 周鶴庭의 처가 처음 出產하고 정신이 혼미하고 땀이 나며 눈을 뜰 수가 없고 마음은 마치 높이 걸린 듯한데 惡露가 전혀 나오지 않았다. 아버지 되는 何新之가 脈을 본 즉 虛弦滑大한지라 급히 孟英을 초빙하여 治法을 圖謀하고는 삼갑(三甲)·석영(石英)·단삼(丹蔘)·호박(琥珀)·감초(甘草)·소맥(小麥)·여두의(穭豆衣) 등의 약을 주었다. (滋陰鎭逆 兼 行血藥으로 靈氣를 動하되 滯하지는 않는다.) 약을 먹자 바로 편안해지고 몇 첩 먹으니 나았다. 或者가 瘀血證이 아닌 것을 어떻게 알았냐고 물으니 孟英이 말하기를 "이는 陰虛體質인데 產後에 營液이 大脫하여 風陽이 上冒한 것이니 비록 惡露가 나오지는 않으나 胸腹은 편안하니 어찌 瘀血의 衝氣로 보아 破血藥을 마구 투여하겠는가?" 하였다.

8-4 許季眉別駕室, 歸自維揚, 仲秋患痁, 自作寒濕治, 勢益劇. 其從子芷卿以爲挾風暑也, 連進淸解, 病不減, 邀孟英診之. 脈弦滑而洪, 體豊多汗, 苔黃便血, 嘔渴妄言, 徹夜不瞑, 欲臥於地. 乃伏痰內盛, 暑擾陽明也. 投大劑石膏·知母·犀角·元蔘·石斛·銀花·黃芩·花粉·蘭葉·竹瀝, 三帖證始平. 芷卿隨以多劑肅淸而愈.

8-4 許季眉 別駕의 妻가 維揚에서 돌아와서 仲秋에 熱瘧을 앓았는데 스스로 寒濕으로 보아 치료하니 병세가 더욱 심해졌다. 아들 되는 許芷卿이 風暑가 낀 것으로 보아 淸解藥을 주었으나 병세는 줄지 않았다. 孟英을 초빙하여 본 즉 脈弦滑洪하고 체격이 살찌고 땀이 많이 나며 舌 苔가 누렇고 대변에 피가 섞여 나오고 구역질에 갈증이 있으며 헛소리를 하고 밤새도록 잠을 자지 못하고 땅 바닥에 눕고자 하니 이는 伏痰이 內盛한데 더위가 陽明에 든 것이라. 大劑의 석고(石膏)·지모(知母)·서각(犀角)·현삼(玄蔘)·석곡(石斛)·금은화(金銀花)·황금(黃芩)·천화분(天花粉)·난엽(蘭葉)·죽력(竹瀝)을 세 첩 투여하니 증세가 가라앉기 시작하였다. 이어서 芷卿이 肅淸藥을 더 투여하여 나았다.

8-5 莊芝階舍人, 年七十矣, 患間瘧, 寒則戰栗, 熱則妄言. 孟英視之, 脈弦數而促, 苔黑口乾, 是素有熱痰, 暑邪內伏. 予知母·花粉·元蔘·石斛·黃芩·竹茹·連翹·海蛇·蘆菔·蓮子心等藥, 數啜而瘳. 至仲冬因泛湖宴客, 感冒風邪, 嗽痰頭疼,

8-5 莊芝階 舍人이 연세 일흔인데 間瘧을 앓으니 寒氣가 들면 덜덜 떨고 熱이 나면 헛소리를 하였다. 孟英이 보니 脈弦數促 苔黑口乾하니 이는 평소에 熱痰이 있는데 暑邪가 內伏한 것이라. 지모(知母)·천화분(天花粉)·현삼(玄蔘)·석곡(石斛)·황금(黃芩)·죽여(竹茹)·연교(連翹)·해차(海蛇)·노복(蘆菔)·연자심(蓮子心) 등의 약을 주니 몇 첩에 나았다. 한겨울이 되어 호수에 뱃놀이를 갔다가 風邪로 感冒에 걸

不饑寒栗， 自服薑·蘇·荊芥等藥二劑，勢益甚，而口渴無溺. 孟英切其脈，與季秋無異，但兼浮耳. 證屬風溫，既服溫散，所謂熱得風而更熾也. 舌絳無津， 亟宜清化. 以桑葉·枇杷葉·梔子·知母·冬瓜子·元蔘·菊花·花粉·貝母·梨汁爲劑，投匕卽減，旬日而痊.

려 痰嗽 頭痛에 배가 고파지지 아니하며 오한으로 벌벌 떠니 스스로 강활(羌活)·소자(蘇子)·형개(荊芥) 등으로 만든 약을 두 첩 먹었다. 그러나 병세가 더욱 심해지고 갈증이 나고 소변이 안 나오게 되었다. 孟英이 맥을 보니 지난 가을과 다르지 않으며 浮脈도 兼하였으니 風溫證이라. 溫散藥을 먹었으니 熱得風으로 병세가 더욱 심해져서 舌絳無津이 되었으니 빨리 淸化하여야 한다고 하였다. 상엽(桑葉)·바파엽(枇杷葉)·치자(梔子)·지모(知母)·동과자(冬瓜子)·현삼(玄蔘)·국화(菊花)·천화분(天花粉)·패모(貝母)·이즙(梨汁)으로 약을 만들어 주니 먹자마자 바로 병세가 줄고 열흘이 되어 나았다.

8-6 孫位申室， 平昔陰虛肝滯，痛脹少餐，暮熱形消，咽疼喉癬，不孕育者九年矣. 往歲汛愆，人皆謂將不起，而孟英切其脈尙不細， 肌猶淖澤，許籌帶病延年之策. 果月事仍行， 而諸恙皆緩， 且能作勞，唯飯食日不過合米. 今秋延孟英往診云，經自三月至今未轉，一切舊恙，彌見其增，君朮雖仁，恐難再延其算矣. 及擧脈弦滑左甚，遽曰，豈僅可延其算哉? 有熊羆入夢矣. 其家聞之駴異，迨季冬果得一子，頗快而健.

8-6 孫位申의 妻가 평소에 陰虛에 肝氣가 鬱滯하고 배에 痛脹이 있어 식사를 적게 하며 저녁에 열이 나고 몸이 마르며 인후가 아프면서 간지러운데 임신이 안 된 지 9년이 되었다. 지난해에는 月經도 나오지 않으니 모두들 일어나지 못할 것이라 하였다. 孟英이 脈을 보니 細하지 않고 피부는 윤택하여서 帶下病을 다스릴 수 있고 長壽할 수 있게 하는 延年 方策을 주었더니 과연 월경이 통하고 모든 증상이 완화되고 일도 할 수 있게 되었으나 식사량은 하루 한 홉이 넘지 못하였다. 이번 가을에 孟英을 초빙하여 놓고 말하기를 "월경이 지난 삼월부터 지금까지 돌아오고 있지 않으나 다른 불편했던 증상도 더 늘어나지 않고 있으니 君이 仁術을 베푼다 하나 延年 方策을 다시 청하기가 어렵겠습니다." 하였다. 孟英이 보니 脈弦滑한데 左脈이 더 심하니 말하기를 "어찌 延年 方策에 그치겠습니까? 아들이 생길 것입니다." 하니 집안사람 모두가 놀랍고 이상하게 생각하였다. 늦겨울이 되어 과연 아들을 얻고 쾌차하여 건강해졌다.

8-7 翁嘉順去年秋間，偶從梯半跌仆，初無所傷，旬日外陡發寒熱，膝旁腫痛. 外科汪某治之，潰後不能收功. 另招許某疗之，識爲傷絡，應手漸

8-7 翁嘉順이 작년 가을에 사다리를 올라가다가 떨어졌다. 처음에는 별로 다친 데가 없는가 하였는데 열흘이 지나니 갑자기 寒熱이 나고 무릎이 부었다. 外科醫員 汪某가 치료하였으나 상처가 터지고 효과가 없었다. 許某를 초빙하여 진료를 받았는데 絡脈이 傷한 것이라 하여 치료를 받

效，翁極信服．然培補年餘，雖納食不減，而肌肉漸削，面色黧黑，步履蹇滯，且一旬半月之間，必患處疼腫，大發寒熱，臥榻數日，始能强起，大費不貲，愈發愈劇．至冬間咽糜齦腐，睛赤音嘶，乃懇孟英以決吉凶．按脈滑數，舌絳便艱，口臭溲少，蘊隆蟲蟲．良由瘍醫僅知溫托一法，旣潰之後，更以溫補收功善後，竟未察其體氣病情，以致平時所有之濕熱痰火，一齊關住，病猶自尋出路，寒熱頻作，而醫者不識，妄指爲虛，補其逾年，人財兩瘠，眞諺所云將錢買憔悴也．予元蔘·黃柏·知母·甘草·銀花·花粉·綠豆·梔子·海蛇·鳧茈爲大劑投之，外吹以錫類散，且令日啖梨·蔗·麒麟菜·柿餠等物．至五十日，諸恙蠲，體腴善步．(眉批，孟英諸案，大抵救溫補之失，故寒涼爲多．然斟酌盡善，不以苦寒傷生氣，則非他人所能學步.)

으니 점차 효과가 있어 翁嘉順도 믿음이 갔다. 일 년 남짓 보약을 먹었는데 식사량은 줄지 않았으나 형체가 마르고 면색이 검게 되고 발걸음도 절게 되었다. 또 열흘에서 보름이 되니 患處가 痛腫하고 寒熱이 크게 나서 침상에 누워 지내나 억지로 일으킬 수는 있었다. 비용도 적지 않게 들어갔고 寒熱도 發할수록 더욱 심해졌다. 겨울이 되니 咽喉가 헐고 잇몸이 붓고 눈이 充血되고 목소리가 쉬게 되니 孟英에게 生死를 물었다. 孟英이 보니 脈滑數하고 舌絳便難 口臭尿少하고 뜨거운 모양이 완연하니 말하기를 "瘍醫가 溫托法 하나는 알아서 傷處가 破한 후에 溫補法으로 효과는 거두었다. 그러나 體氣 病情은 살필 줄 몰라 평소의 濕熱痰火가 막히니 病이 出路를 찾으려고 寒熱이 發한 것이다. 醫者가 이것을 모르고 虛證이라 하여 補하니 해가 갈수록 사람은 상하고 재물도 나갔다. 속담에 말하기를 돈 주고 憔悴를 산다는 것이 이것이다." 하고는 현삼(玄蔘)·황백(黃柏)·지모(知母)·감초(甘草)·금은화(金銀花)·천화분(天花粉)·녹두(綠豆)·치자(梔子)·해차(海蛇)·부자(鳧茈) 등의 大劑를 투약하고 또 錫類散을 불어넣고 배 사탕수수 기린채(麒麟菜)·시병(柿餠) 등을 매일같이 먹게 하니 오십일이 되어 뭇 증상이 없어지고 몸에 살이 오르고 걸음도 걷게 되었다.

孟英이 여러 의안은 溫補法의 실수를 만회하는 것이어서 寒涼藥을 쓰는 경우가 많다. 苦寒한 藥性으로 生氣를 傷하지 않도록 최선을 다하니 이는 일반사람들이 배울 수 있는 것이 아니다.

8-8 胎前産後，疑似極多，號曰專科，尙難措手．陳靑巖孝廉之媳，屠仲如之女也，汛愆一度，次月仍行，方疑其病也．孟英診曰，尺雖小弱，來去緩和，是娠也．繼而果然．仲如令弟子緣之室，經事稍遲，孟英偶診，亦以孕斷，尋驗．甫三月患胎漏，　適孟英丁內艱，

8-8 胎前과 産後에는 비슷한 증세가 극히 많아 專科 醫員이라 하여도 손을 쓰기가 참으로 어렵다. 陳靑巖 孝廉의 며느리는 屠仲如의 딸인데 월경을 한번 거르면 다음 달에 나와 병인가 의심하였다. 孟英이 보더니 말하기를 尺脈이 조금 弱하나 오는 것이 和緩하니 이는 임신이 라고 했는데 과연 맞았다. 仲如의 동생 子緣의 妻가 월경이 늦어 孟英이 보았는데 역시 임신으로 단정하니 참으로 잘 맞추었다. 그런데 임신 삼 개월이 되어 胎漏가 있는데 마침 孟英이

遂不克保而墮. 墮後惡露雖行, 而寒熱頭疼, 時或自汗, 且覺冷自心中出, 醫謂類瘧, 與溫化之藥, 病日甚, 交八日, 孟英始出門, 卽延診之. 脈來沈實而數, 舌色紫黯, 乃瘀血爲患耳. 予桃仁·澤蘭·山楂·茺蔚·施覆·紅花·丹蔘·通草·琥珀·蛤殼·絲瓜絡之劑. (眉批, 通血之劑, 亦淸靈無弊.) 服後腹大痛, 下瘀血如肺者一枚. 次日諸恙較減, 乳汁大流, 再以前方去通草, 加麥投之. 服後腹仍痛, 復下瘀块累累, 而諸恙若失. 或問先生嘗言產後腹無痛苦者, 不可妄行其血, 此證惡露已行, 腹無疼脹, 何以斷爲瘀阻而再行其血耶? 孟英曰, 正產如瓜熟蔕落, 諸經蔭胎之血, 貫串流通, 苟有瘀停, 必形痛脹. 墮胎如癰瘍未熟, 强擠其膿, 尙有未化之根柈, 不能一齊盡出. 所以胎雖墮而諸經蔭胎之血, 萃而未渙, 淺者雖出, 深者尙留, 況是血旺之軀, 加以溫升之藥, 挽其順流之路, 窒其欲出之機, 未到腹中, 脹疼奚作. 吾以循經通絡·宣氣行瘀之法, 導使下行, 故出路始通, 而後腹痛瘀來, 然必有脈可徵, 非謂凡屬墮胎皆有是證也.

母親의 喪中이라 보존을 하지 못하고 유산이 되었다. 유산 후에 惡露는 나오나 寒熱頭痛에 가끔 식은땀이 나니 心中에서 나오는가 하였고 또 醫員이 類瘧이라 하여 溫化藥을 주었는데 병은 더 심해졌다. 팔 일이 지나 孟英이 비로소 바깥출입을 하게 되어 孟英을 초빙하여 진료를 받아 맥을 본즉 脈沈實數하고 舌色은 紫暗하니 이는 瘀血로 인한 것이다. 도인(桃仁)·택란(澤蘭)·산사(山楂)·충울자(茺蔚子)·선복화(旋覆花)·홍화(紅花)·단삼(丹蔘)·통초(通草)·호박(琥珀)·합각(蛤殼)·사과락(絲瓜絡)으로 방제를 만들어 복약하니 약을 먹은 후에 복통이 있으면서 肺와 같이 생긴 瘀血을 下血하고는 다음 날 뭇 증상이 감소하고 젖이 흘러 나왔다. 다시 前方에서 통초(通草)를 빼고 맥백(麥柏)을 가하여 투약하니 腹痛이 있으면서 瘀血 덩어리가 흘러나오고 뭇 증상이 없어졌다. 或者가 묻기를 "선생께서는 일찍이 말씀하시기를 産後에 腹痛으로 인한 苦痛이 없으면 行血하지 말라고 하였는데 이번에는 惡露가 이미 나왔고 腹脹痛도 없는데 어찌 瘀血로 단정하고 行血한 것입니까?" 하니, 孟英이 말하기를 "正産은 마치 참외가 익어 꼭지에서 떨어지는 것과 같아서 여러 經絡의 血流는 胎를 貫通하여 흐르고 있는데 瘀血이 停滯되면 반드시 痛脹이 있기 마련이다. 流産은 癰瘍이 덜 익은 것 같아 강제로 膿을 배출하게 되면 미처 익지 못한 근본이 한번에 다 나올 수가 없는 것이다. 이와 같이 流産은 되었으나 胎를 키우는 蔭血은 다 나오지 않으니 얕은 것은 쉬이 나오나 깊이 있는 血은 머물게 된다. 하물며 血盛한 신체에 溫升藥을 더했으니 順流之路를 방해하여 出口를 막아 腹中에 이르지 못하였는데 어찌 痛脹이 있겠는가? 내가 이제 徇經通絡으로 瘀血을 通하게 하여 出路가 생긴 것이라. 이로써 瘀血로 인한 腹痛이 생긴 것이다. 그러나 脈으로 이를 알 수 있으니 流産하였다고 하여 모두 이 증이 생기는 것은 아니다." 하였다.

通血藥은 淸靈하여 弊端이 없다.

8-9 鎖容亭令姊, 自太倉歸寧, 卽患時瘧. 顧某一手淸解,

8-9 鎖容亭의 누이가 太倉에서 寧으로 돌아오는 길에 時

業已安谷下榻矣. 忽然氣逆肢寒, 神疲欲寐, 耳聾舌蹇, 杳不知饑, 大便仍行, 別無痛苦. 顧知其素患脫血, 元氣久虛, 改用蔘·附等藥, 勢愈劇, 以爲欲脫矣. 所親吳久山, 囑拉孟英圖之. 切脈弦緩, 視苔黃膩, 乃胎之初孕, 阻氣凝痰, 窒碍樞機, 治當宣豁, 以石菖蒲·枳實·施覆·半夏·黃連·茯苓·橘皮·葱白·海蛇·竹瀝爲方, 投匕卽效, 三啜霍然. 繼而久山令妹, 爲鎖繩先之室, 患瘧而馴致脘痞嘔呃, 鼻冷自汗, 不食不眠, 脈來歇止, 醫者危之. 孟英視之, 亦痰爲患耳. 卽以此方去葱·蛇·竹瀝, 加薤白·蔞仁·竹茹, 投之果驗.

瘧을 앓았는데 顧某가 淸解藥을 한번 쓰니 식사를 하게 되고 침상에서 일어나게 되었다. 그런데 갑자기 氣가 上逆하며 四肢가 차지고 피곤하여 눕고만 싶고 귀가 들리지 않고 혀가 뻣뻣하게 되어 말을 할 수 없고 배고픔을 모르고 대변이 나오는데 별다른 통증이 없었다. 顧某가 病人이 평소에 血脫이 있어 元氣久虛라 하여 인삼(人蔘)·부자(附子) 등의 약으로 바꾸어 투약하니 병세가 더욱 급해지고 元氣脫證이 일어나려 하였다. 일가되는 吳久山이 孟英을 끌고 오다시피 하여 방안을 도모하게 하였다. 孟英이 보니 脈弦緩하고 舌苔黃膩하니 이는 임신초기에 氣滯痰凝하여 氣機를 막은 탓으로 治法은 마땅히 宣氣豁痰하여야 하기에 석창포(石菖蒲)·지실(枳實)·선복화(旋覆花)·반하(半夏)·황련(黃連)·복령(茯苓)·귤피(橘皮)·총백(葱白)·해차(海蛇)·죽력(竹瀝)으로 방제를 만들어 주니 먹자마자 바로 효과가 있고 세 번 먹으니 병세가 훨씬 좋아졌다. 久山의 누이는 鎖繩先의 妻인데 瘧疾이 생겨 바로 배거 더부룩하며 구역질과 딸꾹질이 나며 코끝이 차고 땀이 나며 식사를 못 하고 잠도 잘 수 없게 되었는데 脈이 오다가 멎기도 하니 의원이 위태하다 하였다. 孟英이 보니 역시 痰이 원인으로 前方에서 총백(葱白)·해차(海蛇)·죽력(竹瀝)을 빼고 해백(薤白)·괄루인(栝樓仁)·죽여(竹茹)를 가하여 복약시키니 나았다.

8-10 高石泉仲媳, 骨小肉脆, 質本素虛, 冬間偶涉煩勞, 不饑不寐, 心無把握, 夜汗耳鳴. 馮某連進滋陰法, 病日甚. 孟英察其左寸甚動, 兩關弦滑, 苔色膩黃. 乃心肝之火內燔, 胃府之氣不降, 陰虧固其本病, 滋塡未可爲非, 然必升降先調, 而後補之有益. (精要語, 業醫者宜謹識之.) 授鹽水炒黃連·石菖蒲·元蔘·丹蔘·梔子·石斛·小麥·知母·麥冬·竹葉·蓮子心等藥, 服之卽應. 續予女貞·旱

8-10 高石泉의 둘째 며느리가 체격이 작고 말랐으며 원래 체질이 허한데 겨울에 煩勞가 있어 不飢 不眠하며 마음도 중심을 못 잡고 盜汗耳鳴이 있으니 馮某가 滋陰藥을 주었으나 병은 더 심해졌다. 孟英이 보니 左寸脈甚動 兩關脈弦滑하고 舌苔는 黃膩하여 이는 心肝의 火가 內盛하고 胃氣는 不降하는 것이라. 陰虛는 本病으로 滋塡法이 틀린 것은 아니나 먼저 氣機升降이 우선이고 이후에 補法을 써야 유익할 것이라. (정말로 필요한 말이다. 醫者라면 마땅히 이를 알아야 한다.) 염수초황련(鹽水炒黃連)·석창포(石菖蒲)·현삼(玄蔘)·단삼(丹蔘)·치자(梔子)·석곡(石斛)·소맥(小麥)·지모(知母)·맥문동(麥門冬)·죽엽(竹葉)·연자심(蓮子心) 등을 주

蓮·牡蠣·龜板·地黃, 善後而痊.

니 먹자 바로 효과가 있고 계속하여 여정자(女貞子)·한련초(旱蓮草)·모려(牡蠣)·귀판(龜板)·지황(地黃)으로 조리하여 나았다.

8-11 古方書云, 喘無善證, 喘而且汗, 尤屬可危. 潘肯堂室, 仲冬陡患氣喘, 醫治日劇. 何新之診其脈無常候, 囑請孟英質焉. 孟英曰, 兩氣口之脈, 皆肺經所主, 今肺爲痰壅, 氣不流行, 虛促雖形, 未必卽爲虛諦. 況年甫三旬, 平昔善飯, 病起於暴, 苔膩痰濃, 縱有足冷面紅, 不饑不寐自汗等證, 無非痰阻樞機, 有升無降耳. 遂與石膏·黃芩·知母·花粉·旋覆·赭石·蔞仁·通草·海蛇·竹瀝·菔汁·梨汁等藥. 一劑知, 三劑平. 乃去二石, 加元蔘·杏仁, 服旬日而安. 俟其痰嗽全蠲, 始用沙蔘·地黃·麥冬等, 以滋陰善後.

8-11 옛 方書에서 말하기를 "좋은 喘證은 없다"고 하였는데 喘證에 自汗까지 있으면 위급한 증이다. 潘肯堂의 妻가 한겨울에 갑자기 氣喘이 생겼는데 醫員이 치료했으나 더 심해졌다. 何新之가 脈을 본즉 정상이 아니어서 孟英을 청하여 진료를 보게 하였다. 孟英이 말하기를 "兩氣口脈은 肺脈이 흐르는 곳으로서 이제 肺에 痰이 차서 氣가 흐르지 않고 虛促脈이 보이나 아직 虛脈이라고 할 수는 없다. 나이가 이제 서른인데 평소에 식사를 잘 하다가 병이 갑자기 생겨 舌苔가 膩하고 痰이 짙은데 발이 차고 얼굴은 붉고 배가 고파지지 아니하고 잠을 잘 수 없으며 自汗 등의 증상이 있으니 이는 痰이 樞機를 막아 有升無降한 것이라." 하고는 석고(石膏)·황금(黃芩)·지모(知母)·천화분(天花粉)·선복화(旋覆花)·대자석(代赭石)·괄루인(栝樓仁)·통초(通草)·해차(海蛇)·죽력(竹瀝)·복즙(菔汁)·이즙(梨汁) 등의 약을 주니 한 첩에 효과가 있고 세 첩에 증상이 가라앉았다. 다시 이석(二石: 石膏 代赭石)을 빼고 현삼(玄蔘)·행인(杏仁)을 가하여 열흘 복약하니 편안해졌다. 痰嗽가 완전히 없어지기를 기다려 사삼(沙蔘)·지황(地黃)·맥문동(麥門冬) 등을 써서 滋陰하여 조리하였다.

8-12 室女多抑鬱, 乾嗽爲火鬱, 夫人而知之者. 王杞庭之姊, 年逾摽梅, 陡患乾嗽, 無一息之停, 目不交睫, 服藥無功, 求孟英診焉. 兩脈上溢, 左兼弦細, 口渴無苔, 乃眞陰久虛, 風陽上僭, 衝嗽不已, 厥脫堪虞. 授牡蠣·龜板·鼈甲·石英·蓯蓉·茯苓·熟地·歸身·牛膝·冬蟲夏草·胡桃肉之方, 藥甫煎, 果欲厥, 亟灌之卽寐. 次日黃昏, 猶發寒瘧, 仍灌前

8-12 집안의 여인들은 情志抑鬱이 많아 乾嗽가 火鬱이 되는 것을 많은 사람이 알고 있다. 王杞庭의 누이가 出稼할 나이가 되었는데 갑자기 乾嗽가 생겨 기침이 조금도 쉴 사이가 없고 눈 붙일 틈도 없으나 여러 약이 소용이 없었다. 孟英에게 진료를 구하여 孟英이 본즉 兩脈上溢하고 左脈은 弦細脈을 兼하며 갈증이 있고 舌苔는 없었다. 이는 眞陰久虛에 風陽이 上僭하여 기침이 끊이지 않는 것이라. 또 厥脫이 염려되어 모려(牡蠣)·귀판(龜板)·별갑(鼈甲)·석영(石英)·육종용(肉蓯蓉)·복령(茯苓)·숙지황(熟地黃)·당귀신(當歸身)·우슬(牛膝)·동충하초(冬蟲夏草)·호도육(胡桃肉)의 방을 주었다. 약을 끓이자마자 바로 厥證이 나려 하였고 복

藥第三夜，僅有寢汗而已. 四劑後諸恙不作，眠食漸安. 設此等潛陽鎭逆之方，遲投一二日，變恐不可知矣，況作鬱治，而再用開泄之品耶? 故辨證爲醫家第一要務也.

약하자 바로 잠이 들었다. 다음날 저녁에 寒厥이 나서 전탕한 약을 또 복약하고 삼일째 밤에는 寢汗이 있을 뿐이었다. 네 첩을 먹고는 뭇 증상이 나타나지 않고 잠과 식사가 편안해졌다. 만약에 이와 같은 潛陽鎭逆藥을 하루 이틀 늦게 사용하였다면 어떤 變證이 생겼을지도 모른다. 항차 鬱證을 치료하기 위하여 開泄藥을 여러 번 쓰는 경우에랴? 辨證은 醫家에게 제일 중요한 일이다.

8-13 『寓意草』謂，傷風亦有戴陽證. 此爲高年而言，然有似是而非者. 黃鼎如令堂，年登大耋，季冬感冒，痰嗽氣逆，額汗顴紅，胸痞不饑，神情躁擾. 孟英診脈左弦疾而促，右滑數而溢，苔色滿布. 系冬溫挾痰阻肺，治節不伸，肝陽鼓舞直升. 罗謙甫有治痰火類孤陽之案，頗相似也. 以小陷胸湯加薤白·施覆·赭石·花粉·海蛇·鳧茈·竹瀝爲大劑投之，痰活便通，數日而痊. 繼有陳舜廷之父，年逾花甲，患痰嗽氣逆，惟飮薑湯則胸次舒暢，醫者以爲眞屬虛寒矣，連投溫補之劑，馴致咽痛不食，苔色灰刺，便秘無溺，求孟英診之. 脈至雙弦，按之索然，略有胃氣. 曰，渴喜薑湯者，不過爲痰阻淸陽之證据耳，豈可妄指爲寒，疊投剛烈? 胃陰已竭，藥不能爲矣.

8-13 『寓意草』(喩昌의 醫案書)에서 傷風에도 戴陽證이 있다고 하였다. 이는 나이가 많은 경우를 두고 하는 말로 맞는 것 같으면서도 아니다. 黃鼎如의 夫人이 연세 여든인데 늦겨울에 感冒에 걸리니 痰嗽에 氣逆하며 이마에 땀이 나고 광대뼈 쪽은 붉게 되었다. 또 心下痞가 있어 배가 고프지 아니하고 정신이 躁擾하였다. 孟英이 脈을 보니 左脈은 弦疾促 右脈은 滑數溢하고 苔色滿布하니 이는 冬溫의 挾痰이 肺를 막아 治節이 不伸하고 肝陽이 直升한 것이다. 羅謙甫의 "治痰火類 孤陽之案"과 매우 비슷하다. 小陷胸湯 加 薤白 旋覆花 代赭石 天花粉 海蛇 鳧茈(黑三稜) 竹瀝 등의 大劑를 투여하니 痰活便通하여 수일 만에 나았다. 이어서 陳舜廷의 부친이 연세 화갑인데 痰嗽氣逆하여 生薑湯을 먹으면 가슴이 시원해졌다. 醫員이 虛寒證으로 보아 溫補藥을 연달아 투약하였다. 그러니 곧 咽痛不食 苔色恢刺 便秘無尿하여 孟英에게 진료를 청하였다. 脈이 雙弦으로 이르다가 누르면 索脈이 되니 胃氣가 없는 것이라. 孟英이 말하기를 "갈증에 生薑湯을 잘 마시는 것은 痰이 淸陽을 막은 것에 지나지 않는데 어찌 寒證으로 보아 剛熱한 藥劑를 투여한다는 말인가? 胃陰이 이미 말랐으니 약으로 어찌 할 수가 없다." 하였다.

8-14 東垣云，中年以後，已行降令，淸陽易陷，升擧爲宜. 吾師趙菊齋先生，年逾花甲，偶因奔走之勞，肛翻患痔，小溲不行，醫者擬用補中益氣湯及腎氣丸等法. 孟英按其脈軟

8-14 東垣이 말하기를 中年이 지나면 이미 中氣가 내려가는 시기이어서 淸陽이 쉽게 빠진다하여 升擧가 마땅하다 하였다. 나의 스승인 趙菊齋 先生이 연세 花甲이 넘었는데 바쁘게 일한 탓으로 肛飜으로 痔疾이 되고 소변이 안 나오니 醫員이 補中益氣湯 腎氣丸 등의 치법을 사용하였다. 孟英이 脈을 보니 軟滑數하고 苔色膩滯하여 "이는 평소에 술

滑而數，苔色膩滯．此平昔善飲，濕熱內蘊，奔走過勞，邪乃下注，想由其强忍肛墜之勢，以致膀胱氣阻，溲澀不通，既非眞火無權，亦拒淸陽下陷．師聞而嘆曰，論證如見肺肝，雖我自言，無此明切也．方以車前·通草·烏藥·延胡·梔子·橘核·金鈴子·澤瀉·海金沙，調膀胱之氣化而滲水．服之溲卽漸行．改用防風·地榆·丹皮·銀花·荊芥·槐蘂·石斛·黃連·當歸，(後治痔漏.) 淸血分之熱而導濕，肛痔亦平．設不辨證而服升提溫補之方，則氣愈窒塞，濁亦上行，況在高年，告危極易也．

을 즐겨 마셔 濕熱이 쌓였는데 過勞로 인하여 邪氣가 下走한 것이라. 아마도 肛門이 빠지는 기세를 억지로 참은 데 말미암아 膀胱의 氣가 막히고 소변이 나오지 않게 되었을 것이니, 이는 眞火無權이 아니고 또 淸陽下陷도 아니다." 하였다. 스승이 이를 듣고는 감탄하며 말하기를 "辨證이 肺肝을 들여다보듯 분명하니 나도 이와 같이 明徹하지는 못할 것이다." 하였다. 方으로 차전자(車前子)·통초(通草)·오약(烏藥)·현호색(玄胡索)·치자(梔子)·귤핵(橘核)·금령자(金鈴子)·택사(澤瀉)·해금사(海金砂)를 사용하여 膀胱의 氣를 調化하고 滲水하니 약을 먹자 바로 소변이 통하였다. 다시 方을 바꾸어 방풍(防風)·지유(地楡)·목단피(牧丹皮)·금은화(金銀花)·형개(荊芥)·괴화(槐花)·석곡(石斛)·황련(黃連)·당귀(當歸)를 사용하여 血分의 熱을 淸하고 導濕하였다. (뒤에 痔漏를 치료한다.) 辨證을 하지 않고 升提溫補藥을 먹는 것은 氣가 더욱 窒塞되어 濁氣도 上行한다. 더구나 老年에는 더욱 위험하다.

8-15 許芷卿痁起季秋，孟英嘗淸其伏暑而將愈．其從母亦知醫，强投以小柴胡一劑，勢復劇．　孟英予溫膽湯去甘草，加生石膏·黃芩·知母·花粉·蘆菔而安．繼因作勞太早而復發，適孟英丁憂，趙君笛樓仍用淸解而痊．迨季冬移居勞頓，瘧忽間作，且面浮跗腫，喘嗽易嗔，人皆以爲大虛之候．孟英切脈左弦勁而數，右滑大不調，苔黃且膩，口渴溺多，乃胃肺之熱痰有餘，肝膽之風陽上僭，畏虛率補，必不能瘳．用西洋蔘·知母·花粉·竹茹·蛤殼·石斛·枇杷葉·靑蒿·秦艽·白薇·銀花·海蛇爲方．連投四劑，大吐膠痰，而各恙悉除．

8-15 許芷卿이 늦가을에 瘧疾이 생기니 孟英이 伏暑를 淸하면 나을 것이라고 말해주었다. 그의 모친이 의술을 아는지라 억지로 小柴胡湯을 한 첩 먹이니 병세는 더욱 심해졌다. 孟英이 溫膽湯 去 甘草 加 生石膏 黃芩 知母 天花粉 蘆菔을 주니 편안해졌다. 그러나 병이 다 낫기 전에 너무 빨리 일을 하였더니 다시 재발하였는데 마침 孟英이 喪中이어서 趙笛樓가 淸解藥을 주었더니 나았다. 늦겨울이 되어서 이사하느라고 과로하였더니 瘧疾이 다시 再發하여 얼굴과 발목이 붓고 喘嗽易怒하니 사람들이 모두 大虛라 하였다. 孟英이 脈을 보니 左脈 弦勁數 右脈 滑大不調하고 舌苔黃膩 口渴尿多하니 이는 肺胃痰熱이 有餘하여 肝膽의 風陽이 上僭한 것으로, 虛證을 겁내어 경솔하게 補하면 반드시 고칠 수 없는 병이라. 서양삼(西洋蔘)·지모(知母)·천화분(天花粉)·죽여(竹茹)·해합각(海蛤殼)·석곡(石斛)·비파엽(枇杷葉)·청호(菁蒿)·진교(秦艽)·백미(白薇)·금은화(金銀花)·해차(海蛇)를 사용하여 方을 만들고 연속하여 네 첩을 복약하니 膠痰을 크게 吐하면서 모든 증상이 사라졌다.

8-16『薛氏醫案』每以補中益氣湯與地黃丸幷用爲治, 雖盧不遠之賢, 亦或效尤, 其實非用藥之法也. 如果清陽下陷而當升擧者, 則地黃丸之陰凝滯膩非所宜也, 設屬眞陰不足, 當用滋塡者, 則升·柴之耗散不可投也. 自相矛盾, 紀律毫無, 然上下分治, 原有矩矱. 屠敬思素屬陰虧, 久患痰嗽, 動卽氣逆, 夜不能眠, 頻服滋潛, 納食漸減, 稍沾厚味, 嘔腐呑酸. 孟英視脈左弦而微數, 右則軟滑兼弦, 水常泛濫, 土失堤防, 肝木過升, 肺金少降, 良由久投滋膩, 濕濁內蟠, 無益於下焦, 反碍乎中運, 左强右弱, 升降不調. 以蓯蓉·黃柏·當歸·芍藥·熟地·丹皮·茯苓·楝實·砂仁研爲末, 藕粉爲丸, 早服溫腎水以淸肝, 以黨蔘·白朮·枳實·菖蒲·半夏·茯苓·橘皮·黃連·蒺藜生曬研末, 竹瀝爲丸, 午服培中土而消痰, 暮呑威喜丸, 肅上源以化濁, 三焦分治, 各恙皆安. 悉用丸劑者, 避湯藥之助痰濕耳. (眉批, 方俱靈妙, 可以爲法.)

8-16『薛氏醫案』에서는 매번 補中益氣湯과 地黃丸을 幷用하여 치료를 하는데 멀지않은 賢人(薛己를 말함)을 보아도 간혹 효과가 뛰어 난 경우가 있었으나 실상 이는 약을 쓰는 正法은 아니다. 만약 淸陽下陷이 되어 升擧해야 할 경우에는 地黃丸의 陰凝滯膩한 藥性은 마땅히 쓸 바가 아니요, 眞陰不足이 되어 滋塡할 경우에는 승마(升麻)·시호(柴胡)의 耗散한 藥性 때문에 補中益氣湯은 쓸 수가 없는 것이라. 이와 같이 補中益氣湯과 地黃丸은 서로 모순되어 紀律이 전혀 없다. 그러나 上下分治의 法도 있다. 屠敬思가 원래 陰虛한데 痰嗽를 오래 앓아 動卽氣逆 夜不能眠하니 滋陰潛陽藥을 자주 먹었는데 식사가 계속 줄고 粘稠한 厚味가 느껴지면서 嘔逆이 나고 입이 헐며 신물을 토하기에 이르렀다. 孟英이 보니 左脈 弦微數 右脈 軟滑兼弦하고 水常氾濫 土失堤防 肝木過升 肺金少降하니 이는 滋膩한 藥을 오래 투여하여 濕濁이 內盛한 것으로서, 이는 下焦에 無益하고 中焦를 막아 左强右弱 升降不調가 된 것이라. 육종용(肉蓯蓉)·황백(黃柏)·당귀(當歸)·작약(芍藥)·숙지황(熟地黃)·목단피(牧丹皮)·복령(茯苓)·연실(楝實)·사인(砂仁)을 가루내어 藕粉으로 丸을 만들어 아침에 복용하니 이는 腎水를 溫하여 淸肝하는 것이고, 당삼(黨蔘)·백출(白朮)·지실(枳實)·석창포(石菖蒲)·반하(半夏)·복령(茯苓)·귤피(橘皮)·황련(黃連)·질려(蒺藜)를 生으로 가루내어 죽력(竹瀝)으로 丸을 만들고 낮에 복용하니 이는 中土를 培하여 消痰하는 것이라, 저녁에는 威喜丸을 복용하니 이는 上源을 淸肅하여 化濁하는 것이다. 이렇게 三焦를 分治하니 모든 증상이 편안해졌다. 모든 丸劑를 복용하는 사람들은 湯藥이 痰濕을 助하는 것을 피해야 한다.

方이 靈妙함을 다 갖추었으니 法度로 쓸 만하다.

8-17 本朝乾綱丕振, 雀頂尙紅, 冠飾朱纓, 口燔煙草, 皆爲陽盛之象, 是以火證偏多. 夫藥者補偏之物, 醫爲救弊之人, 豈可不識此大氣運, 而砭

8-17 本朝에 들어서 황제의 다스림이 크게 떨치고, 참새 머리가 붉어지고, 冠飾에 붉은 朱纓을 달며 입으로는 담배를 피우니 이 모두가 陽이 盛한 象으로서, 이는 火證이 지나친 것이다. 무릇 藥이라는 것은 偏側을 補하는 물건으로

硜然泥夫司天在泉以論治, 何異痴人說夢耶? 安徽人程某, 在余姑丈許辛泉典中司會計. 仲冬患感, 醫者聞其病前一日, 曾啖生蘆菔一枚, 而大便又溏, 苔色又白, 今年又爲濕土在泉, 遂指爲中虛寒濕之病. 蔘·朮·附·桂, 多劑率投, 馴致舌黑神昏, 尙疑爲大虛之候. 禾中沈柳衣見之, 知其藥誤, 另招張鏡江診之. 曰, 冬溫也. 連與犀角地黃湯而無起色, 二十日外, 始乞孟英視焉. 舌縮底絳, 苔黑如漆, 口開莖萎, 脈細數而弦, 右則按之如無. 陰液盡爍, 溫毒深蟠, 甘露瓊漿, 不能復其已竭之津矣. 俄而果敗.

서 醫員은 이로써 弊人을 救하는 것이라. 이러한 大體를 모르면서 좁은 지식으로 司天在泉의 運氣에 사로 잡혀 治法을 論하니 바보가 꿈을 解夢하는 것과 무엇이 다르겠는가? 安徽人 程某가 나의 丈人되는 許辛泉 典中司會計의 집에 머물고 있는데 한겨울에 감기에 걸렸다. 醫員이 病人이 하루 전에 무우를 하나 먹고 대변이 묽게 나왔다는 얘기를 듣고 또 舌苔白한 데다 運氣가 濕土在泉의 때이어서 中虛寒濕病으로 보고 인삼(人蔘)·백출(白朮)·육계(肉桂)·부자(附子) 등을 경솔하게 투여하였더니 곧 혀가 검게 되고 정신이 혼미하게 되었다. 그래도 醫員은 大虛의 證候로 의심하고 있었다. 禾中 沈柳衣가 이를 보더니 약을 잘못 쓴걸 알고는 張鏡江을 불러 진료케 하니 冬溫이라 하였다. 이어서 犀角地黃湯을 주어도 일어 날 기색이 없으니 이십 일이 지나 孟英에게 진료를 청하였다. 孟英이 보니 혀가 말려 들어가고 바닥까지 붉은데 舌苔는 漆과 같이 검고 입이 마르고 음경은 시들어 줄고 脈細數而弦한데 右脈은 눌러도 잡히지 않으니 陰液이 완전히 마르고 溫毒이 깊게 있는 것이라. 甘露瓊漿이라도 이미 말라버린 津液을 복구할 수는 없는 지경이 되었다. 조금 지나 과연 운명하였다.

8-18 繼有潘聖徵於仲冬患感, 至十四日退熱之後, 杳不知饑, 群醫雜治. 迨季冬下旬, 轉爲滯下五色, 跗腫裂血, 溲澀口乾, 始延孟英診之. 左脈弦細而數, 右弦滑而空, 苔色黃膩根焦, 時或自汗. 乃氣液兩竭, 熱毒逗留之象, 必從前過服溫補之藥, 否則熱退在十四日之期, 何至延今五十餘朝, 而見證若是之棘手哉? 其弟鴻軒云, 此番之病, 補藥不過二三劑, 惟仲秋患瘧時, 醫謂其苔白體豊, 云是寒濕, 嘗餌附·桂數十劑, 且日飲燒酒耳. 孟英曰, 此卽醞病之具矣. 治病

8-18 潘聖徵이 한겨울에 감기에 걸린 지 14일이 되어 열이 물러갔는데 갑자기 배고픔을 모르게 되니 여러 의원들이 마구 치료하였다. 이월 하순이 되어 滯下로 五色便이 나오고 허벅지가 부어서 터지고 피가 나오면서 소변이 澀하고 입이 마르니 孟英을 초빙하여 보였다. 孟英이 말하기를 “左脈弦細數 右脈弦滑空하며 苔色黃膩하되 根本이 말랐고 때때로 自汗이 있으니 이는 氣液이 모두 마르고 熱毒이 머물러 있는 것이라. 반드시 전에 溫補藥을 過하게 먹은 탓이다. 그것이 아니면 14일째에 열이 물러갔는데 50일이 된 지금에야 이와 같이 위급한 증세가 나타나겠는가?” 하니, 동생 되는 鴻軒이 말하기를 “이번의 병에 補藥을 먹은 것은 두세 첩에 불과합니다. 다만 仲秋에 瘧疾이 있을 때에 의원이 苔白體豊하니 寒濕이라 하여 부자(附子)·육계(肉桂)의 약제를 수십 첩 먹었고 또 매일 소주(燒酒)를 마

且難, 何況有如許之藥毒內伏, 更將何法以生之耶? 堅不立方, 其家必欲求藥, 以期扶持度歲. 孟英曰, 是則可也. 以白頭翁湯加銀花·綠豆·歸身·白芍·陳米·燕根·蘭葉·藕爲劑, 而以補中益氣大料, 蒸露代水煎藥. 服後焦苔漸退, 糞色亦正, 擧家喜出望外, 復丐孟英圖之. 奈脈無轉機, 遂力辭之.

셨습니다." 하였다. 孟英이 말하기를 "이는 병을 키우는 모든 것이 갖추어진 것이다. 治病도 어렵거늘 어찌 이와 같은 藥毒을 준다는 말인가? 또 어떤 治法이 있어 이를 살릴 수 있단 말인가?" 하고는 方을 내놓지 않았다. 집안에서는 약을 구하고자 하며 해만 넘기게 해달라고 하였다. 孟英이 말하기를 "이는 可하다." 하고는 白頭翁湯 加 金銀花 綠豆 當歸身 白芍藥 陳米 燕根 蘭葉 藕로 약을 만들고 補中益氣湯의 재료를 끓여 나온 증기를 식혀 만든 물로 煎湯하게 하니 服藥 후에 舌苔가 점차 벗겨지고 大便色도 정상으로 돌아왔다. 집안사람 모두 기뻐하면서 나와서 孟英에게 治病할 方을 줄 것을 간청하였으나 맥이 돌아올 기색이 없으니 孟英이 힘써 거절하였다.

8-19 又沈聽松鹾尹太夫人, 季秋患瘧, 孟英嘗往診之. 曰, 伏暑所化, 且體屬陽强而多痰火, 切勿畏虛, 輒從溫補, 奈病者期於速愈, 廣徵醫疗. 或以爲證屬三陰, 或謂是子母瘧, 或指爲老年胎瘧, 衆楚交咻, 病不能愈. 延至冬季, 亦轉爲痢, 且脣腫臀瘡, 口糜舌疱, 諸醫束手, 復請診於孟英. 脈與潘同, 不可救藥.

8-19 沈聽松 鹾尹의 太夫人이 늦가을에 감기에 걸려 孟英이 가서 진료하고 나서 말하기를 "伏暑가 化한 것이라. 또 體質이 陽强하여 痰火가 많으니 虛證을 겁내어 溫補하면 안 된다." 하였다. 그런데 병자가 빨리 낫고 싶은 마음에서 널리 치법을 구하러 다니니 或者는 三陰證이라 하고 或者는 子母瘧이라 하고 또 다른 사람은 老年胎瘧이라 마구 떠드니 병이 나을 수가 없었다. 늦겨울이 되어 痢疾이 생기고 또 입술이 붓고 臀瘡이 생기며 입이 헐고 혓바닥에 疱疹이 생기니 의원이 손을 쓸 수가 없는 지경이 되어 다시 孟英에게 진료를 청하였다. 脈이 위의 潘聖徵과 같아서 약으로 구할 수 없었다.

8-20 謝譜香體屬久虛, 初冬患嗽痰減食, 適孟英丁艱, 邀施某視之. 云是腎氣不納, 命火無權. 疊進腎氣湯月餘, 遂至嘔惡便溏, 不饑無溺, 乃束手以爲必敗矣. 季冬仍延孟英診之, 脈甚弦軟, 苔膩舌紅, 乃中虛而健運失職, 誤投滋膩, 更滯樞機, 附·桂之剛, 徒增肝橫. 予黨蔘·白朮·茯苓·澤瀉·橘皮·半夏·竹茹·梔子·薏苡·蒺藜·

8-20 謝譜香이 久虛한데 초겨울에 痰嗽가 있어 식사가 줄었다. 마침 孟英이 母親 喪中이어서 施某를 불러 진료를 보게 하였다. 施某가 腎氣不納 命火無權이라 하며 腎氣湯을 주어 한 달 남짓 먹었더니 구역과 설사가 나고 배가 고파지지 않고 소변이 안 나오게 되어 손을 쓸 수가 없는 敗證에 이르게 되었다. 늦겨울이 되어 孟英에게 진료를 받으니 脈甚弦軟 苔膩舌黃한데, 이는 中氣 虛로 인한 健運失職에 滋膩한 약을 잘못 투여하여 樞機가 막히고 부자(附子)·육계(肉桂)와 같은 剛劑를 주어 肝氣橫逆이 된 것이라. 당삼(黨蔘)·백출(白朮)·복령(茯苓)·귤피(橘皮)·반하(半夏)·죽

蘭葉·柿蔕之劑，培中泄木，行水蠲痰，旬日而愈.（眉批，古人補腎不如補脾·補脾不如補腎之說，均有至理，而用違其宜，亦均足致敗，此醫所以首貴認證也.）

여(竹茹)·치자(梔子)·의이인(薏苡仁)·질려(蒺藜)·난엽(蘭葉)·시체(柿蔕)를 주어 培中泄木 行水蠲痰하니 열흘이 되어 나았다.

古人이 補腎不如補脾, 補裨不如補腎" 을 말하였으니, 모두 일리가 있는 말이다. 그러나 이를 어긋나게 쓰면 반드시 敗證에 이른다. 이것이 醫者가 辨證을 제일 중요시하는 이유이다.

8-21 藁砧遠出，婦病如狂，似屬七情，而亦有不盡然者. 有陳氏婦患此月餘，巫醫屢易，所費旣鉅，厥疾日增. 孟英切其脈弦而數，能食便行，氣每上衝，腹時痛脹. 詢其月事，云，病起汛後，繼多白帶. 孟英曰，病因如是，而晝則明了，夜多妄言，酷似熱入血室之候，徑從瘀血治可也. 予桃仁·紅花·犀角·菖蒲·膽星·施覆·赭石·丹蔘·琥珀·葱白之劑. 兩服而瘀血果行，神情爽慧. 繼去桃仁·紅花，加當歸·元蔘，服數劑而瘳.

8-21 丈夫가 먼 길을 떠나면 남은 婦人이 狂症이 생기는 것은 七情인 것 같으나 七情이 전부는 아니다. 陳氏 婦人이 이 병을 앓은 지 한 달이 되었는데 무당과 의원을 바꾸어가며 치료하였으나 큰돈만 날리고 병은 나날이 더 심해졌다. 孟英이 보니 脈弦數하고 식사도 잘하며 대소변도 잘 통하였다. 그러나 氣가 上衝하면 腹脹痛이 있고 月事를 물으니 병이 나고서는 월경 후에 白帶下가 많다고 하였다. 孟英이 말하기를 "病因이 이와 같고 낮에는 정신이 맑다가 밤이 되면 헛소리를 하니 熱入血室證과 아주 비슷하나, 瘀血의 治法을 따르면 치료할 수 있다." 하고는 도인(桃仁)·홍화(紅花)·서각(犀角)·창포(菖蒲)·담남성(膽南星)·선복화(旋覆花)·대자석(代赭石)·단삼(丹蔘)·호박(琥珀)·총백(葱白)으로 약을 주니 두 첩에 瘀血이 나오고 정신이 맑아졌다. 이어서 도인(桃仁)·홍화(紅花)를 빼고 당귀(當歸)·현삼(玄蔘)을 가하여 몇 첩을 더 먹으니 나았다.

8-22 范廉居夫婦，與其令愛，一時患恙，旬日後咸劇，金粟香荐孟英視之. 大解已行，熱退未淨，氣逆不饑，呃忒自汗，脈形虛大，舌紫無苔，爲上焦熱戀，下部陰虧之象. 予西洋蔘·施覆·竹茹·枇杷葉·石斛·柿蔕·牡蠣·龜板·刀豆·牛膝之劑. 兩服卽舌潤知饑，呃汗皆罷，去刀豆·施覆·柿蔕，加熟地·胡桃肉·當歸，投之而愈. 其室則苔膩口酸，耳鳴不寐，不饑神憊，脘痛頭搖，脈至虛

8-22 范廉居 夫婦와 딸이 같은 때에 몸이 불편하였는데 열흘 후에 모두 병이 심해졌다. 金粟香이 孟英을 천거하여 病人을 보았다. 廉居는 大便이 통하고는 열이 물러갔으나 아직 깨끗하지는 않았고 氣가 上逆하여 배가 고프지 않고 딸꾹질에 自汗이 있고 脈形이 虛大하며 舌紫無苔하니 上焦熱狀에 下焦는 陰虛狀이라. 서양삼(西洋蔘)·선복화(旋覆花)·죽여(竹茹)·비파엽(枇杷葉)·석곡(石斛)·시체(柿蔕)·모려(牡蠣)·귀판(龜板)·도두(刀豆)·우슬(牛膝)로 약을 만들어 주니 두 첩에 혀가 윤택해지고 배가 고파지며 딸꾹질과 自汗이 모두 사라졌다. 다시 도두(刀豆)·선복화(旋覆花)·시체(柿蔕)를 빼고 숙지황(熟地黃)·호도육(胡桃肉)·당귀(當歸)를 가하여 주

弦，按之澀弱．以當歸·白芍·枸杞·木瓜·楝實·半夏·石斛·茯神·竹茹·蘭葉·白豆蔻，爲養營調氣·和胃柔肝之法，數啜而瘳．渠女則壯熱毆屎，二便皆秘，苔黃大渴，脹悶難堪，脈來弦滑數實，系腑證也．投桃核承氣，加海蛇·蘆菔，二劑而痊．廉居尊人潁禾曰，甚矣，服藥之不可不愼也．三人之證，醫者皆謂可危，而治之日劇，君悉以一二劑起之，抑何神歟？因憶四十二歲時患痁，胡魁元先用首烏太早，遂致客邪留戀，纏綿百日，大爲所困，嗣後不敢服藥，今四十年矣．昨聞韓組林年雖七十，飮啖兼人，而平時喜服藥，醫以爲老，輒用附·桂·蔘·茸等藥，以期可享遐齡，詎料初八日晩饍尙健飯，三更睡醒，倏寒栗發顫，俄而四肢瘛瘲，越日云亡，得非卽世人所謂子午證耶？孟英曰，此老系陽旺之體，肥甘過度，痰火日增，年至古稀，眞陰日耗，而久服此等助火爍之藥，以致風從火出，立撥根荄，與兒科所云急驚風證，殆無異焉．

니 나았다. 婦人은 舌苔가 膩하고 입에 신맛이 도는데 耳鳴에 잠을 들 수 없고 배가 고파지지 않고 정신이 피곤하며 복통이 있고 머리를 흔드는데 脈이 虛弦하고 누르면 澀弱하니 당귀(當歸)·백작약(白芍藥)·구기자(枸杞子)·목과(木瓜)·연실(楝實)·반하(半夏)·석곡(石斛)·복신(茯神)·죽여(竹茹)·난엽(蘭葉)·백두구(白荳蔻)로 약을 만들어 養營調氣 和胃柔肝法을 쓰니 몇 첩을 먹자 나았다. 딸은 壯熱로 끙끙 앓으며 大小便이 秘澀하고 舌苔는 누렇고 갈증이 심하며 배가 脹悶하여 견디기 어렵고 脈弦滑數實하니 腑證이라. 桃核承氣湯加 海蛇 蘆菔으로 약을 주니 두 첩에 나았다. 廉居의 상사인 潁禾가 이르기를 "참으로 대단하다. 服藥은 신중하지 않을 수가 없다. 세 사람의 병은 의원들이 모두 위급증이라 하며 치료할수록 더욱 심해졌는데 君은 한두 첩으로 모두를 낫게 하니 정말로 神인가? 내가 四十二歲 때를 기억해보면 그때 瘧疾에 걸렸는데 胡魁가 하수오(何首烏)를 너무 빨리 사용하여 客邪가 남아 百日을 끌어 困辱을 치루고 나서는 이후로 약을 제대로 먹지 못하게 된 지 사십 년이 되었다. 지난번에 들으니 韓組林이 나이가 일흔인데도 남보다 술을 배나 더 마시고 또 평소에도 약 먹기를 즐겨하였다. 또 醫員이 老人이라 하여 부자(附子)·육계(肉桂)·인삼(人蔘)·녹용(鹿茸) 등의 약을 써서 보통 사람보다 오래 살았는데 초팔일 저녁에 식사를 잘 하고 三更에 깨니 갑자기 寒氣가 들고 顫證이 생기면서 四肢가 瘈瘲하더니 다음 날 죽었다 한다. 이것이 세상 사람들이 말하는 子午證이 아니겠는가?" 하였다. 孟英이 말하기를 "그 노인은 陽旺體質인데 달고 기름진 음식을 과도하게 즐기니 痰火가 나날이 늘어나고 또 나이가 일흔이라 眞陰이 나날이 소모되어 가는데 助火爍陰藥을 오래 먹으니 風이 火를 따라 나와서 根本이 뽑힌 것이라. 小兒科의 急驚風과 같은 것이니 위태하다 하여도 이상할 것 없다." 하였다.

8-23 古云，肥白之人多氣虛．又云，痰飮須以溫藥和之．儒醫顧聽泉，體豊色白，平昔多痰，晨起必喘逆，飽食稍安，

8-23 古人이 애기하기를 "肥白之人 多氣虛"라 하고 또 "痰飮은 溫藥으로 和하여야 한다."고 하였다. 儒醫 顧聽泉이 體格이 豊盛하고 살집이 흰데 평소에 痰이 많아 아침에 일어나면 반드시 喘逆이 있고 식사를 하고 나면 좀 편안해졌다.

頗有氣虛之象. 季冬感冒, 自服疏解未效, 逆孟英診焉. 左關弦, 寸滑如珠, 尺細而乾, 舌尖甚絳. 乃眞陰素虧, 水不涵木, 風陽內熾, 搏液成痰, 謀慮操持, 心陽太擾, 肺金受爍, 治節不伸. 苔雖白而已乾, 熱雖微而睛赤, 忌投溫燥, 宜予輕清. 用元蔘·石斛·梔子·竹茹·施覆·蛤殼·貝母·枇杷葉·竹葉·蘭葉·蓮心爲劑, 三啜而安. 自謂氣虛, 遽服黨蔘·枸杞·當歸等藥, 下咽之後, 卽覺火升氣逆, 漸至言語支離, 溲頻自汗, 黺夜復迎孟英拯治, 脈已虛促不調. 卽投牡蠣·龜板·鱉甲·女貞·旱蓮·元蔘·甘草·小麥·竹葉·蓮心, 以和心肝之陽, 而鎭龍雷之奮, 一劑而平. 繼又作勞復感, 仍授輕清之法. 兩劑後又因怫怒縈思, 肝陽復僭, 顴紅目赤, 左耳時聾, 夜不成眠, 神情煩躁, 越日陡然大汗濕透衣衾, 再速孟英圖之. 脈極弦數而細, 仍爲陰虛陽越, 不可誤認陽虛, 而妄施附·桂者. 先令熏以炭醋, 扑以蠣粉, 隨灌以大劑二至·二冬·三甲·元蔘·丹蔘·人蔘·黃連·童溲而瘳. 繼予多劑育陰淸肝, 始得痊愈. 又其媳新産之後, 頭痛甚劇, 孟英按其脈右甚滑大, 予淸陽明法, 得大解而瘥.

氣虛의 모양이 보이는데 늦겨울에 感冒에 걸려 스스로 疎解藥을 지어 먹었으나 효과가 없어 孟英을 초빙하여 진료를 받았다. 孟英이 보니 左關脈弦 寸脈弦滑如珠 尺脈細乾하고 舌尖은 심히 붉으니 이는 眞陰이 원래 虛하여 水不涵木하고 風陽이 內熾하여 液이 痰이 되고, 謀慮가 過하여 心陽太擾 肺金受爍하여 治節不伸이 된 것이다. 舌苔白하나 말랐고 열이 많지는 않으나 눈이 붉으니 溫燥藥을 피하여 輕淸藥을 쓰는 것이 마땅하다. 현삼(玄蔘)·석곡(石斛)·치자(梔子)·죽여(竹茹)·선복화(旋覆花)·해합각(海蛤殼)·패모(貝母)·비파엽(枇杷葉)·죽엽(竹葉)·난엽(蘭葉)·연자심(蓮子心)으로 방을 만들고 세 첩을 먹으니 평안해졌다. 그런데 聽泉이 스스로 氣虛라고 하고는 당삼(黨蔘)·구기자(枸杞子)·당귀(當歸) 등의 약을 먹었는데, 약을 삼키고 바로 火升氣逆한 것을 느끼고 점차 말이 횡설수설하고 소변이 자주 나오면서 땀이 나고 하니 한밤중에 孟英을 불러 진료를 받았다. 孟英이 보니 脈虛促不調하여 즉시 모려(牡蠣)·귀판(龜板)·별갑(鱉甲)·여정자(女貞子)·한련초(旱蓮草)·현삼(玄蔘)·감초(甘草)·소맥(小麥)·죽엽(竹葉)·연자심(蓮子心)으로 心肝의 陽을 和하고 龍火(腎虛火)를 누르니 한 첩에 평안해졌다. 이어서 과로로 인하여 다시 감기에 걸렸는데 바로 輕淸法을 사용하였다. 病人이 약을 두 첩 먹었는데 분노와 사려가 엉켜서 肝陽이 다시 僭越하니 顴紅目赤에다가 왼쪽귀가 때때로 들리지 않고 밤에 잠을 잘 수 없으며 정신이 煩躁하게 되었다. 다음날 갑자기 땀이 크게 나면서 이불과 옷을 적시니 다시 孟英에게 급하게 방책을 구하였다. 孟英이 보니 脈極弦數細하여 이는 陰虛陽越이라. 이를 陽虛로 誤認하여 부자(附子)·육계(肉桂) 등의 약을 쓰면 안 된다. 먼저 炭醋로 熏蒸하고 牡蠣粉을 바르고 이어서 大劑의 이지(二至)·이동(二冬)·삼갑(三甲)·현삼(玄蔘)·단삼(丹蔘)·인삼(人蔘)·황련(黃連)·동변(童便)을 복용시키니 나았다. 이어서 育陰淸肝藥을 많이 쓰니 완전히 낫기 시작하였다. 또 그의 며느리가 出産 후에 頭痛이 심하여 孟英이 脈을 보니 右脈甚滑大한지라 陽明을 淸하는 법을 써서 大便이 通하니 나았다.

跋文

或疑孟英醫案二種，雖證治多條，而善用清涼，短於溫補，以之立法，毋乃偏乎？余曰，火烈，民望而畏之，故鮮死焉，水懦弱，民狎而玩之，故多死焉．藥則反是，涼解則人望而畏之，設以涼解生之而不感，溫補則人狎而玩之．設以溫補殺之而不怨．徇人欲而求合於世者，咸操此術焉．而孟英者，讀書明道，知藥爲治病之具也，見是病用是藥，宜熱宜涼，初無成見．然七情內動卽是火邪，六氣外侵皆從熱化，自然熱證浮於寒證，涼解多於溫補，正是補偏救弊，隨時而中之法，胡可謂之偏耶？再以餘數十年來目擊親族之病而驗之，大抵不死於溫，則死於補，卽不遽死，而漸成錮疾，亦遷延以死，言之痛心，指不勝屈．

혹자가 의심하기를 孟英의 醫案 두 종은 證治가 여러 조목이지만, 清凉法을 많이 쓰고 溫補法은 그다지 쓰지 않았으니 너무 치우친 것이 아닌가 하였다. 내가 답하였다. 불은 맹렬하여 사람들이 바라보고는 두려워하기 때문에 이것으로 죽는 경우는 적다. 물은 나약하여 사람들이 업신여기고 놀기 때문에 이것으로 죽는 경우가 많다. 약은 이와 반대로 凉解藥은 사람들이 두려워하며 잘 쓰지 아니하고, 溫補藥은 이를 가벼이 보고 함부로 써서 溫補藥으로 죽이더라도 원망하지 않는다. 人欲을 좇고 세상에 영합하는 자들은 모두 이 방법을 쓰고 있으나, 孟英은 책을 읽고 밝은 길을 아는 사람으로서 약은 병을 고치는 도구인 줄을 알아 증에 따라 마땅한 약을 쓸 뿐 처음부터 정해진 법도는 없었다. 七情이 內動하면 火邪가 되며 六氣가 外侵하면 결국에는 熱化하는 것이니 자연히 熱症이 寒症에 비하여 많으며 凉解法이 溫補法에 비하여 쓸 기회가 더 많은 것이다. 바로 치우친 것을 보완하고 폐해를 구제하는 것으로 때에 따라 그에 맞는 법을 쓰는 것이니, 어찌 치우쳤다고 할 수 있겠는가? 내가 수십 년간 가까운 친지의 병을 본 결과 대체로 溫藥에 죽지 아니하면 補藥에 죽으니, 溫補藥은 바로 죽지 아니하나 점차 만성고질이 되어 시일을 끌다 죽으니 이를 생각하면 내 가슴이 아프고 이루 헤아릴 수도 없다.

姑就余一家而言，胞叔偶於秋間發熱，舌色黃膩，醫以其七旬有餘也，投溫補而尋斃．余從母患痰火，醫以其右尺之沈微無力也，而投溫補，旋變癲狂，延數年斃．余長男周歲發熱，醫謂慢驚，投蔘·朮而殞．次男亦然，乃變癎證，久之亦

내 일가를 들어 말하면 숙부는 우연히 가을에 열이 나면서 舌苔는 黃膩하였는데 의원이 연세가 칠십 고령이라는 이유로서 溫補藥을 투여하여 사망하게 되었다. 이모도 痰火가 있었는데 의원이 右尺脈이 沈微無力한 것으로 보아서 溫補藥을 투여한 뒤 癲狂에 이르게 되어 해를 끌다 돌아가시었다. 長男은 연중 계속 열이 났는데 의원이 이를 慢驚이라 하여 인삼(人蔘)·백출(白朮)을 투여하여 죽게 만들었다. 次

殞. 吁! 可不慘哉! 可不畏哉! 迨季男患滯下, 幼科治之漸劇, 僉議蔘·附挽回, 余謂殷鑒不遠, 與其死於火, 寧死於水, 徑投犀角等藥多劑得生. 考古有救溺死之方, 卽此可悟, 又何疑歟?

庚戌秋七月族兄燮瘦石謹跋.

男도 역시 같았는데 痼症이 되어 죽었다. 오호라! 어찌 비참하지 않고, 두려운 일이 아니겠는가? 막내아들은 滯下氣가 있었는데 소아과 의원이 치료하고는 그 병세가 더 심해지자 뭇 의원들이 인삼(人蔘)·부자(附子)로써 회복시키고자 하였다. 나는 殷鑑不遠하여 火性藥을 쓰다가 죽이느니 차라리 水性藥을 써보다가 죽이겠다(其死于火, 寧死于水)고 하여 서각(犀角) 등을 투여하여 살린 적이 있다. 옛날에 물에 빠져 죽을 지경에도 목숨을 구할 수 있는 처방이 있다 하였으니 여기서 깨달을 수가 있을지라. 무엇을 더 의심하랴?

경술년(1850) 가을 7월 族兄 燮瘦石 삼가 쓰다.